AF462970

Td 32
27

~~T.2660.~~

COURS

DE

NOSOLOGIE CLINIQUE.

OUVRAGES DU MÊME AUTEUR

QUI SE TROUVENT CHEZ LE MÊME LIBRAIRE.

TRAITÉ PRATIQUE DU CROUP,

ET

EXAMEN CRITIQUE DE QUELQUES OPINIONS SUR CETTE MALADIE.

1 volume in-8°, 1827.

MÉMOIRE

SUR

LA PESTE OBSERVÉE EN ÉGYPTE.

1 volume in-8°, 1837.

L'Aigle, imprimerie de P.-É. Brédif.

COURS

DE

NOSOLOGIE CLINIQUE,

PAR

F.-P. ÉMANGARD,

DOCTEUR EN MÉDECINE DE LA FACULTÉ DE PARIS,
PROFESSEUR DE PATHOLOGIE INTERNE ET DE CLINIQUE MÉDICALE A L'ÉCOLE
DE MÉDECINE DU CAIRE.

OUVRAGE TRADUIT EN LANGUE ARABE ET IMPRIMÉ PAR ORDRE
DE S. A. MÉHÉMET-ALI, VICE-ROI D'ÉGYPTE.

Qua sententia adductus sum, ut si in arte medica caperim aliquid proficere, orbis *partes aliquas* peragrarem..... (*Prosp. Alp.*)

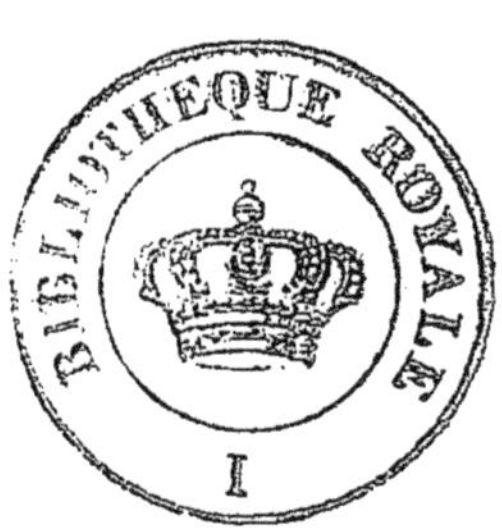

PARIS,

CHEZ J.-B. BAILLIÈRE,
LIBRAIRE DE L'ACADÉMIE ROYALE DE MÉDECINE,
RUE DE L'ÉCOLE-DE-MÉDECINE, 17;

ET A L'AIGLE,
CHEZ P.-É. BRÉDIF, IMPRIMEUR-LIBRAIRE,

1843.

AVANT-PROPOS.

L'auteur, appelé aux fonctions de professeur de pathologie interne et de clinique médicale à l'École de médecine du Caire, avait pour élèves des jeunes gens qui, ne connaissant d'autre idiôme que l'arabe, se trouvaient dans l'impossibilité d'agrandir leur instruction en consultant les maîtres qui, depuis Hippocrate jusqu'à nos jours, ont illustré la science. Ils n'avaient entre les mains que des extraits, aussi courts que peu substantiels, ne représentant aucune doctrine. Les professeurs nationaux eux-mêmes, formés à l'École de Paris, ne puisaient leur érudition que dans les livres français élémentaires, les seuls qu'ils pussent méditer, privés qu'ils sont de la connaissance des langues grecque et latine. L'auteur a essayé de combler cette lacune, autant que le comportaient des leçons orales faites alternativement à l'amphithéâtre et au lit des malades. C'est la réunion de ces leçons, mises en ordre, qu'il a l'honneur d'offrir au public, sous le titre de *Cours de nosologie clinique*.

On trouvera, dans cet ouvrage, un examen impartial des diverses théories. Indépendamment des affections que comprend le cadre nosographique des écrivains, et qu'il a pu étudier dans toutes les parties de l'Europe, tant à la suite des armées françaises que dans une clientelle étendue, les maladies qui sévissent plus particulièrement dans l'Orient, et notamment sur les bords du Nil, y sont traitées avec les détails que réclame leur importance : tels sont le typhus, le choléra-morbus, la dysenterie, l'angine épidémique, la peste, etc., toutes affections dont il a eu l'occasion d'observer plusieurs épidémies, et sur la nature desquelles il a acquis des idées positives, confirmées par une expérience longue et consciencieuse.

L'auteur n'a pas traité avec moins de soin les maladies du cœur tant aiguës que chroniques. Communes en Égypte, elles l'ont mis à même de constater une vérité pathologique proclamée par le professeur Bouillaud ; je veux parler de la coïncidence des phlegmasies des membranes fibro-séreuses, dans les parties qui en sont pourvues. Enfin, il a réuni et discuté les opinions des écrivains les plus recommandables sur les maladies du cerveau et de la moelle épinière.

C'était en présence des faits qu'il prouvait la vérité des principes qu'il posait ; l'exemple était toujours à côté du précepte. Mais, de crainte que quelques-uns de ses lecteurs ne crussent qu'il avait pu faire cadrer ses observations avec sa doctrine, il a été très-sobre de citations qui lui fussent propres ; il a préféré prendre ses preuves dans les écrits des anciens et des contemporains.

L'auteur a pensé qu'un semblable travail pouvait être un guide utile pour les jeunes étudiants ses compatriotes, comme indicateur des sources où ils doivent puiser ; ainsi que pour les officiers de santé que leur position, ou leur éducation première, n'a pas toujours mis à portée de consulter les originaux, et de se former une opinion arrêtée avant d'entrer dans la carrière difficile de la pratique.

COURS

DE

NOSOLOGIE CLINIQUE.

SÉMÉIOLOGIE.

La séméiologie est cette partie de la pathologie interne qui traite des signes des maladies. Ceux-ci se divisent en signes diagnostics et en signes pronostics.

Les premiers sont ceux qui guident le médecin dans l'appréciation des altérations de sensibilité ou de tissu, que subissent les organes qui composent le corps humain.

De cette première connaissance découle naturellement la science du pronostic; comment en effet prédire l'issue probable d'une maladie, si chaque jour les signes qui expriment ce que le célèbre Broussais appelait *le cri de douleur des organes*, n'est bien compris par le médecin? comment appliquer une thérapeutique rationnelle à une affection mal définie? Il ne suffit donc pas de savoir quel organe souffre, mais *comment il souffre*....

Plusieurs circonstances concourent à modifier le diagnostic des maladies. Il est rare, surtout dans les hôpitaux, que les malades soient offerts à l'observation du médecin, avant que des imprudences empiriques ou des erreurs thérapeutiques aient été commises; l'expectation seule, même, doit, en permettant à la *cause* de prolonger son action, donner à la maladie un caractère plus grave et souvent la rendre incurable. La preuve de cette assertion se trouve déjà dans les œuvres d'Hippocrate que de modernes enthousiastes nous ont proposé pour modèle. Les livres des épidémies, par exemple, si justement estimés, si on a égard au temps où écrivait le père de la médecine, qu'y trouve-t-on si ce n'est l'histoire d'affections abandonnées aux seules ressources de la nature et montrant le médecin confiant dans une dangereuse expectation?

Si vous résumez ces observations, remarquables surtout par la bonne foi et la candeur avec laquelle elles sont racontées, qu'y trouvez-vous de plus saillant? Presque tous ses malades périssaient, à moins qu'une évacuation critique n'amenât une terminaison favorable, espoir presque toujours trompeur, et qui n'était acheté qu'au prix d'accidents très-graves, qu'une médecine plus physiologique eût facilement prévenus. Tous ceux qui ont médité ses *Épidémies*, surtout le troisième livre généralement considéré comme étant réellement de cet homme célèbre, ont pu se convaincre de cette triste vérité. Dans ces erreurs d'un homme de génie, nous trouverons des arguments puissants en faveur de la doctrine que je viens vous enseigner.

La théorie *Galénique*, ajoutée à la méthode d'observation du divin vieillard, si elle a imprimé à la science une allure plus hardie, ne pouvait que l'égarer davantage, dépourvue qu'elle était de physiologie, guide indispensable dans l'appréciation des signes, la formation du pronostic et l'application d'un traitement convenable.

Il faut arriver au temps de l'illustre *Morgagni* pour voir luire le flambeau de l'anatomie pathologique, qui, dans les mains de *Bonnet*, n'avait jeté qu'une lueur pâle et incertaine; non que *Morgagni* ait tiré, des nombreuses nécroscopies faites avec tant de soin, toutes les conséquences qui en découlaient nécessairement; mais il a souvent entrevu la vérité, et ces éclairs, quoique passagers, serviront pourtant à étayer nos principes.

Nous trouverons également dans *Sydenham*, *Baglivi*, *Stoll*, *Pringle*, *Zimmermann*, *etc.*, des faits qui militent en notre faveur, tant le pouvoir de la vérité est irrésistible. Malgré les efforts de tant d'hommes justement célèbres, il restait beaucoup de découvertes à faire, bien des doutes à éclaircir; il appartenait aux physiologistes de trouver le fil d'Ariane, qui guidât le médecin dans ce labyrinthe; et depuis *Haller* jusqu'à *Broussais*, MM. *Magendie*, *Lallemand*, *Andral*, *Bouillaud*, *Louis*, *Chomel* et autres hommes distingués, ont coopéré avec plus ou moins de succès à ce grand œuvre.

Un modeste élève du fondateur de la médecine physiologique, le docteur *Coudret*, a répondu aux sarcasmes des ennemis du progrès et de toutes les gloires, en démontrant que le principe électrique était l'agent intime des phénomènes de l'innervation, l'unique foyer de la vie, dont le système sanguin n'était que le réservoir alimentaire, l'appareil auxiliaire et conservateur.

Les conséquences des recherches qui ont été faites pour éclairer cette matière, sont les suivantes : 1° les nerfs sont de véritables conducteurs organiques; 2° l'électricité doit en être considérée comme l'agent ou principe moteur; 3° ils offrent, comme les appareils galvaniques, deux ordres de courants bien différents et bien distincts; 4° enfin, l'un de ces courants, destiné aux fonctions de la sensibilité et de l'intelligence, se porte des sens internes et externes au cerveau; l'autre, destiné aux fonctions nutritives et locomotrices, se dirige au contraire du cerveau, ou si l'on veut de la moelle épinière, aux différentes parties du système musculaire et du vaste appareil capillaire sanguin.

Il résulte encore, des expériences décisives qui ont été continuées depuis, qu'on ne saurait plus douter que l'agent nerveux et l'agent électrique ne soient deux principes parfaitement identiques.

Par cette découverte, immense dans ses résultats, se trouve complétée la doctrine de *l'irritation*. Devant l'évidence de ces faits, tombent toutes les hypothèses, fruits d'imaginations plus ou moins ardentes, ou de raisonnements plus ou moins subtils.

Comme l'avait senti l'immortel *Broussais*, toutes les maladies rentreront dans le double cadre de l'irritation et de l'abirritation. Le premier contiendra les névroses, les phlegmasies tant aiguës que chroniques; le second, moins vaste, sera occupé par les affections que caractérise surtout le défaut d'énergie des phénomènes vitaux.

Nous commencerons donc ce Cours de clinique par l'étude des affections aiguës désignées par tous les auteurs sous le nom de phlegmasies ou d'inflammations. Pour compléter notre tableau nosologique, nous examinerons en général les moyens thérapeutiques à opposer aux diverses maladies. J'espère vous démontrer que tous les moyens sont bons, appliqués avec discernement, et que le succès qu'on doit en attendre dépend toujours de l'opportunité.

En effet, il ne s'agit point ici de renverser les faits consacrés par l'expérience de tous les temps, mais d'en apprécier la valeur et de les rallier à des principes fixes et dont l'immutabilité soit prouvée.

Nous commencerons à dessein ce Cours par l'exposé des signes de l'érysipèle de la face. En même temps que cette marche offre l'avantage de procéder du simple au composé, elle nous permettra de rapporter avec quelques détails le mode d'emploi de *l'électro-moteur* de M. *Fozembas*, au moyen duquel on a acquis la preuve des deux assertions suivantes: 1° toute partie douloureuse ou enflammée dégage une quantité notable d'électricité; 2° tout moyen, propre à soustraire ou à neutraliser directement ce fluide, produit alors les effets antiphlogistiques et sédatifs les plus salutaires et les plus évidents.

Il faut encore admirer ici ce qu'a d'étonnant cette faculté, particulière aux hommes de génie, de deviner, de prédire les faits lors même qu'ils ne peuvent prouver ce qu'ils sentent devoir être. *Newton* devine l'existence d'un principe combustible dans l'eau. *Broussais* disait, il y a dix ans : « Le sang, en effet, peut être un *irritant* pour nos organes comme *l'influx nerveux* trop fort. Que vous appeliez celui-ci *électricité, fluide galvanique, impondérable biotique,* il n'en est certainement pas moins une matière. *Cette matière venant à s'accumuler dans une partie, elle y produit l'irritation.* »

DE L'ÉRYSIPÈLE (INFLAMMATION ÉRYTHÉMATEUSE).

L'érysipèle est une inflammation de la peau dans laquelle se trouvent réunis les quatre caractères que les pathologistes ont assignés au phlegmon; rougeur, tuméfaction, chaleur et douleur.

La rougeur de l'érysipèle a pour caractère spécial d'aller en diminuant de vivacité du centre à la circonférence, et de se fondre pour ainsi dire dans la nuance normale de la partie non envahie. Cette rougeur disparaît sous la pression passagère des doigts, pour se reproduire dès que celle-ci a cessé. La chaleur est cuisante et particulière à cet état morbide.

L'érysipèle peut occuper toutes les régions de l'enveloppe cutanée, surtout s'il est dû à une cause externe; il prend alors la dénomination d'*érythème;* c'est le plus souvent la face qui en est le siége, s'il coïncide avec une cause interne ou qu'une gastro-entérite le précède.

Les causes externes de l'érysipèle sont les applications irritantes, les piqûres, les érosions, l'insolation; l'action de cette dernière cause pouvant s'exercer dans diverses nuances, l'érysipèle sera plus ou moins superficiel ou profond; il ne frappera que l'enveloppe cutanée, ou s'étendra au tissu cellulaire; et l'on conçoit que l'électricité animale développée, ayant par sa nature de la tendance à se propager par la voie des nerfs, ses conducteurs uniques, dont toutes les parties douées de sensibilité sont plus ou moins pourvues, dans certains cas des symptômes cérébraux se développeront et donneront à la maladie un caractère grave.

C'est surtout dans l'érysipèle de la face par cause interne, ou coïncidant avec les signes d'une gastro-entérite, qu'on voit survenir une série de signes diagnostics très-graves, tels que vomissements fréquents et intenses de bile, ou de mucosités avec fièvre violente, délire. Le plus souvent, les signes d'irritation gastrique sont consécutifs; quelquefois cependant ils sont primitifs.

Ainsi, l'érysipèle, comme toutes les phlegmasies, peut être léger, superficiel, sans accidents sympathiques et borné à ses caractères locaux; ou profond, étendu, compliqué, offrant des phlictaines de diverse nature à sa surface, depuis la simple jusqu'à la gangréneuse.

Le *pronostic* doit donc varier comme l'aspect; la profondeur, l'étendue de la maladie, sa propension à se propager ou à se porter par métastase sur des organes intérieurs plus importants que la peau, ou à se compliquer avec une gastro-entérite, une pneumonie, une otite, une ophtalmie, comme toutes les phlegmasies éruptives. C'est en prenant en considération toutes ces circonstances que le médecin portera un pronostic favorable ou fâcheux.

L'érysipèle par cause externe, léger, local, sans accidents sympathiques, est toujours sans danger et cède facilement à des moyens simples.

C'est celui qui a reçu des nosographes la dénomination d'*érythème;* il n'occupe que la partie la plus externe de l'organe cutané.

Mais cette maladie, si simple quelquefois, peut offrir un pronostic fâcheux, si l'une ou plusieurs des complications dont je parle plus haut viennent à se manifester.

Cependant le pronostic, quelque grave que soit l'érysipèle, est jusqu'à un certain point subordonné à la médication qui sera mise en usage.

Si celle-ci est toujours suffisante, quelque simple qu'on la suppose, et bornée même à un régime plus sévère, aux boissons délayantes, quand l'érysipèle est sans accidents concomitants, il n'en est pas de même lorsque ceux-ci s'offrent à l'observation. On conçoit qu'alors du traitement dépend la terminaison de la maladie.

Dans tous les cas de complication que nous avons énumérés, on doit pratiquer les saignées générales répétées et d'autant plus rapprochées, que le sujet est vigoureux et que l'organe envahi est important; s'il y a extension de la phlegmasie, ou bien métastase, dans ce cas les saignées générales sont toujours préférables aux locales. Celles-ci peuvent être utilement placées après les premières, soit à l'épigastre s'il y a complication de gastro-entérite, soit à la base du crâne, aux régions temporales, si le délire ou l'assoupissement a résisté aux saignées générales; ou qu'ayant égard à l'état des forces du malade, le médecin est convaincu qu'il a suffisamment insisté sur ce moyen. Il va sans dire que les boissons délayantes, une diète sévère, les lavements émollients, ne doivent pas être négligés.

Quelquefois, l'application de vésicatoires, de synapismes,

est indispensable pour rappeler à l'extérieur un érysipèle qui s'est porté par métastase sur un organe interne. On ne doit avoir recours à ce moyen que si les évacuations sanguines, tant générales que locales, ont été insuffisantes.

Comme c'est au traitement de l'érysipèle de la face, sans complication grave, qu'a été faite, la première fois, l'application de *l'électromoteur* dont je vous ai parlé, il ne sera pas inutile de donner ici une esquisse historique de cet instrument et de son application. Cette connaissance une fois acquise, il ne sera pas nécessaire que je revienne sur le rôle que joue le principe électrique dans la production des phlegmasies et des maladies d'irritation en général.

L'électromoteur médical se compose d'une boîte en verre, de formes et d'étendues variables suivant la partie sur laquelle il doit être appliqué et les effets qu'on veut produire. Il présente intérieurement, dans sa partie la plus profonde, une double surface métallique continue, dont l'inférieure, seule visible, est hérissée d'un grand nombre de pointes d'acier très-acérées. Une petite ouverture pratiquée à son sommet donne passage à un cordon conducteur, long de plusieurs pieds, et destiné à faire communiquer la surface métallique supérieure avec le sol ou réservoir commun. La base, par laquelle il doit être en rapport avec les parties malades, fait une saillie un peu plus considérable que les pointes dont nous venons de parler, afin que la peau soit constamment à l'abri de l'action de ces mêmes pointes; et, pour que cette protection soit encore plus parfaite, un petit réseau de soie très-clair est étendu entre les bords qui constituent cette base. Enfin, le tout se termine par un ou plusieurs bandeaux de soie propres à tenir l'instrument, simple ou composé, exactement appliqué sur les parties malades.

L'action de *l'électromoteur* médical est simple. Placé sur une partie irritée, c'est-à-dire sur une partie qui se trouve le siége d'une condensation ou d'une production exagérée de l'électricité animale, ses nombreuses aiguilles cèdent à cette partie l'électricité opposée à celle qu'elle renferme et tendent ainsi à neutraliser peu à peu cette même électricité, de manière à en rétablir l'équilibre naturel. Comme toutes les aiguilles sont en communication permanente et directe avec le sol ou réservoir commun, au moyen du conducteur métallique dont elles sont pourvues, l'on sent que leur action ne peut être interrompue pendant tout le temps de leur application; cette action est donc immédiate, progressive et continue.

Je dois répéter ici que cette découverte a surtout une grande importance, dans ce sens qu'elle complète la doctrine de l'irritation, et qu'elle nous apprend que les saignées et les autres moyens thérapeutiques, dont l'emploi est suivi de succès dans le traitement des phlegmasies graves surtout, n'ont en définitive d'autre effet que celui qui est attribué à *l'électromoteur* médical. Mais celui-ci ne pourrait remplacer les saignées faites coup sur coup; il ne pourrait être qu'un utile auxiliaire quand, après avoir rempli cette première indication, il reste encore une irritation locale, l'état de faiblesse du malade ne permettant pas de nouvelles saignées. J'ai eu plusieurs fois l'occasion, dans ma pratique particulière, de me convaincre de cette vérité.

On trouve, dans l'ouvrage du docteur *Coudret*, tous les détails sur la manière de procéder à la constatation de l'électricité animale, dans le cas de phlogose intense ou de simple excitation cutanée. La sécheresse parfaite de l'épiderme est une condition essentielle de succès.

L'électromètre condensateur de Volta, à lames d'or, dans un état de neutralité parfaite, est l'instrument qui donne les effets les plus satisfaisants, quoiqu'il soit possible d'arriver aux mêmes résultats par des moyens plus simples décrits dans l'ouvrage que nous venons de citer.

DU ZONA OU ZOSTER.

Le zona ou zoster, ou *shingles*, regardé comme une variété de l'érysipèle par plusieurs médecins et quelques nosologistes, est rangé par d'autres parmi les dartres et considéré comme une nuance de *l'herpes*. Comme cette distinction de la phlegmasie cutanée dont nous nous occupons, est sans importance et ne peut être d'aucune influence sur le pronostic ni sur le traitement, nous le placerons à la suite de l'érysipèle dont il diffère à la vérité par l'aspect qu'il présente et la particularité de son éruption semi-circulaire; mais il s'en rapproche par sa marche, l'espèce de douleur cuisante dont il est le siége, et sa terminaison par desquamation : il est, comme lui, quelquefois compliqué ou précédé de symptômes exprimant l'irritation des organes de la digestion, et exige absolument le même traitement suivant ces diverses circonstances.

On l'observe le plus souvent au tronc où il forme une demi-zone oblique; il peut cependant occuper l'un des bras, une cuisse simultanément.

Au reste, ces demi-ceintures sont formées par des plaques isolées affectant la même direction, et offrant des intervalles où la peau est saine. Ceux-ci sont quelquefois très-rapprochés, d'autres fois ils ont une assez grande étendue.

La maladie peut durer huit ou quinze jours, rarement un mois.

Signes diagnostics.

Taches irrégulières d'un rouge vif, rapprochées les unes des autres, se développant successivement et entourant une moitié du corps. Quelquefois l'éruption se fait des deux côtés du demi-cercle à la fois, pour se rejoindre au centre par des éruptions successives. Le malade éprouve quelquefois une sensation de chaleur et de brûlure fort incommode. Les taches qui caractérisent cette éruption, offrent bientôt, examinées attentivement, une quantité considérable de petites saillies blanches argentées, augmentant de volume et devenant des vésicules transparentes semblables à de petites perles. Elles augmentent pendant trois ou quatre jours, et peuvent arriver jusqu'au volume d'un gros pois et quelquefois plus considérable; de nouveaux groupes se succèdent en suivant la même marche. La surface sur laquelle ils font saillie est d'un rouge vif; cette rougeur s'étend à quelques lignes au-delà de l'éruption.

Le quatrième ou cinquième jour de leur apparition, la rougeur diminue; elles se flétrissent, s'affaissent et leur surface devient ridée. Le fluide, qu'elles contiennent, de clair et transparent qu'il était, devient opaque, noirâtre, quelquefois purulent; il se transforme en petites croûtes d'un brun foncé dont la desquamation se fait dans l'espace de quelques jours. Les groupes qui se sont succédés disparaissent dans le même ordre de leur apparition, et sont remplacés par des taches rouges qui s'effacent peu à peu.

Si les parties qui ont été le siége de la maladie ont éprouvé quelque frottement, il peut en résulter des excoriations et même de légères ulcérations, dont la guérison se fait quelquefois attendre assez long-temps.

Il est des cas où la terminaison de cette affection est beaucoup plus prompte et s'opère dès le septième ou huitième jour. D'autres fois, les vésicules acquièrent un volume très-considérable, et les ulcérations qui en sont la suite laissent des cicatrices qui ne s'effacent pas. On a vu la gangrène, mais rarement, être la terminaison du zona, ce qui s'observe surtout chez des vieillards affaiblis par la misère.

Nous ne disons pas que le zona soit toujours accompagné ou précédé de symptômes d'irritation gastrique très-graves; mais nous n'avons jamais vu cet érysipèle tout-à-fait exempt de ce cortége; et cela doit être ainsi et s'explique facilement par la liaison sympathique qui existe entre la peau et la membrane muqueuse des voies digestives.

Pronostic.

Le zona est rarement une affection dangereuse, excepté lorsqu'il se termine par gangrène. L'incommodité qui résulte de son ulcération n'offre aucune gravité; ainsi, le pronostic de cette affection est rarement fâcheux.

Traitement.

Ce n'est que dans le cas d'ulcération ou de gangrène que le zona exige des soins particuliers. Le cérat légèrement opiacé suffit pour les ulcérations. On pansera la gangrène avec des applications locales stimulantes, une dissolution de chlorure de chaux ou d'alcool camphré. Si l'état de l'estomac le permet, on administrera les toniques à l'intérieur.

mais, dans la presque totalité des cas, les moyens les plus simples suffisent, tels que boissons délayantes, bains tièdes, repos et un régime sévère. Les applications locales sont presque toujours inutiles, ou peuvent se réduire à des lotions avec une solution d'acétate de plomb.

C'est au peu de gravité de cette maladie qu'on doit attribuer la négligence que mettent les malades à appeler le médecin, et de celle-ci dépend bien évidemment la longue durée d'une affection plus incommode que dangereuse. Mais nous sommes porté à croire que, lors de la première période du zona, quand se manifestent un malaise général, des picotements dans diverses parties de la peau, de l'agitation nocturne, des nausées, des vomissements, nous sommes persuadé, disons-nous, qu'une ou deux saignées générales ou des applications de sangsues à l'épigastre, à des intervalles rapprochés, pourraient faire avorter la maladie, ou beaucoup en abréger la durée.

DU FURONCLE OU CLOU.

Ce que *Bichat* a nommé le système dermoïde comprend dans sa composition : 1° le *chorion*, espèce de tissu cellulaire membrani-forme, variant d'épaisseur suivant les diverses régions du corps, offrant des alvéoles ou trous qui livrent passage aux vaisseaux sanguins et aux nerfs qui viennent se rendre à la surface du derme. C'est le canevas de l'organe cutané. 2° Le corps réticulaire, lacis de vaisseaux extrêmement fins se ramifiant à la surface du *chorion*. C'est, d'après *Bichat*, le siége principal de diverses éruptions, lesquelles sont étrangères au chorion. C'est un système capillaire général entourant l'organe cutané, et formant, avec les papilles, une couche intermédiaire entre le chorion et l'épiderme. Ce réseau vasculaire est le siége des érysipèles, et de toutes les éruptions cutanées étrangères au chorion. Le sang ne le pénètre pas dans l'état ordinaire, mais toutes les causes irritantes le remplissent à l'instant de ce fluide : l'action augmentée du cœur explique ce phénomène. 3° Les papilles d'une texture nerveuse où réside la sensibilité, cause de toutes les sympathies que développent les maladies de la peau.

C'est de l'entrelacement de ces vaisseaux et de ces nerfs que résulte ce qu'on appelle le corps muqueux de la peau; du tissu cellulaire accompagne ces vaisseaux et ces nerfs de la face profonde à la face superficielle. C'est l'un de ces prolongements de tissu cellulaire au milieu des parties enflammées, qui, isolé par la suppuration et frappé de mort, forme le bourbillon qui fait donner à la maladie dont nous parlons le nom de *clou* ou de *furoncle*.

Cette affection peut reconnaître pour cause tous les irritants extérieurs, l'existence de la gale, des dartres, la malpropreté.

Mais, lorsque le furoncle ne peut être attribué à aucunes d'entre celles-ci, il est ordinairement le résultat d'une irritation des organes de la digestion. C'est surtout quand plusieurs clous se succèdent et occupent diverses parties du corps, que des symptômes gastriques précèdent ou sont concomitants de l'éruption furonculeuse.

Diagnostic.

Le furoncle est une tumeur plus ou moins volumineuse, suivant qu'il est unique ou multiple; dans cette dernière circonstance, il acquiert moins de développement : dans le cas contraire, il peut avoir la grosseur d'un œuf de pigeon, quelquefois plus, mais rarement. Cette tumeur est circonscrite, chaude, douloureuse, rouge-pourpre, violette, dure, de forme conique, saillante et à base profonde. Abandonnée à elle-même, du quatrième au huitième jour, elle s'élève en pointe, se ramollit, blanchit vers le sommet, s'ouvre par un point très-étroit par lequel s'échappe un peu de pus sanguinolent, et permet de voir le bourbillon. La chute de celui-ci, spontanée ou provoquée, laisse une cavité cylindrique s'étendant du sommet à la base. Cette ouverture s'efface, la douleur qu'occasionnait la pression exercée par le bourbillon, cesse; il ne reste qu'un peu d'enfoncement correspondant au lieu précédemment occupé par le prolongement cellulaire.

Tels sont les signes du furoncle simple parcourant ses périodes, exempt de toute influence thérapeutique ou de complication. Mais il n'affecte pas toujours cette marche; il peut, suivant la prédisposition individuelle, s'étendre, se compliquer; et l'on conçoit que, reconnaissant une cause interne, si celle-ci n'est pas combattue, il peut survenir tous les accidents qui caractérisent ou accompagnent les gastro-entérites graves.

Pronostic.

Le pronostic n'est jamais fâcheux si le *furoncle* est exempt des complications dont nous venons de parler, et qu'il soit convenablement traité; mais, lorsqu'il est précédé d'une gastro-entérite, c'est le caractère actuel de cette dernière qui doit servir de base au pronostic.

Traitement.

Si le furoncle est simple et qu'il n'ait pas pour cause un état d'irritation des voies digestives, on peut le faire avorter en le cautérisant profondément dès le début avec le nitrate d'argent fondu; mais, s'il dépend de l'irritation de la membrane muqueuse gastrique, ce qui est facile à reconnaître aux signes qui caractérisent cette affection, tels que perte d'appétit, douleurs lombaires, nausées, fatigue dans les membres, langue couverte de mucosités jaunâtres ou blanches, rougeur des bords et de la pointe plus acérée de cet organe, une ou plusieurs applications de sangsues à l'épigastre sont indiquées.

Ce moyen contribue surtout puissamment à empêcher cette production successive de nouveaux furoncles que nous avons dit caractériser cette maladie.

Tous les auteurs, qui ont traité ce sujet avant qu'on eût assigné à celle-ci sa véritable cause, ne voyaient là que des humeurs à évacuer; quelques contemporains même suivent encore cette route battue pendant des siècles. Mais, depuis qu'on a rallié la gastro-entérite aux affections inflammatoires, on a compris que le meilleur moyen de combattre les accidents gastriques compliquant le furoncle, ou considérés comme cause de son éruption, étaient des saignées locales pratiquées à la région de l'épigastre.

A ce moyen on ajoutera les applications émollientes, les bains tièdes, les boissons délayantes.

Si l'irritation de l'estomac n'était pas considérable, qu'elle ne fût pas accompagnée de fièvre, il serait possible qu'un vomitif ou de légers purgatifs, en augmentant les évacuations sécrétoires de l'appareil digestif, remplissent la même indication; mais, on ne peut trop le répéter, il faut avoir bien apprécié l'état des organes avant de prendre ce parti, et surtout être bien certain qu'il n'existait pas antérieurement de gastro-entérite chronique. L'usage des saignées locales n'expose à aucun accident.

DE L'INFLAMMATION *PUSTULO-CROUTEUSE.*

(DARTRE).

La maladie que nous nous proposons d'examiner sous le nom général de *dartre* ou d'inflammation pustulo-croûteuse, a reçu, des auteurs qui se sont spécialement occupés des maladies de la peau, des noms différents : ainsi, *Willan, Battman,* M. *Biett,* l'ont désignée sous le nom *d'impetigo* dont ils ont fait plusieurs variétés; c'est la *dartre crustacée d'Alibert.* Comme les variétés qu'ont admises ces médecins ne sont d'aucune importance pour le diagnostic, le pronostic, le traitement de cette maladie, et que celui-ci n'exige réellement que des modifications relatives à l'état aigu ou chronique, nous allons de suite donner les caractères qui distinguent l'inflammation pustulo-croûteuse ou dartre crustacée.

Cette dartre a reçu de *Willan* le nom d'*impetigo figurata* quand les pustules qui la forment occupent une surface plus ou moins étendue, mais assez exactement circonscrite, tantôt circulaire, tantôt ovale; celui d'*impetigo sparsa* quand les pustules sont disséminées et n'affectent aucune régularité dans leur forme.

Comme on le voit, toutes ces distinctions sont de peu d'importance; c'est pourquoi nous ne parlerons pas des variétés plus nombreuses admises par *Alibert.*

Son siége le plus ordinaire est la face et surtout les joues; elle se développe quelquefois sur les membres et au tronc.

Les sujets jeunes dont la peau est fine, les enfants souffrant du travail de la dentition, sont ceux que cette affection atteint le plus communément. On a observé que c'était surtout au printemps que les sujets prédisposés étaient frappés; on la voit quelquefois même revenir périodiquement à cette époque. Son développement se fait sans orage, les malades se plaignent de malaise et de céphalalgie; mais on observe rarement des symptômes généraux graves.

Diagnostic.

Soit que l'impetigo se développe à la face, sur les membres ou même au tronc, qu'il prenne la forme qui lui a fait donner les titres distinctifs de *figurata* ou de *sparsa*, ses pustules *psydraciées* se transforment en croûtes *épaisses* rugueuses et jaunâtres ou vertes. Dans l'espace de trois ou quatre semaines, les croûtes se dessèchent et tombent, laissant la surface de l'épiderme rouge, épaissie et disposée à s'excorier; on peut voir alors se reproduire l'écoulement ichoreux et la croûte, ce qui prolonge la durée de la maladie; quelquefois même de nouvelles pustules *psydraciées* reparaissent et suivent la même marche que les premières.

Pronostic.

Comme on le voit, l'inflammation pustulo-croûteuse est peu grave et ne peut devenir mortelle; mais l'aspect de cette affection est fort dégoûtant. Cependant, si l'on fait attention à la lenteur de sa marche, à la possibilité de sa reproduction quand on croit qu'elle touche à sa terminaison, le médecin appelé à soigner un malade atteint d'*impetigo* ne devra jamais pronostiquer une prompte guérison, surtout si la maladie est ancienne et que le sujet soit âgé et d'une constitution détériorée; la chance est plus favorable si le malade est jeune et robuste.

Au reste, cette phlegmasie cutanée, comme l'érysipèle, peut, en s'étendant, se disséminant ou par sympathie ou par métastase, envahir d'autres organes, et ces complications font varier le pronostic.

Traitement.

Le traitement de l'affection pustulo-croûteuse ne diffère pas de celui des autres phlegmasies de la peau; au début, des saignées générales ou locales répétées s'il le faut, ayant égard au tempérament et à l'état actuel du malade : ce moyen, placé avec discernement, pourra abréger de beaucoup la durée de la maladie, et quelquefois la faire avorter. Cette dernière assertion est applicable aux phlegmasies cutanées aiguës les plus graves, sans en excepter la variole, comme je le prouverai quand nous traiterons ce sujet.

On conseillera les boissons délayantes, les applications émollientes adoucissantes, un régime doux, la diète s'il y a de la fièvre. Quand on a rempli cette première indication, si la maladie tend à devenir chronique, on peut essayer l'emploi des topiques, à la tête desquels on doit placer les sulfureux. Ces moyens doivent recevoir diverses modifications ou être variés suivant les circonstances; il faut, avant leur emploi, avoir la précaution de provoquer la chute des croûtes au moyen de cataplasmes émollients ou mucilagineux. On panse la surface ulcérée avec des plumaceaux enduits d'une pommade sulfureuse ou mercurielle.

Les médecins qui s'occupent spécialement du traitement des affections cutanées chroniques, ne manquent jamais de conseiller les purgatifs. Ici, comme dans les autres maladies chroniques de la peau, il faut s'assurer de l'état des organes de la digestion avant d'employer ces moyens, et toujours redouter les métastases. La même réflexion est applicable à l'usage des eaux sulfureuses à l'intérieur.

On peut ordonner les eaux sulfureuses factices en lotions ou en bains.

Quand la maladie a résisté à tous ces topiques et autres moyens de traitement, on peut essayer de la cautérisation avec un acide affaibli ou avec une dissolution légère de nitrate d'argent; on y trempe la barbe d'une plume que l'on promène ensuite sur toute la surface malade; on fait suivre immédiatement cette opération d'aspersions abondantes d'eau simple. On cite des succès obtenus, dans de pareilles circonstances, avec le proto-nitrate de mercure incorporé dans de l'axonge, à la dose d'un scrupule à un gros par once de graisse; quand la surface malade a peu d'étendue, on peut la modifier avantageusement par l'application d'un emplâtre-vésicatoire.

C'est quand tous ces moyens ont échoué qu'on a vu quelquefois réussir les préparations arsénicales, moyen redoutable qu'on devrait proscrire de la thérapeutique médicale.

Celui qui lit avec attention les ouvrages qui ont les dartres pour sujet, est frappé du désaccord qui règne dans les classifications. *Willan*, *Battman*, *Alibert*, *Casenave* et *Schedel* représentant l'opinion de M. *Biett*, réunissent des espèces et des variétés qui sont admises, rejetées ou autrement classées par ceux-ci ou par ceux-là.

En d'autres termes, il existe, dans ces différentes classifications, une telle confusion, un tel *disparate*, qu'elles révèlent, sinon l'impuissance des écrivains, au moins le peu de solidité de la base qu'ils ont adoptée.

Mais, si l'on compare leurs moyens de traitement surtout appliqués à la dartre chronique, qui n'est en définitive qu'une affection pustulo-croûteuse, tous ont recours aux mêmes moyens plus ou moins modifiés, selon les circonstances actuelles. N'est-on pas en droit d'en conclure, que la multiplication des affections cutanées ne sert qu'à faire ressortir davantage l'espèce de travers où on était tombé, dans le siècle dernier, en voulant astreindre les maladies à se localiser dans des cadres comme des plantes. Cette imitation des botanistes, et les efforts qu'ont coûté les écrits d'ailleurs très-curieux qui ont marqué cette époque, ont exigé une grande persévérance dans leurs auteurs, mais n'ont été d'aucune utilité réelle pour la science.

Broussais, en renversant tous les systèmes pyrétologiques et en ralliant les fièvres à l'inflammation de l'appareil digestif, avait fixé l'attention du monde médical sur un point important de pathologie, et maintenant son opinion est généralement adoptée par les hommes de bonne foi; il eut été à désirer que cet homme de génie eût renversé de la même main l'échafaudage des dermatoses, dont il ne fait que signaler le peu de solidité; il en dit assez cependant pour faire connaître son opinion sur ces productions si laborieusement enfantées.

« Quand on succombe, dit-il, à la suite de l'inflammation « pustuleuse ou dartreuse, ce n'est pas par la peau que l'on « meurt, mais par les phlegmasies viscérales souvent mêlées « de sub-inflammation qui se constatent par l'autopsie. Dans « la peau, vous trouvez différents degrés d'épaississements, « d'engorgements lymphatiques, de désorganisations, quel« quefois des suites du phlegmon. Quand la maladie a oc« cupé la tête sous le nom de *teigne*, ce sont les mêmes dé« sordres, comme ça été totalement, durant la vie, les « mêmes caractères. *L'on a beau multiplier les descriptions « individuelles et les variétés, on y retrouve toujours des « phénomènes identiques.* »

Il résume ainsi sa pensée sur les maladies de la peau : « On s'est particulièrement attaché à la description des nom« breuses formes qu'elles présentent, dans l'idée que cha« cune d'elles pourrait être l'expression d'un état particulier « exigeant un traitement spécial; mais, quand on vient à « étudier les auteurs qui se sont livrés à ces recherches, et « à comparer les causes et surtout les traitements qu'ils ap« pliquent aux différentes formes de l'inflammation pustu« leuse, on peut, ce me semble, se dispenser de suivre ces « monographies dans tous leurs détails, et se borner à rap« procher ces maladies sous les rapports du degré d'inflam« mation, de sa tenacité, de sa propagation, de sa répétition « à l'intérieur, et de sa tendance à l'état sub-inflammatoire, « ainsi que j'ai essayé de le faire, persuadé que le traitement « doit reposer sur ces données ».

J'ai insisté à dessein sur ce point de doctrine, persuadé que j'aplanissais une route semée de difficultés qu'on s'était créées sans nécessité.

DU PHLEGMON.

S'il fallait d'autre autorité qu'un sens droit pour prouver l'indivisibilité de la médecine et de la chirurgie, on trouverait la preuve de cette vérité dans les livres mêmes qui isolent ces deux parties d'une même science. En effet, tous les auteurs placent le siége du phlegmon dans le tissu cellulaire, et l'on sait qu'il sert de trame à tous nos organes. Pour se tirer de cette difficulté, on a divisé le phlegmon en interne et en externe; le premier est du domaine de la médecine proprement dite, on a laissé le second à la chirurgie. Mais les nosologistes décèlent l'origine commune de ces deux affections, quelques efforts qu'ils fassent pour établir entre elles une ligne de démarcation. La médecine, si elle veut rendre sensibles à l'esprit les phénomènes de l'inflammation, empiète sur la chirurgie en prenant le phlegmon pour type; celle-ci s'arrête modestement quand elle a décrit le phlegmon externe : elle ne dépasse point les limites arbitraires qui lui ont été imposées.

Quoi qu'il en soit, ces courtes réflexions étaient nécessaires pour vous faire comprendre combien était philosophique l'idée qui, en France, a rétabli solennellement l'unité primitive de la médecine.

Le phlegmon, disent tous les auteurs, est une inflammation du tissu cellulaire. Nous ne reviendrons pas sur les vérités nouvelles qui ont éclairé l'étiologie intime de l'inflammation en général; nous rappellerons seulement que le principe électrique, accumulé dans une partie, est la cause primitive de tous les phénomènes qui caractérisent le phlegmon; que la matière nerveuse, exprimant seule le phénomène de l'irritation, ce que les dissections ne peuvent démontrer, mais que la raison admet, il faut bien reconnaître que ce même tissu cellulaire contient des nerfs, quelque infinies que soient leurs divisions. C'est leur présence qui donne naissance à la douleur; celle-ci à son tour, en attirant les fluides de toute nature vers la partie où elle a son siége, la chaleur, l'augmentation de volume, la rougeur, se manifestent.

Si ces accidents ne sont pas combattus au début, la douleur augmente, il survient des élancements; en posant la main sur la tumeur, on peut distinguer les pulsations des artérioles de la partie.

Le développement de ces symptômes est précédé d'un frisson, que suit bientôt l'accélération des mouvements du cœur et de ceux du pouls.

A la manière des chirurgiens, nous n'examinerons dans ce moment que le phlegmon externe, nous réservant d'étudier avec plus d'étendue cette forme pathologique à mesure que nous en suivrons le developpement dans les différents organes; ce qui nous conduira à rechercher les causes qu'on a nommées internes.

Ainsi, le phlegmon, dû à l'une des causes externes, telles que contusion, compression, piqûre, présence d'un corps étranger, malpropreté, la *gale*, la *siphilis*, etc., se reconnaît aux signes extérieurs suivants : douleur locale, rougeur, chaleur et tumeur. Ces signes sont accompagnés ou non de fièvre, suivant l'étendue de la maladie, le siége qu'elle occupe, le tempérament du malade.

Pronostic.

Le phlegmon externe, exempt de toute complication, est une maladie peu grave; mais, s'il prend de l'extension, à la cuisse par exemple, ou qu'il se développe dans le tissu cellulaire intermusculaire et sous-aponévrotique, le cas devient plus grave. Lorsque la maladie n'est pas reconnue et combattue dès l'époque de son invasion, il peut en résulter d'affreux désordres dans le membre, des fusées purulentes, des décolements de faisceaux charnus flottants au milieu d'une suppuration abondante. La négligence ou l'impéritie peuvent être la cause qui rend alors le pronostic fâcheux. En prenant les précautions que nous indiquerons en parlant du traitement, on réussira le plus souvent à prévenir cette terminaison et à rendre le pronostic plus favorable.

Les phlegmons de la marge de l'anus, des régions où

existent de nombreux ganglions lymphatiques, font varier le pronostic, toujours selon qu'on leur oppose un traitement convenable, ou que la temporisation a permis à l'affection de marcher, de prendre plus d'extension, et souvent de donner naissance à des accidents sympathiques ou à une métastase.

Traitement.

Le traitement du phlegmon à l'état aigu, doit être essentiellement antiphlogistique.

Les saignées générales ou locales doivent en former la base, et être proportionnées à la force du sujet, à son âge, à son sexe, à son tempérament; on pourra compter sur un succès d'autant plus prompt et plus certain, que ce moyen thérapeutique aura été placé plus près de l'invasion de la maladie. Nous n'exceptons pas de l'application rigoureuse de cette règle, le panaris, le moins étendu des phlegmons, mais peut-être le plus douloureux.

Les exemples ne sont pas rares de cette espèce de phlegmon qui, pour avoir été négligé ou traité par des moyens empiriques, a été accompagné d'accidents généraux et locaux très-graves.

C'est surtout dans le traitement du phlegmon que les applications émollientes sont nécessaires sous forme de cataplasmes ou de bains. L'usage de ces derniers moyens devra être continué aussi long-temps qu'on en trouvera l'indication dans l'aspect de la tumeur.

Tous les auteurs nous disent que le phlegmon a différents modes de terminaison; par *délitescense*, par *résolution*, par *suppuration*, résorption par *métastase*, ou par gangrène.

De toutes ces terminaisons, la *délitescence* ou la *résolution* étant la plus favorable, c'est en saignant suffisamment et à propos qu'on pourra l'obtenir, surtout si les secours de la médecine sont réclamés dès le début. Dans tous les cas, si la formation du pus ne peut être empêchée, le foyer sera moins étendu et par ce moyen on rend la métastase moins probable; on s'y oppose presque toujours, à moins que l'organe sur lequel elle se fait ne soit précédemment le siége d'une irritation assez active pour la déterminer, malgré l'emploi des moyens antiphlogistiques les mieux combinés.

Quelque soit la cause de cet inconvénient, si l'organe frappé secondairement est important, c'est vers celui-ci que l'attention devra être dirigée, en même temps qu'on cherchera, par des applications de vésicatoires, à rappeler l'inflammation dans le lieu précédemment occupé.

Il arrive quelquefois que, le foyer n'ayant pas été ouvert, il y a résorption du pus; cette terminaison est d'autant plus à craindre qu'il y a un plus grand nombre de fistules, dont le pus devenu abondant et fétide, porté dans le torrent de la circulation, exerce une véritable action toxique et porte le désordre dans toute la machine : quand les choses en sont parvenues à ce point, la fièvre lente s'allume; surviennent alors les sueurs et la diarrhée colliquatives; le malade maigrit et finit par périr. Cette terminaison est surtout observée pour ces phlegmons mal-à-propos nommés critiques, qu'on voit se développer à la suite des maladies des viscères, surtout des gastro-entérites épidémiques, telles que le typhus ou la peste.

La terminaison par gangrène appartient aussi, le plus souvent, à cette dernière cause; l'excessive inflammation primitive non combattue à temps et par les moyens convenables, à la tête desquels il faut placer la saignée, peut aussi se terminer par gangrène, et, dans cette dernière circonstance, on l'évitera en ayant recours à cette médication.

La terminaison par gangrène ne peut avoir lieu sans qu'il en résulte un notable désordre dans toutes les fonctions. Cette partie du traitement rentre, comme on le voit, dans les attributions de la médecine interne; nous en parlerons en traitant des gastro-entérites graves : car, en étudiant ces maladies, nous verrons des bubons, des phlegmons, avoir cette terminaison.

DU RHUMATISME ARTICULAIRE AIGU.

En étudiant le rhumatisme articulaire aigu, nous apprécierons mieux encore l'importance de la découverte de MM. *Fozembas* et *Coudret*; elle rend facile l'explication de l'instantanéité du passage de la douleur d'une partie à une autre, de son extension rapide à un plus ou moins grand nombre d'articulations. Nous verrons combien sont peu fondées les prétentions des pathologistes, qui, en localisant les maladies en autant de points qu'en présente le corps humain, ont donné à la science une physionomie qu'elle n'a point, et l'ont semée de difficultés qui n'existent pas dans la nature.

Que dirai-je de ceux qui ont nié que le rhumatisme articulaire fût une phlegmasie? Il suffira de les renvoyer à la lecture des autopsies faites par MM. *Broussais*, *Cruveilher* et *Bouillaud*, ou par d'autres médecins recommandables cités par celui-ci.

Sydenham et *Stoll* avaient déjà signalé les complications possibles du rhumatisme articulaire aigu avec diverses phlegmasies. *Broussais* avait dit : Il se peut que la douleur se développe à l'intérieur, dans les intestins, *dans le cœur avec des palpitations*..... Si ce n'est point encore là l'inflammation, c'est une irritation qui s'en rapproche ; ce qui est seulement aujourd'hui une affection rhumatismale, demain sera une véritable phlegmasie : *toutes les conversions sont possibles dans les nuances infinies de nos maux*. Mais il appartenait au professeur *Bouillaud* de prouver, par de nombreuses observations, la corrélation, la coïncidence qui existe entre cette maladie, la péricardite et l'endocardite, inflammation des membranes fibro-séreuses qui tapissent le cœur tant à l'intérieur qu'à l'extérieur.

Diagnostic.

Le rhumatisme articulaire aigu est, comme toutes les phlegmasies, caractérisé par la douleur, la chaleur, une légère rougeur, et de la tuméfaction avec ou sans fluctuation des articulations affectées; les veines sous-cutanées de la partie malade sont plus développées qu'à l'état normal, et sont d'autant plus apparentes, que la peau plus tendue est amincie, comme luisante.

Le toucher et le mouvement augmentent la douleur, ce qui explique l'état d'immobilité remarquable chez les malades atteints de rhumatisme articulaire aigu, violent et général.

La fièvre est d'autant plus considérable, qu'un plus grand nombre d'articulations sont envahies : le pouls est fort, plein, dur ; la chaleur est très-grande, et une sueur abondante inonde le corps du malade ; elle est un peu visqueuse, d'une odeur fade, nauséabonde, et, lorsqu'elle a duré quelques jours, on voit surgir à la peau des *sudamina*, quelquefois une éruption miliaire et des taches rouges qui ont quelque similitude avec la roséole.

Dans la plupart des cas de rhumatismes articulaires très-aigus, si on explore le cœur, on observe les signes suivants : frémissement vibratoire appréciable par l'application de la main sur la région précordiale, existence d'un bruit de soufflet, ou de scie, ou de râpe ; celui-ci masque ou absorbe quelquefois complétement le claquement valvulaire. La matité de la région précordiale, qui, dans l'état normal, est de deux pouces carrés, occupe quatre ou cinq pouces plus ou moins ; il y a quelquefois voussure de cette région.

Les symptômes généraux des grandes inflammations se joignent aux signes pathognomoniques dont nous venons de faire l'énumération, et, s'il y a complication, d'autres phénomènes viennent ajouter à la difficulté du diagnostic ; ainsi, la perte d'appétit, une soif très-vive, l'insomnie plus ou moins opiniâtre, existent ici comme dans tous les cas de phlegmasies aiguës très-étendues.

Le sang obtenu par la saignée générale est ferme, glutineux, couvert d'une couenne qui s'organise rapidement en une fausse membrane épaisse, dense, résistante.

Le caillot flotte au milieu d'une sérosité claire, jaunâtre, verdâtre ; ses bords sont renversés, ce qui lui donne de l'analogie avec la forme d'un champignon.

Sydenham avait fait la remarque que le sang, dans cette maladie à l'état aigu, était en tout semblable à celui des pleurétiques, et ce caractère venait fortifier son opinion sur la nature du rhumatisme articulaire qu'il considérait comme éminemment inflammatoire.

Stoll a dit aussi que le sang tiré dans ce cas se couvrait d'une couenne pleurétique épaisse et tenace. *Sanguis sectâ venâ eductus, crustâ pleuriticâ, maximè crassâ tenacique obtegebatur.* (*Ratio medendi*, lib. 1.)

La fièvre qui se développe dans le rhumatisme articulaire aigu est plus forte que celle des autres phlegmasies, et cela devait être ainsi, puisque l'organe principal de la circulation ou son tissu fibro-séreux, dans presque tous les cas, est, comme celui des articulations, le siége d'une inflammation.

Pronostic.

En ayant égard à la description que nous avons donnée du rhumatisme aigu, il est évident que le pronostic variera selon le nombre d'articulations prises et la violence de l'inflammation. Si celle-ci n'occupe qu'une ou deux des parties désignées, sans coïncidence ou participation de péricardite ou d'endocardite, le pronostic n'offre rien de fâcheux, la maladie cèdera facilement au traitement que nous exposerons plus bas. Cette bénignité ne s'observe que chez les sujets d'un tempérament peu irritable, et chez lesquels l'activité du système circulatoire n'est pas prédominante.

Mais, comme le rhumatisme articulaire aigu frappe ordinairement les hommes forts et d'un tempérament dit *sanguin*, rarement le pronostic est aussi favorable.

S'il est d'observation que presque jamais les malades ne périssent d'une attaque récente, traitée même par les moyens ordinaires, il est aussi prouvé, par les belles recherches du professeur *Bouillaud*, que la plupart des affections dites organiques du cœur, sont le résultat du traitement qu'on aura mis en usage.

Ainsi, comme on le voit dans ce cas encore, le pronostic est surtout basé ou plutôt dépendant de la médication employée ; non-seulement la terminaison, mais la durée, sont placées sous cette dépendance.

Tel rhumatisme articulaire aigu, qui, combattu par les moyens que nous exposerons, n'aurait eu qu'une durée de quelques jours, peut se prolonger plusieurs mois dans le cas contraire, et plus tard on aura à craindre une affection organique du cœur, suite d'endocardite ou de péricardite, qu'un traitement peu actif et avare de la saignée aura laissé se développer ou subsister.

C'est alors que se développent tous les accidents qui caractérisent un ou plusieurs obstacles à la circulation. En traitant des maladies du cœur, nous verrons que la plupart, entre celles dites organiques, reconnaissent pour cause un ancien rhumatisme articulaire très-aigu coïncidant avec une *endocardite* ou une *péricardite.*

Traitement.

Sydenham insistait sur la saignée générale, surtout au début; il la répétait quelquefois plusieurs jours de suite, mais toujours à des intervalles de vingt-quatre heures au moins. Je n'ai pas sous les yeux les œuvres de *Botal,* mais je pense que ce célèbre médecin, qui vivait un siècle avant l'Hippocrate anglais, n'était pas avare de ce moyen. Il suffit, pour en être convaincu, de lire dans *Sydenham* le passage que je rapporte dans une note de mon Mémoire sur la peste. Celui qui dans cette grave affection conseillait les saignées abondantes et répétées, et auquel ses contemporains reprochaient *l'usage abusif* qu'il faisait de ce moyen, devait l'avoir appliqué hardiment au cas de rhumatisme articulaire aigu *généralisé.*

Broussais conseille d'attaquer cette maladie par des applications de sangsues répétées dans le siége qu'elle occupe; cependant il recommande les saignées générales si quelque viscère important est envahi, et il n'ignorait pas que le cœur pouvait l'être, car il rapporte l'observation d'une malade traitée d'un rhumatisme articulaire aigu par la méthode de *Rasori,* et qui quelques années après mourut d'une affection du cœur. Mais c'est au professeur *Bouillaud* qu'il faut attribuer le mérite d'avoir le premier formulé, d'une manière positive, la saignée générale et locale dans une maladie dont la connexion ou coïncidence avec l'endo-cardite et la péricardite est une découverte à laquelle son nom est désormais attaché. Nous allons rapporter la formule de ce professeur.

« Le jour de l'entrée du malade (nous le supposons bien « constitué et dans la force de l'âge), à la visite du soir, une « saignée de quatre palettes est pratiquée.

« 2e *Jour*. Une double saignée du bras, de trois palettes « et demie à quatre palettes, est pratiquée, et, dans l'inter« valle de ces deux saignées, on a recours à une saignée « locale, soit par les sangsues, soit par les ventouses scari« fiées. Par cette saignée locale, on retire encore trois, « quatre et même cinq palettes de sang. Les ventouses sont « appliquées sur les articulations les plus malades et sur la « région précordiale, quand le cœur est sérieusement pris « lui-même, *c'est-à-dire dans la plus grande majorité des cas*.

« 3e *Jour*. Une saignée du bras, pareille à celle de la veille, « et une seconde application de ventouses (trois à quatre pa« lettes), soit sur la région précordiale, soit sur les articu« lations.

« 4e *Jour*. La fièvre, les douleurs, le gonflement, en un « mot tout l'appareil inflammatoire a quelquefois cessé dès « le quatrième jour. Dans ce cas, on s'abstient de nouvelles « émissions sanguines; dans le cas contraire, une nouvelle « saignée du bras, de trois à quatre palettes, est pratiquée.

« 5e *Jour*. En général, la résolution de la maladie est en « pleine activité ce jour-là.

« Dans les cas graves cependant, la fièvre, dite rhuma« tismale, peut être encore assez prononcée, et une saignée « du bras, de trois palettes, ou bien une émission sanguine « locale de la même dose, est encore pratiquée.

« Dès le sixième, septième, ou huitième jour, la conva« lescence se déclare franchement, et l'on peut commencer « à nourrir les malades.

« Pour éviter les récidives, la plus importante précaution « à prendre, de la part des malades, c'est d'éviter avec le « dernier soin le plus léger refroidissement.

« Les moyens *adjuvants* des émissions sanguines coup« sur-coup sont la diète, les boissons émollientes, les vési-

« catoires, la compression exercée autour des articulations
« malades, l'application des compresses enduites de cérat
« mercuriel sur ces parties, auxquelles on donnera la posi-
« tion et l'attitude les plus favorables à la résolution; les ca-
« taplasmes émollients, les bains, l'opium à dose ordinaire,
« soit intérieurement, soit endermiquement. »

Nous terminerons ce qui a rapport au rhumatisme articulaire aigu par une observation sans doute superflue; c'est que ce traitement doit être modifié, pour la quantité de sang à tirer, suivant la force et l'état actuel de l'individu. Chez les militaires, par exemple, exposés aux fatigues, souvent mal nourris, c'est à la sagacité du médecin à prendre un parti convenable. Mais, nous le répétons, les saignées devront être placées selon la formule que nous avons exposée plus haut, et ne différer que pour la quantité de sang tiré.

DE LA PHLEGMASIE COXO-FÉMORALE *SUB-AIGUË*.

Il est une inflammation articulaire frappant particulièrement l'articulation *coxo-fémorale*, qui, comme celle dont nous venons de nous occuper, peut reconnaître pour cause apparente ou présumée une transition brusque d'une température chaude à une froide au moment où le malade était en sueur, effet que je vous ai expliqué et sur lequel je ne reviendrai pas; ou bien encore une chute sur les genoux, d'où résulte un choc violent de la tête du fémur contre la cavité cotyloïde de l'os coxal. Quelquefois aussi, le développement de ces sub-inflammations articulaires est attribué à une prédisposition individuelle qui n'a attendu qu'une occasion.

Les sujets jeunes, lymphatiques, de cette constitution qu'on a nommée scrofuleuse, sont ceux chez lesquels on observe le plus communément cette maladie articulaire.

Quoi qu'il en soit, ici l'inflammation n'a pas cette marche rapide que nous avons observée dans le rhumatisme articulaire aigu. On en peut dire autant de la phlegmasie sub-aiguë du genou, du coude, des grandes articulations en général.

Dans le plus grand nombre des cas, la phlegmasie coxo-fémorale, prédisposant à une luxation consécutive du fémur, si elle n'est pas reconnue de bonne heure, a une terminaison fâcheuse, surtout si la cause est constitutionnelle.

Je dois expliquer ici ce que j'entends par cette expression; je ne prétends pas qu'il existe, comme le disent certains auteurs, un prétendu *vice scrofuleux* donnant à la maladie le caractère qu'on lui connaît et qui rend sa guérison difficile, ou ses terminaisons plus ou moins fâcheuses; mais je dis que cette *constitution* étant caractérisée par une faiblesse générale, ses inflammations marchent lentement, sourdement; les douleurs sont d'abord obscures, peu considérables; les malades accusent un léger rhumatisme, l'inflammation chemine, augmente d'intensité, sans pourtant produire d'abord de la fièvre; enfin, le malade, après avoir éprouvé une douleur de l'articulation coxo-fémorale peu considérable, plutôt remarquable par sa durée et son opiniâtreté que par sa vivacité, la rapporte au genou où elle se fait sentir plus vivement. Quand la maladie a eu quelque durée, il y a claudication. Si vous faites coucher le malade sur un plan égal, et que vous compariez la longueur des deux membres abdominaux, on reconnaît que l'extrémité souffrante dépasse l'autre en longueur. Si ce signe pathognomonique est négligé, ainsi que la douleur vive du genou, la fièvre s'allume surtout le soir et la nuit, enfin le fémur est chassé de sa cavité. Le membre de ce côté, de plus long qu'il paraissait être, devient tout-à-coup le plus court; la tête du fémur fait saillie dans la fosse iliaque externe, la pointe du pied est tournée en dedans.

Pour qu'un semblable résultat ait lieu, il a fallu que le travail sub-inflammatoire ait déterminé le gonflement des cartilages articulaires, souvent leur ulcération, celle du ligament rond, sa rupture, et ordinairement un abcès qui se fait jour à l'extérieur et donne issue à un pus peu lié, floconneux et plus ou moins abondant.

Nous venons de supposer la maladie se développant sans cause extérieure, chez un sujet lymphatique, jeune, et de cette constitution dite scrofuleuse. J'ai vu de jeunes hommes, forts, robustes, d'un tempérament dit lymphatico-sanguin, présenter les signes d'une luxation spontanée menaçante ; mais ils se rappelaient avoir éprouvé quelque violence extérieure, telle par exemple qu'une chute sur les genoux.

Les mêmes signes d'allongement et de douleur étaient observés, et, si la maladie n'était pas combattue par les moyens convenables, la luxation avait lieu comme dans le premier cas. Mais le pronostic n'est pas le même dans ces deux circonstances, comme nous le verrons bientôt. Ici, l'affection, sans avoir une marche très-aiguë, a pourtant quelque chose de plus rapide dans la succession des signes qui la font reconnaître.

Pronostic.

Le pronostic est différent selon qu'il s'offre à l'observation l'une ou l'autre de ces deux variétés de sub-inflammation coxo-fémorale. Si le sujet est fort, jeune, d'un tempérament sanguin, et que le médecin soit appelé avant les désordres ultérieurs dont nous avons parlé, le malade peut guérir, lors même qu'il y a déjà un allongement assez notable du membre : il le peut sans qu'il y ait formation d'abcès articulaire, ce qui est subordonné au mode de traitement employé ; mais, quand on a affaire à un sujet de la constitution dite *lymphatique*, arrivé à ce point, le pronostic est presque toujours fâcheux ; une quantité plus ou moins considérable de fistules s'ouvrent et livrent passage à un pus de mauvaise qualité, clair, floconneux, abondant ; la fièvre hectique survient d'autant plus vite et conduit à une terminaison funeste, que d'autres complications sont possibles. J'ai vu la phthisie tuberculeuse se développer et dans un cas très-remarquable où des soins de tous les instants étaient prodigués au jeune malade ; la cuisse luxée offrait un arrêt d'accroissement tel que, pendant plusieurs années qui précédèrent la mort du jeune malade, le membre, resté petit, pendait à la hanche comme un corps étranger privé de la sensibilité *animale* et n'ayant que la vie organique nécessaire pour s'opposer à la putréfaction.

La sœur de ce malheureux enfant mourut, à l'âge de dix-sept ans, atteinte d'une tumeur blanche articulaire du genou également compliquée de phthisie tuberculeuse, qui hâta cette terminaison fatale. Cette disposition sub-inflammatoire remontait plus haut; la mère de ces deux enfants est morte d'une phthisie tuberculeuse; son père avait succombé à une dégénérescence cancéreuse des ganglions mésentériques et de la vessie. J'ai cru devoir citer ces faits curieux d'hérédité, non pour prouver que les péres transmettent à leurs descendants un prétendu virus scrofuleux ou autre, mais pour établir en principe que la prédisposition seule est héréditaire, et que celle-ci n'attend qu'une cause occasionnelle.

Il résulte de la considération de ces faits une autre conséquence, c'est que les tumeurs sub-inflammatoires ou lymphatiques, articulaires ou autres, sont de nature identique et leur pronostic presque toujours fâcheux. Il y a pourtant des exemples d'amputations de membres pour tumeurs scrofuleuses articulaires suivies de guérison; je pourrais en citer qui me sont propres et recueillies dans ma pratique.

Il résulte encore de ce qui précède que les sub-inflammations de la hanche, du genou, du pied, ne diffèrent que par leur siége, et que le même pronostic leur est commun.

Lorsque la phlegmasie coxo-fémorale sub-aiguë reconnaît pour cause une contusion articulaire, une transition du chaud au froid, et que la prédisposition scrofuleuse n'existe pas, cette maladie peut trés-bien guérir par les moyens que nous ferons connaître en parlant du traitement.

Traitement.

La distinction que nous faisons des causes de la phlegmasie sub-aiguë de l'articulation coxo-fémorale, n'est point arbitraire; elle repose sur l'observation rigoureuse des faits. Ainsi, le traitement devra être basé sur cette différence : si un sujet jeune, fort, vigoureux, n'offrant aucun signe de la prédisposition scrofuleuse, se plaint d'une douleur plus ou moins vive et continue, simulant le rhumatisme, douleur occupant l'articulation du fémur avec l'os des îles, il faut l'attaquer par une ou deux saignées générales qu'on fera suivre de prés d'une application de sangsues autour de l'articulation; des cataplasmes seront appliqués et continués aussi long-temps que l'état du malade l'exigera. Pendant ce trai-

liniments stimulants, les cautères ouverts par le caustique, étaient rarement avantageux. Il conseillait les lotions froides sur la tumeur, dans la vue de s'opposer à l'extension de la maladie et à la suppuration.

L'expérience a prouvé qu'à cette époque de la sub-inflammation articulaire, les saignées locales réussissent mieux que tous les topiques, de quelque nom qu'on les décore.

Il insistait aussi sur la nécessité du repos absolu de l'articulation pendant le traitement; les préparations ferrugineuses sont recommandées à l'intérieur par ce praticien distingué. Il faisait appliquer sur l'articulation un bandage enduit de cérat de savon, et précéder l'emploi de ces moyens d'une saignée locale, obtenue par les sangsues ou les ventouses, mais seulement dans le cas où *l'inflammation externe* devenait pour lui une indication.

Il est une foule de circonstances où la rougeur de la peau n'existe pas d'une manière très-apparente, où même ce signe n'accompagne point la douleur profonde de l'articulation, et dans lesquelles cependant la saignée locale est le moyen sur lequel on doit le plus compter; on voit que cette erreur thérapeutique avait sa source dans la fausse idée que se faisait l'auteur de la nature de l'inflammation dite scrofuleuse. Il ne la regardait pas comme une nuance sub-aiguë, ainsi que *Broussais* l'a fait, mais il lui assignait un caractère particulier et distinct de la phlegmasie proprement dite.

DE LA GOUTTE (PODAGRA).

Nous avons vu le rhumatisme articulaire aigu, affectant de préférence les sujets jeunes et forts, sous l'influence des viscissitudes atmosphériques ou de température, et coïncidant le plus souvent avec une péricardite ou une endocardite, ou avec ces deux inflammations simultanément, ce qui ne suppose qu'une extension plus considérable à l'enveloppe fibro-séreuse du cœur; nous avons étudié la sub-inflammation articulaire, et notamment la coxo-fémorale, chez de jeunes sujets d'un tempérament dit scrofuleux ou lymphatique, ou chez des personnes bien portantes à qui cette sub-inflammation était survenue à la suite d'une violence extérieure : pour terminer ce qui a rapport aux phlegmasies arthritiques, quel que soit l'aspect sous lequel elles s'offrent à l'observation, il nous reste à parler de la goutte.

Cette maladie est aussi une inflammation, et, s'il m'arrive de rappeler des hypothèses, bâties, aux différentes époques de la science, sur la nature de la goutte, sur sa mobilité, ce sera pour signaler des erreurs, desquelles ont été tirées de fausses conséquences thérapeutiques.

La goutte est aussi vieille que le monde, ou plutôt elle a toujours été observée. On en trouve la description dans tous les ouvrages anciens.

C'est lorsque les sociétés ont connu l'abondance, l'usage des mets succulents et des boissons alcooliques, et que les mœurs se sont corrompues, et à mesure que cette affection est devenue plus fréquente, surtout parmi les gens riches et les voluptueux, se livrant sans modération aux plaisirs de la table et des sens, que la goutte a été observée. C'est par cette raison sans doute qu'elle est appelée en arabe *douleur des rois (oudjâ êl moulouk)*.

Elle peut cependant reconnaître une autre cause, et, quoiqu'elle n'attaque ordinairement que les hommes approchant de la vieillesse, quelquefois elle frappe de jeunes hommes soumis à ces influences. On voit aussi la goutte naître à la suite de transitions brusques du chaud au froid et surtout au froid humide.

On a lieu d'être surpris que *Sydenham*, si remarquable par ses succès dans toutes les épidémies et les phlegmasies en général, ait abandonné les idées qui lui avaient donné tant de résultats heureux, lorsqu'il s'est livré à l'étude de la goutte.

Lorsqu'il écrivit son traité de la goutte, il était affligé depuis trente-quatre ans de cette douloureuse maladie; aussi le tableau qu'il en fait est-il le plus fidèle que nous ayons.

Tous les auteurs, qui ont traité le même sujet, *Baglivi*, *Stoll*, *Dehaen* et tous les modernes, se sont bornés à le copier. Ils ne pouvaient mieux faire en ce qui a rapport à la partie descriptive de cette affection abandonnée à elle-même et parcourant sans obstacle ses périodes.

Si, au lieu d'adopter, sans examen et sur la seule autorité d'un nom célèbre, toutes les idées de *Sydenham*, on les eût soumises à une critique judicieuse et sévère, on se serait convaincu que cet illustre médecin, dans la partie théorique et thérapeutique de son traité, n'a rassemblé ou plutôt n'a consigné que des erreurs.

On ne conçoit pas comment cet homme célèbre, qui, dans la préface de ses ouvrages, donne le salutaire conseil de renoncer à toute hypothèse, a payé ce tribut à la faiblesse humaine par des explications qui ne sont étayées ni sur l'expérience, ni sur une saine physiologie. Ce défaut, d'ailleurs, se retrouve dans tous les livres qui ont précédé le dix-neuvième siècle; il appartenait à notre époque de faire cesser ce désordre et d'établir la science médicale sur des bases fixes et invariables.

Beaucoup de médecins, soit paresse ou entêtement, caresseront et soutiendront long-temps encore les erreurs d'une première éducation; mais la génération qui s'élève s'affranchira de leur dangereuse influence et ouvrira les yeux à la lumiére.

Déjà les travaux de nos écrivains modernes ont donné à leurs opinions plus d'homogénéité, et, s'ils ne sont pas unanimes sur les causes de la goutte, ils le sont sur sa nature inflammatoire; et la seule différence, en effet, qui existe entre le rhumatisme articulaire aigu et la goutte proprement dite, est que celle-ci est moins aiguë, accompagnée de douleurs moins violentes *dans le commencement*, attaque le plus souvent les sujets avancés en âge, quoique possible à toutes les époques de la vie et pouvant naître aussi sous l'influence du froid.

Un caractère différentiel existe peut-être entre la goutte et le rhumatisme articulaire aigu *généralisé*, c'est la coïncidence de la péricardite ou de l'endocardite avec ce dernier, ce qui est plus rare dans la goutte. Celle-ci est plus souvent la compagne des anévrismes de cet organe; ainsi, quelques efforts que l'on fasse pour faire de la goutte une maladie d'une nature particulière, une *entité*, suivant le langage de *Broussais*, cela est impossible; il faut toujours finir par la ranger dans la grande classe des phlegmasies. Le résultat de l'autopsie d'un goutteux, consignée dans les Annales de la médecine physiologique (tome 19), peut être utilement placé ici, pour compléter l'étiologie de la goutte et confirmer ce qui précède : « On a trouvé dans les articulations tous les « degrés de la phlegmasie; il n'y en avait presque pas une « qui ne fût enflammée ou sub-enflammée; on trouva, dans « les plus grosses, des phlegmons et des suppurations; dans « le tissu cellulaire, des indurations et une graisse dégénérée; « les cartilages usés et réduits en bouillie, les capsules ten- « dineuses et articulaires enflammées ou détruites; les os « rouges et injectés, quelques-uns cariés et leurs cartilages « fondus; les tissus sous-cutanés et la surface extérieure des « ligaments encroûtés de concrétions calcaires et recouver- « tes d'une matière gommeuse et gélatineuse concrète. Dans « les endroits où l'inflammation avait été récente, on ob- « servait une rougeur qui en attestait les dernières traces, « et, dans ceux qui en avaient été affectés les premiers, on « ne voyait qu'un détritus de tissus. Il y avait des os, sur- « tout ceux du pied, qui avaient été tellement usés par l'in- « flammation, qu'ils se terminaient en fuseau. En un mot, « on a constaté tous les désordres que peuvent produire les « inflammations aiguës et chroniques, et les sub-inflamma- « tions fixées sur nos tissus. On a aussi trouvé, dans les vis- « cères de ce même sujet, une duodénite très-prononcée, « des poumons désorganisés, rugueux, remplis de tubercules « noirs; le foie jaune et dégénéré, la bile dénaturée; des « taches brunes et noires dans les intestins, un ramollisse- « ment et un état d'infiltration de leurs membranes; de la « sérosité épanchée dans la cavité du bas-ventre, mais au- « cune altération dans le cœur.

« Il y avait aussi une congestion encéphalique très-mar- « quée. »

Depuis que nous connaissons la cause qui produit l'irritation, ces désordres s'expliquent tout naturellement.

Que ceux qui font de la goutte un être mystérieux, incoercible, véritable *Prothée* changeant de forme selon les organes qu'il envahit, le traduisent par le mot *électricité animale* s'accumulant dans les parties pour y déterminer l'irritation avec ses phénomènes consécutifs, et nous serons d'accord. Cette application d'une découverte récente à la goutte, rend compte de toutes ses anomalies et de sa transmission pour ainsi dire capricieuse aux différents organes.

Avant de terminer ce qui a rapport à l'étiologie de la goutte, nous devons relever une erreur qui s'est glissée dans les nouveaux éléments de pathologie de MM. *Roche* et *Sanson*. Ils disaient dans l'édition de 1833 : « *Broussais* a fait « dépendre, en grande partie, l'arthrite goutteuse d'un état « de phlegmasie chronique de l'estomac; l'observation ren- « verse cette opinion ».

Broussais disait, deux ans auparavant, dans son cours de pathologie générale (30 novembre 1831) : « Chez quelques individus, il n'y a point de douleurs; les articles se gonflent, se tuméfient, et deviennent raboteux, durs et chauds, sans faire éprouver d'autre sensation qu'un sentiment confus de gêne et de malaise. C'est ce qu'on a nommé faussement *goutte atonique*, au lieu de dire simplement *goutte indolente*. Cette indolence vient de la non participation du système nerveux à la maladie *ou de la faible part* qu'il y prend, et aussi de ce que *les viscères y demeurent étrangers*. J'ai vu des individus qui avaient depuis douze ou quinze ans leurs doigts défigurés et les mains comme des bottes de panais, *sans porter néanmoins de gastrite* ».

Diagnostic.

La goutte, que *Sydenham* a nommée *régulière*, se manifeste ordinairement à la fin de janvier ou au commencement de février, sans presque aucun signe précurseur. La veille de l'accès, le malade a plus d'appétit qu'à l'ordinaire; se portant bien en apparence, il se met au lit et s'endort; mais, vers les deux heures après minuit, il est réveillé par une douleur qui se fait sentir au gros orteil, et quelquefois aussi au mollet ou à la cheville du pied. *Sydenham* a comparé cette douleur à celle qui accompagne la dislocation des os de ces parties; c'est alors que survient un accès de fièvre, précédé d'un sentiment de froid et de frisson.

La douleur, d'abord supportable, augmente, et, lorsqu'elle diminue, la fièvre suit le même décroissement. L'accès dure ordinairement tout le jour; c'est vers le soir qu'il a atteint son plus haut degré d'intensité. *Sydenham* a comparé cette douleur tantôt à une tension violente, tantôt à celle que cause la morsure d'un chien, quelquefois à celle qui est produite par une violente compression. Le poids des couvertures devient incommode ainsi que le mouvement qu'imprime à l'appartement une personne qui marche. Le malade est agité et cherche continuellement une position qui diminue ses souffrances, mais en vain; c'est quand elles ont duré vingt-quatre heures qu'une légère sueur précède le sommeil; la partie reste tuméfiée.

Le lendemain et même pendant deux ou trois jours, il reste un peu de souffrance qui augmente vers le soir et diminue de grand matin. Peu de jours après, l'autre pied se trouve pris de la même manière; le plus souvent alors, la douleur abandonne celui qu'elle a d'abord occupé, quelquefois aussi elle subsiste dans tous les deux.

Si un traitement convenable n'est pas appliqué dès le début de cette maladie, d'aiguë qu'elle était elle passe à l'état chronique; les attaques sont moins violentes, mais se répètent plus souvent; et, excepté pendant trois mois d'été, où la chaleur est plus forte et uniforme, la vie du malade est un long accès de goutte.

La durée de l'inflammation ou de la sub-inflammation produit successivement toutes les dégénérescences des capsules, des ligaments des os dont nous avons tracé une esquisse au commencement de ce chapitre. Les viscères des cavités pectorales, abdominales et même encéphaliques, sont envahis, et le malade meurt par un ou plusieurs de ces organes.

Pronostic.

Avant qu'on eût apprécié le véritable caractère de l'arthrite goutteuse, et lorsqu'il paraissait plus commode de croire aux romans fabriqués par nos devanciers sur la nature pour ainsi dire mythologique de cette maladie, le pronostic était toujours fâcheux. On ignorait sa nature réelle ; des théories fausses rendaient l'observation inutile, ou lui donnaient une direction vicieuse. Le pronostic, pour chaque médecin, dut varier suivant celle de ces théories qu'il avait adoptée. Il serait superflu de rappeler ici tous ces écarts de raison et de jugement; nous ferons dériver le pronostic de l'état présent des malades, et des causes appréciables qui ont donné lieu à l'apparition de la maladie.

Ainsi, l'âge, la constitution, l'ancienneté ou les récidives plus ou moins nombreuses de la goutte, font varier le pronostic, et, si l'on se rappelle à quelles causes nous avons attribué son irruption, sa nature aiguë ou indolente, récente ou chronique, le traitement déjà employé et celui qu'on se propose de mettre en usage, il sera facile de prédire quelle sera son issue probable.

Récente et aiguë, elle doit céder au traitement que nous ferons connaître, et ne laisser après elle aucun des désordres qu'enfante une médication vicieuse, excitante, perturbatrice, ou même une expectation intempestive.

On a dit que la goutte était un signe de longévité ; cela est vrai, en ce sens que les goutteux sont en général forts, vigoureux, ont de bons organes ; mais cette vérité d'observation est conditionnelle. Certes, ces hommes privilégiés, s'ils sont traités convenablement au premier accès, s'ils adoptent un régime auquel préside la sobriété, si en un mot ils se soumettent aux lois de l'hygiène, rien ne s'oppose à ce qu'ils remplissent une longue carrière. Je connais plusieurs familles qui offrent des exemples de cette vérité physiologique. Mais ce n'est pas parce qu'ils ont la goutte que ces individus vivent vieux.

La proposition devrait être traduite ainsi : ordinairement les hommes sujets à la goutte sont forts, bien portants, et réunissent toutes les conditions d'une longue vie ; aussi voit-on les goutteux arriver à une vieillesse très-avancée, s'ils observent scrupuleusement les lois de l'hygiène.

Dans la goutte chronique, avec dégénérescences plus ou

moins profondes des parties qui composent les articulations, la guérison est impossible et cette question est facile à décider par les moins habiles. Ce qui rend le pronostic très-fâcheux et même funeste, c'est l'extension de la phlegmasie aux organes intérieurs les plus importants, et cette vérité pratique est applicable à toutes les maladies.

Traitement.

Sydenham, si libéral de saignées dans toutes les maladies aiguës, épidémiques ou sporadiques, en général, moyen auquel il a dû ses grands succès, les défend positivement dans le traitement de la goutte. Il ne sera pas inutile de rapporter les motifs sur lesquels il étaye son opinion. On verra jusqu'à quel point peuvent s'égarer les meilleurs esprits. « La saignée « est contr'indiquée, dit-il, à cause du défaut de coction, « provenant de l'affaiblissement et de l'épaississement des « esprits animaux!!! » Je le demande à tout homme, je ne dirai pas sévère, mais raisonnable, un tel langage est-il intelligible? et le grand *Sydenham* n'était-il pas maîtrisé par les théories absurdes de son temps? Au reste, il défendait aussi absolument les purgatifs et les sudorifiques que les saignées, prétendant qu'une loi de la nature voulait que *la matière goutteuse fût déposée sur les articulations!!!*

Le célèbre médecin dont nous examinons les opinions, plaçait la principale cause de la goutte dans un dérangement des digestions, ce qu'il attribuait à une *faiblesse de l'estomac.* Aussi allait-il puiser ses moyens thérapeutiques parmi les médicaments les plus âcres, les plus épicés, les plus amers, etc. C'étaient l'angélique, les feuilles d'absynthe, la racine de raifort sauvage, les feuilles de cochléaria, etc.

On conçoit quelle influence l'autorité d'un aussi grand nom a dû avoir sur les générations médicales qui l'ont suivi, et quel mal en est résulté.

Loin de nous l'intention de calomnier *Sydenham*, ni les grands hommes qui l'ont précédé ou suivi; nous avons seulement voulu signaler la marche progressive de la science dont les pas, depuis un quart de siècle, ont été immenses.

Quand *Broussais* apparut, l'échafaudage chimique de

Musgrave, de *Bertholet*, pour expliquer la goutte, l'hypothèse de *Barthez*, semblaient inébranlables; il n'a fallu qu'une légère impulsion donnée par cette main puissante pour faire tout disparaître. Il n'est plus maintenant de médecin digne de ce titre, qui ne considère la goutte ou l'arthrite goutteuse comme une phlegmasie, et qui ne sente la nécessité de la combattre par les saignées générales ou locales, suivant les circonstances.

Nous devons cependant ajouter que, parmi les moyens empiriques, qui, comme tous les remèdes de cette espèce, ont eu un instant de vogue, tels que les purgatifs, la glace, le topique de *Pradier*, les quarante verres d'eau de *Cadet-Devaux*, il en est un, la teinture alcoolique de colchique, qui a joui d'une certaine célébrité; il a pour effet d'exciter d'abord une vive stimulation de l'estomac, qui provoque promptement la fièvre et amène à sa suite une action forcée des sécrétions, et surtout des sueurs abondantes qui ordinairement procurent du soulagement. Depuis que nous connaissons le phénomène physique de l'inflammation, et la nature du fluide accumulé dans la partie où elle a son siége, l'explication des résultats obtenus est très-facile. Mais aussi, quel médecin physiologiste osera manier hardiment un si violent poison, et ne préférera pas avoir recours aux évacuations sanguines, dont l'effet, toujours certain et sans danger, convient dans tous les cas.

Broussais conseille de poursuivre l'arthrite goutteuse par des saignées locales pratiquées avec les sangsues; mais, en réfléchissant à la mobilité de cette phlegmasie, et, convaincu que cette facilité de transmission d'une partie à une autre suppose plusieurs points simultanés d'irritation, il nous semble, et l'expérience nous l'a appris, que les saignées générales conviennent mieux, dans un premier accès de goutte, chez un sujet encore fort et d'un tempérament dit sanguin ou lymphatico-sanguin. De cette manière, vous obtenez un déplacement plus abondant et pour ainsi dire instantané du fluide électrique, dont l'équilibre est promptement rétabli; vous vous opposez plus efficacement à la transformation chronique; vous prévenez d'ailleurs par ce moyen les métastases dangereuses sur les viscères. Si, malgré cette médication, l'arthrite goutteuse se transportait à d'autres articulations, ce serait le cas des saignées locales.

Pour éviter les rechutes, il est important de prescrire au malade des précautions contre l'action du froid, et surtout d'interdire un régime trop succulent, l'usage des liqueurs fortes et des boissons fermentées.

L'abus des plaisirs de l'amour n'est pas moins nuisible aux goutteux que celui du régime.

« L'importance de la sobriété, dit *Broussais*, est surtout
« rendue sensible par l'exemple de goutteux qui se sont
« trouvés guéris en perdant leurs richesses, et qui sont re-
« devenus goutteux après que la fortune avait repris pour
« eux un aspect plus riant et qu'ils avaient pu recommencer
« à vivre splendidement. »

Les accès deviennent fréquents, si les malades n'ont pas eu le courage de se soumettre avec toute la régularité nécessaire aux lois hygiéniques que nous avons tracées; il faut recourir aux mêmes moyens.

Mais, quand les récidives sont très-rapprochées, différents désordres s'opérent dans les articulations; tels sont des épanchements de lymphe, phlegmasies et sub-inflammations des tissus articulaires, du tissu cellulaire, des ligaments, des capsules : c'est alors qu'on fait concourir utilement avec les saignées locales le repos absolu.

Lorsque tous ces désordres sont portés jusqu'à la fonte purulente, alors il n'y a plus de guérison radicale à obtenir; il faut se borner à l'emploi des palliatifs et surveiller les viscères.

Parmi les moyens topiques conseillés, lorsque par les saignées générales et locales on a rempli l'indication la plus urgente, dans les cas de goutte récente et aiguë, le plus efficace sans contredit est l'application de l'électromoteur de *Coudret*. De nombreuses observations ont prouvé la vérité de cette assertion, aussi-bien pour l'arthrite goutteuse que pour le rhumatisme aigu. Son action est plus prompte que celle des cataplasmes et de tous les émollients, sous quelque forme qu'on les emploie.

Lorsque des concrétions calcaires sont amassées dans les articulations, des dépôts formés, il faut leur donner issue et panser simplement.

Il est des cas de métastase *goutteuse* où, après l'emploi des saignées générales ou locales, suivant l'indication, il est bon d'avoir recours aux révulsifs, tels que les synapismes, les vésicatoires. Je ne dois pas terminer ce qui a rapport au traitement de la goutte, sans vous parler des moyens communément employés dans ce qu'on est convenu d'appeler *goutte remontée*; ce sont les vins d'Espagne ou autres, les teintures alcooliques, les éthers : s'il s'agit d'une douleur épigastrique, d'une dyspnée purement nerveuse, sans inflammation déjà développée dans les organes, ces substances, agissant comme diffusibles, peuvent avoir un effet avantageux; mais, si la phlegmasie est déjà développée dans l'estomac surtout, ils feront naître des accidents plus graves, souvent l'altération profonde de l'organe et la mort.

Il faut donc être doué d'une sagacité bien grande ou jouer de bonheur pour rencontrer juste. Ici encore les saignées locales sont préférables et n'exposent à aucun danger. Nous dirons la même chose de la compression, moyen nouveau conseillé pour résoudre les tuméfactions arthritiques ou goutteuses; il ne peut être suivi de succès et coopérer à la résolution des tumeurs articulaires, qu'après l'emploi des évacuations sanguines, surtout si la phlegmasie est considérable et très-aiguë.

Nous bornerons ici ce que nous avions à dire de l'arthrite goutteuse, et nous allons passer à l'étude de la phlegmasie des masses musculaires et de leur tissu cellulaire, désignée sous le nom général de *rhumatisme*.

DU RHUMATISME MUSCULAIRE.

Les muscles sont des masses charnues de diverses dimensions, composées de fibres musculaires proprement dites, pénétrées de nerfs, de vaisseaux; toutes ces parties sont liées par du tissu cellulaire très-abondant. C'est par la contraction de ces faisceaux charnus que s'exécutent tous les mouvements tant volontaires qu'involontaires.

Si ces masses n'étaient pas pénétrées de matière nerveuse, elles seraient insensibles, il y aurait absence de la vie; c'est surtout par la douleur que cette vérité devient évidente. Or, il est donc prouvé que tous les tissus et notamment le nerveux participent à l'inflammation musculaire; c'est la douleur qui attire les fluides dans les parties, d'où la *tuméfaction*. La *chaleur* est expliquée, comme dans toutes les phlegmasies, par l'accumulation du fluide électrique dans la partie; la rougeur est le phénomène le moins saillant ordinairement, quoiqu'il soit quelquefois observé. Ainsi, tout ce que nous avons dit de la cause unique de l'inflammation trouve ici son application.

Sydenham, qui du rhumatisme articulaire aigu et de la goutte a fait deux maladies distinctes, ne sépare pas l'arthrite aiguë du rhumatisme musculaire, et peut-être a-t-il raison; quel que soit le tissu qu'occupe la maladie, c'est toujours une phlegmasie se manifestant par des signes analogues et exigeant le même traitement.

Stoll, lorsque l'affection était accompagnée de symptômes gastriques, lui donnait le nom spécial de rhumatisme bilieux, et admettait cependant aussi un rhumatisme aigu qu'il a, ainsi que *Sydenham*, considéré comme identique avec l'arthrite.

Parmi les signes du rhumatisme, il en est de commémoratifs qu'il ne faut pas négliger; tel est le passage du chaud au froid, surtout au froid humide; c'est une des causes les plus fréquentes du rhumatisme musculaire : c'est pourquoi les militaires, exposés à coucher au bivac après des marches forcées, y sont très-sujets. L'abus des liqueurs alcooliques et des aliments trop excitants produit ce rhumatisme qu'on voit être consécutif à une gastrite chronique; c'est le rhumatisme bilieux de *Stoll*. La suppression d'hémorroïdes habituelles, de l'écoulement hémorroïdal ou des règles, sont des circonstances qu'il ne faut pas négliger.

Les pathologistes modernes ont appliqué aux inflammations musculaires des noms divers tirés du siége qu'elles occupent ; ainsi ils ont appelé *lombago* le rhumatisme lombaire, *pleurodynie* celui des muscles de la cavité pectorale, *glossite* si l'affection a son siége dans le tissu musculaire de la langue.

Le rhumatisme musculaire, qu'on a encore désigné sous le nom de *myosite*, attaque de préférence les hommes forts, vigoureux, depuis l'âge adulte jusqu'à celui de cinquante à cinquante-cinq ans. Plus le sujet réunit de force et de jeunesse, plus aussi cette maladie revêt un caractère aigu. Dans des circonstances opposées, il offre moins de rapidité dans sa marche, et se présente primitivement sous l'aspect lent, sub-inflammatoire ou chronique ; raison pour laquelle les pathologistes ont admis un rhumatisme chronique primitif.

Lorsque le rhumatisme est très-aigu, ou que, n'ayant pas été combattu convenablement, il prend de la durée, qu'il se prolonge assez long-temps, il peut se terminer par suppuration.

C'est surtout quand il revêt cette forme, qu'il est fixe et a moins de tendance à se porter d'une partie à l'autre ; c'est aussi, dans ce cas, qu'aux autres signes se joignent des mouvements convulsifs dans le membre affecté.

La mobilité appartient spécialement au rhumatisme moins aigu. C'est dans cette dernière espèce qu'à la douleur se joint un sentiment de froid dans la partie ; tandis que, dans la première variété, la chaleur subsiste avec une légère teinte rouge : mais, lorsque la chaleur diminue avec ce dernier signe, le sentiment de froid leur succède comme dans l'autre espèce. Le membre condamné à l'immobilité par la douleur, maigrit, s'atrophie, surtout si l'affection passe à la nuance chronique ou sub-inflammatoire. C'est dans ce cas que le froid devient permanent.

Le rhumatisme mobile peut se porter à l'intérieur, et, s'emparant d'un des viscères, déterminer des phénomènes nerveux et musculaires. On reconnaît facilement cette métastase aux signes particuliers à cet organe. Ainsi, l'envahissement du cœur est exprimé par des palpitations, de la douleur ; celle-ci indique la translation du rhumatisme à l'estomac, à la vessie, aux intestins, aux poumons. On reconnaît encore ces métastases à un état douloureux spasmodique, sans fièvre. Aussitôt que le rhumatisme a repris son premier siége, tous ces accidents disparaissent; mais, s'il persiste dans les organes splanchniques, il y détermine des altérations de structure, confirmées par l'autopsie.

Broussais, qui a eu l'occasion de faire l'autopsie cadavérique de plusieurs rhumatisans, soit qu'ils aient succombé à la maladie ou par toute autre cause, nous a laissé les résultats cadavériques obtenus que je me contenterai de vous rapporter.

Les muscles se présentent atrophiés, amincis, réduits à des espèces de bandes minces, ou transformés en un tissu graisseux. Quand les fibres n'ont pas complètement disparu, vous y trouvez interposée une matière gélatineuse et albumineuse qui occupe en majeure partie leur place, et qui tapisse à l'intérieur la surface des grandes aponévroses, de manière qu'il n'y a plus ou presque plus de vaisseaux sanguins; ce qui est une preuve que l'irritation a régné dans le tissu cellulaire intermusculaire et sous-aponévrotique, où, par la douleur qu'elle a causée, elle a condamné les muscles à l'immobilité et les a conduits à l'atrophie. Dans l'intérieur, elle détermine des hypertrophies du cœur, des anévrismes; après de longues coliques, des constrictions violentes et des rétrécissements du canal digestif, des tubercules et des altérations diverses des poumons.

Mais vous ne pouvez en retrouver les effets d'une manière aussi pure dans les viscères que dans les membres. Ceux-ci, immobiles, sont soustraits aux nombreuses causes de stimulation des viscères et éprouvent les dégénérescences que nous avons signalées; les autres, constamment en action quoique malades, éprouvent toutes les altérations consécutives aux phlegmasies dont on n'a pas enrayé la marche.

Signes pronostics.

Le pronostic varie suivant le degré d'intensité et surtout l'ancienneté de la maladie.

Le rhumatisme aigu a moins de durée que celui qui affecte une marche lente, surtout s'il est bien traité. On le voit quelquefois céder en peu de jours sous l'influence d'un traitement antiphlogistique bien dirigé, tandis qu'il peut durer quinze jours, trois semaines, un mois et plus, si la négligence des moyens convenables lui a permis de passer à l'état chronique.

Il est rare que le rhumatisme musculaire soit dangereux et compromette la vie; cela peut cependant arriver, comme nous l'avons vu, à la suite d'une métastase sur un organe important. Quelquefois des sueurs abondantes ou des urines sédimenteuses, le retour des règles ou des hémorroïdes, sont d'un augure favorable et annoncent la terminaison prochaine de la maladie.

Traitement.

D'après ce qui précède, et la nature inflammatoire du rhumatisme musculaire ne pouvant être révoquée en doute, encore ici le traitement antiphlogistique *seul* convient.

Dans la forme très-aiguë, il faut recourir aux saignées générales répétées, suivant l'intensité de la maladie, qui ordinairement est proportionnée à la force du sujet. Cette médication, convenablement dirigée, abrège la durée de la maladie et s'oppose à son passage à l'état chronique. S'il s'agit d'un lombago; aux saignées générales, si le sujet est jeune, on fera succéder une ou plusieurs applications de sangsues. C'est surtout dans ce cas que les bains tièdes long-temps prolongés produisent un effet très-avantageux; j'ai quelquefois ordonné des bains entiers de douze heures de durée, et vu le lombago le plus aigu (les saignées ayant précédé) céder en trois ou quatre jours.

Les boissons délayantes, la diète, tant qu'il y a de la fièvre, doivent être prescrites. On passe à l'usage d'aliments légers, peu substantiels, dès que celle-ci a cessé.

Comme c'est toujours dans l'automne ou le printemps, époques des transitions brusques de températures opposées, que sévit le rhumatisme, il sera bon de faire porter aux malades de la laine sur la peau, et des vêtements qui les mettent à l'abri des vicissitudes atmosphériques.

Lorsque le rhumatisme s'offre avec un caractère moins aigu, des applications de sangsues plus ou moins souvent réitérées peuvent suffire, et, s'il est mobile, on le poursuit, pour ainsi dire, dans tous les points où il a successivement son siége. On prescrira des boissons délayantes telles que l'eau d'orge, la limonade. Il est des médecins qui, s'étayant des bons effets que produisent les sueurs spontanées sur l'issue du rhumatisme, conseillent dans tous les cas des boissons sudorifiques, la teinture de gayac; ils font une fausse application de ce moyen. Cette erreur dérive d'un fait d'observation, c'est que le retour de la saison chaude, en augmentant la transpiration, amène ordinairement la solution de la maladie. Mais l'action de ces remèdes sur les organes de la digestion, est toujours nuisible et peut y occasionner une dangereuse métastase. D'ailleurs, par ce procédé, vous ne vous opposez pas à l'influence toujours renaissante du froid, pendant l'automne ou le printemps.

Un moyen prophylactique qui ne doit pas être négligé, est l'usage de la laine sur la peau, ainsi que je l'ai dit en parlant du rhumatisme musculaire très-aigu. Aux personnes dont la position sociale permet les voyages, on conseille de fuir, pendant la saison froide, le climat où elles vivent, pour habiter sous une température plus douce ou plus chaude. On voit des rhumatisans être délivrés pour toujours de leur affection en changeant ainsi de climat.

Je le répète, il n'existe point dans les pharmacies de spécifiques contre le rhumatisme; insister sur cette médication, c'est commettre une erreur thérapeutique dont le résultat est souvent une gastrite chronique.

C'est sur la peau qu'il faut agir pour provoquer la sueur; et les bains, qu'on peut quelquefois rendre gélatineux, aromatiques, remplissent parfaitement cette indication.

Lorsque la maladie a revêtu le caractère chronique, que les parties se refroidissent, il est surtout utile d'y entretenir une chaleur locale par les moyens que nous avons indiqués. Il faut alors conseiller les bains thermaux, des cataplasmes légèrement excitants, les bains de vapeurs. Dans cette circonstance, les préparations opiacées peuvent être administrées pour procurer de meilleures nuits et calmer la douleur; ce n'est plus le temps des saignées.

Quand il s'opère une métastase, que la douleur seule existe, et que la phlegmasie n'a pas eu le temps de se développer, on prescrit les calmants, parmi lesquels l'opium doit occuper le premier rang.

Mais, si les signes observés caractérisent une inflammation, il faut la combattre par des révulsifs à l'extérieur, quelquefois faire précéder ceux-ci par des saignées locales ou générales, et, dans la préférence que vous accorderez à celles-ci, il faut avoir égard aux symptômes existants.

Tels sont en général les moyens thérapeutiques et hygiéniques qui doivent composer le traitement du rhumatisme musculaire.

DE LA NÉVRITE.

Les nerfs, comme l'anatomie nous l'apprend, sont composés d'une enveloppe fibreuse nommée névrilème, destinée à protéger la substance médullaire, prolongement de la pulpe cérébrale, ou s'y rendant pour y porter la sensation reçue à ses extrémités.

D'après les expériences des anatomistes, de *Reil* et de *Bichat*, la sensibilité réside dans la substance médullaire de chaque nerf; le névrilème n'en jouit qu'à un degré très-inférieur. Cela s'explique par la différence de leur substance, et devait être ainsi, eu égard à la nature diverse du rôle que jouent ces deux tissus; aussi, comme le névrilème ne pourrait être long-temps le siége d'une irritation, d'une congestion, sans presser la pulpe nerveuse, véritable conductrice de l'électricité animale, la douleur des névrites a-t-elle un caractère spécial qui les fait distinguer des autres inflammations.

Le savant *Chaussier* a le premier donné, comme principal caractère de la névralgie, la nature même de la douleur. C'est un sentiment d'engourdissement et de picotement, dont on peut se faire une idée par la compression passagère d'un nerf superficiel.

Un autre caractère de cette douleur, c'est que l'irritation locale d'un tronc se fait ordinairement sentir dans toutes ses divisions. Les idées nouvellement acquises sur l'importante fonction réservée au système nerveux, expliquent ce phénomène.

On ne peut donc confondre dans aucun cas une névrite avec un rhumatisme musculaire, erreur qui avant *Chaussier* a souvent été commise. *Bichat* a prouvé, par des expériences faites sur des animaux vivants, que, pour produire la douleur et la tuméfaction d'un membre particulière à la névrite, il faut intéresser les filets médullaires.

Un autre caractère de la névrite, c'est que la sensibilité du nerf s'exalte toujours au-dessous de la partie lésée (voir l'explication dans *Coudret*) pour les nerfs destinés à l'action locomotrice et provenant de la lésion des cordons postérieurs de la moelle-épinière. Cette circonstance anatomique était inconnue de *Bichat;* il avoue ne pas savoir pourquoi, dans la sciatique par exemple, la douleur se propage vers la partie inférieure du membre et jamais vers la supérieure. Il en est de même des autres névrites frappant des nerfs locomoteurs. Le contraire arriverait dans la lésion des nerfs destinés aux fonctions de la sensibilité ou de l'intelligence, c'est-à-dire que la douleur marcherait des sens internes et externes au cerveau.

C'est encore au docteur *Coudret* que nous devons cette explication, fruit d'expériences décisives qui ont démontré que les nerfs offrent, comme les appareils galvaniques, deux ordres de courants, bien différents et bien distincts. Ici, l'action du froid sur les parties, produit encore la maladie dont nous nous occupons, et par le même mécanisme dont nous avons déjà donné l'explication, c'est-à-dire qu'en resserrant l'enveloppe tégumentaire, il emprisonne et accumule le fluide électrique dans un tronc nerveux et produit les accidents propres à la névrite.

Signes diagnostics.

C'est dans la cuisse que, sous l'influence du froid, se manifeste cette névrite connue sous le nom de *sciatique*. Il suffit de se rappeler le trajet que suit le nerf pour en préciser le siége. En pressant ce cordon nerveux avec le doigt, on y détermine, a dit *Broussais*, dont le génie devinait les secrets de la nature, un prolongement de la douleur *comparable à une commotion électrique*. En même temps, les muscles se contractent, la douleur varie suivant que le principal point d'irritation est plus haut ou plus bas, suivant qu'il a son siége dans les fibres nerveuses internes ou externes, superficielles ou profondes. Quand ces sciatiques sont très-aiguës, elles font éprouver d'atroces douleurs. Les contractions des muscles les renouvellent, et leur font parcourir les nerfs comme *des aigrettes et des étincelles électriques*.

C'est à *Broussais* que nous devons cette comparaison et bien d'autres éclairs de génie, qui ont pu mettre MM. *Coudret* et *Fozembas* sur la voie des recherches physico-médicales dont la science s'est enrichie depuis peu. Si la maladie n'est pas attaquée convenablement et qu'on ne soit pas parvenu à s'en rendre maître, les muscles sont envahis par l'irritation ; elle y devient chronique, le membre se rétracte et s'atrophie en même temps.

Les nerfs brachiaux peuvent devenir le siége des mêmes douleurs et des mêmes accidents avec participation des muscles qui, comme dans la *sciatique* prolongée, maigrissent et se rétractent. Cette affection des troncs et des branches nerveuses peut aller jusqu'à la désorganisation et à la formation de suppuration et d'escarres. C'est dans ce cas que, l'irritation des centres viscéraux survenant, la vie peut être compromise.

La névrite se manifeste aussi à la face où elle prend le nom de *tic-douloureux;* quelquefois elle intéresse l'œil et le front, il y a mouvements convulsifs des paupières, des douleurs vives dans les rameaux nerveux de la branche ophtalmique, dans le nerf sous-orbitaire et dans le maxillaire supérieur ; d'autres fois, elle affecte la branche maxillaire inférieure, les rameaux dentaire et facial. Les malades ressentent le même genre de douleurs et de contractions violentes des muscles de la face, du côté où elle a son siége.

Pronostic.

Si la maladie est bien traitée, elle a rarement une issue

funeste; mais, combattue par les nombreux moyens empiriques qu'on a proposés, elle peut se terminer par la mort.

L'autopsie montre alors des désordres qui varient suivant la nuance inflammatoire dont les nerfs ont été le siége. Ainsi, on les trouve enflammés, rouges ou noirs, désorganisés, offrant quelquefois des solutions de continuité dans les branches et dans les cordons, mais surtout dans les gros troncs. Dans une nuance moins inflammatoire, on rencontre des infiltrations de matière gélatineuse et albumineuse, des espèces de ganglions qui se sont développés et qui sont comme incrustés de matières terreuses, en un mot, tous les désordres de la sub-inflammation. Quelquefois, la phlegmasie ayant été violente, il en est résulté un abcès phlegmoneux dans lequel le nerf s'est trouvé compris et désorganisé. Ces altérations, dont les variétés sont nombreuses, amènent la fin la plus malheureuse après des souffrances inouïes.

Traitement.

Broussais, sujet lui-même aux retours plus ou moins fréquents d'accès de sciatique et ayant eu l'occasion de traiter un grand nombre de militaires plus exposés que d'autres à être atteints de sciatiques ou d'autres névrites, *Broussais*, dis-je, faisait avec succès des applications de sangsues nombreuses. Il n'en conseillait pas moins que cinquante, soixante, quatre-vingts en une seule fois et répétées en cas de besoin. Il avait observé qu'un petit nombre ne donnait aucun résultat. A ce moyen, il faisait succéder les onctions narcotiques à hautes doses. Cette affection résistait rarement plus de deux ou trois jours à cette médication. J'ai eu l'occasion de me convaincre, dans ma pratique, de la vérité de cette assertion. Mais les données nouvelles que nous possédons sur les névrites en général, nous autorisent à penser qu'on ferait utilement, chez les sujets forts et d'un tempérament sanguin, précéder ce moyen de saignées générales, surtout si la douleur est très-vive, déchirante; la saignée locale qui suivrait aurait un effet plus prompt et plus efficace.

C'est lorsque ces moyens ont été prescrits avec parcimonie, qu'on a quelquefois vu la douleur s'exaspérer après leur emploi. Les applications de cataplasmes émollients, narcotiques, les liniments opiacés, camphrés, peuvent utilement leur succéder. Mais, si le malade, soumis à votre observation, a déjà subi un traitement déduit de principes faux, d'indications erronées, la cure devient plus difficile. Les vomitifs, les purgatifs, les pilules de Meglin (composées d'extrait de jusquiame noire, de poudre de racine de valériane sauvage et d'oxide de zinc, ââ gr. j.), l'huile essentielle de térébenthine, à l'intérieur, vantée dans ces derniers temps par M. *Martinet*, et une foule d'autres drogues plus ou moins irritantes, ont été conseillées et administrées avec plus ou moins d'imprudence.

Je ne reproduirai pas ici ce que j'ai déjà dit sur la nécessité d'avoir toujours égard à l'état de l'estomac, quand il s'agit de faire des essais hasardeux.

On a vu réussir l'acétate de morphine déposé à la dose d'un demi-grain, d'un grain, sur de petites surfaces dépouillées de leur épiderme par la pommade ammoniacale, suivant le trajet du nerf et en choisissant pour chaque application le point le plus douloureux. Ce serait ici le cas, avant d'avoir recours à ce dernier moyen, de faire l'application plus ou moins souvent répétée et prolongée de l'appareil électromoteur de *Coudret*. Les exemples de migraines très-douloureuses et même très-anciennes, qu'il a guéries par ce procédé, autorisent à penser qu'appliqué à la cure de la sciatique, lorsque l'état aigu a été combattu par les saignées, des succès également remarquables seraient obtenus.

Les auteurs ont recommandé, dans le traitement des névrites en général, d'avoir égard à diverses circonstances de santé ou de maladies habituelles; ainsi, disent-ils, il faut s'informer s'il n'y a pas suppression de quelqu'évacuation, des règles, des hémorroïdes, d'une épistaxis, d'un exutoire, d'une irritation sécrétoire. Je pense que le rétablissement de ces évacuations, annonçant la guérison de la névrite, est plutôt une conséquence du traitement rationnel appliqué à celle-ci, que d'une conduite particulière dans ces divers cas. Il n'en est pas moins utile, quand ce rétablissement a lieu, de s'opposer par les moyens connus à une nouvelle métastase.

Je ne dois pas terminer ce chapitre sans parler d'un moyen extrême quelquefois employé quand la névrite, mal attaquée, a pris un caractère chronique opiniâtre, douloureux; c'est la section du nerf qui en est le siége.

Il est inutile de dire que cette opération n'est praticable que pour les filets peu considérables, comme à la région surcilière, sous-orbitaire ou maxillaire; mais qui oserait couper le sciatique, le brachial, le median!!! Il ne s'est, je crois, encore trouvé aucun médecin qui conseillât l'essai d'un procédé aussi cruel que téméraire.

Afin de mieux faire comprendre le phénomène de l'inflammation, nous avons commencé ce Cours par l'étude des maladies affectant les parties externes; mais nous avons remarqué que les plus simples d'entr'elles, sous l'influence de certaines circonstances, pouvaient se compliquer de gastro-entérite; il est donc essentiel, avant d'aller plus loin, d'étudier cette affection dans ses nombreuses nuances : c'est ce que nous allons faire.

DE LA GASTRO-ENTÉRITE EN GÉNÉRAL.

Avant d'examiner ce qui a rapport à cet état pathologique qu'on a désigné assez généralement, depuis une vingtaine d'années, sous le nom de *gastro-entérite*, c'est-à-dire depuis les travaux de *Broussais*, rappelons-nous sommairement la disposition anatomique du tube digestif.

Il commence au pharynx et finit à l'anus, ou à l'orifice inférieur du rectum. Le pharynx et l'œsophage, dont le tissu fondamental est musculaire, reçoivent et transmettent à l'estomac le bol alimentaire, quand après la mastication il est pénétré de la salive et du mucus sécrété par la membrane qui revêt toute la surface interne du canal digestif. De la bouche au cardia, ce qui s'opère est donc simple, mécanique et préparatoire. C'est dans l'estomac que commence réellement la digestion; c'est dans son prolongement, l'intestin grêle et le gros intestin, que se termine cette importante fonction. Des organes sécréteurs fournissent divers liquides d'une nécessité indispensable à sa perfection, tels

une augmentation d'appétit suivie de digestions lentes, pénibles, de bouffées de chaleur à la face, de douleurs des membres; ce qui annonce déjà une souffrance sympathique des nerfs qui se distribuent aux muscles. Ces accidents se dissipent peu à peu à mesure que la digestion s'opère; mais il arrive que l'activité augmentée de l'organe, premier signe de son irritation, est telle qu'entre les repas elle devient douloureuse, fait sentir le besoin de nouveaux aliments, qui au commencement calment cet état. L'appétit qui était très-exigeant diminue, se perd; la fièvre se développe avec des nausées, des vomissements, de la céphalalgie, augmentation des douleurs lombaires et des membres, et leur permanence; la langue est rouge, pointue, recouverte d'un enduit muqueux; la *gastrite aiguë* existe; il y a douleur et chaleur à l'épigastre.

Il est rare que la phlegmasie soit ainsi bornée à l'estomac, et, si vous vous rappelez le principe qui par son accumulation produit les inflammations, vous concevrez que sa propagation devient d'autant plus facile que le malade est prédisposé, par sa constitution, à la répétition d'irritations antérieures. L'incendie gagne le duodenum et l'intestin grêle, sévit sur leur face intérieure, comme elle l'a fait plus haut; les accidents prennent une intensité plus grande. Aux signes de gastrite que nous avons décrits, se joint le météorisme, facile à reconnaître par la percussion de l'abdomen dans cette région. Voilà la gastro-entérite aiguë.

Mais l'inflammation n'a pas toujours un développement localisé ou dont on puisse suivre les progrès dans la partie qu'elle envahit; par la négligence ou l'application d'un traitement contraire, l'affection s'étend à un plus grand nombre d'organes et fait naître des symptômes qui annoncent ou *l'adynamie* ou *l'ataxie*. Dans le premier cas, les dents et la langue se couvrent de fuliginosités; il y a stupeur, somnolence, délire calme. Remarquons en passant que, la diarrhée existant, il peut se faire qu'il n'y ait pas de délire; ce signe annonce la congestion imminente des vaisseaux cérébraux. Si la diarrhée se réunit à ces phénomènes, le gros intestin est envahi. La pie-mère, l'arachnoïde, participent-elles à l'inflammation, le délire survient, les soubresauts de tendons, les mouvements convulsifs, l'insomnie.

Si la forme adynamique amène la mort et qu'à l'ouverture des cadavres vous trouviez un développement anormal des follicules muqueux désignés sous le nom de *plaques de Peyer*, leur ulcération, en prononcera le mot *fièvre typhoïde* ou *typhus*.

Que l'irritation gagne le foie, ajoute aux signes que nous venons de rapporter la couleur jaune de la peau, vous aurez la fièvre jaune. Si le système lymphatique envahi à son tour d'une manière plus aiguë que dans les gastro-entérites graves (où, pour le dire en passant, on trouve presque toujours l'inflammation des ganglions), ou que la phlegmasie s'étende à ce système en même temps que tous les signes de la gastro-entérite sont observés, vous aurez la maladie désignée sous le nom de *peste*.

Enfin, on la désigne sous celui de *choléra-morbus*, si l'inflammation sévit plus particulièrement sur le gros intestin, les reins, l'estomac, qu'elle se propage dans le système musculaire avec ses crampes, la diarrhée, l'absence de la sécrétion urinaire, le refroidissement glacial de la périphérie du corps, de la langue, l'altération des traits, accidents qu'on observe fréquemment plus ou moins isolés ou réunis dans les gastro-entérites graves en général.

Lorsque ces maladies se sont terminées d'une manière funeste, il peut arriver dans les formes graves que la mort soit presque instantanée, foudroyante, ne laisse après elle aucune lésion cadavérique appréciable; ce sont les cas les plus rares, mais dont on peut maintenant se rendre compte grâce à la découverte de M. *Coudret*. Avant celle-ci, *Broussais* a pourtant dit de ces cas si promptement funestes : *les malades meurent par les phénomènes nerveux.*

Mais, si la maladie a eu une durée plus ou moins longue, les altérations varieront depuis la rougeur, l'injection, jusqu'à l'ulcération, le ramollissement, la perforation.

Cette esquisse rapide de la gastro-entérite en général n'est pas la seule preuve de similitude des diverses entités qu'il a plu aux auteurs de créer, on la trouve dans le traitement qui convient à tous ces cas. Les saignées, tant locales que générales, sont les moyens exclusifs qui promettent et donnent réellement des succès, ainsi que le démontre l'expérience.

En vous pénetrant bien de la vérité pratique que je viens de vous exposer, les maladies les plus compliquées n'embarrasseront plus votre esprit, n'y laisseront aucune incertitude qui puisse causer de l'hésitation; vous saurez que l'irritation, d'après la loi invariable que je vous ai fait connaître, peut frapper tous les organes plus ou moins rapidement, progressivement, successivement ou instantanément.

Une autre remarque non moins intéressante que vous ferez, c'est que la distinction des différents tissus, que nous devons à *Bichat*, n'est point une circonstance à négliger dans la pratique. L'identité du même tissu dans différents organes dispose à son envahissement par l'irritation; ainsi le rhumatisme articulaire aigu très-grave frappe la membrane fibro-séreuse du cœur, quelquefois du cerveau, et se termine souvent par l'hydropéricarde, la dégénérescence des valvules, l'hydrotorax, l'ascite, si la phlegmasie n'a pas été attaquée hardiment par les saignées générales rapprochées, selon la méthode du professeur *Bouillaud*.

L'inflammation de la membrane muqueuse se propage ordinairement dans les diverses directions qu'affecte celle-ci. Les névroses sont une autre preuve de cette vérité pathologique. Ce phénomène s'expliquera tout naturellement, si on a égard à la source commune d'où les divers tissus reçoivent la matière nerveuse qui leur porte la sensibilité.

Passons maintenant à l'étude des diverses formes de la gastro-entérite aiguë.

DE LA GASTRO-ENTÉRITE AIGUË.

Au commencement de ce chapitre, après avoir exposé brièvement la disposition anatomique du canal digestif, nous avons étudié l'inflammation supposée exister dans l'estomac ou bornée à cet organe. Cette phlegmasie en effet peut ainsi se localiser, dans les circonstances que nous avons mentionnées; mais, si elle n'est pas attaquée convenablement et en temps opportun, elle prendra bientôt de l'extension, et, dans l'espace d'un jour ou deux, elle envahira le duodenum et donnera naissance à tous les symptômes de la gastro-entérite aiguë.

Signes diagnostics.

Si l'inflammation occupe actuellement l'estomac et l'intestin grêle, aux signes de la gastrite, que nous ne ferons que rappeler ici, diminution ou perte d'appétit, nausées ou vomissements, céphalalgie, douleurs lombaires et des membres, langue rouge aux bords et à la pointe, recouverte d'un enduit muqueux, chaleur et douleur à l'épigastre, fièvre plus ou moins intense; aux signes, dis-je, de la gastrite, viennent se joindre ceux de la phlegmasie de l'intestin grêle.

La chaleur de la peau s'étend à toute la surface abdominale, qui est sèche, brûlante; les parois de cette cavité s'élèvent plus ou moins par le développement de gaz au-dessus de la valvule iléo-cœcale dont les parties constituantes ont éprouvé de l'engorgement, qui par cette raison s'oppose au libre passage des matières et favorise le météorisme. Ordinairement, quand la phlegmasie a cheminé de l'estomac dans l'intestin grêle, les vomissements et les nausées cessent ou diminuent beaucoup, surtout si, n'ayant pas été combattue au début, elle se développe plus intense dans l'intestin grêle. On a cru pouvoir établir une ligne de démarcation entre l'inflammation des villosités, de nature vasculo-nerveuse, et les *cryptes* ou *follicules* muqueux. Ceux-ci, légèrement irrités et leur sécrétion augmentée, donnent lieu, a-t-on dit, à la maladie que dans ces derniers temps on a nommée *embarras gastrique*.

La différence de sensibilité de ces deux portions d'un même tissu étant essentielle, puisque l'une, les *villosités* contiennent une grande quantité de matière nerveuse, tandis que les follicules ou cryptes muqueux n'en reçoivent que la portion indispensable à l'exercice de la fonction qui leur est départie, on conçoit que, se représentant par la pensée ces deux nuances, les signes devront varier selon que la phlegmasie frappe l'une ou l'autre. Ces recherches, que nous devons à M. *Scoutteten*, témoignent certainement de la sagacité de leur auteur; mais il est rare qu'on puisse en faire une application rigoureuse dans la pratique. En effet, si, comme nous l'avons rappelé dans nos considérations générales, la phlegmasie gastro-intestinale peut rarement être localisée dans son étendue, comment le serait-elle souvent dans le tissu intime de la membrane muqueuse!

Si l'on parcourt les ouvrages des médecins pathologistes et qu'on apprécie les motifs qui les déterminent dans l'adoption de tel ou tel traitement, on ne tarde pas à trouver la cause des transformations que peut éprouver la gastro-entérite simple et telle que nous venons de la décrire. Je parle ici de celle qu'on désigne sous le nom spécial de *sporadique*. En effet, il y a très-peu de temps encore, qu'héritiers des théories des siècles passés et privés des lumières d'une saine physiologie, les médecins attribuaient à la présence de la *bile* ou de la pituite les accidents qui caractérisent la *gastro-entérite*. Delà ces médications *purgatives* et *vomitives* auxquelles on avait exclusivement recours; delà aussi ces transformations fréquentes en ces nuances graves que leurs symptômes ont fait désigner sous les noms de *fièvre putride*, de *fièvre maligne*. Il est encore des médecins stationnaires qui se traînent dans cette ornière dégoûtante. Telle est l'origine la plus commune de ces maladies; telle est la cause secondaire la plus fréquente des *gastro-entérites* graves, dans le cours desquelles on voit se développer les signes *adynamiques* ou *ataxiques*.

L'inflammation s'étend et, selon les organes qu'elle envahit, donne naissance à des symptômes qui annoncent un plus grand danger. La membrane muqueuse gastro-intestinale frappée plus profondément et dans une plus grande étendue, l'irritation s'aggrandit, les sécrétions biliaires et muqueuses sont augmentées, la diarrhée fétide survient; le cerveau et tout le système nerveux s'exaltent; les soubresauts de tendons, l'agitation, les convulsions, le délire, expriment le désordre qui règne dans tout l'organisme.

Ici, la fièvre *putride* ou la fièvre *maligne* ont été faites de toutes pièces, et ce motif doit paraître suffisant pour qu'on n'exige pas de description spéciale de ces complications. En parlant du traitement, nous aurons soin d'exposer les modifications qu'on doit lui faire subir dans ce cas.

Pronostic.

La gastro-entérite aiguë, proprement dite, récente et n'ayant reçu aucune influence thérapeutique antérieure, est rarement funeste si elle est bien attaquée, surtout si la membrane muqueuse de l'estomac n'est pas le siége d'une phlegmasie chronique. Il n'en est pas de même si une médication, fondée sur une théorie fausse et surtout humorale, a été administrée, et si les complications, dont nous avons essayé plus haut d'esquisser le tableau, sont déjà développées. L'art ne peut rien promettre de favorable; très-souvent de semblables prédictions seraient démenties par l'événement.

Je ne vous rappellerai donc point tous les signes pronostics longuement exposés par Hippocrate dans ses *aphorismes*, ses *prénotions*, et copiés par tous les auteurs de séméiologie; je vous recommanderai seulement de vous bien pénétrer des principes d'une saine physiologie : alors vous comprendrez toujours les désordres existants, leur gravité, leur importance, et, sans charger votre mémoire de sentences qu'un traitement rationnel peut démentir, vous saurez toujours former votre pronostic. Je n'en suis pas moins admirateur sincère d'*Hippocrate*, et je suis convaincu que, si ce grand homme eût pris la science au point où elle est maintenant, il nous l'eût transmise parfaite, positive, étayée sur des principes invariables; à l'exemple de quelques contemporains, il ne lui eût point imprimé une marche rétrograde, par respect pour des opinions vieillies.

Traitement.

Nous avons vu que la gastro-entérite aiguë est une maladie essentiellement inflammatoire; nous avons acquis la preuve que, négligée ou traitée d'après une théorie fondée sur de faux principes, elle revêtait un caractère grave et pouvait prendre la forme *adynamique* ou *ataxique* de Pinel; il est donc bien important de combattre cette maladie à son début et par les moyens les mieux indiqués. La facilité avec laquelle se font les transformations dont nous avons parlé, la possibilité même qu'elles aient lieu si le traitement n'est pas assez énergique, tout fait un devoir au médecin d'employer utilement le temps qui lui reste.

Ainsi, on commencera par des saignées générales à distances rapprochées, proportionnées à l'âge, à la force du malade et surtout à l'intensité actuelle des symptômes existants. Après avoir rempli cette première indication dans la vue de s'opposer à l'extension de la phlegmasie, des saignées locales seront placées avec avantage à l'épigastre et dans le trajet de l'intestin grêle.

La sagacité du médecin doit le guider dans l'opportunité de leur nombre et de la quantité de sang à obtenir. Si les vomissements persistaient, on ne permettra que de l'eau pure, prise en petite quantité et souvent. Lorsque cette boisson est supportée, on en peut permettre d'autres, comme l'eau d'orge perlé, la limonade végétale, en consultant le goût des malades.

Les lavements émollients, les applications de cataplasmes sur l'abdomen, sont ordonnés comme moyens secondaires. La diète la plus absolue doit être sévèrement imposée. Le lait coupé, les bouillons clairs, ne seront essayés qu'à l'époque où la langue a repris son aspect normal, quand la chaleur des téguments du ventre, la céphalalgie, la fièvre, ont totalement cessé. En s'écartant de ces préceptes, on verrait renaître des accidents quelquefois plus graves qu'au début. C'est à l'oubli de ces précautions, comme nous l'avons déjà fait sentir, que sont dues de fâcheuses complications et des récidives qu'on eût pu éviter.

Lorsque la convalescence s'annonce franchement, le devoir du médecin n'est pas encore accompli; il lui reste à régler le régime, point très-délicat duquel dépend le retour à l'état de santé.

En traitant des gastro-entérites épidémiques, nous discuterons la valeur et la nécessité de l'emploi de certains moyens pharmaceutiques auxquels on a peut-être attribué des propriétés qu'ils n'ont pas.

Lors même que les signes de l'adynamie et de l'ataxie sont déjà développés quand les soins du médecin sont réclamés, il est des cas où les saignées générales et locales peuvent être utilement placées. Ici surtout il faut beaucoup de tact : car, si les dégénérescences sont avancées, ce qu'on pourra soupçonner à l'état du pouls, à la nature, à la quantité des déjections, à l'intensité des désordres cérébraux et nerveux, etc., les saignées, même modérées, précipiteraient la terminaison funeste.

Les excitants extérieurs, comme vésicatoires, sinapismes, doivent être essayés, les lavements répétés, en un mot tous les moyens secondaires usités en pareil cas.

DU TYPHUS.

A une époque encore peu éloignée de nous, on donnait le nom de *typhus* à une maladie épidémique grave qui sévissait particulièrement, dans les grandes réunions d'hommes, sur ceux qu'un mauvais régime surtout avait prédisposés. J'ai été témoin (il y a vingt-sept ans, de 1813 à 1814), à Mayence, après la retraite de l'armée française (de la Russie et de l'Allemagne) d'une épidémie très-meurtrière de cette maladie. L'anatomie générale de *Bichat* avait déjà modifié mes idées sur la nature des prétendues *fièvres* de mauvais caractère; les observations et les nécroscopies que je fus à portée de faire (à Mayence), me firent entrevoir leur peu de solidité, et la publication de *l'Examen des doctrines*, par *Broussais*, acheva de m'en démontrer l'insuffisance; au lieu de suivre obstinément la route que m'avait tracée Pinel, dont j'étais l'élève, je l'abandonnai dès que je m'aperçus qu'elle me conduisait à des revers nombreux. Commençant à réclamer le secours de la physiologie, j'apportai à ma manière de traiter de notables changements, et déjà je perdais beaucoup moins de malades que mes collègues; mais ce ne fut qu'en faisant une application entière de la doctrine de l'irritation, que plus tard je vis une route nouvelle s'ouvrir devant moi.

Toutes les intelligences ne furent pas frappées de ce progrès; il y eut même des médecins qui, par leur position dans l'enseignement, exercèrent sur la génération nouvelle une funeste influence. Ainsi, quelques hommes qu'une gloire médicale offusquait, au lieu de suivre l'impulsion immense donnée à la science, s'attelèrent à son char par-derrière, et n'ont cessé, dans leurs leçons et dans leurs écrits, de lui imprimer une marche rétrograde.

Le *typhus*, *fièvre typhoïde* ou *dothinenterie*, suivant M. *Brétonneau*, fut le dernier retranchement où ils se réfugièrent pour combattre la doctrine de l'irritation; ils prétendirent, en torturant la raison et niant les vérités les plus incontestables, que le typhus n'était point une maladie inflammatoire, que la série de symptômes qui le caractérisent trouvait sa cause dans l'altération des glandes de *Peyer*, altération qu'ils persistèrent à considérer comme étrangère à une phlegmasie antécédente et qu'ils comparèrent à la petite vérole.

Cette comparaison n'était pas heureuse, et je vous ferai voir, quand nous étudierons cette affection éruptive, qu'elle-même est une phlegmasie, et que non-seulement les saignées produisent des effets merveilleux dans son traitement, mais que, comme toutes les inflammations attaquées au début, *on peut la faire avorter*, au grand avantage des malades, ou du moins abréger de beaucoup ses périodes qu'on a si gravement marquées, et à la durée desquelles on a attaché une espèce de fatalité.

L'ouvrage le plus remarquable, pour l'époque où il fut publié, est sans contredit celui qui a pour titre : *De Morbo mucoso*, ou Traité de *la maladie muqueuse*.

L'épidémie qui y est décrite est la fièvre typhoïde de quelques contemporains. Sous l'influence des théories humorales de l'époque (1760), ils font bien jouer à la bile et surtout au mucus le principal rôle dans la production des désordres des voies digestives, mais les descriptions, et les gravures où ceux-ci sont figurés, ne laissent aucun doute sur la véritable étiologie du typhus. Les auteurs avaient même dit que la maladie, acompagnée de plus ou moins de *malignité*, participait de la nature des affections *bilieuses*, *putrides* et *inflammatoires*. Ils avaient saisi l'analogie qui existait entre elle et la dysenterie à qui personne aujourd'hui ne conteste le caractère inflammatoire.

C'est à *Rœderer* et *Wagler* qu'on doit la première description soignée de l'état pathologique des follicules agminés ou disséminés de la membrane muqueuse, et leur comparaison à des boutons de petite vérole; lésions cadavériques dont s'est emparé M. *Brétonneau* pour nous doter de sa *dothinenterie,* comme il avait emprunté l'idée d'*Arétée* pour exhumer le traitement de son prétendu croup épidémique ou *diphtérite*.

Il était impossible que *Rœderer* et *Wagler,* avec l'idée par laquelle ils étaient dominés, appliquassent à l'affection qui nous occupe un traitement rationnel; en effet, dans l'espèce même qu'ils regardaient comme inflammatoire, les laxatifs, les vomitifs, précédaient toujours l'emploi d'une ou deux saignées au début; encore ils y mirent une telle parcimonie, que les malades n'en retirèrent aucun bénéfice.

En méditant les histoires qu'ils nous ont laissées et tenant compte du traitement auquel ils avaient recours, on ne sera pas étonné du petit nombre de guérisons qu'ils obtenaient et des épouvantables désordres dont presque tous les organes étaient le siége. Il n'y aura qu'une conclusion à tirer, c'est que ces médecins, d'ailleurs très-recommandables, maîtrisés par les préjugés d'une première éducation, entrevoyaient la vérité et n'avaient pas le courage de la proclamer.

Je n'irai donc puiser, ni dans ces auteurs, ni dans l'ouvrage de M. *Brétonneau,* la description du typhus. Ajoutez aux signes des gastro-entérites graves ordinaires le caractère épidémique de celui-ci, ouvrez les cadavres de ceux qui auront succombé; les résultats nécroscopiques seront toujours subordonnés aux circonstances communes de santé antérieure, de traitement plus ou moins convenable, de durée de la maladie et de ses complications.

Vous acquerrerez la conviction que l'éruption folliculeuse n'est point une condition nécessaire à l'existence du typhus, et que la stupeur, la fuliginosité, la prostation, la supination, la fétidité de l'haleine et de la sueur, les mouvements convulsifs, etc., ne dépendent pas nécessairement de la maladie des follicules muqueux du canal digestif. Ces symptômes sont également observés quand la membrane muqueuse gastro-intestinale est fortement enflammée, sans développement ni altération de ses follicules.

Pronostic.

Si le typhus éclate chez un individu porteur d'une *gastrite chronique*, le cas est très-grave et ne cède que difficilement aux moyens qui chez un autre, placé dans des conditions plus favorables, procureraient une terminaison prompte et heureuse de la maladie.

Cependant, grâce au mode de traitement dont je vais bientôt vous entretenir, il arrive souvent que la gastrite chronique, redevenue aiguë, guérit en même temps que celle qui lui était surajoutée, ou qui était, comme on dit, greffée sur l'ancienne. Vous comprenez que cette terminaison favorable n'est possible que dans la supposition où la dégénérescence n'a pas atteint un degré tel que toutes les ressources de l'art deviennent désormais superflues; il se passe ici la même chose si souvent observée dans les phlegmasies anciennes externes, sous l'influence d'un traitement tonique, astringent, dans les ophtalmies chroniques par exemple. Mais, si la désorganisation est avancée, le mouvement inflammatoire devient une cause infaillible de terminaison promptement funeste. Pour arriver à cette précision de pronostic, il ne faut négliger aucune circonstance commémorative et bien apprécier l'état actuel. L'engorgement hépatique dans la gastro-duodénite chronique n'est pas un obstacle à cette solution favorable. C'est ce qui a fait dire à plusieurs célèbres praticiens du siècle dernier que la fièvre guérissait les obstructions; c'est aussi la cause de la réputade certaines sources d'eaux minérales.

Cette observation n'avait point échappé à la sagacité de *Bordeu;* il avait dit positivement que, pour obtenir la résolution des phlegmasies, il fallait donner la fièvre aux malades. Médecin des eaux minérales d'Aquitaine, c'est de l'observation de faits nombreux qu'il avait tiré cette conséquence.

Ainsi, l'invasion d'une gastro-entérite récente, entée sur une chronique, n'a pas nécessairement une issue fâcheuse. Mais cette circonstance ne peut se reproduire deux ou trois fois, sans que le ramollissement de la membrane muqueuse ou son ulcération profonde n'en soit la suite.

Le malade guérit en apparence de l'état aigu; il se trouve mieux, il compte sur une prochaine convalescence, quand une anxiété considérable, le météorisme, sont suivis de la mort en quelques heures. L'autopsie, venant éclairer le médecin, lui montre la perforation d'un point du tube digestif.

Chez les enfants et les vieillards, les congestions cérébrales étant plus communes, le typhus offre plus de danger.

Les saisons à vicissitudes brusques, déterminant des complications de bronchite, de pneumonite, rendent aussi le pronostic fâcheux.

Le tempérament des malades doit donc être pris en grande considération; les personnes pléthoriques sont sujettes à ces dernières complications, tandis que les nerveuses le sont moins. Indépendamment des causes physiques que nous venons d'examiner, il en est de morales dont l'influence sur la marche de la maladie est reconnue par tous les observateurs.

L'homme faible, pusillanime, est exposé à des accidents cérébraux graves, auxquels échappent les hommes courageux.

L'éruption des parotides ne prouve autre chose que l'extension de l'inflammation, et serait à tort considérée comme une crise heureuse. Il en est de même des érysipèles et des escarres à la peau, qui pourtant quelquefois, en opérant une espèce de révulsion au dehors, ont paru être d'un augure favorable.

On peut prévoir une terminaison heureuse de la maladie, si les symptômes nerveux, le délire, diminuent au bout de trois ou quatre jours et cessent tout-à-fait, si les selles, d'abondantes et fétides qu'elles étaient, perdent ce caractère, le pouls cessant d'être dur, fréquent, la langue s'humectant, et toutes les sécrétions montrant de la tendance à reprendre leur était normal.

Traitement.

Le typhus épidémique *étant une gastro - entérite*, une phlegmasie d'autant plus grave qu'elle envahit une plus grande étendue du tube digestif et se complique de l'irritation ou de l'inflammation d'organes importants, comme le cerveau et ses membranes, le poumon, la vessie, etc., le traitement que nous avons conseillé pour la gastro-entérite sporadique plus ou moins généralisée, convient seul ici, c'est-à-dire les saignées générales et locales, les boissons délayantes, en un mot tous les moyens antiphlogistiques employés hardiment, *au début*, si on a le bonheur d'être appelé à temps. En vous rappelant le traitement excitant qu'on opposait au typhus dans le dernier siècle, traitement fondé sur une théorie dont les autopsies faites par *Wagler* vous ont démontré le danger, je me crois dispensé de revenir sur ce sujet. D'ailleurs ce traitement étant généralement abandonné, même par ceux qui naguères encore administraient le camphre, le quinquina, l'esprit de Mendérerus avec prodigalité, il ne nous reste qu'à comparer les résultats obtenus par l'école de MM. *Louis* et *Chomel*, et celle dite physiologique, représentée maintenant par le professeur *Bouillaud.*

Les premiers, employant les saignées avec parcimonie, les sels purgatifs répétés, dans le bouillon aux herbes, ou des boissons simples, perdent, d'après leurs tableaux nécrologiques mêmes, un sur trois malades, quelquefois plus; l'autre, un sur sept, huit, quelquefois neuf ou dix. Cette énorme différence ne peut trouver son explication que dans les traitements employés. Or, c'est surtout à l'opportunité des saignées générales et locales, pratiquées *au début*, que sont dus les succès de M. *Bouillaud;* les revers des premiers doivent être imputés à la négligence de ce moyen que nul ne peut remplacer, car les boissons et les aspersions chlorurées ne doivent avoir qu'une action très-secondaire : je pense que M. *Bouillaud* partage cette opinion.

Saignez coup sur coup au début, faites succéder les vésicants, les sinapismes, quand la première indication est remplie, et insistez sur les boissons délayantes, les lavements émollients, les applications de cataplasmes sur l'abdomen, et, dans le plus grand nombre des cas, vos efforts seront couronnés de succès.

Quant au régime, faites ici l'application des principes que nous avons posés en traitant de la gastro-entérite en général, augmentez la quantité d'aliments d'une manière lente et progressive, vous dirigeant toujours d'après l'état d'irritabilité des organes digestifs, et procédant pour ainsi dire par des tâtonnements.

DE LA FIÈVRE JAUNE.

La fièvre jaune n'est encore autre chose qu'une gastro-entérite épidémique, phlegmasie envahissant une grande étendue des organes destinés à l'acte important de la digestion, sévissant profondément sur le foie. Elle offre, comme toutes les gastro-entérites épidémiques, des nuances diverses, depuis les nausées, avec vomissements bilieux sans coloration de la peau et sans diarrhée, jusqu'aux vomissements jaunes, noirs, hémorragiques, et aux selles de même nature.

Cette maladie est donc essentiellement la même que le typhus, est épidémique comme lui, et n'a de particulier que son développement habituel sur les populations qui habitent les bords de la mer. C'est surtout en Amérique qu'elle est le plus communément observée, comme la peste dans l'Orient, le choléra-morbus dans l'Inde; mais peut, comme ces affections, frapper quelquefois l'Europe. On l'a observée au *Port-du-Passage*, à *Cadix*, à *Gibraltar*, à *Barcelone*, comme on a vu la *peste*, le *choléra-morbus*, désoler l'Europe entière à des époques plus ou moins rapprochées de nous.

Les causes d'invasion de la fièvre jaune ne sont pas mieux connues que celles des autres épidémies. Ces grandes calamités ont de commun et de mieux appréciable que, pendant le règne de certains vents et lorsque la température est remarquable par ses brusques vicissitudes, du chaud au froid surtout, elles frappent de préférence les masses que la misère, la mauvaise alimentation, y ont prédisposées; ou les gens pusillanimes, faciles à effrayer, et dont le désordre du système nerveux détermine celui des organes digestifs. Elle n'épargne pas non plus les personnes intempérantes, quels que soient les excès auxquels elles se livrent.

Si je traçais ici les signes diagnostics de la fièvre jaune, vous y verriez figurer ceux qui caractérisent le typhus, à la différence près de la nature des vomissements et des selles hémorragiques, et de la teinte jaune qu'affecte souvent la peau.

Quant au traitement, vous verriez que les succès obtenus par les mêmes moyens dans ces deux maladies, viennent encore confirmer leur identité.

Des observations recueillies à la Havane par un médecin français, M. *Leriverend*, il me reste, pour les appuyer, à mettre sous vos yeux une série de faits concluants qui, je l'espère, ne laisseront aucune hésitation dans votre esprit sur la nature de cette maladie et le traitement qui lui convient. Ces faits prouvent jusqu'à l'évidence qu'elle n'est qu'une gastro-entérite épidémique, dont les symptômes, aggravés par la température et d'autres circonstances locales et générales, cèdent pourtant au traitement antiphlogistique employé dès le début, mais deviennent plus effrayants et presque toujours mortels sous l'influence du calomélas, du jalap, du quinquina, du camphre, etc.

Sur cent quatre-vingt-huit malades traités par M. *Leriverend*, cent soixante-six ont guéri, et, parmi les vingt-deux morts, trois avaient pris le vomi-purgatif de Leroy, deux avaient été traités à bord par le capitaine; enfin, quatre avaient été constamment ivres depuis leur arrivée à la Havane. Ainsi, dit l'auteur, les bienfaits de la médecine physiologique se font ressentir sous la zone torride; et son fondateur, quoique loin du théâtre où la fièvre jaune exerce ses ravages, nous a fait connaître son siége et le traitement qui lui convient. Le succès a répondu à la justesse des propositions 317, 318, 319, 320 et 321, consignées dans l'Examen des doctrines.

Tout le monde médical est à-peu-près d'accord, surtout en France, sur la nature inflammatoire de la *fièvre jaune*; mais il n'en est pas de même sur sa non-contagion. A l'occasion de l'épidémie de Barcelone, en 1821, s'élevèrent de vives discussions. MM. *Pariset*, *Bailly* et *François* firent un rapport dont l'exactitude des faits fut contestée avec avantage par une réunion libre de médecins espagnols, auxquels se réunirent MM. *Lassis* et *Rochoux*, de la commission française.

Ce qu'il y eut de remarquable à cette époque, c'est la conduite du docteur *Francisco Piguillhem*, qui, au début de l'épidémie, croyait à la contagion, mais, éclairé par une plus grande masse de faits, eut le courage rare de faire l'aveu public qu'il s'était trompé. Écoutons ce médecin consciencieux et formons le vœu qu'il trouve des imitateurs.

« D'autres faits, dit M. *Piguillhem*, qui se présentèrent « dès le principe de notre épidémie, observés avec soin, « firent naître en moi ce doute philosophique sans lequel « l'homme ne peut que s'affermir dans ses erreurs et les « conserver avec opiniâtreté, n'ayant pas le courage de les « abjurer.

« La direction de l'est au sud dans laquelle marcha cette « épidémie, l'existence de plusieurs malades en différents « points de la ville, avant que la Barcelonette fût privée de « communications; l'accroissement considérable du nombre « des malades, tant dans ce faubourg que dans la ville, mal-« gré la barrière; son invasion chez ceux qui étaient sé-« questrés de la manière la plus exacte; le caractère de la « maladie développé dans les fièvres intermittentes, même « dans les affections chroniques; toutes ces circonstances « prouvaient que le mal était plutôt dû à des causes locales « qu'à la contagion.

« L'attaque simultanée dans une même maison, le même « jour et quelquefois à la même heure, de deux, trois, quatre « et même six individus, prouvaient évidemment que, loin « que la fièvre jaune se transmît de l'un à l'autre, tous « étaient malades par suite d'une *cause générale* à l'influence « de laquelle ils avaient été exposés en même temps. »

Ce fut à cette époque que MM. *Pariset* et *Bailly*, arrivant de Paris, visitèrent M. *Piguillhem* qu'ils avaient connu contagioniste comme eux; mais ils purent être étonnés du changement qui s'était opéré dans ses idées, quand ils entendirent ces paroles remarquables : « Jamais je n'ai hésité « ni n'hésiterai à abandonner l'opinion d'hier pour adopter « celle d'aujourd'hui, quand celle-ci sera appuyée sur des « faits irrésistibles et convaincants; lorsque l'expérience « parle, l'imagination doit se taire : aucune puissance, au- « cun raisonnement spécieux ne doit la séduire ».

Les conclusions du manifeste présenté aux cortès par cette société libre de médecins furent : 1° que la maladie a été épidémique; 2° qu'elle n'a point été contagieuse; 3° que les mesures sanitaires adoptées par le gouvernement ont été incertaines, inutiles et même très-préjudiciables.

Les mêmes conclusions, en 1833, au Port-du-Passage, furent adoptées par les médecins attentifs, et à la Havane par M. *Leriverend*.

Les documents, recueillis à Gibraltar en 1828 et publiés par le gouvernement français, sont loin de résoudre la question et n'opposent rien de sérieux aux opinions des non-contagionistes. M. Chervin, l'un des membres de cette commission, est, comme on sait, de l'avis de ces derniers; mais je suppose que c'est en Amérique, et non à Gibraltar, que s'est formée son opinion, car les renseignements pris dans cette dernière place sont loin d'être complets. On peut les regarder comme un recueil d'*on dit* sans autorité, d'histoires populaires accréditées par les uns, démenties par les autres, et qui ne peuvent servir à porter un jugement. Ce qu'on a eu en vue de prouver, à ce qu'il paraît, est que cette maladie ne se contracte pas deux fois par le même individu, assertion contredite par des faits consignés dans le même ouvrage. Une raison détruit toute la valeur de ces documents; ils ont été recueillis d'après une idée fixe de contagion; aucune question, aucune observation n'ont été faites qui conduisissent à la découverte de causes générales auxquelles on pût attribuer le développement de l'épidémie. L'état barométrique et thermométrique a été complétement négligé; on n'a guère interrogé que les égoûts et les latrines, et si, par suite des investigations auxquelles ils ont été soumis, ils ont dû être exclus comme cause, on s'est cru en droit de conclure que la contagion seule restait pour expliquer l'extension de l'épidémie et la mortalité qu'elle a occasionnée.

Celle-ci serait plus raisonnablement attribuée aux médications empiriques et excitantes qui étaient mises en usage.

Au reste, l'opinion de M. Chervin sur la *fièvre jaune* et son mode d'invasion, est depuis long-temps connue; on ne pourrait sans injustice le rendre solidaire du peu de valeur des *documents*.

Nous reviendrons sur la question si importante de la contagion, en parlant du *choléra-morbus* et de la *peste*, question qui restera sans solution tant que la société aura dans son sein des hommes influents auxquels la terreur dictera ses arrêts, qu'ils seront en position de faire exécuter, quelle que soit d'ailleurs l'absurdité dont ils sont entachés.

Il faut pourtant en convenir, il ne reste plus guère que la *peste* dont le nom seul fasse trembler les gouvernements. Les dernières épidémies de choléra-morbus ont été vues de près par des populations éclairées; il n'a fallu qu'un jugement droit pour le dépouiller presque généralement de son caractère contagieux, dans la véritable acception du mot.

En définitive, vous voyez clairement que la *fièvre jaune* n'est qu'une gastro-entérito-hépatite, caractérisée par des signes analogues à ceux de toutes les gastro-entérites épidémiques, et qui dans l'application du pronostic et du traitement n'offre aucune différence essentielle.

DU CHOLÉRA-MORBUS ÉPIDÉMIQUE.

Ayant été plusieurs fois témoin d'épidémies du *choléra-morbus*, j'ai recueilli, sur divers théâtres où il exerçait ses ravages, des observations nombreuses d'après lesquelles mon opinion a pu être fixée sur la véritable nature de cette maladie. Ces matériaux, mis en œuvre sous le titre de Dissertation, etc., me fourniront ce que j'ai à vous dire sur cette maladie, étudiée avec soin et examinée dans toutes ses nuances.

Le *choléra-morbus* a été décrit par *Hippocrate* dans le 5e livre des épidémies, et, quoiqu'il ne cite que des faits isolés, on y reconnaît l'exactitude du père de la médecine; mais, de tous les médecins de l'antiquité, *Arétée de Cappadoce* est celui qui nous a laissé la meilleure histoire de cette maladie. Les descriptions données par *Sydenham*, *Boerhaave* et tous les modernes, ne diffèrent que sur l'intensité, ces auteurs ne l'ayant observée qu'à l'état sporadique.

Signes diagnostics.

Quelque rapide que soit la marche du *choléra-morbus*, si elle n'est pas enrayée au début, il est cependant possible de lui reconnaître deux périodes.

Première. Diarrhée, vomissements, malaise général, pesanteur de tête ayant souvent précédé d'un ou plusieurs jours l'envahissement des symptômes graves de la maladie. Alors, vomissements et déjections d'un liquide le plus souvent clair comme de l'eau, inodore, mêlé de petits flocons blanchâtres; coliques, selles fréquentes et abondantes; refroidissement des membres; engourdissement, crampes musculaires; cyanose de la peau des extrémités, petitesse du pouls; œil triste, exprimant une douleur profonde; conjonctives injectées, figure grippée; suppression de l'urine et de la sécrétion de la bile, soif ardente.

Deuxième. Le malade n'a point été secouru au début; alors, froid glacial de toute la surface du corps, cyanose générale, œil enfoncé dans l'orbite entourée d'un cercle livide; la matière des vomissements ressemble au petit-lait ou à l'eau de riz, prend quelquefois une consistance crémeuse; phonation particulière, espèce d'enrouement auquel on reconnaît déjà que la maladie a trop marché; aspect cadavéreux, sueur froide, crampes arrachant souvent des cris aigus. Si les soins les plus empressés, les moyens les plus efficaces n'ont pu rappeler la chaleur, la dyspnée survient, l'œil s'enfonce de plus en plus dans l'orbite, semble être atrophié, et la mort termine cette cruelle scène.

Il n'est pas possible, pour peu qu'on se serve de sa raison et qu'on ait égard aux analogies, d'admettre des déjections alvines et des vomissements abondants et douloureux, sans admettre en même temps l'existence d'une irritation plus ou moins considérable du tube digestif. Maintenant, si l'on se rappelle la structure des ganglions d'après *Scarpa*, les liaisons du trisplanchnique avec la racine postérieure des nerfs spinaux, avec la cinquième paire et le nerf vague; si l'on réfléchit que la racine postérieure des nerfs spinaux est destinée à transmettre les sensations, que par conséquent l'intercostal tirant de là son origine est un nerf sensitif; qu'il est dans les viscères l'organe du tact, l'excitateur de ce que *Bichat* nommait la *vie organique;* si l'on ajoute que les ramifications de ce nerf sont d'autant plus composées qu'elles sont situées plus inférieurement; on s'expliquera comment, dans les maladies de l'utérus, de la vessie urinaire, du gros intestin, les filaments inférieurs du trisplanchnique irrités causent un ébranlement dans presque tout le système nerveux.

Ces principes posés, voyons ce qui arrive : une cause, quelle qu'elle soit, sévit sur les personnes prédisposées; les voies digestives sont frappées les premières, ce qui se manifeste par des déjections alvines et des vomissements; le sentiment des intestins et de l'estomac est exalté, une congestion de la membrane muqueuse en est la conséquence. La sensibilité portée à l'excès réagit sur le cœur par les liaisons nerveuses que j'ai indiquées plus haut. La douleur devient si profonde, qu'elle enchaîne la vie dans sa source. Le cœur bat péniblement, ne pousse le sang qu'incomplétement vers les extrémités; le cerveau moins excité, la syncope devient menaçante. Il y a perturbation dans toutes les fonctions; tous les liquides, qui devaient servir à l'hématose, arrivent sans élaboration vers les points irrités; l'interruption de la circulation vers les extrémités produit les crampes : si on ne remédie promptement à cet état, la mort en est l'infaillible résultat. Je dois faire observer que, si les vomissements existent seuls, qu'il y ait peu ou point de selles, la syncope arrive rarement et souvent même il y a délire; quand l'irritation intestinale prédomine, le malade conserve jusqu'à la fin l'usage de son intelligence.

Autopsies.

Ce serait peu d'avoir rapporté les symptômes du *choléra-morbus*, d'avoir donné l'explication physiologique de leur développement, si les nécroscopies ne venaient confirmer les assertions déjà mises en avant.

Les téguments de l'abdomen enlevés, on voit le paquet intestinal rouge dans toute l'étendue de sa membrane séreuse et péritonéale. L'estomac et les instestins ouverts au moyen de l'entérotôme, sans les changer de place et examinés sans lavage préalable, on trouve des traces plus ou moins profondes de phlegmasie. Quelquefois l'estomac et même le pylore sont plus spécialement frappés; le plus souvent, c'est le gros intestin : on observe depuis la teinte rosée, l'injection, le ramollissement, l'arborisation, jusqu'à la *perforation* que j'ai vue deux fois à Paris. Les *follicules muqueux* et les *villosités* ont acquis un développement plus considérable que dans l'état normal; ils sont *gonflés* et très-*apparents*.

Un liquide clair, blanc, quelquefois de consistance crémeuse, existe dans la cavité gastrique et intestinale, liquide en tout semblable à celui des déjections.

Les poumons et le foie sont ordinairement le siége d'un épanchement de *sang noir*. Celui-ci remplit souvent le ventricule gauche du cœur; le droit est presque toujours vide.

Quand l'estomac a été plus spécialement le siége de l'irritation, les membranes cérébrales et le cerveau lui-même sont plus ou moins injectés. La vessie est trouvée vide et contractée, formant derrière le pubis un corps dur et rond.

Quelles que soient les interprétations que les différents écrivains donnent des lésions cadavériques, notons les désordres que je viens d'énumérer et que j'ai observés sur dix-sept cadavres pendant mon séjour à Paris, désordres en tout semblables à ceux rapportés par les auteurs anglais et français. Ajoutons qu'au témoignage de ceux-ci, les traces d'inflammation sont d'autant moins profondes que les individus ont péri promptement, et peuvent n'être pas apparentes dans les cadavres des individus morts subitement, et qui ont succombé plutôt à la douleur qu'à la désorganisation des viscères. Cette dernière observation est d'une grande importance pour déterminer le mode de développement de la maladie et concilier certains résultats en apparence contradictoires. Son explication devient surtout facile et satisfaisante, depuis que l'on connaît le rôle que joue l'électricité dans la production des maladies dites d'irritation. Dans le plus grand nombre des cas, la vie s'échappe lentement et suivant la marche de l'altération organique : quelquefois c'est la foudre qui frappe et ne laisse aucunes traces après elle.

Cette observation importante n'avait point échappé au docteur *Gravier*, médecin en chef des établissements français dans l'Inde ; il considère le *choléra-morbus* comme une *irritation phlogistique* du canal digestif, qui d'abord se présente sous la forme nerveuse et peut, à raison des sympathies qu'elle excite, devenir mortelle à ce degré, en épuisant les forces par les convulsions et la douleur ; mais qui, pour peu qu'elle se prolonge, ne manque jamais de revêtir le caractère inflammatoire.

Nous savons maintenant pourquoi certains médecins nient que les cadavres offrent toujours les traces d'une inflammation capable d'avoir la mort pour résultat ; nous savons pourquoi ils sont encouragés dans l'administration des moyens incendiaires employés empiriquement et variés suivant l'inspiration du moment.

Tous les observateurs s'accordent sur ce point que c'est surtout sous l'influence du vent variant du *nord-est* au *nord-nord-ouest*, tantôt sec et tantôt humide, que le *choléra-morbus* épidémique s'annonce avec le plus de violence. Les personnes mal nourries, mal vêtues, négligeant les soins de propreté, celles qui se livrent à la débauche et dont les organes digestifs sont constamment excités par les liqueurs fortes ; celles qui s'exposent à des émotions trop vives, sont les premières frappées. Il est facile de prévoir qu'avec cette prédisposition, si elles sont soumises à l'action alternative du froid humide de la nuit et de la chaleur du jour, elles courront plus de dangers que les hommes qui peuvent se soustraire à ces influences. Celles-ci se font puissamment sentir aux pauvres *Malabares*, comme l'a remarqué M. *Gravier*, aux *Parias*, généralement plus faibles et plus mal nourris que les Européens.

Indépendamment de ces causes, il paraît constant que les émanations putrides, les grandes réunions d'hommes, si les précautions d'hygiène sont négligées, favorisent le développement du *choléra-morbus*.

Pronostic.

Ici comme dans toutes les maladies, le pronostic est toujours subordonné à la gravité des symptômes et à la rapidité de leur marche; il sera d'autant moins fâcheux que le cholérique sera plus tôt soumis à un traitement convenable, et que des soins de tous les instants lui seront prodigués.

Si le pouls se relève, si la chaleur reparaît à la peau, que l'intensité des vomissements, des selles, des coliques et des crampes diminuent; si le liquide des déjections prend une teinte jaunâtre, que les yeux aient plus d'expression, on peut augurer favorablement de l'issue de la maladie. Mais, si le contraire arrive, quoique rien n'ait été négligé et que les symptômes tels que respiration prompte et difficile, cessation du pouls aux extrémités, abattement des traits, enfoncement des yeux dans l'orbite entourée d'un cercle livide, refroidissement de l'haleine et de la langue, quoique les selles et les vomissements aient cessé, si, dis-je, tous ces symptômes surviennent, toute espérance est enlevée.

Cette maladie est si grave, elle a une marche quelquefois si insidieuse, qu'une amélioration dans l'état du malade peut être momentanée et pourtant avoir la mort pour terminaison. Cette circonstance se rencontre chez les individus doués d'une grande résistance vitale. La disposition contraire trompe souvent les plus belles espérances. J'ai vu arriver à l'hôpital des malades qui en apparence étaient dans l'état le plus favorable pour obtenir d'heureux succès, et qui le lendemain n'existaient plus. Je pense que, dans ce dernier cas, les résultats funestes peuvent être attribués à la faiblesse morale, à la pusillanimité, cause la plus fréquente du défaut de résistance vitale.

Il est une autre terminaison citée par MM. *Russel* et *Barry*, et qui, selon moi, dépend tout-à-fait du traitement employé; c'est cette circonstance où le malade, réchauffé par les moyens extérieurs, soigné à la manière des médecins anglais, se trouvant mieux, est ensuite soumis à l'action de leur *calomélas*, cette panacée d'outre-mer, au camphre, au piment, aux moyens incendiaires de toute espèce; le *choléra* a disparu; il est descendu à la nuance *typhus*.

Plusieurs cas semblables se sont offerts à mon observation, à *l'Hôtel-Dieu* de Paris, où les divers traitements n'étaient que des modifications du mode incendiaire combiné aux saignées; véritable contre-sens physiologique.

Traitement.

Le *choléra-morbus* étant originaire de l'Inde, il paraissait naturel que l'on fût puiser des documents là où de nombreuses épidémies avaient dû fixer l'attention des médecins et éclairer leur esprit sur le véritable caractère de ce fléau; mais parcourez les annales médicales de ce malheureux pays, et vous verrez que la science n'y a fait aucuns progrès. Depuis 1756 jusqu'en 1782, on a vanté la thériaque, le diascordium, la drogue amère des Jésuites, le gingembre, le camphre, le piment, l'éther et l'eau-de-vie à haute dose. Les mêmes moyens ont été mis en usage pendant l'épidémie de 1817 à 1825.

« Le mal que fit cette pratique, dit M. *Gravier*, est in-
« calculable; elle a couvert l'Inde de deuil. »

Ce médecin physiologiste opposa à la maladie les saignées et l'eau froide, et obtint des succès si nombreux, que les médecins *incendiaires* eux-mêmes convenaient qu'ils ne concevaient pas que l'eau fraîche et quelques évacuations sanguines pussent opérer ce *miracle*. C'est par ce mot qu'ils en désignaient l'effet.

Je crois inutile de reproduire ici la masse de faits recueillis tant à *Pondichéri* qu'à *Karikal*, et dont on peut lire les détails dans les Annales de la médecine physiologique, année 1827.

Ce n'est pas d'aujourd'hui que l'eau fraîche a été conseillée dans le *choléra-morbus;* c'était un des moyens qu'employait *Arétée de Cappadoce.*

Par une contradiction dont il est difficile de se rendre compte, les médecins, que nous avons vus porter l'incendie dans des estomacs brûlants, s'accordent tous sur ce point, que la saignée produit de très-bons effets dans le traitement du *choléra-morbus épidémique*, qu'elle est nécessaire au début, même chez les sujets faibles, que plus tard elle est encore utile. M. *Annesley*, parlant de ce qui s'est passé sur le vaisseau du capitaine *Harris*, dit que presque tous ceux qui n'ont pas été saignés sont morts; ceux qui l'ont été et envoyés ensuite à l'hôpital de Madras, ont guéri.

Scott, tout en avouant qu'il ne comprend pas comment, les forces de la vie paraissant anéanties, la saignée peut guérir, avoue pourtant que l'extraction du sang n'a pas peu contribué à procurer un triomphe signalé à l'art de guérir.

La saignée a également réussi entre les mains de M. *Wilson*, de M. *Cabes.*

M. *Madean*, chirurgien du 53e régiment, affirme que dans le stade le plus avancé de la maladie, chez l'Européen robuste, comme chez l'Indien, la saignée doit être la base du traitement. Il ajoute que ni la chute du pouls, ni les apparences générales de débilité, ne doivent arrêter.

Il faut en effet que la saignée soit bien efficace contre la marche désastreuse du *choléra*, puisque les bienfaits de cette médication ne peuvent être entièrement perdus sous l'influence même des remèdes les plus violents. Cette réflexion, que fait naître la pratique des médecins anglais, s'est présentée naturellement à mon esprit, quand, à *l'Hôtel-Dieu* de Paris, j'ai vu succéder aux saignées et aux sangsues le punch au rhum, le vin chaud à la canelle, les infusions de menthe poivrée et de mélisse, les potions éthérées, camphrées, en un mot tout ce que la raison désavoue.

Je n'ai pas eu à déplorer, dans tous les hôpitaux de la capitale, l'espèce d'aveuglement dont me semblaient frappés des hommes que la renommée a proclamés habiles. La clinique du *Val-de-Grâce* m'a dédommagé de mon temps perdu ailleurs. Là, j'ai entendu les enseignements et les réflexions d'un homme de génie prenant la maladie sur le fait, interrogeant tous les cadavres de ceux qui succombaient, y puisant et communiquant à ses nombreux auditeurs des principes invariables conduisant à un traitement rationnel.

On peut, sans crainte de se tromper, avancer que ce traitement seul survivra à cette foule de conceptions extravagantes ou hasardées, que des sectaires fanatiques ou ignorants essayent en vain de soustraire à la réprobation qui les attend.

Des faits que je viens de citer, il résulte que le *choléra-morbus épidémique* réclame le traitement antiphlogistique dans toute la rigueur de l'acception.

Des saignées générales seront pratiquées si l'état algide du malade n'est pas porté assez loin pour s'opposer à l'écoulement du sang. Dans la circonstance opposée, des applications de sangsues à l'épigastre et à l'anus seront faites et répétées selon les indications qui se présenteront.

On administrera l'eau froide pour boisson, et des lavements également d'*eau froide* répétés toutes les heures au moins.

On exercera des frictions sèches avec une pièce de flanelle; on enveloppera le malade dans une couverture de laine chaude souvent renouvelée.

Ces moyens simples, mais dont des milliers d'observations ont prouvé l'efficacité, apporteront des changements prompts et quelquefois inespérés dans la plupart des cas.

Je dois faire remarquer ici cependant que tous les procédés auxquels on a recours pour rappeler la chaleur à la périphérie du corps, ne sont qu'accessoires. J'ai vu, dans les classes pauvres, privées de couvertures et exposées au froid extérieur pendant le traitement, guérir également par l'action bienfaisante des saignées et de l'eau froide, ce qui prouve que l'indication la plus importante à remplir est de combattre l'inflammation profonde des voies digestives; but qu'on atteindrait rarement si on omettait les évacuations sanguines. En effet, la physiologie nous apprend que le froid extérieur, dans le *choléra-morbus*, dépend d'un appel trop considérable du fluide électrique vers les organes irrités; faites cesser cet appel en calmant l'irritation, la dispersion ou la distribution normale de ce fluide ayant lieu comme auparavant, tous les accidents disparaissent.

Pendant l'existence d'une épidémie de *choléra-morbus*, on ne devra négliger aucuns moyens prophylactiques.

En se rappelant les causes physiques et morales accessibles à nos moyens d'observation, et qui peuvent disposer à contracter la maladie, on en concluera naturellement que c'est dans l'éloignement de ces causes que résident tous les moyens prophylactiques ou préservatifs.

Ainsi, ils consisteront dans les précautions hygiéniques connues de tout le monde : dans une alimentation saine et substantielle, à laquelle présidera la sobriété; dans l'usage de la raison pour fortifier le moral.

Une des circonstances qu'il est important de signaler comme prodrôme ou signe précurseur du *choléra-morbus*, quand règne une épidémie, c'est un dérangement notable survenant dans les fonctions des organes de la digestion. Chez presque tous les cholériques que j'ai questionnés, il avait existé de la diarrhée un ou plusieurs jours avant le développement de symptômes plus graves; l'appétit avait été dérangé; souvent des nausées s'étaient manifestées.

On conçoit que si ces malades s'étaient adressés à un médecin attentif et prévoyant, une saignée eût pu prévenir l'invasion du *choléra*.

J'ai été à portée de faire de nombreuses observations semblables.

Dans quelques villages de l'ancienne Normandie, j'ai vu cette précaution portée si loin, que tout le monde se faisait saigner. Eh bien! chose digne de remarque, personne ne fut atteint du *choléra* qui dévastait des villages et des villes voisines.

Ce moyen, convenable pour s'opposer à l'irruption de la maladie chez les sujets prédisposés, suivi d'un résultat aussi généralement avantageux, relève le moral abattu des êtres pusillanimes, et fait par là disparaître la cause la plus puissante et la plus dangereuse de propagation.

DE LA PESTE.

De l'examen des causes générales et spéciales, que nous avons fait jusqu'ici, des maladies désignées sous les noms de *typhus*, *fièvre jaune*, *choléra-morbus*, auxquelles nous aurions pu rallier la *fièvre d'hôpital* et celle des *prisons*, il résulte bien clairement que toutes ces affections, caractérisées par des symptômes analogues, sont identiques. Cette conclusion est fortifiée par les traces cadavériques qu'elles laissent; et leur identité devient plus évidente encore, si on a égard au traitement qui seul convient à toutes ces nuances de *gastro-entérites épidémiques*. La peste aussi est une branche de ce tronc commun, et les efforts de M. *Pariset* pour lui trouver une origine distincte n'auront abouti qu'à prouver avec quel talent cet écrivain sait colorer un sophisme.

Dire à quelle époque la peste est apparue en Orient, avec les caractères que nous lui connaissons, est d'ailleurs fort peu important. Le *choléra-morbus*, originaire de l'Inde, a envahi tout l'ancien monde habité; en étudier la nature et le guérir, est beaucoup plus utile que de lui assigner une généalogie.

Au reste, M. Pariset ne prouve nullement que cette affection n'ait point existé en Égypte du temps de Périclès. En affirmant que l'épidémie qui désola Athènes n'était point la peste, il avance encore une assertion hasardée, comme nous le verrons bientôt, et, si Thucidide la fait provenir d'Égypte, c'est qu'il savait que déjà de son temps la peste régnait plus ou moins fréquemment dans cette région. Qu'elle ait été moins fréquente et moins meurtrière, à l'époque où ses lois hygiéniques étaient en vigueur, cela se conçoit, et, avec cette derrière condition, l'Égypte serait encore aujourdhui le pays le plus sain de la terre; mais cela ne prouve pas que, sous certaines influences générales, la peste n'ait de tous temps apparu là où elle est endémique aujourd'hui. La différence énorme qui existe entre l'état du peuple d'aujourd'hui et celui où il se trouvait pendant les trois mille ans qu'il fut administré par des lois sages et soumis à des usages que respectèrent tous les conquérants qui succédérent à ses rois; cette différence, dis-je, explique l'origine des causes qui disposent à contracter la maladie et à lui donner le caractère meurtrier que nous lui connaissons.

Je ne veux pas induire de là qu'il est possible que la peste ait été apportée à Athènes; on verra bientôt que je ne crois pas à ces importations, au moins dans le sens qu'on y attache; mais je veux arriver à cette conclusion que, malgré l'assertion contraire de M. Pariset, l'épidémie décrite par Thucidide était bien la peste, et que tous les signes qui la caractérisaient peuvent être appliqués à cette grave *gastro-entérite*.

On convient, dit Thucidide, qu'il n'y eût point d'années où les autres maladies se fissent moins sentir, ou bien toutes prenaient l'aspect de l'affection régnante. Cette circonstance est commune à toutes les grandes épidémies. On observe même que les années précédentes sont remarquables par le règne d'épidémies graves, comme le typhus par exemple, ou toute autre *fièvre* dite de mauvais caractère; c'est l'observation que fit Sydenham pendant les quatre années qui précédèrent la peste de 1665. C'est aussi ce que *Mertens* a observé à Moscou, avant la peste de 1771. La même chose était arrivée à *Lemnos* et dans plusieurs contrées de la Grèce, avant l'épidémie d'Athènes.

Aux symptômes caractéristiques de toutes les gastro-entérites graves, très-fidèlement dessinés par Thucidide, se trouvent réunies les marques laissées *sur les extrémités, aux pieds et aux mains*, les suppurations et la gangrène des organes de la génération, que l'on peut, sans forcer l'explication, rapporter aux charbons et aux bubons qui accompagnent la peste.

M. Pariset, en tirant, de l'hygiène si remarquable des anciens Égyptiens, la conséquence que c'est pour cette raison que la peste était alors inconnue à ce pays, fait encore à mon avis un contre-sens; il eût été plus logique de dire : il fallait qu'originairement cette maladie y fût endémique et meurtrière, pour que les législateurs aient jugées nécessaires les précautions extraordinaires des embaumements, qu'ils étendaient à tous les animaux, même aux reptiles et aux insectes, et fissent intervenir les devoirs religieux pour en assurer l'exécution. La même prévoyance s'étendait au régime et aux vêtements. D'où il est arrivé qu'au temps où Hérodote visita l'Égypte, il a pu écrire que c'était le pays le plus sain de la terre. Mais, passée sous le joug de conquérants qui n'ont rien respecté, elle a connu la misère et son hideux cortége. L'oubli forcé de toutes les lois de l'hygiène, auparavant si religieusement observées, a de nouveau exercé sa funeste influence sur des hommes que des vêtements convenables et une alimentation saine ne défendaient plus contre la faim et les changements brusques de température observés pendant les six premiers mois de l'année, *époque constante de la peste*. C'est aussi après la chute de l'empire d'Occident, lors de l'invasion des Barbares, que cette cruelle maladie exerça de si grands ravages en Europe et y devint pour ainsi dire permanente.

Pour donner à l'ouvrage de M. *Pariset* quelqu'autorité, il ne manquait à l'auteur qu'une condition que nous autres médecins épidémistes avons la simplicité de croire essentielle, c'est d'avoir obervé la peste. Nous verrons, en parlant de la contagion, qu'il faut pour persuader autre chose qu'un style fleuri, enrichi de citations plus ou moins adroitement encadrées.

Il n'entre point dans mes intentions de donner à ces réflexions préliminaires plus d'étendue que n'en réclame l'importance de la question. En effet, que la peste ait existé aux époques les plus reculées, ou que son origine ne date que d'hier, peu importe à notre objet. Prouver qu'elle est de la même famille que les *gastro-entérites épidémiques* que nous avons déjà étudiées, qu'elle réclame le même traitement, et qu'elle n'est pas plus contagieuse que ces dernières, tel est le but que nous nous proposons d'atteindre. Nous trouverons, je l'espère, dans les faits même cités par nos adversaires, des arguments irrésistibles en faveur de notre opinion.

Comme, en traitant de la contagion, nous remonterons aux causes appréciables de la peste, nous ne ferons pas ici précéder l'exposé des signes *diagnostics* de l'énumération de ces causes; leur action sera mieux comprise quand nous aurons fait connaissance avec ces signes et esquissé le tableau des traces nécroscopiques que la maladie laisse après elle.

Signes diagnostics.

Langue recouverte d'un enduit muqueux, d'un blanc mat, souvent très-épais; saillies des papilles sous le mucus, et rougeur vive de la membrane, appréciable au pourtour dépourvu de cet enduit; nausées et vomissements; quand les accidents cérébraux ne sont pas portés jusqu'à la stupeur et au coma, céphalalgie violente, parole mal articulée, balbutiée, quelquefois enrouement, lenteur dans les idées, indifférence morale sans délire, douleur des lombes et des membres; conjonctive injectée; chaleur âcre et sécheresse de la peau, surtout à la région abdominale; pouls fort, dur ou filiforme, fréquent ou intermittent, selon la période de la maladie. Bubons inguinaux, axillaires, etc., ou seulement développement anormal des ganglions lymphatiques, avec douleur souvent très-vive; quelquefois éruption d'anthrax.

Apparition des vomissements chez quelques-uns après la cessation de la stupeur et du coma, ou lorsque la tuméfaction de l'abdomen annonce l'envahissement du péritoine par l'inflammation ou la perforation de l'intestin grêle; anxiété manifestée par l'expression de la physionomie ou les gestes; quelquefois yeux gonflés ou rouges. D'autres fois, suspension de la parole, paraplégie, respiration plaintive, étourdissements suivis de chute; exaltation cérébrale sans délire réel; soubresauts de tendons chez quelques-uns.

De ce que les étourdissements, les tournoiements, cette démarche chancelante qui simule l'ivresse au début de la peste, et même l'état d'hébétude et de paraplégie, arrivent quelquefois avant les vomissements, il ne faut pas conclure que le cerveau soit frappé le premier, puisque tous les médecins conviennent qu'aucune trace de *lésion récente* n'est trouvée dans cet organe après la mort. Dans tous les cas, lors même qu'il n'y a pas de vomissement, tous les autres signes de la gastro-entérite existent. Le médecin physiologisle voit dans ces phénomènes le retentissement sympatique de l'irritation des organes digestifs produisant la congestion cérébrale, qui, suivant ses diverses nuances, donnera lieu à différents symptômes, depuis la céphalalgie jusqu'au coma et au délire.

Autopsies.

Quelquefois la bouche remplie d'un liquide blanchâtre ou dents fuligineuses; membrane muqueuse de l'estomac et des intestins grêles rouge et offrant les traces d'une vive inflammation; souvent ulcérations, quelquefois présence de lombrics; membrane muqueuse de la vésicule du fiel rouge, épaissie, contenant un liquide sanguinolent; le foie augmenté de volume et quelquefois de couleur rouge clair dans toute son épaisseur; membrane péritonéale rouge; épiploon congesté et rouge; rate ayant acquis la consistance du foie et de couleur rouge, d'autres fois d'un volume considérable, ayant perdu de sa consistance et remplie d'un sang noir.

Vaisseaux de la dure-mère engorgés; aucune altération de la masse cérébrale, si ce n'est sa congestion manifestée par l'apparition d'une infinité de goutelettes sanguines rouge-clair, si on la coupe par tranches; point d'épanchement sanguin ni séreux dans les ventricules.

Ventricule droit du cœur rempli d'un sang noir en caillot; le gauche vide.

Tissu cellulaire des ganglions lymphatiques engorgé et rouge; ceux-ci toujours d'un volume supérieur à l'état normal, quelquefois très-considérables, rouges dans toute leur épaisseur, souvent depuis la partie supérieure des cuisses jusques dans la profondeur du bassin et de l'abdomen; reins augmentés de volume et rouges.

Le résumé des symptômes qui caractérisent la peste, les désordres organiques qu'elle laisse après elle, cette réunion de faits enfin doit porter la conviction dans tous les esprits. Désormais, il ne peut y avoir un médecin de bonne foi, qui n'avoue que cette maladie est une des nuances les plus graves des gastro-entérites épidémiques.

Ici, comme dans le choléra-morbus, la cause, sur la nature de laquelle je ne reviendrai pas, frappe si violemment quelques individus très-irritables, que cette mort, pareille à celle que produit la foudre, ne laisse après elle aucune trace. Pendant la peste de 1836, j'ai observé deux cas semblables.

Si au contraire on interroge les cadavres d'individus livrés à la débauche, aux excès des liqueurs fortes, on trouve des ramollissements de la membrane muqueuse, des épanchements séreux, des adhérences, en un mot toutes les traces d'anciennes phlegmasies. Ces sujets sont ordinairement dévoués à la mort, ainsi que cela a été observé sur les Européens intempérants qui ont succombé, au *Caire* et à *Alexandrie*, pendant l'épidémie de 1835.

Pronostic.

A mesure que nous avancions dans l'étude des diverses nuances de *gastro-entérites épidémiques*, vous avez dû vous apercevoir que la difficulté d'en faire des espèces distinctes augmentait de plus en plus. Ce sont toujours des signes analogues exprimant l'irritation plus ou moins profonde des voies digestives, prenant plus ou moins d'extension suivant une foule de circonstances qui ne changent rien à la nature intime de la maladie, mais doivent être appréciés pour former un pronostic.

Ainsi, dans la peste comme dans les autres variétés de la même famille, le sexe, l'âge du sujet, les maladies antérieures, l'état habituel de santé, la durée de la maladie depuis son début, la plus ou moins grande violence de celui-ci, le traitement administré ou sa négligence, sont autant de circonstances qui modifient l'état actuel du pestiféré soumis à l'observation.

Si la maladie est à son début, que le sujet ne soit pas épuisé par des maladies antérieures, que les organes de la digestion, quoique profondément atteints, ne soient pas le siége d'une ancienne lésion, en appliquant promptement le traitement convenable, on peut concevoir beaucoup d'espérance. Si les moyens bien dirigés n'amènent aucun changement, que les signes annonçant l'irritation des organes de l'appareil digestif ne diminuent pas d'intensité, que son action sympathique sur le cerveau subsiste, que les bubons d'un volume considérable soient très-douloureux, et que cette douleur semble se prolonger vers la colonne vertébrale, la vie du malade est en danger. Tous ces signes prendront bien plus de gravité, si un traitement excitant ou empirique est administré; non-seulement la désorganisation de la surface muqueuse des voies digestives sera précipitée, mais l'inflammation du système lymphatique abdominal, portée au plus haut degré et acquérant plus d'étendue, aura une influence directe sur l'hématose. Le sang veineux, ne recevant plus les matériaux qu'il attendait du canal thoracique et de la grande veine lymphatique, arrivera imparfait au ventricule droit du cœur, et l'action pulmonaire sera impuissante pour lui donner le caractère artériel, c'est-à-dire excitateur du cœur, réparateur des pertes, fournisseur des sécrétions indispensables à l'entretien de la vie. C'est à cette cause qu'on peut attribuer le pouls petit, fréquent, filiforme, et l'indifférence morale, sans délire ni stupeur, qui précède la mort de beaucoup de pestiférés.

Les vomissements ont différentes valeurs comme signe pronostic. Lorsque le malade, à cause de l'état de congestion sympathique du cerveau produisant la stupeur, ne vomit pas au début, le défaut d'innervation suffisante de la 8e paire de nerfs explique ce phénomène, ainsi que la respiration pénible et plaintive. Presque toujours, ou au moins très-souvent, après les premières saignées, lorsque la stupeur cesse avec la parole balbutiée et l'enrouement, les vomissements surviennent; alors ils n'indiquent rien de fâcheux : mais, s'ils se compliquent d'une sensibilité plus grande de l'abdomen, ils annoncent l'envahissement du péritoine, quelquefois la perforation de l'intestin grêle, et deviennent un signe mortel. Si, de bilieux, de muqueux qu'ils étaient, ils deviennent noirs, hémorragiques, ils dénotent la lésion la plus profonde de la muqueuse gastrique, sa désorganisation.

En général, quand, après un traitement rationnel bien

conduit, les vomissements persistent, quoique n'étant pas de mauvaise nature, on doit concevoir des craintes, surtout si les accidents cérébraux reparaissent; ce cas n'est pourtant pas sans ressource, comme je l'ai prouvé ailleurs.

Le signe le plus favorable est une sueur abondante, mais elle n'est vraiment critique et avantageuse que lorsqu'un traitement antiphlogistique y a disposé le malade; elle est alors la preuve que l'inflammation gastro-intestinale est considérablement diminuée; elle sert de conducteur au fluide électrique accumulé, et l'équilibre se rétablit. Il faut convenir cependant que, sous l'influence du traitement que j'emploie, ce signe s'offre rarement à l'observation, et cela se conçoit puisque les saignées, comme je l'ai déjà expliqué, sont le premier moyen d'élimination de ce fluide.

Les fonctions de la peau se rétablissent comme les autres, sans mouvement critique, et d'une manière graduée et régulière. On verra, au chapitre du traitement, comment la sueur, signe pronostic favorable, a été faussement interprétée par beaucoup de médecins, qui ont cru y voir l'indication de l'emploi des sudorifiques.

Traitement.

Ainsi que je vous l'ai dit, et que je ne puis trop vous le répéter pour faire passer dans vos esprits d'une manière durable ce grand principe, toutes les maladies aiguës, pour être combattues avec avantage, doivent être attaquées dès leur début. Si déjà elles ont marché quand le médecin est appelé, le résultat du traitement le mieux administré sera toujours douteux, et, le plus souvent, deux, trois ou quatre jours de négligence rendront vains les efforts les mieux combinés. Si cette vérité pratique est applicable aux affections aiguës en général, à plus forte raison l'est-elle à la peste, dont la marche rapide permet rarement de lui assigner des périodes : il est pourtant quelques exceptions heureuses à cette loi médicale, mais on ne doit les admettre qu'avec défiance.

Lorsqu'une semblable épidémie vient à éclater, il serait bon qu'une instruction rendue publique mît tout le monde sur ses gardes. Je ne voudrais pas qu'on donnât à cet avis une extension qui en fît un traité spécial, toujours mal appliqué quand il l'est sans discernement, mais que l'on prévînt que la moindre atteinte portée à la santé générale ne doit point être négligée. Des lassitudes insolites dans les membres, des douleurs lombaires, le dérangement des digestions, les pesanteurs et les douleurs de tête même légères, le dégoût, les nausées, un sentiment de picotement ou de souffrance dans les ganglions lymphatiques, tous symptômes légers en apparence, sont pourtant d'une grande valeur quand sévit la *peste*. C'est peut-être lorsqu'elle affecte cette marche lente et insidieuse, qu'elle menace d'une issue plus funeste. L'incendie chemine inaperçu, envahit sourdement les organes, et, lorsqu'il éclate au dehors, le mal est sans remède.

Quoiqu'il en soit, le traitement antiphlogistique seul convient, c'est-à-dire les saignées générales et locales, comme un grand nombre de faits me l'ont prouvé. Ces moyens doivent être employés promptement, et les coups d'autant plus pressés dans l'attaque, que l'ennemi que l'on a à combattre est plus redoutable.

Je ne puis donner ici que des préceptes généraux; c'est à la sagacité du médecin à déterminer le nombre des saignées nécessaires et la quantité de sang à tirer. Il ne doit jamais cesser d'interroger le pouls. Dans les cas graves, j'ai quelquefois porté le nombre de saignées générales jusqu'à huit d'une livre, chez de très-jeunes sujets de huit à dix ans, et chez des adultes en proportion. C'est en se conduisant ainsi, qu'on peut espérer des terminaisons heureuses.

L'eau fraîche est la seule boisson qu'on puisse permettre; son emploi même exige encore des précautions. Elle doit être prise à petites doses et peu souvent, si les vomissements sont opiniâtres; on devrait en interrompre l'usage quelquefois, si son ingestion sollicitait l'estomac. On aurait alors la preuve que l'irritation de cet organe est considérable, puisque la présence du liquide le moins excitant réveille sa sensibilité; ce serait le cas d'une application de sangsues à l'épigastre, si les saignées générales étaient jugées suffisantes.

On supplée aux boissons par des lavements d'eau à une température peu élevée. Les cataplasmes sur le ventre et sur les bubons sont d'utiles auxiliaires.

Ces moyens doivent être continués aussi long-temps que l'exige l'état des malades, et, lorsque l'époque des évacuations sanguines est passée, il faut encore tenir ceux-ci à une diète sévère, jusqu'à ce que le pouls, l'état de la langue et de la peau, la régularité des fonctions, annoncent le rétablissement de l'équilibre. On ne doit permettre le premier bouillon, ou du lait coupé avec l'eau sucrée, qu'après avoir bien pesé toutes les circonstances. La même circonspection doit guider le médecin dans l'augmentation progressive des aliments. Toutes ces conditions étant bien remplies, on sera surpris de l'étonnante promptitude avec laquelle s'opère le retour des forces et du peu de durée de la convalescence.

Ce court exposé d'un traitement aussi simple qu'héroïque est fondé sur l'observation et consacré par des succès nombreux : il n'est point d'autre moyen de traiter convenablement la peste.

D'après cela, doit-on être surpris des revers qu'éprouvent des médecins se disant éclectiques, ou de ceux qu'un aveugle empirisme conduit !

A la manière dont plusieurs traitent cette maladie, on croirait qu'avant d'agir ils se sont débarrassés des notions anatomiques et physiologiques que suppose l'étude de la médecine. En effet, de ce que les sueurs ont été quelquefois une crise favorable, ils ont cru voir, dans cet effort de la nature, une indication précieuse, et ont prodigué les sudorifiques. Cette conduite est un contre-sens physiologique ; car cette fonction, supprimée pendant le stade le plus inflammatoire, ne se rétablit qu'en raison de la diminution d'intensité de celui-ci. Introduire des sudorifiques dans un estomac enflammé, c'est augmenter l'intensité de la cause qui produit la sécheresse des téguments, s'opposer à la crise qu'on voudrait obtenir et précipiter la terminaison funeste.

Ce n'est point ici le lieu de passer en revue tous les essais infructueux qui ont été faits pendant les diverses épidémies de peste ; mais je dois dire, d'après ma conviction, que si l'application des principes que nous avons exposés était faite à tous les cas, l'était franchement, sans nuances d'éclectisme et *sans drogues,* les succès heureux ne seraient point dus au hasard et seraient plus nombreux. Quand je dis *sans drogues,* je n'excepte même pas les boissons gommeuses ou sucrées, les limonades, les orangeades, en un mot tout ce qui n'est pas *l'eau pure* et donnée avec les précautions indiquées plus haut.

Pour obvier à tous les malheurs qu'une épidémie de peste traîne après elle, il faudrait que le gouvernement contraignît les malades à recevoir des soins; mais ce ne serait pas dans les habitations sales et étroites où les fellah sont encombrés, qu'un traitement serait possible. La première précaution à prendre serait d'établir dans la plaine des barraques vastes, bien aérées, et closes pendant la nuit pour échapper à l'influence du froid humide; de n'y introduire aucun des haillons infects qui ont servi aux malades, et là de faire l'application du traitement dont j'ai constaté l'efficacité.

Un ou deux barbiers suffiraient pour faire les saignées, donner des lavements et panser les bubons; un médecin parcourrait un certain nombre de villages et dirigerait la médication. On n'aurait pas besoin de pharmaciens, puisque le seul remède convenable est abondamment fourni par le *Nil.*

Les cures, dont ces malheureux seraient les sujets et les témoins, ne contribueraient pas peu à affaiblir dans leur esprit le fatalisme qui les livre sans défense à l'ennemi le plus cruel. Ce serait un pas très-difficile de fait vers la civilisation. En effet, avec le fatalisme, point de progrès à espérer; il enfante nécessairement l'imprévoyance, l'incurie; consacre tout ce qui est mal comme tout ce qui est bien : il voit les événements avec indifférence, ne fait rien pour leur donner une direction. *Mahomet,* en sanctifiant le fatalisme, avait donné à ses soldats une force et un courage invincibles : là est le secret de ses étonnants succès, de ses miraculeuses conquêtes; mais il a posé entre la civilisation et la barbarie une barrière infranchissable, il a effacé jusqu'aux instincts qui dépendent de notre organisation : l'instinct de conservation, qu'on retrouve chez tous les animaux, n'existe plus chez le musulman ignorant et superstitieux.

C'est à reconquérir cette loi de la nature que la médecine doit travailler, soutenue par l'espérance de réussir. Les fellah eux-mêmes, par la suite, plus disposés à recevoir nos conseils, feraient disparaître les causes prédisposantes sous l'influence desquelles ils passent leur vie. Leurs maisons, plus vastes, mieux ventilées, moins entassées sur un terrain plus étendu, cesseraient d'être des foyers d'infection, et, pour peu qu'un gouvernement bienveillant favorisât cette impulsion, en rendant possibles des moyens de subsistance plus convenables et plus abondants, des vêtements qui défendissent contre les changements brusques de température; bientôt on apprendrait que la peste en Égypte n'est pas plus meurtrière qu'elle ne le serait en Europe, si elle était bien traitée. Ces conseils d'amélioration de l'état de la classe pauvre et souffrante trouvent leur application là comme ici. Les médecins ont visité, pendant les épidémies de choléra-morbus, les habitations de la classe pauvre et des ouvriers malheureux; il y ont puisé la conviction des devoirs qu'ont à remplir les gouvernements, et savent que l'Égypte n'est pas le seul pays qui réclame des réformes hygiéniques.

DE LA CONTAGION.

La société royale de médecine de Paris avait senti l'importance de données positives sur la contagion; aussi mit-elle cette question au concours en 1783. Celui-ci fut prolongé jusqu'en 1789, époque où cette compagnie savante cessa d'exister, avant d'avoir prononcé sur le mérite des mémoires présentés.

Cette question, toujours traitée, ne sera probablement jamais résolue de manière à satisfaire tous les esprits. La peur présidera, quoiqu'on fasse, les réunions d'hommes puissants chargés de l'examiner. C'est ce qui vient d'arriver à ce *congrès scientifique* annoncé avec tant d'éclat. Les médecins courageux et seuls compétents, qui ont observé la peste, sont d'accord sur la non-contagion; leur opinion est fondée sur une masse de faits incontestables : eh bien! malgré cette autorité, la peur, jugeant ce grave sujet à travers son prisme trompeur, vient de décider que les quarantaines continueraient d'être obligatoires. Espérons pourtant que ce jugement n'est pas sans appel; et d'ailleurs, usant de la liberté d'examen qu'aucune puissance ne peut nous ravir, faisons subir à cet arrêt une révision sévère et impartiale.

Si l'on consulte l'histoire et qu'on rapproche avec soin les faits qu'elle contient, on en concluera qu'en Égypte, grâce aux précautions hygiéniques adoptées sous les rois et fortifiées de toute la puissance de la religion, l'irruption de la peste dût être rare et peu meurtrière. Pourtant, ses variations brusques de température, ses vents de sud-ouest à une certaine époque, n'en existaient pas moins. Mais cette police admirable, que laissèrent subsister ses premiers conquérants, ayant disparu sous ses derniers maîtres, on dut voir sévir de nouveau cette terrible maladie sur des peuples que l'abus de la victoire avait plongés dans la misère et forcés à l'abandon de tous ses usages.

La même observation a été faite en Europe. C'est après la chute de l'empire romain, lors de l'invasion des Barbares, que la peste dévasta cette partie du monde. Malgré ces grandes calamités et la mortalité effrayante dont les nations furent témoins, depuis le 5e jusqu'au 13e siècle surtout, on ne songeait point à la contagion comme cause; la simple raison avait éloigné cette idée.

L'historien *Procope*, en retraçant les fureurs de l'épidémie qui sévit au 6e siècle, était loin de penser à la contagion comme moyen de propagation, lorsqu'il écrivait que les îles, les rochers, les cavernes, les chaumières, n'en mettaient point à l'abri; qu'elle pénétrait partout où il y avait des hommes à frapper; que si, lorsqu'elle dévastait une ville, elle épargnait les lieux voisins, elle y revenait l'année d'après. Cette marche vagabonde, en effet, n'exclut-elle pas toute idée de contagion. *Evagrius*, contemporain de *Procope*, frappé comme lui de cette propagation irrégulière, n'avait, pas plus que ce dernier, songé à l'expliquer par les [rapp]orts immédiats des hommes entre eux. D'ailleurs, ces

[BIBLIOTHÈ]QUE ROYALE

historiens étaient d'autant moins disposés à adopter cette opinion, qu'ils avaient observé que, par un privilége remarquable, les hommes qui servaient les pestiférés étaient presque tous exempts de contracter la maladie. Cette épidémie dura cinquante-deux ans; si elle eût été *contagieuse* dans toute la rigueur de l'acception de ce mot, et dans le sens généralement adopté de nos jours, tout le monde eût péri.

La peste, à cette époque, n'avait pu être importée d'Égypte, ou du Levant, ou d'un autre point de l'Orient qu'on s'obstine à regarder comme son berceau; l'Europe n'avait alors aucunes relations commerciales avec ces contrées; la marine marchande n'existait pas.

On a eu recours à des contes absurdes, répétés par des personnes graves, pour expliquer la marche meurtrière de la maladie; on a été jusqu'à dire que des hommes coupables pétrissaient le pus des bubons avec des corps gras, en formaient des onguents qu'ils distribuaient ensuite pour être employés en onctions comme moyens prophylactiques. Mais a-t-on réfléchi, avant d'accréditer ces sottises, que ces prétendus malintentionnés se fussent trouvés les premiers exposés! Le criminel est ordinairement lâche; s'il commet un empoisonnement ou un assassinat, c'est qu'il espère une récompense ou l'impunité. Il faut donc reléguer ces histoires au nombre de toutes les fables qu'accueille si légèrement la crédulité publique dans un temps de calamité. N'avons-nous pas vu, lors de la première épidémie de choléra-morbus en France, des bruits aussi absurdes prendre faveur!!! L'empoisonnement des puits et des fontaines était la cause qu'accusait la classe ignorante. Les médecins eux-mêmes n'ont-ils pas été désignés à la vengeance publique dans ces temps malheureux!

C'est avec la même légèreté qu'en 1629 on attribua l'irruption de la peste, à Montpellier, à un capucin venu de Toulouse et qui mourut deux jours après son arrivée dans cette première ville. On ne se donnait pas la peine de réfléchir que cette affection avait régné épidémiquement à Lyon depuis septembre 1628. Elle ne pouvait avoir été apportée d'Italie, puisque ce n'est qu'en 1629 qu'elle sévit à *Milan,* c'est-à-dire après la peste de Lyon et en même temps que celles de *Montpellier,* de *Digne*, d'*Aix*, et avant celles de Florence et de Marseille, qui n'eurent lieu qu'en 1630. Celles de Naples, de Rome et de Gênes, pendant le même siècle, n'éclatèrent que vingt-six ans plus tard. On a imputé à un capucin fort innocent tous les malheurs qui désolèrent le midi de la France, et on n'a pas eu l'idée d'accuser le cardinal de Richelieu, qui alors égorgeait impitoyablement tous les calvinistes de cette contrée. La guerre civile, la présence d'une armée, causes si naturelles des épidémies par les infortunes de toute nature qu'elles traînent après elles, ne furent pas soupçonnées.

La même inconséquence a fait attribuer l'épidémie de 1720, à Marseille, au vaisseau du capitaine *Chataud,* venant de Syrie.

Il suffit de rapporter les faits puisés dans des documents authentiques pour s'en convaincre.

L'année 1719 fut stérile; les blés, l'huile, les vins manquèrent; les chaleurs furent excessives : à celles-ci succédèrent des pluies continuelles, les vents d'ouest soufflèrent avec violence. Pendant la disette, l'usage d'aliments de mauvaise qualité par la classe pauvre porta dans les organes de la digestion une irritation; la faim seule peut produire cette disposition. Le froid humide et les vents violents venant à frapper les individus soumis à cette influence, alors s'est développée l'épidémie. Cette cause est palpable, les intelligences les plus ordinaires comprennent son mode d'action. Pourquoi aller imaginer un prétendu venin pestilentiel dont aucun fait ne prouve l'existence?

Ce raisonnement acquerra bien plus de force, si on prend en considération les faits authentiques cités par *Didier.* Pendant cette même année, on observa des bubons et des charbons sur ceux qui moururent; ceux qui ont survécu en ont conservé les cicatrices dont la présence fut constatée.

Le navire du capitaine *Chataud* avait quitté Saïd *six mois* avant l'irruption de la peste à Marseille. Une navigation pénible, la mauvaise alimentation, les privations de toute espèce, la fatigue, expliquent la mort des hommes de son équipage qu'il perdit dans la traversée, sans qu'il soit nécessaire d'en conclure que ce fut de la peste, supposition toute gratuite. Aucun document ne prouve qu'elle existât à Tripoli, où il avait relâché; d'ailleurs, il fut mis en quarantaine en arrivant à Marseille, et ce n'est qu'après les précautions ordinaires que ses marchandises furent livrées au commerce. Si l'on admet la possibilité d'une si longue incubation, pourquoi ne fixe-t-on pas la durée des quarantaines à huit mois de rigueur? Eh bien! cette assertion a été répétée par tous les écrivains qui ont parlé de la peste de 1720, et on ne s'apercevait pas qu'on répétait une absurdité. Ceux des médecins de Marseille, qui n'ont cru à la présence de la maladie que lorsque de nombreuses victimes l'attestèrent, ont adopté la version de l'importation pour couvrir leur ignorance.

Si nous remontions à des temps plus éloignés, il serait facile de prouver que la peste qui éclata à Rome sous *Romulus*, sept cent dix-sept ans avant Jésus-Christ, et sous *Numa* et *A. Tullus Hostilius*, ne pouvait avoir été importée d'Orient, avec lequel les Romains n'avaient encore aucunes relations. Il fallait donc bien que des causes générales, celles que nous avons signalées, la fissent naître.

Un fait récent vient encore de fortifier mon opinion. Envoyé à *Mahalet-el-Kébir*, où elle avait éclaté et avait déjà frappé bon nombre d'habitants et plusieurs élèves de l'école élémentaire, je pus me convaincre que l'invasion de la maladie tenait aux causes que j'ai déjà signalées, et qu'aucun fait d'importation ne pouvait être constaté.

La ville est située dans une plaine que traverse un canal alimenté par le Nil; de nombreuses flaques d'eau, laissées par l'inondation et vaporisées par la chaleur du jour, donnent à l'atmosphère un degré notable d'humidité qui ajoute à l'intensité du froid pendant la nuit. Cette cause avait une action d'autant plus certaine, que le pain confectionné pour les élèves l'était avec des farines gâtées, et avait une odeur et une saveur repoussantes; les estomacs les plus robustes ne pouvaient rester long-temps invulnérables sous une semblable influence.

Ses effets étaient d'autant plus assurés, que les élèves, trop légérement vêtus pour braver les vicissitudes atmosphériques, y étaient souvent exposés.

Aucun cas de peste ne s'était manifesté dans les lieux circonvoisins, notamment à *Samanhoud*, qui contient quatre mille habitants et qui est dans des rapports continuels avec *Mahalet-el-Kébir*. Chose digne de remarque, quand la violence du vent et du froid augmentait le soir et la nuit, j'annonçais de nouveaux cas de peste pour le lendemain à l'école; je ne me suis jamais trompé.

Je pourrais grossir ce chapitre de nombreux faits semblables cités par Pugnet, MM. Royer et Cholet, le premier ayant recueilli ses observations en Egypte lors de l'expédition française, les autres à Constantinople et dans ses environs; qu'il me suffise d'indiquer ces sources, où l'on peut constater la vérité de ce que j'avance ici.

Les médecins, qui ont observé la peste avant qu'il vînt dans l'idée de quelques hommes méticuleux et puissants d'inventer la contagion, n'y avaient jamais songé. Témoins de l'action des causes générales admises dans la formation et le développement des épidémies, ils n'avaient pas cru nécessaire d'en créer de nouvelles; aussi trouvons-nous, parmi les écrivains rapprochés de notre époque, des hommes d'un esprit indépendant, qui, peu satisfaits des raisons par lesquelles on veut accréditer le système des contagionistes, ont eu le courage de les révoquer en doute.

Stoll, à part son idée fixe sur l'action de la bile dans la production des maladies, avait pourtant saisi la filiation qui existe entre toutes les gastro-entérites, sous quelque dénomination qu'on les désigne; il sentait que la peste n'en pouvait être séparée. C'est pourquoi il exprime ses doutes sur l'efficacité des quarantaines, et croit que la suspension des relations commerciales, les mesures coercitives, la terreur qui en est la conséquence, sont plus propres à donner à la maladie un caractère formidable, qu'utiles pour y obvier.

Forestus, qui avant *Stoll* avait été frappé de l'analogie qui existe entre toutes les gastro-entérites graves, n'avait pas cru que la peste, caractérisée par des signes semblables, dût admettre d'autres causes de développement et un traitement différent.

Il appartenait donc à des médecins sans mission et dirigés par une idée fixe qu'aucun fait avéré ne justifiait, de semer la crainte parmi les âmes pusillanimes, et de faire consacrer l'emploi de mesures vexatoires, souvent ridicules et toujours superflues ou nuisibles.

Chirac, à l'occasion de la peste de Marseille, s'est élevé contre ces précautions outrées, qui, en augmentant la terreur et la misère, fournissent à l'épidémie un aliment plus certain que le prétendu *venin* pestilentiel, cause insensible, dit-il, et de *pure opinion*.

Prosper Alpin, médecin du 16e siècle, qui avait séjourné plusieurs années en Égypte, tout en admettant l'action probable de causes générales, penche pourtant pour la contagion qu'il cherche à expliquer. On doit être surpris qu'un médecin si distingué, témoin de l'absence de toutes précautions hygiéniques de la part des habitants, et observant que la peste s'arrêtait spontanément *toujours à la même époque de l'année*, ait cependant partagé l'opinion des contagionistes. Ce n'est que par des hypothèses insoutenables qu'on peut remplir cette lacune. En effet, quel est l'homme raisonnable qui conçoive le sommeil et le réveil d'une cause dont aucun phénomène physique ne démontre la présence ni l'existence.

Si vous ne connaissiez le sentiment de la plupart des hommes recommandables qui ont observé les dernières épidémies de peste en Égypte, je pourrais invoquer leur autorité; qu'il me suffise de nommer MM. *Clot-Bey*, *Gaëtani*, *Duvigneau*, *Figari*, *Perron*, *Ficher*, *Pruner*, etc.

A l'autorité de ces noms et à la masse de faits rapportés, auxquels j'aurais pu en ajouter beaucoup d'autres puisés dans des ouvrages nouveaux, notamment dans ceux de MM. *Royer* et *Cholet*, que peut-on opposer? rien, que des contes absurdes, ou des rapports entachés d'infidélité.

L'inutilité des lazarets pour arrêter l'irruption de la peste est d'ailleurs démontrée. D'après des documents officiels, depuis l'érection de celui de Marseille en 1383, cette ville a éprouvé quinze fois la peste; elle ne l'avait eue que six fois auparavant. La même remarque peut être faite relativement au Lazaret de Venise, le premier qui ait été établi en Europe et qui a servi de modèle aux autres. Depuis cette époque jusqu'en 1630, date de la dernière épidémie, cette ville a vu trente et une fois la peste.

Cette longue absence du fléau, tant en Italie qu'en France, prouve seulement que les conditions hygiéniques de ces peuples se sont améliorées, et qu'ils résistent plus efficacement à l'action des causes que nous avons assignées à la peste. La progression est facile à saisir par le nombre, la marche et la durée des épidémies, comparés à l'histoire des progrès physiques et moraux qui s'opèrent chaque jour dans la société européenne. La prévoyance des gouvernements, en entretenant l'abondance et l'aisance dans les classes pauvres et laborieuses, rendra moins probable encore le retour de ces grandes calamités que la famine précède ordinairement. Dans tous les cas, elles seraient moins meurtrières, agissant sur un moins grand nombre d'individus prédisposés; ses effets seraient encore moins sensibles si la certitude passait dans tous les esprits, que pour les produire la contagion est impuissante. Une contradiction dans l'exécution des mesures sanitaires vient encore en démontrer l'absurdité. Après une traversée pénible d'un mois et demi, j'arrivai d'Egypte à Marseille à bord d'un navire de la même ville, capitaine Leclerc..... Nous n'avions aucun malade à bord, nous n'en fûmes pas moins soumis à une réclusion de vingt jours. Je me trouvai au lazaret avec un médecin qui venait des états barbaresques en compagnie d'une famille anglaise; sa traversée n'avait duré que quelques jours, et pourtant il ne fut soumis qu'à une quarantaine de huit jours. Les provenances d'Alger n'y font que six jours. Rien de grave n'est le résultat de règlements qu'il est difficile de qualifier. M. Chervin, dans sa pétition adressée à la chambre des députés en 1833, cite de pareilles inconséquences.

Les deux ou trois cas que M. le secrétaire du conseil supérieur de santé, essentiellement contagioniste, cite dans le rapport au ministre, étaient des individus venant des états barbaresques, et chez lesquels la maladie s'était développée pendant la traversée. C'est sur de semblables documents qu'est établie la nécessité d'un système dont le plus simple raisonnement détruit tout l'édifice.

Je ne finirais pas si je recherchais les motifs qui ont fait déclarer que certaines substances étaient susceptibles quand d'autres ne l'étaient pas, certains métaux par exemple!

L'examen sérieux de toutes ces pauvretés, de toutes ces aberrations de l'esprit humain, est tellement dégoûtant, que je ne le pousserai pas plus loin. J'en ai dit assez, je crois, pour vous persuader que le *contact*, comme moyen de propagation de la peste, est une thèse insoutenable; mais je ne dois pas omettre quelques considérations physiologiques et pathologiques, qui viendront fort à propos donner plus de poids à cette discussion.

Nous vous avons fait connaître, dans le cours de nos leçons de cliniques, la belle découverte de MM. *Fozembas* et *Coudret*, sur le rôle que joue le *fluide électrique* dans la production des inflammations et des irritations en général; je ne reviendrai donc point ici sur les détails où nous sommes entrés. Nous venons de vous prouver que la peste, comme toutes les affections aiguës des organes de la digestion, était une inflammation, ou plutôt le siége d'une condensation ou d'une production exagérée de *l'électricité animale*. La présence de ce fluide, dans les parties enflammées, a été constatée au moyen de l'électromoteur, et sa quantité mesurée par l'électromètre.

Le premier de ces instruments a suffi pour opérer la guérison des inflammations localisées ou extérieures. Les évacuations sanguines produisent le même effet, mais sont seules applicables aux phlegmasies profondes et très-étendues, frappant des organes importants; d'où il résulte que ce grand moyen thérapeutique produit, en définitive, le même effet que l'électromoteur, ou est lui-même un mode d'enlever *l'électricité* en excès qui finirait par altérer une partie et y porter la mort. Nous vous avons démontré, par les rapprochements les plus naturels et les plus clairs, que la peste, comme les autres affections aiguës, était une véritable inflammation, à laquelle le seul remède à opposer avec avantage était les saignées en général. Des succès nombreux et constants sont venus confirmer cette assertion.

Ce rapprochement entre la peste et les autres inflammations prouve leur identité ; symptômes, autopsies cadavériques, traitement convenable et donnant seul des succès certains ; toutes les conditions se réunissent pour prouver cette identité. Par quel fatal privilége la peste seule pourrait-elle différer sur un seul point, celui de sa propriété contagieuse? Votre bon sens, éclairé par les développements dans lesquels je suis entré, vous répond que cela n'est pas possible, ou un érysipèle, à plus forte raison, se communiquerait par le contact ; on sait qu'il n'en est rien. La galle, essentiellement contagieuse, trouve l'explication de ce phénomène dans la présence d'un insecte ; d'ailleurs, cette maladie, bornée à la peau, n'affecte jamais de marche aiguë et ne peut soutenir aucune comparaison avec la peste.

Si c'en était ici le lieu, nous parlerions d'autres affections réputées contagieuses et considérées comme telles par tous les médecins ; mais, comme elles n'offrent rien d'analogue à la peste, tant sous le rapport des signes qui les font reconnaître que sous celui du danger qui les accompagne et du traitement qu'elles requèrent, nous terminerons ici ce que nous voulions dire sur la contagion, sujet fort intéressant comme vous avez pu vous en convaincre et dont l'importance justifie la longueur de cette discussion. Nous aurions pu examiner et combattre l'opinion d'Astruc et de plusieurs médecins contagionistes d'une manière plus spéciale ; mais, comme leurs principaux arguments sont étayés sur un principe faux, *l'existence d'un prétendu venin pestilentiel* transmissible, et qu'ils rentrent dans les hypothèses dont nous avons démontré le peu de solidité, nous ne pourrions nous en occuper sans nous condamner à des répétitions au moins inutiles.

DE LA DYSENTERIE.

Après avoir traité des gastro-entérites épidémiques, nous pourrions nous dispenser d'entrer dans des détails circonstanciés sur la dysenterie proprement dite, puisque cette maladie, à l'état aigu, n'est elle-même qu'une inflammation de la partie inférieure du tube intestinal, qu'on voit souvent s'étendre à la partie supérieure, donner naissance aux accidents graves qui caractérisent les fièvres de mauvais caractère des auteurs. Mais, comme cette affection est observée en Égypte à certaines époques de l'année, les répétitions même, auxquelles nous nous trouverons forcés, ne seront pas perdues pour l'instruction; elles nous fourniront l'occasion de discuter les opinions des auteurs qui ont plus spécialement traité ce sujet. J'aurai d'ailleurs à vous faire remarquer un fait très-intéressant sous le rapport de l'influence qu'il doit avoir sur le traitement de cette maladie; je veux parler de sa coïncidence avec la péritonite, le rhumatisme articulaire aigu, la péricardite et l'endocardite, quand elle n'a pas été attaquée convenablement; et des terminaisons fâcheuses qui peuvent en être la conséquence.

Causes.

La dysenterie épidémique ayant surtout été observée dans les camps, dans les grandes réunions d'hommes où les soins de propreté, la bonne nourriture et la soustraction aux variations brusques de température, n'étaient pas toujours possibles, on a généralement attribué sa présence à l'action de ces causes. Ainsi, une mauvaise alimentation, en rendant les digestions lentes et pénibles, développe dans le gros intestin une irritation habituelle dont le progrès lui fait revêtir le caractère inflammatoire, et donne lieu aux phénomènes que nous ferons bientôt connaître : telle est l'opinon de *Willis* et de *Pringle*. Le premier pense qu'à ces causes il faut réunir l'humidité froide succédant à une température chaude et sèche.

En Égypte, en effet, c'est lorsque les chaleurs vives de l'été ont beaucoup diminué ou cessé, et pendant l'inondation qui a suivi le débordement du fleuve, lorsque les nuits sont froides et humides, que la dysenterie devient épidémique. C'est aussi à cette époque qu'apparaît le choléra-morbus; tandis que la peste est observée lorsque, le Nil étant retiré, les transitions brusques de température, de la chaleur du jour au froid de la nuit, se font sentir.

L'humidité imprimerait donc aux causes atmosphériques une propriété spéciale, celle d'agir sur la partie inférieure du tube digestif. Les mois de juillet, août et même septembre, ou au moins les quinze premiers jours de ce dernier mois, pendant lesquels règne une température chaude et uniforme, est aussi l'époque ou les épidémies gastro-intestinales ne sont jamais observées. Ainsi, les changements subits de température sévissant après les causes prédisposantes que nous avons énumérées, produiraient la peste et suffiraient à expliquer sa propagation chez les sujets prédisposés; l'humidité froide serait une condition indispensable pour que l'irritation établît son siége de préférence sur le gros intestin.

On sait qu'en Égypte, pendant l'été, les habitants font un usage abusif de fruits qui presque jamais n'ont atteint leur maturité; le peuple même semble les préférer. Il n'en faudrait pas davantage pour que ces digestions pénibles portassent, dans la portion *recto-colique*, une irritation habituelle, qui, sous l'influence d'une atmosphère froide et humide, prît le caractère dysentérique. Avant que l'action de cette cause se fasse sentir, les sueurs abondantes qu'on éprouve, pendant les trois mois remarquables par l'uniformité de leur température élevée, s'opposent à ce résultat; c'est quand celles-ci, encore abondantes pendant le jour, sont supprimées par le froid de la nuit, que s'observe la dysenterie. Le fluide électrique, ne trouvant plus la transpiration, sa conductrice naturelle, se porte vers la partie inférieure de l'intestin, où il est appelé par l'irritation. C'est alors qu'éclatent les symptômes qui caractérisent la dysenterie. Ici un travail lent a opéré l'irruption phlegmasique, tandis que dans la peste et le choléra les sujets sont quelquefois tués comme si la foudre les frappait. Le choléra cependant se développe aussi sous la double influence du froid humide succédant à la chaleur, comme nous l'avons vu en traitant des causes auxquelles on croit généralement devoir l'attribuer dans l'Inde.

Peut-être même ces promptes catastrophes dépendent-elles de l'état électrique de l'atmosphère agissant sur des sujets éminemment irritables. Quoiqu'il en soit, il est d'observation que les personnes suivant un régime régulier, bien vêtues, évitant l'action du froid humide, sont moins exposées que d'autres à la dysenterie.

Linnée a voulu faire à la dysenterie l'application du système de *Kirker*, que je vous ai fait connaître en traitant de la peste. Aucune expérience n'ayant prouvé l'existence de ces animalcules, par lesquels on croyait expliquer la propagation de la maladie, et cette hypothèse ne reposant sur aucun fait, nous ne nous arrêterons pas à en discuter la valeur; nous y reviendrons en examinant la question de la contagion, que l'on a voulu admettre pour rendre raison de la propagation de la *dysenterie*. Mais c'est surtout à l'infection que Pringle fait jouer le principal rôle dans la production de celle-ci. Témoin qu'elle sévissait principalement sur les grandes réunions d'hommes, il a été porté à adopter cette opinion.

Une chose très-remarquable pour l'époque où il écrivait, c'est que l'auteur anglais se défend d'attribuer à la bile le développement de cette maladie. « On peut se rappeler, dit-il, « que je me suis servi du terme *bilieux*, plus par complai- « sance pour les anciens et pour me conformer à leur lan- « gage dans la distinction d'une certaine classe de maladies, « que parce que je les croyais réellement occasionnées par « la bile. » A la vérité, il a substitué une hypothèse à une autre; et sa théorie sur les causes sceptiques le conduisant à l'usage des prétendus *anti-sceptiques*, tous pris parmi les médicaments les plus irritants, a fait plus de mal sans doute que les vomitifs et les purgatifs, qui, dans quelques circonstances, ont pu être utilement placés au début de certaines irritations intestinales. Rendons cependant cette justice à *Pringle*, que, vaincu par l'expérience plutôt que dominé par sa théorie, il s'est souvent écarté de celle-ci au grand bénéfice des malades.

Zimmerman, après avoir examiné toutes les causes auxquelles on attribue généralement la dysenterie, déclare en être peu satisfait ; il les regarde comme insuffisantes, et il propose une opinion qui n'est guère plus solide, si même elle n'est moins probable. Il assure que la dysenterie vient d'une *corruption des humeurs*, ce qu'il prétend avoir été clairement démontré par ses observations. Ce qu'il dit de plus raisonnable, c'est « qu'il faut qu'il y ait intérieurement, « dans les sujets, un concours de causes déjà préexistantes « pour produire une maladie qui attaque inopinément ». Mais il revient toujours avec complaisance sur *l'acrimonie de la bile* comme cause la plus commune d'une dysenterie qui se propage au loin. Il admettait pourtant comme possible l'inflammation, mais dans le cas seulement où la maladie se compliquait de fièvre putride.

La division qu'établissait *Stoll* pour se diriger dans l'application du traitement, prouve qu'il accordait aussi à la bile une grande influence dans la production de la dysenterie ; cependant l'espèce d'identité qu'il établit entre le rhumatisme et celle-ci, dans quelques cas, le portait à admettre une dysenterie inflammatoire dont les variations de température étaient la cause constante. Il affirme n'avoir jamais vu survenir cette maladie sans qu'elle eût été déterminée par l'action du froid sur le corps actuellement en sueur.

On voit qu'en définitive, d'aprés l'opinion de ces auteurs et de ceux qui les ont suivis, les causes sous l'influence desquelles se développe cette maladie se réduisent aux variations de température du chaud au froid, et surtout au froid humide, à *l'infection* résultant de l'entassement d'hommes mal vêtus, mal nourris, à l'action d'une *bile âcre*, causes auxquelles quelques-uns ont ajouté la contagion *médiate*, qui peut être rapportée à *l'infection*; car il n'est aucun médecin attentif qui croie à la puissance du contact *immédiat* pour propager la maladie, et, d'aprés ce que nous avons déjà dit sur le rôle qu'on a naguère fait jouer à la bile et à la contagion, nous nous croyons dispensés d'y revenir.

Signes diagnostics.

Les signes qui appartiennent à la dysenterie simple, c'est-à-dire bornée au colon et au rectum et exempte de toute complication, sont les suivants : selles fréquentes, aqueuses, quelquefois mêlées de sang et de mucosités, accompagnées de douleurs très-vives cessant après les déjections; pouls petit et serré, l'appétit se conservant ou ayant peu diminué. Si la maladie a été négligée ou combattue par des moyens contraires à ceux que requerrait la nature de l'affection, les douleurs augmentent et sont continues, même pendant l'intervalle des déjections; celles-ci deviennent plus fréquentes, plus muqueuses, sanglantes, et sont accompagnées d'un tenesme très-opiniâtre et très-fatigant.

Stoll avait observé la coïncidence de la dysenterie avec le rhumatisme articulaire aigu, soit qu'elle précédât celui-ci, soit qu'elle fût concomitante. C'est sans doute pour cette raison qu'il regardait, comme sa cause presque exclusive, la transition du chaud au froid, le corps étant en sueur. Cette observation n'est pas nouvelle, elle avait été faite par Hippocrate, qui l'a consignée dans ses prénotions : *Zimmerman* aussi a signalé cette complication.

Il était réservé à un médecin physiologiste, le professeur *Bouillaud*, d'en rendre facile l'explication, en nous faisant connaître la coïncidence du rhumatisme articulaire aigu avec l'endocardite et la péricardite; car le simple raisonnement nous conduit à reconnaître le même motif de coïncidence entre la péritonite de la dysenterie et le rhumatisme articulaire aigu. Mais la gloire de cette découverte, je veux parler de la coïncidence d'affection des *membranes séreuses*, rejaillit sur *Bichat*, à qui nous devons l'immortelle *Anatomie générale*.

C'est ainsi que les sciences s'enrichissent des observations de tous les siècles; Hippocrate signale le fait, ses successeurs l'observent sans y attacher d'autre importance. Après un grand nombre de siècles, *Stoll* éveille l'attention des médecins sur ce phénomène qu'il cherche à expliquer; *Bichat* étudie l'anatomie des tissus; *Bouillaud* y trouve la raison de la coïncidence du rhumatisme articulaire avec la péricardite et l'endocardite. Faisant l'application de ce principe aux phénomènes de la dysenterie compliquée d'arthritis avec la péritonite et l'endocardite, nous vous expliquons, clairement et d'une manière incontestable, la cause de l'extension de la phlegmasie dysentérique aux tissus séreux des articulations et du cœur.

Si *Stoll* avait vécu soixante ans plus tard, ses idées sur l'étiologie de la *gastro-entérite* en général eussent subi une révolution nécessaire, et ce seul fait eût été suffisant pour l'opérer. Il aurait connu la cause de l'inflammation et de sa propagation, aurait abjuré ses idées sur l'action de la bile et les effets qu'il lui attribue ; et le rapprochement qu'il fait eût reçu l'explication physiologique qui lui manque.

J'ai plusieurs fois été à portée de faire la même observation, et, chose digne de remarque, j'ai connu plusieurs sujets chez lesquels le rhumatisme articulaire aigu concomitant de la dysenterie avait été compliqué d'endocardite terminée par la dégénérescence des valvules du cœur exprimés par les signes qui appartiennent à cette affection, et confirmée par l'inspection cadavérique.

La similitude de tissu entre le péritoine qui recouvre les intestins, le colon surtout, explique aussi la coïncidence de cette maladie avec la péricardite et l'endocardite. Mais vous concevez que cette complication n'a lieu que lorsque l'inflammation de la muqueuse, supposée très-aiguë, traverse tous les tissus de l'intestin et intéresse le péritoine. C'est alors que celle-ci, s'étendant à tous les tissus similaires, envahit la membrane séreuse du cœur, et occasionne le développement des signes de la péricardite et de l'endocardite, dont vous connaissez les effets consécutifs sur les fonctions du cœur.

Stoll, pour établir l'analogie, l'espèce de parenté (*cognatio*) qui existe entre le rhumatisme articulaire aigu et la dysenterie, et prouver que ces maladies ne diffèrent que par la forme, résume sa pensée par les propositions suivantes :

1° Si le rhumatisme articulaire régnait, on le voyait remplacé par la dysenterie dans le même temps ;

2° Le même homme était quelquefois attaqué à la fois de ces deux maladies ;

3° On voyait la dysenterie cesser dès que les poignets et les genoux se tuméfiaient et devenaient douloureux ;

4° On a vu, dans le même temps et sous la même *constitution* de l'année, une partie des malades être atteints de dysenterie, les autres de rhumatisme *articulaire aigu;*

5° La même médication convenait aux deux maladies, à quelques modifications près, subordonnées au lieu de l'affection;

6° Il n'était pas rare de voir l'une ou l'autre maladie se terminer heureusement par les sueurs et par une éruption miliaire.

Il continue son parallèle sous le rapport de la tenacité de leur durée dans beaucoup de cas, et des terminaisons fâcheuses qui en étaient la suite, parmi lesquelles figurent l'hydropisie et la consomption.

Autopsies cadavériques.

Quand la science n'est que stationnaire, il vient une époque où de nouveaux travaux, et les découvertes qui en sont le résultat, font cesser ce temps d'arrêt, et le progrès a lieu; mais un fait remarquable, c'est que la médecine, au lieu de marcher en avant, a souvent reçu une impulsion rétrograde. *Celse* ne doutait pas que dans la dysenterie la membrane qui revêt intérieurement l'intestin ne fût *ulcérée.* Tel a été aussi le résultat des observations de *Brunner. Morgagni,* résumant les faits rapportés par ses prédécesseurs et s'appuyant sur ses propres observations et les nécroscopies qu'il a faites, conclut que la dysenterie est une *inflammation des intestins.*

Baglivi dit expressément que les malades atteints de dysenterie périssent presque tous du sphacèle des intestins.

Pringle, Stoll, Zimmerman, ont fait des ouvertures de cadavres, qui toutes viennent étayer l'opinion de *Morgagni* sur la nature inflammatoire de la dysenterie. Malgré l'évidence des désordres produits par l'inflammation, ce dont il convient en rapportant sa première observation, *Pringle* n'en insiste pas moins à regarder comme *cause* une disposition du sang à la *putréfaction. Stoll* rapporte des ouvertures de cadavres très-soigneusement faites, desquelles il résulte que la dysenterie est une inflammation; mais, comme nous l'avons vu, c'est la bile qui produit cet effet, suivant l'opinion de l'auteur, et lorsque des signes annonçaient la phlegmasie, c'était pour lui une complication. Je me contenterai de rapporter l'ouverture faite d'une jeune fille de dix-huit ans, que Stoll traita avec l'émétique et la teinture aqueuse de rhubarbe. L'épiploon fut trouvé extrêmement enflammé, tous les intestins grêles étaient rouges à une grande profondeur, le colon et le rectum étaient envahis par une inflammation très-étendue avec lividité çà et là; la membrane muqueuse du gros intestin très-épaissie; les ganglions lymphatiques avaient acquis, par l'inflammation, un volume plus fort; du mucus sanguinolent tapissait la surface interne des intestins. Je rapporte de préférence cette observation de *Stoll*, parce qu'elle est suivie d'une réflexion qui, en même temps qu'elle prouve la bonne foi de ce praticien célèbre, vient à l'appui de notre opinion sur la nature de la dysenterie. « Dans ce cas, dit-il, il eût fallu adopter un traitement éminemment *antiphlogistique*. Je commis une erreur en prescrivant l'émétique et la teinture aqueuse de rhubarbe; le soulagement obtenu fut une indication infidèle. »

Pronostic.

En ayant égard au tempérament du sujet, à l'ancienneté de la maladie, aux moyens mis en usage, aux diverses complications possibles, soit à cause de la violence de l'irruption, soit par suite de la négligence du traitement ou de l'inconvenance de celui-ci, il sera toujours facile d'établir le pronostic de la dysenterie. Simple, bornée à la membrane muqueuse *recto-colique*, récente et bien traitée, la dysenterie n'offre aucun danger. Il n'en est pas de même si déjà elle date de plusieurs semaines et même plus, si la nature des déjections fait craindre l'altération de la membrane muqueuse. Ce que nous avons dit de sa coïncidence possible avec le rhumatisme articulaire aigu, fait assez comprendre que l'existence des signes qui font reconnaître cette complication, rend le pronostic plus fâcheux. Le cas sera beaucoup plus grave encore si le tissu *fibro-séreux* du cœur est envahi, et si la maladie est déjà ancienne; alors la fièvre lente, l'œdème, la difficulté de respirer et même l'hydropisie générale, seront les signes d'une fin prochaine.

Mais, quand aucun des caractères de ces terminaisons funestes n'existe, que le tenesme cesse ou diminue considérablement; que les selles, n'étant plus muqueuses ni sanguinolentes, deviennent bilieuses, liées, moins fréquentes; et la peau souple ayant perdu cette chaleur âcre, observée pendant l'acuité de la maladie; que l'appétit est exigeant, et que des aliments légers, comme des crêmes de riz, ne font pas renaître de nouveaux accidents, on peut bien augurer de l'issue de la dysenterie.

Vous comprenez que, considéré physiologiquement, chaque symptôme a une signification; vous n'êtes pas réduits, en procédant ainsi, à une espèce de divination empirique que des signes groupés au hasard rendaient souvent fautive.

Traitement.

Si nous jetons un coup-d'œil en arrière sur les médications employées jusqu'au temps où *Broussais* ramena la pathologie à des principes fondés sur l'observation sévère des faits, c'est afin de vous montrer le danger de thérapeutiques faussement appliquées, en désaccord avec la nature de la dysenterie, et pour vous faire remarquer la marche incertaine qu'a suivie la science avant que la physiologie vînt lui prêter le secours de son flambeau.

Prosper Alpin, dont je vous ai déjà parlé comme ayant séjourné en Egypte, était imbu de la doctrine de *Galien*, et, sous ce rapport, avant d'être témoin des succès qu'obtenaient les médecins égyptiens par l'emploi de la saignée dans le traitement de la dysenterie, il la croyait contraire et même dangereuse; mais, avec la bonne foi qui le caractérise jusque dans ses erreurs, il justifie cette pratique et étaye sa nouvelle opinion de l'autorité d'*Alexandre* de *Tralles*, d'*Aétius*, de *Donatus* d'*Altomare* et d'*Amatus Lusitanus*, qui tous avaient acquis la preuve des bons effets de ce moyen; et il affirme que c'est le plus puissant à opposer à cette maladie. *Sydenham* débutait toujours par la saignée; et, s'il faisait suivre cette médication par de légers purgatifs et des remèdes qu'il nommait *cordiaux*, il obéissait à l'influence des théories de son temps.

Pringle, comme nous l'avons fait remarquer, sous l'empire de sa théorie des *sceptiques* et des *antisceptiques*, convenait néanmoins de l'utilité des évacuations sanguines quand la maladie était récente. Il avait été conduit à cette pratique par l'exemple du docteur *Hock*, qui, ayant été employé dans l'Amérique septentrionale et aux Indes occidentales, avait eu l'occasion de voir la dysenterie sous toutes ses formes, débutait toujours par la saignée, et la réitérait, suivant la nécessité, avec le plus heureux succès.

Au reste, *Pringle* conseille très-sagement de distinguer les diverses époques où est arrivée la maladie avant de s'arrêter à un traitement; la première, quand elle est récente ou tandis que le malade peut aisément supporter les évacuations; la seconde, quand la maladie, ayant continué longtemps, a déterminé l'altération des intestins et causé la fièvre *hectique;* la troisième enfin, lorsque le malade, se rétablissant, il existe cependant encore du tenesme.

Ces conseils sont très-bons; de ces divers états naissent, en effet, des indications différentes que le médecin physiologiste saura toujours remplir, mieux que ne le faisait l'auteur anglais avec la théorie qu'il avait adoptée.

Zimmerman, conséquent avec son opinion sur les effets de la bile dans l'étiologie de la dysenterie, recommandait comme point essentiel de l'évacuer le plus promptement possible; et, pour atteindre ce but, il conseillait l'*ipécacuanha*, tantôt à la dose de gr. xx au commencement, tantôt à doses réfractées; et, quand le soulagement n'était pas immédiat, quoique passager, il portait un pronostic fâcheux. Il insistait ensuite sur les doux laxatifs avec des précautions qu'il serait superflu de relater ici. Je ferai seulement remarquer qu'en général, lorsqu'il employait la rhubarbe, les douleurs, loin de diminuer, augmentaient d'intensité, ce qui n'arrivait pas quand il n'y avait pas recours.

En général, les médicaments dont il se servit furent, au commencement, l'ipécacuanha, la crême de tartre avec beaucoup d'eau d'orge et le tamarin, l'infusion de camomille, celle de graine de lin, le lait d'amandes, les lavements de gomme arabique, et le laudanum avec beaucoup de circonspection.

A part la théorie qui dirigeait *Zimmerman*, on voit que, dans la première épidémie qu'il a décrite et à laquelle il opposa le traitement que nous venons de rapporter, il employait déjà les évacuants les plus doux, conduit sans doute par son expérience qui lui avait fait connaître le danger des substances purgatives actives, et des remèdes astringents; et toujours il avait remarqué la *complication inflammatoire* des articulations, du péritoine, de la plèvre, et sans doute du *péricarde* et de l'*endocarde*, qu'il confondait avec la *pleurite* terminée par l'hydropisie, terminaison qu'il attribuait à cette médication vicieuse. C'était déjà un grand pas de fait, un véritable progrès, dont sa pratique se ressentit pendant l'épidémie de l'année suivante, surtout quand il connut les succès qu'obtenait *Mœhclin* à *Rawensburg* par l'emploi de la saignée pratiquée au commencement. C'est probablement fondé sur cette observation que, dans la division qu'il fait de la dysenterie en quatre espèces, il en admet une inflammatoire; ses espèces *putride*, *maligne* et *ulcéreuse* ou *hectique*, étaient le résultat ou de la négligence, ou d'une médication vicieuse.

Il convient que, dans la dysenterie inflammatoire, la saignée faite d'abord est un point essentiel; il conseille même de la réitérer lorsque les forces sont encore en vigueur et que le corps n'est pas épuisé par la fréquence des selles. «Alors, dit-il, ce moyen produit quelquefois des *effets rapides* et d'un *avantage étonnant.* » Il conseille aussi les lavements émollients, les boissons gommeuses, etc., et, s'il prescrit encore la rhubarbe, c'est en *teinture aqueuse* à petites doses, en continuant toujours le lait d'amandes.

Quand le tenesme était très-pénible, il ordonnait encore la saignée, les sangsues et les lavements réitérés. Les vomitifs et les purgatifs, par leur vertu irritante, seraient, ajoute-t-il, une espèce de *poison* en augmentant l'inflammation; tous les médicaments narcotiques, échauffants, astringents, obstruants, incrassants, étaient repoussés comme *très-préjudiciables*.

Dans cette versatilité apparente de Zimmerman, il ne faut voir que le médecin consciencieux abandonnant les théories de son temps quand il y était forcé par l'évidence, mais y restant fidèle quand il croyait pouvoir le faire, surtout n'ayant à cette époque rien à mettre à leur place; ce qu'il faisait de bien était donc de l'empirisme. Cependant, en ce qui concerne son espèce *inflammatoire*, on s'aperçoit qu'il est dirigé par quelque principe; car il blâme les médecins de *Breslau* qui donnaient comme *indication curative* de résoudre l'inflammation, et ordonnaient, pour la remplir, la racine de tormentille, de grande sanguisorbe, l'électuaire d'hyacinthe, l'antidote de Hongrie, et même le musc, tous médicaments échauffants, astringents et capables d'augmenter l'irritation. Il blâme également *Rivinus* et *Dolœé*, qui conseillaient l'*acétate de plomb*, et convient avec *Doze*, médecin suisse, que c'est un médicament redoutable et sur lequel un médecin prudent ne doit pas compter. Il a pour effet d'arrêter brusquement les selles en augmentant les douleurs et l'inflammation.

Huxham a recommandé la saignée, surtout au commencement de la maladie.

Monro la trouva indispensable dans l'armée anglaise pendant la dernière campagne d'Allemagne du 18e siècle. Lorsque l'invasion était encore récente, elle fut du plus grand avantage pour conduire la maladie à une heureuse issue. Mais, si elle avait duré quelque temps ou traîné en longueur, que le malade fût très-affaibli, il regardait ce moyen comme inutile et pensait qu'il eût été préjudiciable. *Eller*, médecin saxon, était du même avis.

Les douleurs qui accompagnent le flux dysenterique ont pu faire croire à beaucoup de médecins que l'opium, ce *calmant* par excellence, devait trouver son application dans le traitement de cette maladie; et *Zimmerman* a fait preuve de sagacité en distinguant les circonstances où il peut rendre des services, de celles où il produit des effets fâcheux. Il a reconnu qu'au début de la maladie et pendant le stade fébril, ce médicament était dangereux; cela trouve son interprétation dans l'action, bien connue maintenant, des préparations opiacées en général sur le cerveau : mais il le recommande avec raison quand la maladie a déjà marché, qu'il n'y a point de réaction, et qu'on n'a à combattre que la diarrhée et l'insomnie. Il avait aussi fait la remarque, ainsi que *Pringle*, que rien n'était plus efficace, pour calmer les douleurs, qu'une émulsion d'amandes après l'administration de l'opium. Lorsque tous ces moyens n'avaient pas fait cesser complètement les souffrances et l'opiniâtreté de la diarrhée, il a souvent retiré de bons effets de l'application d'un large vésicatoire sur le ventre.

Mais notre auteur rentre dans l'empirisme, ou obéit de nouveau aux fausses théories de son temps, dans le traitement de l'espèce de dysenterie à laquelle il a donné le nom de *maligne*, et qui très-probablement ne revêtait ce caractère que par l'abus des vomitifs et des purgatifs au début de la maladie. Je ne doute pas que des évacuations sanguines faites à propos ne se fussent opposées à cette transformation grave que n'a point appréciée *Zimmerman* : aussi, rien de moins satisfaisant que les explications théoriques, sur la foi desquelles il recommande l'usage des *cordiaux*, du vin. Il s'est rapproché d'une médecine plus rationnelle dans le traitement des dysenteries lentes ou de long cours, en conseillant l'eau pour boisson et les lavements de lait. Il affirme que, dans cette circonstance, le *simarouba* n'a pas toujours justifié la réputation que lui ont faite *Jussieu*, *Buisson* et *Winter* de *Leyde*. On a encore vanté la cochenille, le cachou ; mais, de tous les remèdes prônés, aucun n'a plus justement soutenu sa réputation que la *gomme arabique* dans les dysenteries chroniques. *Baldinger* la trouve surtout avantageuse lorsqu'il y a lésion aux intestins.

A cette période de la dysenterie et préoccupé de la nécessité d'évacuer les *humeurs putrides*, on voit *Zimmerman* revenir à l'emploi des purgatifs ; il plaçait même un vomitif avant l'administration de ceux-ci : mais, par une espèce d'instinct médical que nous avons déjà signalé chez ce médecin célèbre, il revenait à une conduite plus rationnelle. En effet, il conseille pour nourriture le lait, le riz, le sagou ; pour boisson ordinaire l'eau de riz ou d'orge, l'eau panée et le lait d'amandes. Il veut que les malades soient chaudement vêtus, et il ajoute que les fautes de régime ou l'action du froid sont les causes les plus fréquentes de rechute.

Chez deux sujets morts à ce degré de la maladie, il a trouvé les deux derniers intestins *très-enflammés* depuis l'orifice du rectum; mais ils ne l'ont point suffisamment éclairé sur le caractère réel de l'affection : il en tire seulement la conséquence qu'il ne faut permettre le vin qu'avec circonspection dans les dysenteries lentes invétérées.

Stoll, comme ses prédécesseurs et ses contemporains, *Stoll*, fidèle à son système, ne voit dans les dysenteries qu'il nomme *bilieuses* que ce liquide à évacuer; mais, admettant que celui-ci, dans quelques cas et même souvent, produit l'inflammation, et, ayant basé sur cette donnée ses moyens thérapeutiques, il a obtenu des succès remarquables par l'application à cette nuance des moyens antiphlogistiques. Il n'en était pas ainsi des dysenteries avec appareil d'irritation gastrique; il les combattait par les vomitifs et les purgatifs, les voyait passer à l'état qu'il nommait putride, et, négligeant alors la saignée qu'il croyait contr'indiquée, elles avaient ordinairement une issue funeste ou se prolongeaient indéfiniment.

Ce qui lui faisait surtout regarder la dysenterie comme *bilieuse* et l'encourageait dans l'administration des vomitifs et des purgatifs, c'était l'absence de la douleur à la pression du ventre; mais on sait que ce signe ne peut exister que lorsque la membrane péritonéale est aussi envahie par l'inflammation. Cette circonstance n'était pour lui qu'une complication, la principale lésion étant toujours attribuée à l'action de la *bile* ou à sa quantité.

Sous l'influence de ce traitement, il observa quelques guérisons, mais chez plusieurs sujets la maladie prenait le caractère de fièvre intermittente; quelquefois, lorsqu'on avait combattu cette fièvre intermittente *dysenterique*, il n'en restait pas moins une diarrhée interminable qui s'opposait au retour de la santé. Il n'était pas rare que cette *fièvre bilieuse dysenterique* prît le caractère de fièvre putride, et tout médecin physiologiste en conçoit la cause. En général, la préoccupation dont était frappé l'esprit de *Stoll* lui ôtait toute confiance dans la saignée, ou, s'il l'essayait quelquefois, c'était toujours trop tard, motif pour lequel il l'a trouvée plus nuisible qu'utile.

Cependant, il décrit une *fièvre inflammatoire* dysenterique qui fut tantôt bénigne, d'autres fois très-grave ou *maligne*, selon son expression. Mais ici, c'était encore la *fièvre inflammatoire* qui s'associait au rhume des intestins (*rheuma intestinorum*).

Plus on suit cet auteur et les médecins de son temps qui avaient adopté ses théories, moins on conçoit ce qu'ils entendaient par l'*entité fièvre*, et comment ils s'expliquaient les désordres graves trouvés dans les intestins après la mort; c'était la matière du rhume *intestinal* qui, en s'introduisant (*destillans*), avait la force de faire naître l'inflammation. Ce que *Stoll* dit de plus raisonnable, c'est que peut-être il y avait chez les malades une prédisposition à la *phlogose*, ou bien encore la *constitution* de l'année était essentiellement *phlogistique*, d'où il suivait que toutes les affections, sous une telle influence, prenaient un caractère inflammatoire. Il n'était pas rare, ajoute-t-il, que ce qu'on ne pouvait attribuer ni à la constitution du temps, ni à celle du malade, pouvait l'être à une médication vicieuse et à l'usage abusif du vin, des aromates, des narcotiques, des astringents; et enfin, il avait reconnu que les vomissements de bile, de vers, l'état du pouls, qu'on aurait pu attribuer à la présence de ce liquide, étaient plutôt dus à l'*incendie* dont les intestins étaient le siége. La sensibilité de l'abdomen au toucher, continue et fixe, et tous les signes d'une entérite, étaient alors manifestes et avertissaient le médecin du danger existant. Notre auteur dut les succès qu'il obtint à une médication essentiellement *antiphlogistique* (generosiùs *antiphlogisticam*). Il conseillait alors les saignées répétées, les bains, les cataplasmes, les lavements, une solution de gomme arabique et l'abstinence des bouillons gras.

On voit clairement que le praticien célèbre, dont nous examinons les opinions, préoccupé du rôle qu'il prêtait à la bile dans la production de la dysenterie, n'a jamais conçu que cette maladie fût une inflammation franche, très-aiguë, à laquelle il n'y avait d'autre médication à opposer que les saignées. S'il l'eût fait dans tous les cas qui n'étaient pas sa dysenterie greffée sur une prétendue fièvre inflammatoire, comme il le faisait lorsqu'il avait affaire à cette nuance, il n'eût point observé toutes ces variétés de forme que prenait la maladie, et dont il a fait sans nécessité autant d'espèces auxquelles il applique des traitements divers. Ces variétés, on les rencontre nécessairement dans les hôpitaux, où les malades sont le plus souvent apportés quand déjà la maladie a marché, ou a été soumise à des traitements qui ont précipité la dégénérescence des parties lésées. Cette circonstance explique les revers dont les médecins sont témoins dans un grand nombre de cas; elle rend aussi raison des diverses terminaisons que signale notre auteur.

Il n'est jamais venu dans la pensée de *Stoll* que l'inflammation du gros intestin pouvait remonter ou s'étendre à l'estomac, ou que le jeu des sympathies pouvait, comme cette dernière cause, produire le vomissement. Cette vérité physiologique, entrevue par quelques anciens, notamment par *Fernel*, si-heureusement développée de nos jours par le célèbre *Broussais*, n'était alors d'aucun poids. Partout où il y avait vomissement, on poursuivait une *bile âcre* fort innocente, on agrandissait l'inflammation et on la rendait mortelle.

Lorsque la maladie était légère et récente, cette pratique dut être suivie de quelques succès; mais, dans les cas graves, ce moyen d'élimination du fluide électrique accumulé fut toujours insuffisant et souvent funeste.

Il est une complication de la dysenterie qu'il n'eût pas signalée plus que les autres, s'il eût adopté, dans tous les cas, une médication antiphlogistique, je veux dire cette difficulté d'uriner, et même la suppression totale de cette fonction, dépendant bien évidemment de l'extension de la phlegmasie aux reins et à la vessie, annoncée par une rétraction douloureuse de cet organe, que j'ai rencontrée quelquefois, mais toujours chez des malades négligés ou traités d'après des indications fautives.

Stoll, en rappelant que la dysenterie épidémique de 1779 fit beaucoup de victimes, attribue ce résultat à l'uniformité du traitement appliqué à une affection revêtant des caractères aussi variés. La cause de cette mortalité se trouve dans l'ignorance où étaient les médecins sur la nature toujours inflammatoire de la maladie ; s'il existe un véritable spécifique de la dysenterie, il se trouve dans l'emploi fait avec discernement des saignées générales et locales.

Il est inutile de passer en revue tous les écrivains du dernier siècle, dans l'espoir de faire jaillir quelques lumières de leurs observations ; ce serait faire l'histoire des erreurs d'hommes d'ailleurs très-recommandables, mais qui, imbus de principes faux, n'ont pas eu la hardiesse de s'en affranchir. Les cadavres, offrant à leur observation des désordres dans l'intestin et d'autres viscères, ne les éclairaient nullement ; les dégénérescences plus ou moins profondes révélées par les autopsies étaient pour eux des cas exceptionnels, ils les considéraient comme des complications. La bile seule jouait le principal rôle, c'était elle qu'ils s'attachaient à poursuivre, l'estomac et les intestins étaient *affaiblis;* et, s'ils étaient forcés d'avouer quelquefois une complication inflammatoire, c'était dans le sang qu'ils plaçaient cette lésion, c'était ce liquide qui comme la bile acquérait une qualité délétère et altérait en définitive les solides.

Nous arrivons jusqu'au célèbre *Broussais* avant de voir se dissiper ces ténèbres. A son génie était réservée la gloire de nettoyer cette étable d'*Augias*. L'utile réforme qu'il porta dans toute la pathologie a ouvert une route plus large et plus directe à la science des maladies internes. Le professeur *Bouillaud* a continué l'œuvre de cet homme célèbre, et dernièrement M. *Coudret*, élève de l'école physiologique, vient, comme je vous l'ai déjà dit, de compléter la doctrine de l'irritation.

L'examen critique des diverses doctrines qui ont tour à tour dominé le monde médical, nous conduit à une conséquence rigoureuse sur la nature de la dysenterie et le traitement qui lui convient ; la maladie est essentiellement inflammatoire. Nous avons trouvé la preuve de cette vérité médicale dans les ouvrages même des praticiens célèbres dont nous avons analysé les écrits; nous avons également acquis la conviction que les complications graves et les terminaisons funestes, avaient leur cause dans les traitements empiriques, ou fondés sur des théories dont l'état actuel de la science a démontré la fausseté.

J'ai à dessein insisté sur les complications possibles de la dysenterie, pour faire passer plus sûrement dans vos esprits la nécessité de la saignée générale même répétée plus ou moins, suivant l'indication du moment ou la force du sujet. Il est important que cette médication soit mise en usage dès le début de la maladie; par ce moyen vous obtiendrez des guérisons constantes et promptes, vous éviterez la péritonite, le rhumatisme articulaire aigu, la péricardite, l'endocardite, la pleurésie, l'arachnitis, toutes complications possibles sous l'influence des traitements d'autrefois et dont les terminaisons étaient tôt ou tard fâcheuses; vous n'aurez point à combattre les dysenteries *bilieuses*, *putrides*, *malignes* de *Pringle*, de *Stoll* et de *Zimmerman*, ou, si dès son invasion la maladie, à cause de sa violence, prenait cet aspect grave, vous en borneriez les effets et vous obtiendriez des guérisons dans le plus grand nombre des cas.

Tout le traitement de la dysenterie aiguë épidémique consiste donc dans l'emploi énergiquement dirigé de tous les moyens antiphlogistiques, à la tête desquels il faut toujours placer les saignées générales au début, qu'on fera suivre d'applications de sangsues à l'anus, ou sur le trajet du colon si le malade a des vomissements. L'eau pure est la meilleure boisson qu'on puisse lui prescrire, c'est même la seule qui convienne à l'état très-aigu; les lavements de même nature ou plutôt les demi-lavements pour éviter de distendre douloureusement l'intestin, les bains entiers tièdes, les applications émollientes sur l'abdomen et une diète sévère.

A cette époque de la maladie, tous les remèdes prétendus antidysenteriques seraient de véritables poisons. Les succès obtenus par l'ipécacuanha, dans les cas légers et exempts de toute complication, ne peuvent être invoqués pour en autoriser l'emploi. Je vous ai démontré que souvent le mieux n'était qu'illusoire et passager. Dans l'état aigu, son usage sera souvent suivi des graves complications qu'ont observées les praticiens dont nous avons discuté les opinions ; à plus forte raison si les prétendus antidysenteriques, tous tirés de la classe des irritants, des astringents, etc., sont préférés.

Lorsque la maladie a marché plus ou moins long-temps, soit qu'elle ait été négligée ou mal attaquée, le cas devient plus grave ; c'est alors que le médecin a besoin d'un jugement droit, d'un œil exercé, pour fixer convenablement l'indication à remplir.

La nature des selles est d'un grand secours pour arriver à ce résultat ; l'état du pouls, l'aspect général du malade, dirigeront toujours le médecin attentif.

S'il croit être autorisé à penser qu'il n'y a point de dégénérescence, d'ulcérations, par l'absence de la fièvre hectique, il sera possible qu'ici les évacuations sanguines soient nécessaires. Elles deviendront indispensables si le rhumatisme articulaire aigu est développé, ou la péritonite, à cause des suites qui sont à craindre.

Lorsque la dysenterie, localisée dans le gros intestin, est devenue chronique, et quand les complications d'arthritis, etc., n'ont pas lieu, les saignées seraient funestes ; on doit se borner à prescrire les décoctions de riz gommeuses, d'orge perlé, les lavements de même nature ; dans cette circonstance, l'application d'un large vésicatoire sur l'abdomen peut produire de bons effets et seulement dans ce cas. En effet, s'il était prescrit pendant le stade aigu, il ne manquerait pas d'aggraver les accidents, et on perdrait un temps précieux qu'on eût plus utilement employé en combattant la phlegmasie par des saignées.

La dysenterie, soit aiguë, soit chronique, étant heureusement terminée, il reste au médecin une tâche délicate et difficile à remplir, c'est de diriger le régime. Les principes que j'ai posés en vous parlant de la convalescence des gastro-entérites en général, reçoivent ici leur application.

C'est à la négligence du régime pendant et après le traitement, que *Zimmerman* attribue la mortalité qui fut observée en Suisse pendant l'année 1765. Dans le comté de *Lentzberg*, sur mille quatre cents malades, il en périt trois cent huit. Dans le landgraviat de *Turgau* et de Soleure, les malades mouraient presque tous et en peu de jours. Dans la partie la plus peuplée de l'Oltenburg, l'épidémie fut terrible, presque tous les malades périrent. Dans les dépendances de Turgau, il mourut deux cent cinquante-huit personnes. Certes, si le traitement antiphlogistique eût été appliqué hardiment et les précautions hygiéniques sévèrement observées, on n'aurait point eu à déplorer de si grands malheurs.

Ces exemples nombreux de terminaisons funestes doivent vous faire sentir l'importance d'un traitement convenable et promptement administré.

De la contagion.

D'après ce que j'ai dit de la contagion en général en traitant de la peste, je pourrais me dispenser de revenir sur ce sujet. Cependant, comme de graves auteurs l'ont admise, il ne sera pas inutile d'interpréter leur opinion.

Pringle, témoin de la propagation de la dysenterie dans les camps, ne croyait pas fermement que les causes générales que nous avons signalées fussent seules suffisantes pour expliquer ce phénomène. Non-seulement il concevait que les évacuations fétides, l'encombrement, ne fussent pas étrangers à ce résultat, mais il cite l'opinion de *Kirker* sans la combattre et ne paraît pas éloigné de croire à sa réalité. Je vous ai dit que ce système, reproduit par *Linnée*, n'était fondé sur aucun fait matériel évident ; nulle expérience microscopique n'a prouvé l'existence de ces animalcules ; on est donc en droit de conclure que ces assertions, mises en avant et répétées par des hommes recommandables, montrent combien l'esprit est avide d'explications.

La foi de *Linnée* dans cette hypothèse était si ferme, qu'il propose, pour combattre et détruire cette cause, les frictions mercurielles ! L'énoncé de semblables idées suffit pour leur servir de réfutation. Il n'en est pas de même de l'*infection*; les émanations de substances à l'état de fermentation putride, absorbées et portées dans les voies digestives par la surface respiratoire et cutanée, peuvent y déterminer une irritation, un appel du fluide électrique, l'inflammation de ces parties, surtout s'il y a déjà prédisposition, et donner lieu aux signes qui caractérisent la *dysenterie* ou le *choléra-morbus*. C'est seulement dans ce sens qu'on peut admettre la propagation de ces affections graves aux personnes placées dans de telles conditions; mais la propriété qu'aurait le contact immédiat *seul* d'enfanter une épidémie, ne peut et ne sera jamais prouvée par des faits de quelque valeur.

En visitant, en 1832, les salles encombrées de cholériques à l'Hôtel-Dieu de Paris, j'ai éprouvé cet effet *médiat*. Je n'ai pas contracté la maladie, mais tous les matins, en sortant des salles, j'éprouvais dans les intestins un mouvement insolite suivi d'une selle non cholérique, mais bien évidemment provoquée. Au *Val-de-Grâce*, où il n'y avait pas d'encombrement, où peut-être des précautions hygiéniques étaient d'une pratique plus facile, je n'ai jamais ressenti le même effet.

Les gastro-entérites *épidémiques* sans diarrhée ne m'ont pas non plus occasionné d'accident semblable.

C'est aussi de cette manière que *Zimmerman* interprétait ce qu'il appelait la *contagion;* dans aucun endroit de ses ouvrages, il ne signale, comme moyen de transmission de la dysenterie, le *contact immédiat* d'un sujet actuellement atteint de cette maladie. Ainsi, faire cesser les réunions nombreuses d'hommes malades, les tenir chaudement dans des locaux où l'air soit souvent renouvelé, sont les seules précautions à prendre pour que la dysenterie borne son action à ceux qu'elle aura frappés. Les médecins, les servants, pourront impunément leur porter les mêmes soins que dans les maladies ordinaires, les toucher, les palper, interroger sans crainte toutes les parties.

DES INFLAMMATIONS CHRONIQUES DU TUBE DIGESTIF.

Par l'étude des gastro-entérites aiguës sporadiques et épidémiques dans leurs nuances diverses, nous avons acquis la certitude que toutes étaient des *phlegmasies* occupant, dans une plus ou moins grande étendue, telle ou telle région du tube digestif, raison pour laquelle les nosologistes leur ont assigné des dénominations multipliées. Quelquefois aussi, ces noms ont dû leur origine à la cause *humorale* présumée de leur développement. Nous avons discuté la valeur de ces étiologies et insisté sur les preuves qui découlaient nécessairement de cet examen, que le seul moyen rationnel à opposer à ces affections de nature uniforme, était le traitement *antiphlogistique*, c'est-à-dire les saignées générales et locales, selon les circonstances, ainsi que les moyens secondaires, parmi lesquels doivent être rangés les lavements, les boissons délayantes, etc. Nous avons précisé les cas où les vomitifs et les purgatifs pouvaient produire des résultats favorables ; vous avez vu qu'ils étaient peu nombreux, ou que plutôt cette médication ne pouvait être appliquée qu'aux nuances légères : que si, s'étayant de ces succès mal appréciés, on en faisait usage dans les variétés graves, ils donnaient à la maladie un aspect plus dangereux en favorisant l'extension de l'irritation à des organes et plus importants et plus nombreux. Nous avons vu que la négligence de ces considérations capitales, quand elle n'est pas suivie de la mort, devient la cause la plus fréquente du passage de l'état aigu à l'état chronique dont nous allons nous occuper.

Ainsi, vous savez que la cause ordinaire de ces maladies chroniques du tube digestif est une médication déduite de faux principes, soit que celle-ci exerce sur cet organe une action directe qui altère ses tissus, soit qu'insuffisante elle laisse subsister un point d'inflammation qui, avec le temps, amène des dégénérescences révélées par les nécroscopies. Celles-ci nous apprennent que partielles elles sont en même temps inflammatoires et sub-inflammatoires, c'est-à-dire qu'étant circonscrites dans un point du canal digestif et y tenant avec opiniâtreté, elles produisent dans les environs des développements *ganglionnaires*, *cellulaires*, *tuberculeux*, et des engorgements des parenchymes annexés au canal digestif.

Cette vérité de fait est d'une importance pratique que

vous ne devrez jamais perdre de vue lorsque vous aurez à traiter des phlegmasies aiguës ; car, si celles-ci sont le plus souvent faciles à guérir, quelle que soit leur gravité, il n'en est pas de même de l'état chronique. *Broussais* a encore considéré, comme cause des gastro-entérites chroniques, cette nuance phlegmasique récente qu'il a nommée *sub-inflammatoire :* ici encore la négligence, le peu d'attention ou l'ignorance, permettent à cet état léger, facile à guérir au début, de revêtir un caractère chronique dangereux.

Ces remarques générales vous expliquent comment il se fait qu'il soit plus commun de trouver cette affection bornée, localisée dans un point circonscrit du tube digestif, que pendant le stade aigu. Aussi, non-seulement vous rencontrerez dans votre carrière médicale des gastrites chroniques, mais encore des cas nombreux où l'une des régions de l'estomac est exclusivement le siége de l'affection ; cependant, il n'est pas rare d'observer, en Égypte et dans tous les pays chauds, des gastro-entérites chroniques générales : j'ai eu l'occasion de vous en signaler quelques-unes dans notre cours de clinique, nous y reviendrons après avoir parlé des gastro-entérites chroniques partielles.

DE LA GASTRITE PARTIELLE.

L'étude à laquelle nous nous livrons est d'autant plus intéressante, que cette maladie de l'estomac est méconnue par beaucoup de médecins, surtout quand elle est ancienne.

Causes.

Ses causes éloignées sont, comme nous l'avons fait pressentir, une gastrite aiguë incomplètement guérie, ou une rechute par abus de régime, ou bien encore par suite d'affections morales vives, telles que les chagrins, la colère, la peur ; mais la cause la plus puissante comme la plus fréquente, est le traitement qu'on employait autrefois et que beaucoup de médecins encore n'ont point abandonné. C'est à cette source aussi que l'état névropathique, donnant lieu à des symptômes si extraordinaires, doit son origine.

Cette maladie, quoique bornée, a pourtant de la disposition à prendre plus d'étendue, surtout sous l'influence d'un régime et d'un traitement mal appliqués; c'est par l'une de ces causes qu'on voit l'état aigu se greffer pour ainsi dire sur l'affection chronique, agrandir ou aggraver la dégénérescence commencée, et rapprocher d'autant le terme de la vie. Le plus souvent, la phlegmasie récente se retire, disparaît; mais le siége de l'état chronique se désorganise de plus en plus, devient squirreux, et précipite cette issue funeste. Cependant, beaucoup de personnes vivent long-temps avec une gastrite chronique partielle. C'est cette variété qui a accrédité l'emploi des stimulants, dont l'effet peut être la péritonite ou l'apoplexie.

La gastrite chronique partielle peut occuper le *cardia*, le *bas-fond* de l'estomac, ou le *pylore*. L'affection de chacune de ces régions est exprimée par des signes particuliers qu'il est facile de distinguer.

Signes diagnostics.

1° *Cardia.* Si la phlegmasie chronique occupe le cardia; douleur pendant la déglutition quand le bol alimentaire entre dans l'estomac en franchissant son orifice supérieur; rots, mouvements convulsifs de cet organe avec sentiment de brûlure et d'un anneau douloureux au passage des aliments. Si la dégénérescence est peu avancée, l'ingestion et la digestion sont encore possibles; mais, vers la fin, les douleurs recommencent au cardia, au côté gauche du sternum, dans le dos, sous l'omoplate, dans l'épaule gauche; quelquefois à ces signes se joignent des palpitations, surtout si le cœur est hypertrophié. Le malade ressent de la douleur au pharynx, qui, quelquefois, est enflammé et rouge; les aliments et les boissons ne passent plus qu'en petite quantité; la portion restée au-dessus du pharynx est expulsée par un mouvement d'expuition. Si l'inflammation a gagné l'estomac et s'est généralisée, alors il y a des vomissements. J'ai observé un cas où il n'y en avait pas; la squirrosité qui, du cardia, avait envahi l'estomac, s'était prolongée en suivant le tissu cellulaire abdominal jusqu'au rein gauche, d'où il résultait une masse squirreuse adhérente, révélée par l'inspection cadavérique. L'orifice cardiaque était presque complètement fermé ; les aliments et les boissons, arrivés à cet obstacle, revenaient comme s'ils eussent été répandus d'un vase inerte. Des lavements alimentaires prolongèrent quelque temps encore la vie de ce malheureux, qui mourut dans un état de maigreur excessif.

2° *Bas-fond.* Quand le bas-fond de l'estomac est le siége de la phlegmasie chronique, la déglutition se fait sans douleur : mais, après l'ingestion, le malade éprouve une sensation désagréable, et même très-vive si les aliments sont excitants ; il lui semble avoir une demi-ceinture douloureuse à la base de la poitrine, il a des hocquets. La douleur augmente vers la fin de la digestion, et ne cesse qu'après avoir duré plusieurs heures ; souffrance profonde à la région de la rate sous l'hypocondre gauche, retentissement dans le dos, mais moins que dans la variété précédente. Quelquefois l'estomac contracte des adhérences avec la rate, d'où résultent des vomissements hémorragiques noirs ou *mœlena*, faciles à distinguer de l'*hématémèse*, dont la source est artérielle. Cette nuance de *gastrite chronique* a de la tendance à passer à l'état aigu ; alors apparaissent des symptômes typhoïdes que la mort suit de près. D'autres fois, les malades vomissent tout ce qu'ils prennent, maigrissent rapidement et meurent dans le marasme. J'ai eu deux fois l'occasion d'observer aussi cette variété et de faire l'autopsie. Chose remarquable, c'est que ces deux malades étaient des hommes de cabinet à occupations sédentaires, mais faisant usage d'aliments succulents, de liqueurs, de vins de diverses espèces, et ayant souvent l'occasion d'assister à des banquets où la sobriété ne présidait pas toujours.

3° *Région pylorique.* Cette gastrite chronique est plus commune que les précédentes. Dans cette variété, les malades n'éprouvent point de douleur ni pendant ni après la déglutition ; il ne se développe pas d'accidents vers le cœur ni au dos, comme dans les précédentes. L'ingestion des aliments est agréable, l'appétit est très-vif ; mais, après deux ou trois heures, des douleurs se font sentir dans l'hypocondre droit plus ou moins haut, et se propagent à l'épaule. Si l'inflammation chronique s'étend à la petite courbure de l'estomac, le malade accuse des lancinations dans l'amygdale, qu'il compare à des coups de bistouri. Quand trois heures à-peu-prés se sont écoulées, augmentation de la souffrance, rots incommodes, rumination, c'est-à-dire retour dans la bouche d'une partie des aliments, qui sont rendus par gorgées. Au commencement, ceux-ci ne reviennent pas en totalité; quelquefois ce ne sont que des mucosités. Plus tard, vomissement surtout du lait, des substances végétales, farineuses, des aliments fades en général; ordinairement ces malades gardent la viande. Quelquefois il n'y a point de vomissements, mais la digestion dure vingt-quatre ou trente-six heures, est accompagnée de beaucoup de malaise, d'une sensation de brûlure dans l'estomac; des douleurs lancinantes se propagent à l'épaule et sous les clavicules; il existe de la sensibilité du côté du foie, quoique cet organe ne soit pas malade. Si la phlegmasie chronique du pylore se généralise, alors on voit se manifester tous les symptômes du typhus, qui tuent le malade. On conçoit qu'on ne peut attribuer à cette dernière affection les désordres trouvés aprés la mort; ils ont seulement été le point de départ des accidents typhoïdes. Si cette terminaison n'a pas lieu, la maigreur, le marasme, la fièvre lente, hectique, comme dans les cas précédents, surviennent et ont le même résultat. J'ai vu quelques cas où les malades étaient trois ou quatre jours sans vomir; l'estomac se distendait par la présence des aliments et des boissons; cet état cessait à la suite de vomissements considérables. Mais il arrive un instant où ceux-ci ne peuvent plus s'exécuter à cause de l'énorme distension qu'a subie l'estomac, et les malades meurent dans un état d'anxiété inexprimable.

Duodénite chronique. Cette affection partielle du tube digestif a beaucoup de rapport avec celle du pylore, cependant on peut établir la distinction qu'il y a entr'elles. Dans la duodénite chronique, il n'y a pas nécessairement rots et vomissements vers la fin de la digestion. Celle-ci néanmoins est toujours pénible et douloureuse comme dans la première, et cette douleur s'étend aussi vers l'épaule. Le malade éprouve une chaleur transversale au-dessous de l'estomac, au moment où les aliments parcourent le duodenum. Quatre ou cinq heures après cette chaleur, qui commence à l'estomac, douleurs, pincements dans l'hypocondre droit. Si elle se prolonge, tuméfaction, endolorissement du foie et de tout le côté droit du torse, reconnaissable à la pression et s'étendant quelquefois au poumon et au rein de ce côté. Mais les sécrétions abondantes de bile, de mucosités, qui résultent de cet état d'irritation et sont évacuées, dissipent les souffrances : quand la digestion est terminée, un état de santé apparent lui succède. Dans cette variété, il n'y a point de régurgitation, de gêne continuelle comme dans la gastrite du *pylore :* le malade souffre plus ou moins pendant la deuxième digestion, ensuite il se trouve à l'aise; souvent il y a surcroît d'activité digestive dont l'obésité est la conséquence. Les excès de table, les aliments stimulants et substantiels dont ces personnes font usage, car cette maladie n'est observée que chez celles qui sont riches et aiment la bonne chère; les excès de table, dis-je, les disposent aux hémorroïdes. De temps en temps, elles éprouvent des accidents bilieux, des attaques de jaunisse; il existe de la sensibilité dans l'hypocondre droit. Ces phénomènes se reproduisent deux ou trois fois l'année, il y a disposition aux hémorragies, à la néphrite, à l'apoplexie. Très-ordinairement, à cet état se joint une hypertrophie du cœur qui favorise les congestions.

La *duodénite chronique* dure long-temps, les évacuations continuelles qui ont lieu l'empêchent de faire des progrès; mais elle en fait alors pour se généraliser et passer à l'état aigu, affection très-grave dont l'action se fait sentir sur le cerveau et quelquefois vers le bas, pour se compliquer, pendant les chaleurs, d'hépatite, de péritonite. On ne peut guère résister qu'une ou deux fois à cette recrudescence pendant la vie; l'état chronique devient permanent, et un nouveau passage à l'aigu emporte les malades au milieu de leur carrière. Après tous les accidents dont nous avons parlé et avant-coureurs d'une terminaison funeste, la constipation est invincible; le foie devient jaune, graisseux, ne sécrète plus de bile; il prend la consistance squirreuse, quelquefois des calculs se forment dans la vésicule du fiel; d'où proviennent des douleurs que soulagent momentanément les purgatifs au commencement. Les digestions deviennent impossibles, il existe des rots continuels; l'ascite consécutive à toutes ces altérations organiques se manifeste; le retour à la santé est désormais impossible. Un effort inflammatoire est le signe précurseur de la mort (qui ressemble à celle des ivrognes).

Entérite chronique. La phlegmasie chronique de l'intestin grêle est plus rare que celle de l'estomac et du duodenum; mais elle peut être diagnostiquée. Les digestions se font bien, les malades n'éprouvent point de douleur au passage des aliments à travers le pylore et le duodenum; c'est lorsqu'ils sont arrivés dans les intestins grêles qu'on observe des mouvements extraordinaires, des borborygmes, des phénomènes nerveux, la sensation d'une boule qui simule l'hystérie; en général, état *névropathique*. La percussion fait reconnaître un endroit plus rénitent que les autres dans l'un des côtés de la région ombilicale, quelquefois au-dessous, son moins clair, coliques, point de diarrhée. Le mouvement d'ascension et de descente des gaz, dans les points de constriction ou d'étranglement convulsif de l'intestin, donne lieu à des bruits extraordinaires et monotones. Quelquefois il y a un véritable rétrécissement près de la valvule iléo-cœcale, où deux fois j'ai trouvé une tumeur cancéreuse. Après avoir fait endurer des douleurs atroces aux malades, avec constipation, tympanite, je fus averti de la destruction de la valvule, de l'ulcération de la tumeur, par une diarrhée dont l'odeur décélait le caractère cancéreux. Depuis plusieurs années, on la distinguait facilement à travers les parois abdominales. Chez l'un de ces malades, des souffrances lancinantes, térébrantes, continuelles, durèrent trois mois et demi. Toutes les préparations opiacées, à quelques doses qu'on les employât, ne procurèrent que des rémissions courtes et passagères. Au milieu de ces tortures, la mort survint et put être considérée comme un bienfait, puisque le mal était sans remède.

Un accident assez remarquable et que j'ai observé à l'hôpital de *Asser-l-Aïn*, mais dont le caractère n'a rien d'étonnant, c'est l'*amaurosis*, qui précède quelquefois la mort de quelques jours. L'état névropathique de ces malades explique ce phénomène. *Broussais* avait, avant moi, fait des observations semblables.

En traitant de la dysenterie, nous avons parlé de son état chronique, de sa marche, de ses signes, des résultats cadavériques et de son traitement; nous n'y reviendrons pas ici.

GASTRO-ENTÉRITE CHRONIQUE GÉNÉRALE.

Il nous reste à étudier la gastro-entérite chronique généralisée, maladie rare dans les climats tempérés et qu'on observe assez souvent dans les pays chauds. Nous avons eu plusieurs fois occasion de la voir en Égypte.

Signes diagnostics.

Parmi les signes qui la font reconnaître, il en est un qui n'appartient qu'à elle, c'est la *rétraction* des parois abdominales, comme si les muscles de cette cavité étaient dans un état convulsif permanent.

Cette maladie n'est pas toujours générale dans toute la rigueur de l'acception; mais elle peut être ambulante d'une région à l'autre.

La langue est rouge, acérée, comme dans l'aiguë; de gros follicules rouges se manifestent à la base; il y a aussi rougeur des gencives, des lèvres et des yeux. La teinte de la peau est d'un rouge brun, le ventre est rétracté, il n'y a point de météorisme et la raison en est facile à concevoir; tristesse, traits tirés, visage sec et excavé. Le malade est immobile, taciturne, hébété, regarde fixement; il ne peut manger; il vomit presque tout ce qu'il prend. Il va à la selle sans tenesme; il a souvent un mouvement fébril peu intense, qui ne revient guère que dans l'aprés-midi, et est annoncé par des frissons vagues, entremêlés de chaleur, surtout si la phlegmasie n'est pas trop générale. Exacerbation le soir s'il a pris des aliments; peau sèche et chaude;

cessation de ces symptômes le lendemain; sentiment de malaise général, absence de douleurs abdominales; enfin, le malade tombe dans un marasme complet, se dessèche et meurt. C'est quand cette affection a duré long-temps, qu'un état scorbutique général survient et la rend incurable. Il n'y a pas long-temps qu'un jeune soldat est mort dans cet état à *Asser-l-Aïn*.

Pronostic de la gastro-entérite chronique.

La description des gastro-entérites chroniques, l'exposition des signes qui les caractérisent chacune en particulier, leur marche, leur terminaison, suffiraient pour former le pronostic des diverses nuances de cette maladie que j'ai fait passer sous vos yeux. Celle qui est primitive ou consécutive à une gastro-entérite légère d'abord négligée ou non traitée, traîne en longueur; les altérations qu'elle produit ne sont pas profondes dès le principe; c'est encore une inflammation qu'on pourrait appeler latente, et qui, si elle est bornée, attaquée convenablement par des saignées locales, faisant concourir un régime convenable, peut guérir; mais, si elle est générale, comme on en a des exemples fréquents en Égypte et dans les pays chauds surtout, avec rétraction des téguments de l'abdomen, elle est très-grave, notamment chez les militaires que le défaut de régime expose à des rechutes. Le dépérissement, la maigreur, sans fièvre apparente ou peu la nuit, font craindre l'altération de la membrane muqueuse; il se fait des ulcérations partielles plus ou moins étendues qu'accompagnent l'engorgement des parenchymes voisins. Si alors elle redevient aiguë pour quelques jours et que l'amaurosis complique cet état, ces signes sont très-fâcheux et annoncent une terminaison funeste et prochaine.

Quand pourtant la membrane muqueuse, siége d'une inflammation chronique, n'a point encore subi d'altération profonde, des saignées locales, faites avec ménagement et à propos, peuvent amener une issue favorable, comme j'ai pu l'observer quelquefois. Cette circonstance, pour éviter l'erreur, exige une grande attention. Quant aux gastro-entérites partielles chroniques, le pronostic sera plus ou moins fâcheux, selon le temps de leur durée, la nature et le degré d'altération qu'elles auront déterminé. La nature des selles est un signe d'une grande importance : si elles sont fétides, d'odeur cadavérique, purulentes, sanguinolentes, et qu'en même temps l'appétit soit considérable, exigeant, l'état est très-fâcheux. Si on le satisfait, le dépérissement est plus rapide et la mort plus prompte.

Nécroscopies.

C'est par l'inspection des traces cadavériques faites avec discernement et attention, qu'on peut reconnaître le passage de la cause désorganisatrice et l'époque de son action sur tel ou tel point du tube digestif, des viscères qui lui servent d'annexes, et de ceux que leur proximité a fait participer aux changements observés.

Les différents degrés de l'inflammation sont, pour ainsi dire, écrits en caractères si distincts, que le praticien habitué pourrait, sur le cadavre, refaire l'histoire de la maladie. Il doit reconnaître les altérations qui appartiennent à l'ancienne phlegmasie, celles laissées par la plus récente et la nuance intermédiaire. Ainsi, commençant à la membrane muqueuse, suivant l'inflammation dans les autres tissus, on trouve la dégénérescence du cellulaire interposé entre les tuniques des intestins et les duplicatures du mésentère, celle des ganglions mésentériques; on voit des engorgements, des suppurations, des altérations diverses du foie, du pancréas, de la rate; des complications par extension aux poumons, au cerveau; des péritonites par perforation de l'intestin ou simplement par extension, altérations variant par leur état morbide, mais reconnaissant toutes une cause unique, l'*inflammation*.

Les altérations anciennes de la membrane muqueuse sont noires ou brunâtres; celle-ci est friable, ramollie, ulcérée, amincie ou tout-à-fait détruite. La membrane musculeuse est dans le même état, quelquefois complètement anéantie, surtout dans le bas-fond de l'estomac, vers le cardia et le pylore, le long de la petite courbure épaissie, indurée. Si le tissu cellulaire sous-muqueux y participe, il a un aspect lardacé, quelquefois encéphaloïde, production de l'inflammation dont on a voulu faire une affection spéciale, mais qui n'est qu'une de ses terminaisons. Dans le *duodenum*, on trouve des taches brunes, noires, livides, des follicules saillants, des ulcérations derrière lesquelles on observe des squirrosités profondes; ces ulcérations s'étendant quelquefois jusqu'aux gros vaisseaux, les corrodant et déterminant subitement la mort par leur perforation. On a voulu expliquer diversement la formation des squirres autour des organes creux; mais toutes les théories inventées ne reposent sur aucune base solide. C'est toujours par la membrane muqueuse que commencent ces dégénérescences, excepté le cas possible où elles seraient la suite d'une violence extérieure, comme j'en ai trouvé un cas dans ma pratique.

Cette formation des squirres, consécutifs à l'état inflammatoire chronique, est subordonnée à l'âge et à la constitution des individus; elle est plus ordinaire chez les enfants, chez les sujets jeunes et d'un tempérament scrofuleux ou lymphatique, que chez les vieillards.

Les indurations du tissu cellulaire sont compactes, lardacées; celles des ganglions prennent l'aspect *encéphaloïde*; souvent ces deux dégénérescences sont confondues et entremêlées.

Ainsi, pour me résumer, les altérations anciennes sont le *ramollissement*, l'*ulcération*, la *squirrosité*, l'*encéphaloïde*; les plus récentes se rapprochent davantage de l'état aigu, ce sont la rougeur, l'injection, etc. Nous parlerons des dégénérescences des autres organes quand nous étudierons leurs maladies. Mais vous concevez que, soit que celles-ci aient été l'extension de la phlegmasie chronique du tube digestif, soit qu'elles soient le résultat de l'affection de l'organe lui-même, elles s'offrent les mêmes à l'observateur. Ce sont toujours des engorgements, des indurations, des suppurations, des tubercules, des ulcérations, dont la rapidité du développement est subordonnée à la nature des tissus.

Traitement.

Le traitement des gastro-entérites chroniques devra toujours être subordonné à l'état présent ou actuel de la maladie. Si son peu d'ancienneté, l'embonpoint ordinaire à-peu-près conservé, l'absence de la fièvre lente, de la diarrhée, de la maigreur, laissent subsister l'espoir qu'il n'y a point de dégénérescences au moins très-avancées, des saignées locales faites à propos, l'établissement d'un exutoire correspondant au point lésé, un large vésicatoire à l'épigastre, par exemple, entretenu pendant le temps nécessaire, un régime doux dont le lait formera la base si le malade le digère bien; tels sont les moyens que j'ai vus quelquefois suivis de succès. J'ai eu l'occasion de traiter plusieurs malades dont les vomissements étaient si opiniâtres, que les boissons même les moins excitantes étaient aussitôt rejetées que prises; dans ce cas grave, je les nourrissais avec des lavements de décoction de riz, de lait et même de bouillon de viande, si ceux-ci ne réveillaient pas l'irritation gastro-intestinale. Dans cette dernière supposition, je les remplaçais par des lavements de lait. Ce serait le cas des bains de même nature. J'ai eu à traiter des sujets dont l'état a exigé plus d'un an de soins, qui à la fin ont été couronnés de succès. Lors même que la guérison paraît assurée, il est bon de tenir les malades, pendant leur convalescence, à l'usage du lait récemment trait pour toute nourriture. Le lait d'ânesse ou de chèvre mérite la préférence. Un traitement semblable, à la vérité, n'est possible que pour les personnes aisées qui peuvent recevoir des soins de tous les instants, de parents, d'amis empressés ou de domestiques dévoués. C'est pourquoi tant de militaires, à qui ces ressources manquent, languissent dans les hôpitaux jusqu'à la terminaison fatale. Je pourrais rapporter un assez grand nombre d'observations, prises dans ma pratique civile, qui viendraient confirmer cette assertion. Je connais une dame chez laquelle une tumeur, facile à reconnaître vers la région épigastrique, est restée stationnaire sous l'influence du régime dont j'ai parlé, qui, frappée d'une attaque grave de choléra-morbus épidémique, traitée par les saignées locales répétées et les moyens que j'oppose à cette maladie, a guéri très-promptement sans qu'aucune complication, que la présence de la tumeur faisait craindre, vînt retarder le succès. D'où je me crois en droit de conclure que l'engorgement abdominal chronique, étant resté indolent, permet d'espérer que quelques précautions hygiéniques suffiront pour que le terme de la vie ne soit pas abrégé par cette cause.

Mais si la fièvre lente, le dépérissement, les diarrhées fétides sanguinolentes, puriformes, sont survenus, tout traitement est superflu. L'usage du quinquina, des astringents, des prétendus cordiaux, ne ferait qu'accélérer la fin des malades, dont un régime doux, lacté, des bains, des lavements, un vésicatoire sur les téguments de l'abdomen, un cautère au bras où à la cuisse, auraient pu prolonger l'existence.

Le tableau rapide, mais vrai, des terminaisons fâcheuses des gastro-entérites chroniques, la triste conviction que le plus souvent la médecine vient échouer contre leur gravité et leur opiniâtreté, doivent nous faire un devoir d'attaquer hardiment cette maladie quand elle est encore à l'état aigu.

L'examen critique que j'ai fait des divers modes de traitement de celui-ci, et l'avantage incontestable qu'a sur tous les autres celui généralement désigné sous le titre d'antiphlogistique, doivent ne laisser dans vos esprits aucun motif d'hésitation.

DE L'HYPOCONDRIE OU NÉVROPATHIE.

Je vous ai dit que l'hypocondrie, ou l'état névropathique, était souvent dû à un degré d'irritation chronique des voies digestives, soit que cet état soit l'effet d'une cause physique, soit qu'il ait sa source dans une affection morale profonde.

Je dois vous faire observer cependant que celle-ci, en définitive, ne détermine les accidents névropathiques qu'à la suite de l'impression reçue par la matière nerveuse. La persistance de cette irritation réagit sur les organes de la digestion, y détermine une congestion morbide, une phlegmasie, qui, mal traitée ou imparfaitement guérie, a laissé subsister, dans un point de l'estomac ou de l'intestin grêle, une irritation consécutive, qui devient la source de toutes les perversions physiques et morales observées chez les névropathiques.

Avant que *Cabanis*, frappé des deux ordres de phénomènes qui divisent l'existence de l'homme en actes volontaires et involontaires, en eût recherché la cause, des hypothèses plus ou moins absurdes, plus ou moins séduisantes, partageaient les psychologistes et les médecins. Ce savant n'avait pas seulement étudié ce double phénomène sur l'individu sain, il avait jeté son coup-d'œil investigateur et philosophique sur l'homme en proie à la souffrance ou portant une phlegmasie chronique de la surface sensitive intérieure, et il fut convaincu que sa réaction sur l'organe de la pensée donne naissance aux phénomènes physiques et moraux extraordinaires qui caractérisent la névropathie. Il avait remarqué l'énorme différence qu'il y a entre les passions et la tournure d'esprit de l'homme à ces deux états. Ces idées, fécondées par *Broussais*, ont pleinement confirmé les prévisions du philosophe médecin.

La cause la plus fréquente de cet état morbide est donc une gastrite partielle, suite d'une aiguë imparfaitement guérie ou attaquée par les vomitifs, les toniques. Le malade s'est relevé, a repris ses occupations, mais non avec sa gaieté et son caractère ordinaires. Il est triste, taciturne, croit avoir toutes les maladies, consulte tous les médecins, essaye tous les traitements, tous les régimes, éprouve quelquefois un soulagement passager, et retombe dans son premier état plus découragé qu'auparavant. S'il a le malheur de tomber entre les mains de ces empiriques qui ne voient que des symptômes nerveux à combattre, on lui prodiguera l'opium, la valériane, le camphre, le musc, l'assa-fœtida. « Ces moyens, dit *Broussais*, peuvent faire naître une série de mouvements perturbateurs par lesquels ceux de la maladie se trouvent dissimulés ; les patients se croient délivrés de celle-ci ; mais, au bout d'un certain temps, elle reparaît plus aiguë, et oblige de revenir aux antiphlogistiques, auxquels on fait encore succéder les antispasmodiques, jusqu'à ce qu'une autre rechute ait lieu et que la désorganisation soit consommée. »

Il est une autre cause de névropathie, connue seulement depuis les travaux si remarquables du professeur Lallemand de Montpellier, c'est l'irritation sub-aiguë ou chronique des organes de la génération chez l'homme, la masturbation, des blennorrhées imparfaitement guéries déterminant l'affection du canal de l'urètre. La muqueuse de la prostrate, les vésicules séminales, quelquefois le col de la vessie, cet organe lui-même, et jusqu'aux reins, se trouvent envahis, et cet état, devenu chronique, peut aller jusqu'à la désorganisation; d'où collection purulente, matière tuberculeuse, etc.

Se rappelant que la source des nerfs de ces parties est la même que celle des organes de la digestion, on s'expliquera facilement la manifestation de symptômes généraux analogues. L'état aigu de la phlegmasie doit être combattu par les saignées générales et locales, et, par là, on évite son passage à la sub-inflammation et à la chronicité ; mais, quand la névropathie est imminente ou apparaît avec des pollutions nocturnes ou diurnes, le meilleur remède à employer est la cautérisation, au moyen du porte-caustique de *Ducamp*, sur la surface muqueuse de la prostate, quelquefois du col de la vessie et des orifices des canaux séminifères. M. *Lallemand*, dans son excellent ouvrage sur *les pertes séminales involontaires*, rapporte un grand nombre d'observations qui confirment l'efficacité de sa pratique. Ayant eu déjà l'occasion d'employer son procédé, j'ai pu me convaincre de cette vérité.

Le pronostic et le traitement de l'hypocondrie ou névropathie consécutive à une gastro-entérite chronique bien constatée, sont les mêmes que ceux de cette dernière affection : or, comme nous nous sommes suffisamment étendu sur ce sujet, nous n'y reviendrons point ici. Lorsque nous traiterons des maladies du cœur et des névroses, nous examinerons les cas où il serait peut-être raisonnable de considérer l'hypocondrie comme effet de ces causes, abstraction faite des affections organiques du tube digestif. Je dois cependant vous dire ici toute ma pensée, c'est que la tristesse, le chagrin, l'ennui d'une vie sédentaire et uniforme, ne sont point encore l'hypocondrie, et que les plus graves auteurs, qui se sont occupés spécialement de l'influence des passions et des positions sociales sur le développement des maladies, s'accordent sur ce point que les affections morales tristes, l'état trop sédentaire, donnent lieu à de mauvaises digestions, dont l'irritation des organes auxquels est départie cette importante fonction est l'inévitable conséquence. D'où on serait peut-être en droit de conclure, que l'hypocondrie confirmée a toujours pour compagne une irritation gastro-intestinale ou génitale, sub-inflammatoire ou chronique, ayant été précédée de l'état aigu.

Ramazzini et *Baglivi* l'ont dit avec raison, beaucoup de personnes tombent malades à la suite d'abus de régime, et l'on sait quels organes sont frappés primitivement dans ce cas; mais un beaucoup plus grand nombre le deviennent à la suite d'affections vives de l'âme. *Baglivi* cite pour preuve ce qu'on observe au début des grandes épidémies. « Au « commencement, dit-il, d'une épidémie de peste, beau- « coup en sont frappés, et meurent plus par le désordre « violent que portent la peur, la vive inquiétude dans leur « organisation, que par la maladie en elle-même ou à cause « de son danger réel. Aussi, les meilleurs observateurs de « cette influence de l'imagination lui accordent-ils la puis- « sance de produire les maladies, comme de guérir celles « qui ne reconnaissent qu'une cause morale, dont la durée « d'action n'a pu produire encore d'altération organique. »

Cette observation même nous conduit à admettre une affection névropathique commençante, qui n'a point encore revêtu le caractère phlegmasique sub-inflammatoire ou inflammatoire, ou qui n'est pas la suite d'une altération chronique; *névropathie*, dans toute la rigueur de l'acception, *souffrance du système nerveux*.

Cet état d'irritation ne peut durer long-temps sans déterminer des congestions, et comme c'est principalement au centre épigastrique que se rapportent toutes les sensations désagréables qu'il produit, ce sont aussi les organes occupant cette région, si riche de matière nerveuse fournie par le grand lymphatique et les nerfs cérébro-spinaux, qui deviennent, en définitive, le siége des maladies qu'enfantent les secousses morales vives ou celles de longue durée.

La névropathie peut donc être cause ou effet des gastro-entérites. Cette distinction est d'autant plus importante à établir, que la conduite du médecin doit différer dans ces deux circonstances. Si les symptômes nerveux sont primitifs, qu'aucune lésion organique ne soit menaçante ou déjà existante; en d'autres termes, si une gastro-entérite ne l'a précédée à aucune époque antérieure, c'est alors que les distractions agréables, les voyages aux eaux minérales, l'exercice du cheval, de la chasse, peuvent devenir des moyens curatifs suffisants. Si au contraire une lésion chronique, gastro-intestinale ou génitale, est cause du désordre observé dans la sensibilité physique et morale d'un individu, il faut faire intervenir des moyens médicaux, ceux que nous avons conseillés dans le traitement des gastro-entérites chroniques, ou des pollutions par lésion de la prostate ou des canaux séminifères. On conçoit qu'ici l'équitation, la danse, les exercices plus ou moins violents, aggraveraient l'état de l'hypocondriaque.

C'est pour n'avoir pas fait cette distinction qu'aux uns les voyages aux eaux minérales ont été salutaires, aux autres funestes.

DE L'HÉPATITE AIGUË.

Le foie, situé dans l'hypocondre droit qu'il remplit en entier, et dans la partie droite de l'épigastre au-dessus de l'estomac et du colon transverse, est un organe très-volumineux dont l'anatomie vous a appris la structure et la composition. La physiologie vous a éclairés sur le rôle qu'il joue dans l'acte de la digestion; ses rapports, ses liaisons avec le tube digestif au moyen de nerfs que lui fournissent le cerveau et le grand sympathique, le sang qu'il reçoit de l'artère hépathique et de la veine porte, expliquent son importance.

Vous comprenez maintenant que dans les gastro-entérites graves, surtout dans la gastro-duodénite, l'inflammation ne peut être portée loin sans qu'il s'en ressente et ne soit lui-même plus ou moins phlogosé : c'est ce qui arrive dans les nuances graves désignées sous les noms de peste, de choléra-morbus, de fièvre jaune. Dans les variétés inférieures, quelquefois l'action de cet organe est seulement exagérée, et l'augmentation de sécrétion biliaire peut devenir un moyen de guérison, ce qui explique les succès des vomitifs et des purgatifs dans quelques cas; mais, sous l'influence d'un climat chaud comme l'Égypte, il est très-commun de voir le foie participer à l'inflammation gastro-intestinale. Cette cause n'est pas la seule qui produise l'hépatite; les plaies de tête, les fortes commotions cérébrales, les violences extérieures, sont aussi des causes de développement de cette maladie. *Desault*, qui avait remarqué cette coïncidence des affections traumatiques de la tête avec l'épigastre, guidé par les théories de son temps, administrait toujours l'émétique dans ce cas. Nous discuterons cette opinion en parlant du traitement; nous dirons seulement ici que, considérée pathologiquement, l'inflammation des méninges détermine la coïncidence d'une péritonite qui précède l'hépatite.

Plus nous avançons et plus vous devez vous apercevoir combien sont vains tous les efforts que, de tous temps, ont fait les pathologistes pour assigner des limites à l'inflammation. Son principe, sa cause intime est tellement mobile, que sa marche dans toutes les directions, son extension plus ou moins rapide, est inhérente à sa nature.

Ainsi, l'hépatite aiguë reconnaît pour cause, 1° une violence extérieure à la région qu'occupe l'organe; 2° ses liaisons sympathiques avec le cerveau; 3° une vive gastro-entérite. La forme légère de celle-ci, négligée, peut envahir le foie et donner le même résultat. La pléthore sanguine, l'état hypertrophique du cœur, disposent à l'hépatite, dont un exercice violent, la course par exemple, peut devenir la cause déterminante. Ce qu'on a dit de la rétrocession des exanthèmes, de la suppression des hémorroïdes, des règles, considérée comme cause de l'hépatite, est, à mon avis, un contre-sens; ces suppressions, physiologiquement parlant, seraient plutôt la suite de l'irritation hépatique portée assez loin. Et sous ce rapport nous verrons, quand nous parlerons du traitement, que les indications déduites de cette théorie étaient erronées. C'est en faisant cesser l'inflammation hépatique qu'on rappelle ces évacuations, et non en enlevant du sang à l'utérus ou au gros intestin, à moins que les saignées locales ne soient assez abondantes pour remplacer les saignées générales.

Cette maladie frappe de préférence les sujets qui abusent des stimulants, surtout si en même temps il existe une irritation du canal digestif.

Signes diagnostics.

Le foie dépasse les côtes asternales; il forme une tumeur dans l'hypocondre droit, que l'application de la main fait facilement reconnaître; celle-ci sert à constater aussi la douleur et la chaleur de cette partie, où il existe un sentiment de tiraillement et de pesanteur. La sensibilité et la souffrance s'étendent quelquefois au bras et à l'épaule du même côté. Si on déprime l'élévation générale que forme l'hypocondre, on sent la résistance qu'opposent les muscles de cette partie.

Indépendamment de ces signes locaux, on observe ceux qui sont déterminés sur le canal digestif et exprimant une gastro-entérite; sensibilité à l'épigastre, langue rouge à sa pointe et à ses bords. Quelquefois cet organe est recouvert d'un enduit muqueux, épais, jaune ou verdâtre à la base. Dans tous les cas, ces signes sont les moins importants, quoiqu'ils soient d'une grande valeur dans la formation du pronostic et par l'influence qu'ils doivent avoir sur le succès du traitement. Les signes locaux doivent plus spécialement fixer l'attention; car la maladie peut avoir fait disparaître les sympathies et donner lieu à cette différence de signes accessoires. La maladie étant récente et le sujet jeune, vous aurez la rougeur de la langue; ce symptôme manquera s'il y a déjà long-temps que l'hépatite existe. Le pouls est plein, fréquent, arrondi; le malade éprouve une sensation pénible de soif et de mauvais goût. La duodénite existant presque toujours comme complication, et le mouvement péristaltique se trouvant suspendu, la constipation est un des signes constants de l'hépatite, ainsi que le retour de la bile dans l'estomac, où elle s'amasse, ce qui explique l'amertume de la bouche et les vomissements. Le malade, par cette raison, buvant peu ou ayant des sueurs, l'urine est peu abondante; elle est noire et souvent chargée de la partie colorante de la bile comme dans l'ictère, qui peut être consécutif, mais n'est pas essentiel, comme on serait porté à le croire en ayant égard à la fonction spécialement attribuée à l'organe affecté.

Le voisinage du poumon droit le fait souvent participer à l'inflammation; il en est de même du rein de ce côté. Quand le traitement a été négligé au commencement, la maladie se généralise ainsi, elle envahit l'estomac, l'intestin grêle, et produit un météorisme plus étendu que si le foie seul était atteint. C'est à la même cause qu'est due la péritonite concomitante de l'hépatite.

Si cette maladie n'est pas attaquée dès le début par les moyens convenables, elle peut se terminer par suppuration, ce qui est annoncé par la persévérance de la fièvre et l'augmentation de la tumeur. Elle n'est plus douteuse quand les selles se chargent d'une grande quantité de pus. Il est rendu par la bouche si le poumon est lui-même envahi et perforé. D'autres fois, la fluctuation devient apparente dans l'intervalle des côtes asternales droites; si on lui livre passage, le pus est blanc et lié comme celui des phlegmons; c'est quand le détritus du foie, ou le sang qui en provient, s'y mêle, qu'il prend la couleur de lie de vin. Il est rare que l'abcès s'ouvre par le péritoine, à cause des adhérences qu'a déterminées l'inflammation.

L'incision de la tumeur, saillante à l'extérieur, peut être suivie de guérison; la même issue est encore possible si le pus se fait jour par les selles; on en est averti par la cessation de la fièvre. Cette chance est rare, je ne l'ai observée qu'une fois dans quarante ans de pratique.

Si le pus s'est formé dans l'intérieur de l'organe, on ne peut qu'en soupçonner l'existence, puisqu'aucun signe extérieur ne la confirme. C'est dans ce cas que se développent de graves complications vers les organes les plus importants, et qu'une encéphalite, une pneumonite, une péritonite, causent la mort; car l'affection, isolée du foie, produit rarement ce résultat. Le malade peut vivre avec un engorgement, une induration de cet organe, et, lors même qu'il y aurait de la fièvre précédée de frisson, on ne pourrait assurer qu'il s'est formé un abcès. Ces accidents peuvent disparaître, le foie restant volumineux. Si la maladie a été convenablement attaquée, la résolution s'obtient assez communément, surtout si les moyens employés sont aidés d'évacuations spontanées, que favorise l'emploi des saignées.

Autopsies.

Quand le malade succombe à l'état de complication dont nous avons parlé, on trouve les traces d'une vive inflammation, un abcès contenu dans un kyste, une *duodénite*, une *entérite*, une *gastrite*, une *péripneumonie*, etc.

Le foie est gorgé de sang, ramolli, diffluent dans les endroits les plus anciennement affectés; on y voit des trajets noirâtres, fétides, et quelquefois des points gangréneux.

Pronostic.

Les différents degrés de l'hépatite aiguë, supposée idiopathique ou bornée à l'organe sécréteur de la bile, la participation des organes voisins, la coïncidence de l'inflammation des membranes fibro-séreuses du cerveau, des poumons, du cœur quand le péritoine est envahi, sont autant de circonstances qui font varier le pronostic; et, dans tous ces cas encore, il devra différer, si un traitement a été administré, selon celui qui aura été adopté.

Ces données générales une fois acquises, le médecin attentif saura toujours apprécier les motifs sur lesquels doivent être fondées les craintes et les espérances. Il suffit de faire l'application des connaissances anatomiques et physiologiques ordinaires, pour porter un pronostic favorable ou fâcheux. Je m'abstiendrai donc de rappeler la valeur de tous ces signes, toujours subordonnée à l'importance des organes affectés.

Traitement.

Les mêmes considérations devront diriger dans l'application du traitement, qui sera toujours antiphlogistique et d'autant plus actif que le sujet est jeune et vigoureux. Soit que l'hépatite reconnaisse pour cause une violence extérieure, soit qu'elle ne soit que sympathique d'une forte commotion cérébrale, on perdrait un temps précieux si, à l'exemple de *Desault*, on se contentait d'administrer l'émétique.

Ce praticien célèbre avait bien remarqué la sympathie qui existe entre le cerveau et le systéme gastro-hépatique; mais, soumis aux doctrines de son temps, il n'avait pas vu d'autre indication à remplir que de combattre les accidents bilieux déterminés en général par les plaies de tête graves. L'hépatite, extension d'une gastro-duodénite ou idiopathique, ne réclame pas d'autre traitement.

Dans les cas les plus simples, on a vu les saignées locales suffire, pourvu qu'elles fussent abondantes et répétées. Mais, se rappelant la tendance qu'ont les phlegmasies à marcher dans toutes les directions, il est plus sage de débuter par les saignées générales, auxquelles on fait succéder les sangsues, les applications émollientes, les bains, les boissons délayantes et une diète sévére.

Vous verrez, dans tous les traités de pathologie, recommander d'avoir égard aux causes de l'hépatite pour le choix du lieu où doivent se faire les saignées locales. La suppression d'une hémorragie habituelle requiert, disent les auteurs, des saignées locales à la partie qui était le siége de ces évacuations. Cette conduite semble rationnelle, et cependant n'est pas physiologique. Ce phénomène ne diffère en rien des métastases, à la vérité, mais l'inflammation d'un organe parenchymateux comme le foie est tenace, ordinairement profonde, le sang y accourt en grande quantité et en raison de la double source nerveuse dont il tire sa sensibilité; si vous ne faites pas cesser celle-ci, les régles, le flux hémorroïdal, ne se rétabliront pas, quelque nombreuses que soient les évacuations sanguines locales à la vulve ou à l'anus. Lors même que vous avez rempli la première indication (les saignées générales), s'il reste encore de la sensibilité à la région hypocondriaque droite, c'est là que les sangsues et les ventouses scarifiées doivent être appliquées. L'irritation ayant disparu, le retour de la santé, aidé si l'on veut de quelques bains de siége, sera marqué par l'apparition des hémorragies supprimées. Le contraire arrivera si l'hépatite prend la forme chronique, et surtout si un foyer de suppuration, un abcès enkysté, a son siége dans le parenchyme de l'organe. C'est ce qu'on observe chez les jeunes filles atteintes de phthisie tuberculeuse; il vient une époque où aucun moyen ne peut rappeler les règles, parce que le point d'irritation permanent et incurable attire à lui le sang qui devait avoir une autre destination. J'ai vu souvent de ces terminaisons funestes, que tous les moyens vantés contre l'aménorrhée n'avaient pu retarder et avaient peut-être précipitées.

Je conçois que si ces saignées révulsives sont abondantes, et l'irritation locale qu'elles produisent supérieure à celle d'une hépatite légère, la guérison peut être obtenue par ce moyen; dans les cas graves, il sera toujours insuffisant.

DE L'HÉPATITE CHRONIQUE.

Si l'on parcourt les observateurs, on est convaincu que l'hépatite chronique, à moins qu'elle ne soit la suite d'une violence extérieure, a presque toujours été précédée de la phlegmasie des organes de la digestion, qui, le plus souvent traitée par les vomitifs et les purgatifs, a pris la forme chronique. *Morgagni* et *Stoll* rapportent de nombreux exemples qui prouvent cette assertion. Si quelquefois le médecin allemand a eu recours à la saignée dans les cas graves et compliqués de pneumonie ou de l'inflammation d'autres organes, ce moyen, réitéré pendant la durée de la maladie, l'était à des intervalles trop éloignés pour qu'il fût couronné de quelques succès; et l'on ne voit pas dans quel but il faisait marcher de front des boissons nitrées. Doit-on être surpris que, sous l'influence d'une semblable méthode, l'affection aiguë ait passé à l'état chronique! Quelquefois aussi les malades n'étaient apportés à l'hôpital, que dirigeait *Stoll*, qu'à une époque où la maladie, aggravée par les excès qu'elle reconnaissait pour cause éloignée, était au-dessus des ressources de l'art.

Les observations de ce célèbre praticien n'en sont pas moins instructives, en ce qu'il ne néglige jamais les signes commémoratifs qui complètent l'histoire des maladies en éclairant sur leurs causes. La plupart des observations de *Morgagni* laissent désirer plus de détails sur l'origine de l'hépatite chronique et les traitements administrés ; d'où il suit que le titre de son excellent livre n'est pas toujours justifié. Il ne suffit pas, en effet, de scruter les désordres laissés par la maladie, il fallait, pour que ces recherches servissent à l'instruction, qu'il remontât à d'autres causes que celles révélées par les lésions cadavériques.

L'histoire de la vie entière des malades doit être interrogée pour asseoir un pronostic, diriger convenablement un traitement, et faire ressortir les erreurs qui servent à notre instruction. Cependant, ce qui manque à son ouvrage peut être facilement suppléé par les recherches des anatomo-pathologistes modernes ; et, en interprétant les altérations qu'il décrit, on peut assigner à chacune son ancienneté, son âge, et y lire pour ainsi dire les diverses époques de phlegmasies antérieures : on peut donc, jusqu'à un certain point, tirer de cette lecture attentive les conséquences qu'il laisse désirer. La rougeur, la congestion des petits vaisseaux, l'épaississement, le ramollissement, l'ulcération, les diverses dégénérescences de la membrane muqueuse, leur profondeur, la gangrène, l'extension de la phlegmasie aux autres organes, sont autant de jalons qui dirigent le médecin dans l'appréciation des diverses phases qu'a suivies la maladie, et dans l'explication des phénomènes dont il a été témoin. C'est sous de telles conditions que les inspections cadavériques éclairent le médecin sur le parti qu'il doit prendre, les espérances qu'il peut concevoir, et les résultats qui sont à craindre. Elles lui apprennent que jamais l'hépatite chronique n'est primitive, qu'elle reconnaît toujours pour cause une phlegmasie aiguë ou une sub-inflammation négligée ou mal traitée, quand elle occupait l'appareil digestif en général. Cependant, l'inflammation d'une membrane fibro-séreuse, de celle des poumons par exemple, ou du cœur, peut, par extension, frapper la membrane de même nature qui recouvre le foie, et donner lieu au développement de l'hépatite aiguë, susceptible, comme dans l'autre circonstance, de prendre la forme chronique. Encore ici, l'hépatite n'est que secondaire, seulement, elle n'est pas due à une gastro-entérite qui l'aurait précédée ; c'est une rare exception à la règle générale, ne changeant rien au mode de propagation de la cause intime des irritations, possible dans toutes les directions.

Un fait que je ne dois pas omettre, et dont on pourrait se faire une arme pour repousser mon opinion, est celui-ci : tous les médecins, qui ont quelques connaissances en pathologie, savent qu'assez souvent tous les signes qui caractérisent la gastrite aiguë, disparaissent au moment où l'inflammation, cheminant plus bas dans l'intestin grêle, donne lieu à de nouveaux signes, au typhus par exemple ; eh bien ! qu'abandonnant l'estomac et le duodenum, elle se fixe plus particulièrement sur son annexe et y devienne chronique, l'autopsie n'offrira de désordres que dans le foie. C'est alors que les signes commémoratifs deviendront indispensables pour compléter l'étiologie, et assigner à l'hépatite chronique son origine réelle.

Vous rappellerai-je que les fièvres intermittentes, en se prolongeant par la négligence d'un traitement, ou l'administration du quinquina sans saignées préalables, deviennent une cause fréquente de l'hépatite chronique. Cela devait être ainsi, puisque la forme intermittente ne change rien à la nature phlegmasique de la gastro-entérite, ainsi que l'a démontré *Broussais*.

Signes diagnostics.

L'hépatite chronique est facile à reconnaître ; ses signes physiques, à la douleur près qui n'est pas aussi considérable, sont les mêmes que ceux de l'hépatite aiguë. C'est une tumeur plus ou moins volumineuse de l'organe, occupant l'hypocondre droit et l'épigastre, et s'étendant quelquefois jusqu'au gauche. Dans l'état avancé, les matières stercorales sont ordinairement grises, blanches comme de la craie ; il existe une constipation opiniâtre. Le malade a perdu l'appétit, digère mal ; il n'en pouvait pas être autrement, la sécrétion biliaire étant supprimée ou se faisant imparfaitement. Dans l'état moins avancé, et lorsqu'une partie de la masse hépatique fonctionne encore, il arrive des diarrhées bilieuses, à des intervalles plus ou moins rapprochés, qui peuvent êtré favorables et ont servi d'indication pour prescrire les purgatifs, les doux laxatifs, avec quelques succés. Comme on le voit, le diagnostic de l'hépatite chronique paraît facile. Des hommes habiles se sont pourtant trompés dans ce cas, et ont confondu d'autres tumeurs avec cette maladie. Le célèbre *Valsalva* lui-même avoue, avec la candeur qu'on ne rencontre que chez les médecins de bonne foi (et cette qualité distingue surtout les hommes de mérite), avoir une fois commis cette erreur.

Un jeune homme de vingt-trois ans avait été atteint, trois ans auparavant, d'une fièvre aiguë avec éruption de parotides, qui fut imparfaitement guérie, puisqu'une fièvre *double-tierce* lui succéda et dura long-temps. Elle cessa enfin, mais laissa après elle des symptômes qui prouvaient que la guérison n'était pas radicale. La face était pâle; maigreur, quelquefois une difficulté considérable de la respiration, sommeil nocturne parfois troublé, urines presque toujours rouges. A ces signes vinrent se joindre une fièvre aiguë, une douleur au-dessous des fausses côtes droites, s'étendant à l'appendice xyphoïde et augmentant au toucher. Dans les premiers jours, il y eut vomissements et diarrhée, une toux un peu humide, mais bientôt sèche et sans expectoration; le décubitus n'était possible que sur le dos. Le malade accusait en outre une sensation de chaleur correspondante au rein droit, le pouls était petit, fréquent, faible, intermittent. Aucune douleur ne se manifestait vers la poitrine, et le malade, interrogé, portait lui-même sa main à la région du foie, ce qui fit croire à *Valsalva* que cet organe était le siége d'une inflammation.

Toutes les circonstances commémoratives se réunissaient pour étayer cette opinion, surtout si l'on se rappelle la tendance qu'ont les affections chroniques à reprendre l'aspect aigu quand une terminaison funeste se prépare. Au bout de sept jours de ce dernier état, le malade mourut.

La rate avait acquis un volume *quadruple* de l'état naturel, et les autres viscères du bas-ventre étaient sains; deux livres de sérosité limpide occupaient le côté gauche du thorax; le droit était rempli d'un liquide dans lequel flottaient des concrétions plus ou moins consistantes, membraniformes.

Les poumons n'étaient pas adhérents; mais le droit, sans avoir sensiblement augmenté de volume, formait une masse endurcie par l'inflammation; le péricarde distendu par de la sérosité; le ventricule droit du cœur, outre une concrétion polypiforme, était plein de sang coagulé qui dilatait aussi l'oreillette de ce côté; il existait également du sang dans le ventricule gauche, mais en moindre quantité.

Morgagni convient que cette erreur a été commise par beaucoup d'autres médecins, qui prenaient une tumeur de l'hypocondre droit pour une affection du foie, tandis qu'elle provenait de la poitrine et faisait saillie sous les côtes asternales, en poussant le diaphragme en bas. Il rappelle, à cette occasion, la 36e observation de Bonnet (*sepulchretum*). Les moyens d'investigation de la poitrine, perfectionnés, depuis *Awenbrugger*, par *Corvisart*, *Laennec* et M. *Bouillaud*, rendraient plus difficile une semblable méprise, mais ne la feraient pas toujours éviter.

Ces exemples sont une preuve nouvelle que, dans la réunion des signes, il ne faut négliger rien de ce qui peut éclairer le diagnostic.

Pronostic.

Dans l'hépatite chronique, le pronostic est difficile; on aura la présomption que l'organe n'est pas altéré profondément si, sous l'influence d'un régime et d'un traitement appropriés, il se dégorge de temps en temps; mais, si le volume, la consistance sont fixes, invariables, il y a une altération chronique de texture dont il est le plus souvent impossible de déterminer l'espèce. Elles ont été décrites par les anatomo-pathologistes sous beaucoup de formes, depuis la concrétion biliaire, le kyste, le squirre, jusqu'aux hydatides, toutes terminaisons, soit dit en passant, le plus souvent résultat de soins mal dirigés. Quoi qu'il en soit, il y a des exemples de kystes guéris spontanément, comme l'ont prouvé quelques ouvertures faites plus tard ; mais, en général, quelle que soit l'altération chronique, le pronostic est toujours fâcheux.

Traitement.

D'après ce qui précède, on voit que rarement le traitement doit être suivi de succès lorsqu'il y a dégénérescence profonde, étendue ; mais, dans les nuances moins avancées, et lorsque le tissu du foie n'est que partiellement le siége d'un engorgement chronique sans altération ou dégénérescence, surtout quand l'époque de l'état aigu est peu éloignée, dans ces cas, dis-je, il faut bien apprécier la position du malade avant d'agir. Si une induration encore un peu douloureuse est la suite immédiate de l'état aigu, qu'il n'y ait pas de fièvre ou peu, et que celle-ci ne s'exaspère qu'après les repas et l'usage d'aliments de difficile digestion ou capables d'exciter l'estomac et le duodenum, on peut essayer quelques saignées locales sur le point douloureux, des applications émollientes, des bains tièdes; mais c'est surtout du régime bien dirigé qu'on doit attendre les meilleurs résultats. Dans cette circonstance, on a vu réussir le lait récemment trait pour toute nourriture, l'usage des fruits d'été et d'automne, tels que cerises, raisins bien mûrs, melons, etc.

Lors même qu'il y aurait induration squirreuse, à l'aide de ce régime, la vie du malade peut être prolongée ; ce qu'on n'obtiendrait pas des prétendus fondants, dont l'usage a pour conséquence une marche plus rapide vers les dégénérescences de toute espèce.

Les praticiens les plus recommandables ont reconnu que les sucs d'herbes, les pillules de savon, les purgatifs, les frictions mercurielles, ne pouvaient revendiquer aucune guérison dans ce cas.

L'action de tous ces remèdes, au témoignage de *Quarin*, en perpétuant l'ictère chronique, détermine quelquefois des douleurs horribles dans l'abdomen avec hémorrhagie par haut et par bas, d'où des défaillances et la mort.

Je ne terminerai pas ce chapitre sans vous parler d'une

affection du foie, dont je n'ai vu qu'un seul exemple, et qui n'a été signalée par aucun des écrivains que j'ai eu l'occasion de consulter. *Morgagni* rapporte plusieurs observations de foie très-volumineux; mais, dans toutes, il y avait des dégénérescences plus ou moins avancées, et compliquées de phlegmasies chroniques des organes de la poitrine ou du ventre, dont l'état aigu avait été le précurseur. Dans le cas dont je parle, il n'existait rien de semblable. Une femme, de quarante-cinq ans environ, ayant eu plusieurs enfants, dont une couche double, s'aperçut que son ventre augmentait, ce qui coïncidait avec la cessation du flux menstruel; elle put croire à une nouvelle grossesse jusqu'à ce que, détrompée par la durée de cette gestation et le volume que prit la tumeur, elle dut réclamer les conseils des médecins. L'appétit était excessif et les digestions rapides de plus en plus, jusqu'à ce qu'elle parvint à un état d'émaciation telle, qu'à la fin, et au bout de plusieurs années, elle mourut. J'ignore quel traitement avait été employé, je fus seulement invité à assister à l'autopsie avec un autre médecin qui n'avait pas vu la malade. Les organes de la poitrine étaient sains, mais atrophiés comme les muscles; ceux du bas-ventre n'offraient aucune altération; le foie seul était d'un volume énorme, il remplissait exactement l'abdomen; son tissu n'était point altéré, il n'était qu'hypertrophié; pas un seul point d'induration ni de dégénérescence d'aucune espèce. En un mot, ce foie énorme s'était accru au détriment de toutes les autres parties, qui dépérirent jusqu'à ce que la mort fut la conséquence nécessaire de cette conformation extraordinaire. Il est probable que, si on eût pu prévoir un tel résultat, on l'eût peut-être évité; il aurait fallu combattre l'activité anormale de cet organe par des saignées locales, des bains, un régime doux. Ç'eût été peut-être le cas d'aider ces moyens d'applications répétées de l'électromoteur à la région hypocondriaque droite et épigastrique, moyen qui réussirait très-bien dans les cas de sub-inflammation hépatique, dont vous saisissez l'analogie avec le fait que je viens de rapporter.

DE L'ICTÈRE OU JAUNISSE.

Causes.

En consacrant un chapitre à l'ictère, je ne prétends pas vous prouver qu'il soit une maladie particulière, ou, comme disait *Broussais, une entité;* je veux au contraire vous démontrer qu'il n'est que le signe d'une perturbation portée dans l'appareil biliaire, soit par une cause morale profonde, vive ou subite, soit par une altération d'un des principaux organes de l'économie animale ou de plusieurs d'entr'eux. Je dois vous prévenir pourtant que les causes morales, quand elles ont de l'intensité ou de la durée, aboutissent toujours à des dérangements physiques : car la seule différence qui existe entre ces deux modes d'irritation, c'est que l'action de l'une commence au cerveau, organe de la pensée, ou y retentit après s'être fait sentir au centre épigastrique, et chemine vers les points prédisposés; tandis que l'autre débute par les points excités, sévit sur les organes malades, et détermine des sympathies plus ou moins actives. En définitive, depuis la nuance la plus légère de l'ictère jusqu'à la désorganisation, il faut reconnaître l'influence plus ou moins active, plus ou moins prolongée du principe électrique.

Une sensation morale vive produit-elle un état spasmodique au centre épigastrique, auquel participent les canaux biliaires, le liquide préparé par le foie ne trouve pas d'issue; de là sa résorption dans le torrent circulatoire et la couleur jaune de la peau, d'où dérive la dénomination qu'on a appliquée à cet état.

Quoique l'anatomie ne pût éclairer *Hippocrate* sur les causes de l'*ictère,* il fait pourtant remarquer qu'il est souvent la suite d'une grande douleur du foie.

Sydenham n'a rien ajouté à l'opinion qu'on avait avant lui sur la cause de l'ictère, si ce n'est qu'il en admet une espèce de plus qu'il nomme *hystérique,* suivant lui particulière aux hommes *hypocondriaques* et aux femmes *hystériques.* Nous avons dit ce qu'on devait penser de l'hypocondrie; vous avez vu qu'elle aboutissait à une phlegmasie chronique gastro-duodénale ou en était le résultat, et vous concevez que, dans cette dernière supposition, l'ictère est un effet très-naturel de cet état morbide.

Mais *Morgagni* rapporte plusieurs observations qui prouvent que l'état convulsif, épileptique, produit par la terreur ou la douleur qui précède la mort, dans ce cas beaucoup plus prompte, peut aussi causer l'ictère. *Baglivi* pensait que le séjour de la bile dans la vésicule du fiel, en favorisant la formation des calculs biliaires, était une des causes fréquentes de l'ictère, de celui surtout qui semble quelquefois se guérir spontanément, mais dont la récidive éclaire sur la cause qui l'a produit. Il admettait cependant un ictère spasmodique dû à la contraction des conduits bilifères (*crispaturæ*).

Pringle était tellement persuadé que la jaunisse dépendait d'une obstruction des canaux biliaires, qu'il rapporte comme un fait extraordinaire l'inspection du cadavre d'un homme mort ayant cette maladie, chez lequel on ne trouva ni calculs, ni concrétions biliaires, ni aucune espèce d'obstruction.

Stoll est celui des écrivains du 18e siècle qui a rassemblé, dans un cadre assez étroit, le plus d'observations concluantes sur les causes multipliées en apparence de l'ictère, depuis le chagrin, qui, en portant la perturbation dans les organes de la digestion, donnait lieu à l'action multiple de la bile, à laquelle ce médecin célèbre fait jouer un si grand rôle, jusqu'aux dégénérescences squirreuses, cancéreuses de l'estomac, du pylore, du duodenum. Il rapporte aussi des faits desquels il résulte que l'inflammation, frappant à la fois plusieurs organes importants dans les cavités cranienne, pectorale et abdominale, peut être accompagnée d'ictère.

Vous voyez que, dans la production de la jaunisse, c'est toujours la même cause irritative agissant sur la matière nerveuse de nos tissus, y portant, suivant les circonstances, le spasme, l'inflammation, la dégénérescence et la mort.

Nous dirons, en parlant du traitement, les modifications qu'exigent ces divers états, qu'il est important de bien saisir quand on est appelé à soigner un ictérique; c'est de leur connaissance aussi que dépend la sûreté du pronostic.

Signes diagnostics.

Les signes de l'ictère proprement dit, effet de la bile déviée et transportée dans nos tissus, sont un sentiment de malaise, de fatigue, de brisement des forces musculaires, qui, je crois, n'appartient qu'à cet état morbide. J'en parle ainsi pour l'avoir éprouvé une fois dans ma vie, à la suite d'un violent mouvement d'indignation.

Le malade éprouve une vive démangeaison de la peau, de l'agitation, de l'inquiétude, des éruptions anomales jaunâtres, rougeâtres. Si la partie colorante *seule* produisait la jaunisse, tous ces phénomènes n'existeraient pas ; ils sont bien évidemment causés par les autres principes constituants de la bile.

Les urines sont brûlantes et déposent un sédiment épais, brun. Il y a de la constipation ; les matières stercorales sont grises, blanches.

Si la jaunisse reconnaît pour cause une altération chronique, une dégénérescence de la membrane muqueuse gastro-duodénale, du foie lui-même, ou de tout autre organe important de l'une des cavités viscérales, elle est alors quelquefois sympathique et due à la souffrance ; d'autres fois, elle dépend d'un obstacle mécanique s'opposant à l'écoulement de la bile. L'examen attentif du malade suffira toujours pour distinguer les caractères de ces lésions organiques, dont une partie rentre dans la classe des maladies chroniques que nous avons déjà étudiées, et dont les signes ont été exposés ailleurs.

Autopsies.

Morgagni rapporte, dans sa 10e lettre, l'observation d'une jeune fille qui, à la suite de convulsions qui simulaient l'épilepsie, fut couverte, par tout le corps et particulièrement au dos, d'une teinte rouge, noire ou brune. Rien de remarquable ne fut noté dans l'abdomen, si ce n'est que l'intestin rectum était enduit d'une matière noire. Ce célèbre anatomo-pathologiste émet l'opinion que l'état convulsif des canaux biliaires, pendant l'accès, avait retenu la bile dans le sang ou l'y avait fait refluer, cause à laquelle il attribue la teinte de la peau.

Un jeune ecclésiastique (lettre 37e), par suite de causes morales, éprouva un accès d'épilepsie, vomissements et douleurs à la région épigastrique; pendant ce temps, déjections alvines blanches, oubli de ce qui s'est passé; troisième jour, délire et convulsions, vomissements de matières couleur foncée; saignée; un linge trempé dans le sérum du sang se trouva teint d'une couleur jaune. L'autopsie montra le foie mou et pâle (*flaccidum et sub-pallidum*); la vésicule contenait une bile de couleur foncée (*sub-obscura*); mais point de concrétions, point d'obstacles dans les canaux hépatiques et biliaires.

Un autre (même lettre), à qui un homme avait appuyé un fusil sur la poitrine en le menaçant, avait le lendemain un *ictère* général; le délire survint et la mort en vingt-quatre heures. On ne trouva rien de remarquable à l'ouverture.

On pourrait, sans forcer l'explication, rapporter à la même cause l'ictère qui se manifesta après une blessure de poitrine, à laquelle le malade (lettre 53e, nº 16) survécut seize jours et au bout desquels il mourut *ictérique*. Le foie était dans l'état normal, seulement les intestins étaient distendus par des gaz, d'où, suivant *Morgagni, douleur, spasme, convulsion interne*; d'où *ictère*.

La 2e observation de *Stoll* (*de morbis hepaticis et ictericis*), ayant pour sujet un jeune homme en proie à un chagrin profond qui occasionna une dyspnée considérable bien évidemment spasmodique, fut en même temps atteint d'ictère général avec déjections blanches, dures (*feces albæ caninæ*); enfin, fièvre, sécheresse de la langue, terreurs, délire calme. Dans les derniers jours, tuméfaction de tout le bras droit sans rougeur, mais très-douloureuse; mort peu de jours après.

Tous les organes du bas-ventre étaient imprégnés d'une bile jaune, la vésicule du fiel très-remplie de bile verte, le foie çà et là taché de bile *jaune d'œuf*. Le passage de ce liquide libre dans le duodenum par les canaux cystique, hépathique et cholédoque, dont le calibre était assez ample; tous les viscères avaient beaucoup moins de consistance (*multò flaccidiora*).

Une incision, pratiquée au bras tuméfié, donna issue à un liquide tenu, *biliforme*, rassemblé entre les lames du tissu cellulaire. *Stoll* fait remarquer, à cette occasion, l'étonnante influence qu'ont les affections morales sur les fonctions de l'estomac, des intestins et du foie.

La 3e observation signale encore un ictère dans lequel l'autopsie prouva que les conduits biliaires étaient restés ouverts (*perviis et patulis*), ce qui eut lieu même pendant la durée de la maladie, les matières ayant toujours été colorées par la bile.

Ses 4e et 14e observations offrent la même liberté de l'ouverture des canaux biliaires.

La 5e, au contraire, est un exemple de la possibilité de l'obstruction de tous ces conduits; mais il y avait eu gastro-duodénite chronique et phlegmasie aiguë des deux poumons et du foie, ce qui explique l'oblitération des canaux cholédoque, cystique, hépatique et les autres lésions cadavériques coïncidant avec la jaunisse.

Toutes les autres autopsies, rapportées par *Stoll*, étaient celles de sujets devenus ictériques pendant la durée de gastro-duodénites chroniques, de squirre du pylore, et autres dégénérescences des grands viscères, toujours précédées ou accompagnées de jaunisse, conséquemment faciles à distinguer pendant la vie. Car, lorsque l'inflammation chronique de l'appareil digestif a duré long-temps, et qu'elle amène à sa suite l'ictère brun, noir, incurable, le désordre est tellement profond, que la couleur de la peau n'est qu'un des signes qui font prévoir toute l'étendue du mal.

Pronostic.

Il résulte, des recherches auxquelles nous nous sommes livrés, que l'ictère peut être primitif, n'offrir aucun danger dans le plus grand nombre de cas, quand la perturbation, suite d'une affection morale, n'est pas portée jusqu'à produire la convulsion, l'épilepsie; mais que, dans cette dernière circonstance, il peut avoir une terminaison fâcheuse. En général, ce n'est pas la couleur jaune dans ce cas qui sert à former un pronostic, mais bien le désordre de la sensibilité, dont l'ictère n'est qu'un effet. On ne meurt pas par le tissu cellulaire, mais par les nerfs; la couleur cutanée n'est qu'un accident peu important, un symptôme accessoire, subordonné à la perturbation générale, qui seule doit guider le médecin dans l'appréciation du danger. Nous voyons encore, par cet exemple, sur quelles bases fragiles sont assises les classifications des pathologistes.

L'ictère concomitant d'une affection profonde et chronique avec dégénérescence, n'est qu'un des signes qui montre le danger, et ne constitue pas une maladie spéciale. Le médecin doit donc remonter aux signes commémoratifs, interroger les cavités viscérales, apprécier leur état pathologique avant de porter un jugement.

L'ictère peut être l'effet de la présence d'un calcul dans la vessie, ou d'un engorgement viscéral à la suite d'une fièvre intermittente mal traitée. Il est facile de sentir que le pronostic doit différer dans toutes ces circonstances, selon l'importance de l'organe et la profondeur de l'altération subie.

Le traitement de l'ictère doit varier aussi comme les causes auxquelles il peut être attribué. Suite d'une commotion morale passagère, de colère, d'indignation, la perturbation nerveuse est rarement assez profonde pour produire un grand désordre général; mais le chagrin, la terreur, toutes les passions débilitantes, comme nous en avons cité des exemples, ont une action continue, tenace et toujours plus vive. Dans le premier cas, des saignées locales sur les points où se manifeste du spasme, de la sensibilité, à l'épigastre, à l'hypocondre droit; des bains tièdes généraux long-temps prolongés et souvent répétés, des boissons délayantes, les lavements pour combattre la constipation, sont les moyens à employer au début de cette affection. C'est lorsqu'on a rempli cette première indication qu'il faut recourir aux doux laxatifs, tels que les décoctions de tamarin, de séné avec un sel neutre, le petit lait avec la terre foliée de tartre (acétate de potasse), la décoction de racine de chiendent nitrée.

des phlegmasies chroniques et des funestes terminaisons dont j'ai tracé le tableau.

Nous avons eu dernièrement sous les yeux un fait intéressant de splénite chronique, suite d'une fièvre intermittente mal traitée, mais peu ancienne. La tumeur, assez considérable et étendue, conservait un peu de sensibilité, qui fut combattue par une application de ventouses scarifiées, des cataplasmes émollients, etc. Le malade, se trouvant bien, demanda sa sortie. Soit qu'il ait commis quelqu'erreur de régime ou par toute autre cause, quatre ou cinq jours après il rentra à l'hôpital, se plaignant d'une douleur abdominale vive, avec tension générale, fièvre. Une saignée du bras, suivie presque immédiatement d'une locale abondante, firent très-promptement cesser les accidents ; et, chose remarquable, c'est que cette splénite, devenue aiguë, s'est terminée par résolution sous l'influence de ce traitement antiphlogistique. Le malade a été promptement rétabli.

Bordeu, témoin de faits semblables, pensait qu'un grand nombre d'affections chroniques ne guérissaient qu'en reprenant le caractère aigu. S'il y avait déjà dégénérescence, cette assertion serait complètement fausse ; mais c'est probablement de faits analogues à celui que je viens de rapporter, qu'il avait déduit cette conséquence.

Causes.

D'après les œuvres attribuées à *Hippocrate* par quelques-uns, mais que d'autres nient être réellement du père de la médecine (*De internis affectionibus*), la *splénite* est due plus spécialement à l'usage abusif des fruits qui n'ont pas atteint leur maturité et du vin nouveau. Cette affection étant plus fréquente au printemps et en automne, cette coïncidence des fièvres intermittentes, source la plus fréquente des engorgements spléniques, dut être attribuée à cette cause. Mais toutes les affections, tant aiguës que sub-inflammatoires des organes de la digestion, se propageant facilement à leurs annexes, il était naturel que la rate, recevant des nerfs et des vaisseaux dont l'origine est la même, participât à leurs maladies ; et l'ignorance des physiologistes sur le rôle qu'elle joue n'était pas un motif suffisant pour nier cette vérité de fait. Il est cependant des auteurs qui ont trouvé plus simple de n'en point parler. Quoi qu'il en soit, il est d'observation que la rate peut être frappée de phlegmasie sous l'influence des mêmes causes qui en déterminent le développement dans les viscères, entre lesquels les mêmes vaisseaux et les mêmes nerfs établissent des rapports plus intimes. Nous ne reviendrons pas sur ces causes, nous y avons suffisamment insisté en traitant de la gastro-entérite en général. Mais il est une opinion que nous ne devons pas négliger, c'est celle de l'illustre *Sydenham*. Il a consigné, dans ses ouvrages, que dans les fièvres intermittentes, causes fréquentes de la tuméfaction de la rate, ce signe était d'un augure favorable et annonçait la terminaison prochaine de la fièvre. Cette espèce d'aphorisme mérite d'être examinée, afin d'en bien apprécier la valeur. La rate, espèce de *diverticulum* du sang, en attirant à elle ce liquide qui s'y collige, n'opérerait-elle pas sur l'estomac et sur les intestins grêles une soustraction, qui remplacerait jusqu'à un certain point la saignée et guérirait la phlegmasie gastro-intestinale? Il s'opérerait là une révulsion d'autant plus puissante, qu'elle est plus prochaine et que les fonctions de cet organe sont moins importantes, puisque certains anatomistes ont été jusqu'à dire qu'il était une superfluité de laquelle, à la rigueur, les animaux pouvaient se passer et continuer de vivre. Ils se fondaient sur des expériences très-décisives en apparence; c'est qu'on a extrait à des chiens cet organe, sans que leur santé, après la guérison, en parût altérée. J'ai vu souvent pratiquer cette opération à l'Ecole pratique de Paris, dont j'étais élève.

Mais, comme dans la nature il n'y a rien d'inutile, ne devrait-on pas plutôt considérer la présence de cet organe comme un acte de prévoyance; et le sang, dont il peut se saturer pour diminuer la pléthore abdominale ou ses congestions phlegmasiques, ne serait-il pas un moyen de s'opposer à leur naissance ou à leur progrès. Son énorme congestion dans la peste, sa déchirure, m'ont fait concevoir cette idée, que je ne présente, toutefois, que comme une conjecture.

D'après ce qui précède, et observant l'absence de toute trace inflammatoire de la membrane muqueuse gastro-intestinale après des fièvres intermittentes de longue durée, chez des sujets morts avec une grosse rate, mais d'affections aiguës ou chroniques de la poitrine ou de la tête, cette présomption n'acquerrerait-elle pas la force de la réalité? Au chapitre de l'hépatite, je vous ai rapporté un fait semblable extrait de *Valsalva* et consigné dans l'ouvrage de *Morgagni.*

Toutefois, la rate peut devenir le siége d'une véritable inflammation, surtout dans les pays chauds, par suite de violences extérieures, ou d'une sub-inflammation sous des latitudes plus tempérées; et nous verrons que ces terminaisons des fièvres intermittentes peuvent être funestes dans des conditions semblables à celles rapportées par *Hippocrate* (*De internis affectionibus*). Il est donc vrai qu'une des causes de la splénite, considérée comme maladie réclamant les secours de la médecine, est la durée des fièvres intermittentes du printemps et de l'automne mal traitées ou négligées; qu'à la vérité, si l'engorgement splénique se fait lentement, il est un moyen de guérison de la gastro-entérite antécédente, comme l'a avancé *Sydenham.*

Si cette ressource manque, si la rate est si petite qu'à peine existe-t-elle, ainsi que *Morgagni* en rapporte un exemple remarquable parmi plusieurs autres, la première phlegmasie abdominale peut devenir mortelle en passant à l'état chronique (epist. xxx). Elle n'a pu produire la splénite salutaire observée par *Sydenham,* et à laquelle il a le premier attaché une importance pratique.

L'opinion que je viens d'émettre, sur les causes de la splénite et l'influence salutaire qu'elle exerce quelquefois dans les fièvres intermittentes prolongées, m'a été suscitée par la lecture de *Sydenham,* et par les écrits de *Broussais,* il y a trente ans. « La rate est un système veineux, une sorte *de* « *dépôt du sang.* La période de froid, pendant les accès de « fièvres intermittentes, s'accompagne d'un refoulement et « d'une rétention du sang dans le système veineux abdo- « minal; cette congestion répétée passe à *l'inflammation.* »

Il aurait fallu ajouter : *lorsque celle-ci ne se développe pas, la congestion devient un moyen de guérison de la phlegmasie gastro-intestinale.*

Signes diagnostics.

Les signes qui caractérisent la splénite aiguë, soit qu'elle reconnaisse pour cause une violence extérieure ou l'extension de l'inflammation gastro-intestinale sous un climat chaud, sont les suivants : tumeur dure, pulsative rénitente dans l'hypocondre gauche, avec plus ou moins de fièvre et les troubles sympathiques ordinaires aux phlegmons susceptibles de se terminer par suppuration, faisant saillie à l'extérieur ou restant renfermée dans un kyste ; cette inflammation pouvant s'étendre au péritoine et à l'estomac, et produisant quelquefois une gastro-entérite de forme typhoïde.

La sub-inflammation, ou la distension purement sanguine que l'on a encore nommée *gâteau de fièvre*, celle qui juge les fièvres intermittentes, et qui, dans les pays chauds, se forme en deux ou trois accès, est beaucoup moins douloureuse, quelquefois est indolente, et reste ainsi stationnaire sans intéresser les organes voisins, qu'elle a au contraire débarrassés de leur phlegmasie. Dans ce cas, il ne se développe pas de sympathies ; le toucher et la vue font seuls reconnaître la maladie.

Nécroscopies.

A la suite de la splénite aiguë, essentiellement inflammatoire sous l'influence des causes que nous avons signalées, on trouve des abcès, mais occupant le tissu cellulaire environnant et rarement le tissu même de la rate. Après des gastro-entérites graves, comme la peste, celui-ci est mou, réduit en une espèce de bouillie noire, comme si l'organe était broyé ; après les fièvres intermittentes, il est friable et se laisse pénétrer par la plus légère pression. Cela devait être, puisque la tumeur n'est qu'une collection de sang, qu'un caillot dans les mailles fragiles de l'organe.

Lorsque la sub-inflammation, par sa durée, altère plus profondément sa texture même, ses membranes, on peut trouver de la dureté, la membrane propre ossifiée, des tubercules ou de la matière encéphaloïde à l'intérieur. Les dégénérescences graisseuses sont les seules qu'on n'y rencontre point, et la texture même de la rate explique ce fait. Les parties voisines sont aussi fréquemment le siége d'altérations, qui attestent que l'inflammation chronique a passé par là.

Pronostic.

Les diverses nuances que nous avons observées dans la tuméfaction de la rate, depuis l'engorgement quelquefois salutaire qui termine les fièvres intermittentes, jusqu'aux dégénérescences profondes dont nous avons parlé, et aux vomissements hémorragiques noirs expliqués par son adhérence avec l'estomac, le pronostic, comme on le voit, doit varier considérablement. C'est sur ces données qu'il doit être basé.

Si la splénite, suite de fièvre intermittente, n'est plus qu'un engorgement indolent qui ne dérange nullement les fonctions digestives, elle ne présente rien de grave, elle est susceptible de résolution par un traitement convenable; et, quand bien même celle-ci ne s'opérerait pas, les malades peuvent vivre très-vieux avec une grosse rate; *Morgagni* en rapporte plusieurs exemples. Cependant, cet organe pouvant acquérir avec le temps un volume énorme et irrésoluble, sa tuméfaction, persistant et augmentant, est d'un pronostic fâcheux. On trouve, dans les auteurs, des cas vraiment extraordinaires de ces tumeurs spléniques. *Morgagni* (36e lettre) cite une femme qui portait une rate de huit livres et demie; tous les organes de la *digestion étaient sains*. Elle avait succombé à une métastase sur les poumons, précédée d'un ulcère ancien de la jambe, après la suppression des règles concomitante d'une affection des ovaires.

Mais la tuméfaction de la rate, résultat d'une fièvre intermittente mal traitée, datait de plusieurs années antérieurement, et n'était pour rien dans l'issue funeste, comme il est facile de s'en convaincre en lisant avec attention la lettre que je viens de citer. *Vanden Bosch* rapporte l'exemple d'une rate pesant trente-trois livres, trouvée sur un de ses parents. *Maurice Hoffmann* en avait vu une du poids de quinze livres. Enfin, de nombreux cas pourraient être consignés ici, qui confirment ma première assertion; mais, n'y eût-il que l'incommodité d'une semblable tumeur, son augmentation est toujours d'un pronostic fâcheux, surtout si l'on réfléchit que dans les cas les plus simples la guérison est difficile à obtenir. Quand la splénite est une affection secondaire, liée à un désordre plus considérable dont le siége est dans l'estomac qui quelquefois est ulcéré, ce qui se reconnaît à l'apparition du *mœlena*, ou vomissements hémorragiques noirs, alors le pronostic est extrêmement fâcheux et la mort inévitable.

Traitement.

Le traitement de la splénite doit être subordonné à la cause qui l'a produite. Si celle-ci est traumatique, c'est-à-dire, si un coup, une forte contusion l'a occasionnée, il faut recourir aux saignées générales répétées, auxquelles on fait succéder les applications de sangsues ou les ventouses scarifiées. La même conduite devra être tenue, si la phlegmasie, suite d'une fièvre intermittente, sous un climat chaud, prend le même caractère d'acuité. Mais, si on a affaire à une sub-inflammation, les saignées locales, sur lesquelles on insiste plus ou moins, selon le degré de la douleur, peuvent suffire. Si la tumeur est presque ou tout-à-fait indolente, c'est alors que les doux laxatifs plus ou moins réitérés, en procurant des évacuations, en amènent la résolution. Pour résoudre cette nuance de splénite, autrefois on avait recours aux prétendus fondants, qui, lorsque l'engorgement était récent, pouvaient avoir quelques succés, mais dont l'usage trop long-temps continué pourrait réveiller la gastro-entérite ou la produire, et par suite amener l'état névropathique dont nous avons parlé ailleurs. Si on insiste malgré ces accidents de la sensibilité nerveuse, les malades finissent par devenir hypocondriaques.

Ainsi, lorsqu'on croit avoir suffisamment usé des moyens antiphlogistiques, le mieux est de s'en tenir à un régime végétal et doux, celui que nous avons conseillé dans la gastro-entérite chronique; en un mot, nourrir sans trop stimuler. L'emploi de quelques douches sur la peau, était recommandé dans ce cas par *Broussais*. Avec de la persévérance dans ces moyens, on voit la rate se résoudre ou diminuer de volume, et conserver un état stationnaire très-supportable, qui n'a aucune influence sur la santé générale. C'est ici le cas de ces rates restées plus ou moins grosses, sans qu'il en résulte rien de fâcheux, surtout quand leur augmentation reconnaissait pour cause une fièvre intermittente.

Si cependant la résolution ne s'opérait point, parce que la splénite est dépendante d'une irritation chronique du canal digestif, ou peut être considérée comme la suite d'une métastase, il faut surveiller avec attention le passage à l'état aigu. On est averti de cette disposition par les récidives plus ou moins fréquentes de petites exaspérations inflammatoires qui se manifestent dans le canal digestif, et que l'on calme au moyen de quelques saignées locales, répétées et mesurées suivant l'état actuel du malade. Cette disposition peut être entretenue par la formation de concrétions dans le tissu de la rate, ce qui ne change rien à la conduite que l'on doit tenir; car elle peut seule les rendre supportables. Le contraire arriverait, si, adoptant un traitement empirique, ou déduit de considérations d'une physiologie erronée, on insistait sur les frictions mercurielles ou ce métal à l'intérieur, les purgatifs, les savonneux et les diurétiques. Il est inutile de vous dire que, s'il s'offrait à votre observation de ces rates énormes dont nous avons cité quelques exemples, toute tentative de résolution serait vaine. On doit alors se borner aux conseils prophylactiques que suscite l'état présent, conseils sans efficacité, mais dont l'effet moral soutient le patient et lui fait croire sa fin moins prochaine. C'est dans toutes ces affections à marche lente et peu douloureuses, qu'un officieux mensonge est permis au médecin et devient même un devoir.

DE L'INFLAMMATION DE LA MEMBRANE MUQUEUSE DES VOIES AÉRIENNES.

L'immense révolution qui s'est opérée dans l'étiologie générale des maladies irritatives, m'a imposé l'obligation, pour mettre de l'ordre dans la marche de ce Cours, de le commencer par l'étude de quelques maladies externes. Ainsi, nous avons déjà passé en revue l'érysipèle, le phlegmon, le rhumatisme-articulaire aigu; et, à cette occasion, nous avons été forcé d'empiéter sur les maladies du cœur, en vous faisant saisir la coïncidence de cette phlegmasie articulaire avec la péricardite et l'endocardite, affections sur lesquelles nous reviendrons en leur lieu; nous avons étudié le rhumatisme musculaire et la goutte : mais, comme il était impossible de comprendre les complications fréquentes de gastrite ou de gastro-entérite avec les phlegmasies nombreuses qu'il nous reste à voir, nous avons cru convenable de nous étendre sur cet état morbide, auquel se rapportent les grandes épidémies que nous avons traitées avec tout le soin que requiert leur importance.

Vous avez vu, dans ce cas, quelle influence remarquable exerce l'action du froid sur l'enveloppe périphérique du corps, pour emprisonner, pour ainsi dire, le fluide électrique, le forcer à refluer sur les points irrités du tube digestif, et produire les phénomènes qui caractérisent ses maladies. Nous aurons occasion de vous faire remarquer aussi quelle physionomie particulière l'humidité, réunie à cette première cause (l'abaissement brusque de la température), donne aux maladies, et à quelles complications graves elle expose.

Pour que la transition de l'étude des affections des voies digestives et de leurs annexes soit moins sensible, nous allons fixer votre attention sur l'angine épidémique (*ulcera ægyptiaca et syriaca*).

DE LA GASTRO-ENTÉRITE ANGINEUSE AIGUË ÉPIDÉMIQUE.

La première description que l'on ait de cette angine, est due à *Arétée*, médecin de l'antiquité qui vivait avant les empereurs romains; il lui attribuait pour cause l'usage des aliments malsains, de difficile digestion, et de l'eau trouble pendant la crue du Nil, d'où résultait une irritation de l'estomac qui se transmettait à l'isthme du gosier, envahissait les tonsilles, le larynx, etc.

La preuve que l'alimentation de mauvaise nature n'est pas une cause nécessaire de l'irruption de cette maladie, c'est que je l'ai observée chez des enfants bien soignés, notamment chez trois jeunes garçons du consul français à Damiette.

Si nous faisons attention que, pendant la durée de l'inondation, dans la basse Égypte surtout, à la chaleur intense du jour succède une température froide et humide pendant la nuit, que ce froid augmente d'intensité pendant les mois de septembre, octobre et novembre, nous aurons la raison suffisante du développement, chez les jeunes sujets surtout, de la gastro-entérite épidémique, qui, s'étendant à l'arrière-bouche, donne lieu à la complication de l'angine grave qui a fixé l'attention d'*Arétée*, et l'avait déterminé à lui assigner le nom d'*ulcères d'Égypte et de Syrie*. Cette maladie n'est pas spéciale à ces contrées; elle a été observée en Europe par *Huxham*, *Planchon*, *Rosen*, *Vincent Ketelaër*, *Ramazzini*, *Dupuy de la Porcherie*, et dans ces derniers temps par M. *Brétonneau* et moi-même, et toujours dans des conditions de froid humide frappant de préférence les jeunes sujets, quelquefois cependant les adultes, et surtout les femmes parmi ces derniers.

En lisant attentivement ces auteurs, on voit que l'inflammation, qu'on a encore nommée *pelliculaire* de la gorge, ou *diphthérite*, est toujours consécutive à une gastro-entérite aiguë, négligée ou mal traitée. Je pourrais ajouter que, s'il est une maladie avec laquelle l'angine maligne ou épidémique ait de l'analogie, c'est sans contredit le *typhus*. J'ai souvent observé à Mayence, lors de l'épidémie de 1813 à 1814, de ces maux de gorge dits gangréneux, chez des militaires atteints de cette affection; on pourrait même dire que ces deux affections ont une origine commune. Elles sont toujours épidémiques, et durent autant que leur cause de propagation.

Toutes les causes, tant prédisposantes que déterminantes des gastro-entérites épidémiques que nous avons étudiées jusqu'à présent, peuvent donc faire naître la *diphthérite* ou ulcères d'Égypte.

Signes diagnostics.

Les malades éprouvent des frissons et un malaise indéfinissable; il survient des nausées, des vomissements avec ou sans douleur épigastrique; la langue est rouge sur ses bords et à sa pointe, elle est plus ou moins chargée à sa base. Cet état dure quelquefois deux ou trois jours avant que des signes d'envahissement des autres membranes muqueuses soient observés. Quelquefois aussi la transmission est prompte. La dysurie, le mal de gorge existent bientôt; les tonsilles, le pharynx, le voile du palais, les fosses nasales rougissent; un enduit blanchâtre s'y développe, prend une couleur variant depuis le gris jusqu'au brun, acquiert de la consistance, peut s'étendre au larynx et jusqu'aux bronches, et produire la suffocation. Les ganglions lymphatiques s'engorgent le plus souvent, et ajoutent une cause de plus à cette fâcheuse terminaison.

Cette maladie attaque plus particulièrement les enfants, les jeunes filles et les femmes, mais peut aussi atteindre des hommes robustes.

Il est remarquable qu'aux mêmes époques où l'on voit sévir cette affection, les fièvres épidémiques, dues aux mêmes causes générales, règnent aussi, et établissent, par leur présence et les mêmes symptômes au début, l'identité de ces deux maladies.

Je puis fortifier cette vérité pratique de l'autorité de *Ramazzini*, lorsqu'il parle des fièvres épidémiques qui ré-

vaisseaux de l'estomac étaient gorgés, ainsi que ceux de l'intestin grêle, qui étaient *enflammés* et avaient une tendance à la *gangrène*.

Pronostic.

Vous avez vu cette maladie débuter par tous les signes qui appartiennent à la gastro-entérite épidémique, s'étendre dans toutes les directions, envahir le gros intestin et produire la diarrhée; cheminer supérieurement, occuper le pharynx, les amygdales, le larynx, les ganglions lymphatiques cervicaux; donner lieu à des accidents cérébraux sympathiques pouvant devenir idiopathiques; mais le plus souvent se borner aux organes digestifs pendant deux ou trois jours avant de se porter, ainsi que le font les inflammations non réprimées, à tous les organes où un point d'irritation appelle le fluide électrique. Cette condition n'est pas même nécessaire, puisque celui-ci a pour propriété spéciale de suivre les tissus, d'autant plus conducteurs qu'ils sont plus pénétrés de matière nerveuse. Le pronostic est donc d'autant plus fâcheux, qu'une imprudente expectation lui permet de marcher et de s'étendre. En lisant l'ouvrage de M. *Brétonneau*, qui attendait toujours que les signes de l'angine fussent développés et les considérait tranquillement grandir, pour être bien sûr d'avoir affaire à sa *diphthérite*, vous pourriez vous convaincre que dans le plus grand nombre des cas cette affection est mortelle. Mais si, lorsque régne une semblable épidémie, vous reconnaissez l'existence primitive de la gastro-entérite, point de départ de l'angine, et que vous la combattiez dès son apparition, vous pourrez porter un jugement moins sévère sur l'issue probable de la maladie, et vous guérirez presque tous vos malades. C'est donc à la conduite que tient le médecin qu'est subordonné le pronostic. Si l'angine a eu le temps de naître, d'envahir le larynx, le pronostic est toujours fâcheux, et le plus souvent les malades meurent suffoqués. La négligence, l'abandon de ceux-ci aux seules ressources de la nature, voient rarement quelques guérisons s'opérer, et encore n'est-ce que dans les cas légers; car cette affection, comme toutes les autres, varie en gravité selon la prédisposition, l'âge, le sexe, le régime et les maladies antérieurement éprouvées. Elle sera plus grave si elle est greffée sur une gastro-entérite chronique, et si le sujet est jeune, le larynx dans ce cas ayant moins d'ampleur, et la concrétion couenneuse produisant plus efficacement l'obstacle au passage de l'air. Ici s'explique ce que nous avons dit des gastro-entérites épidémiques en général, dans la formation du pronostic, et celui-ci reçoit, de la complication de l'angine, une modification fâcheuse qu'il ne faut jamais perdre de vue, complication d'autant plus grave, que le larynx étant occupé et souvent la trachée-artère jusqu'aux bronches, la suffocation est plus imminente.

Traitement.

D'après ce qui précède sur la nature de l'angine épidémique, il est naturel de conclure que le traitement antiphlogistique est seul applicable avec quelque espoir de succès à cette grave maladie. Nous devons, à cette occasion, faire remarquer le talent observateur et la profonde sagacité de *Vincent Ketelaër*, qui écrivait en 1669 : « Quand les saignées, dit-il, n'ont pas été faites au commencement, l'affection devient plus grave et plus dangereuse; et cela arrive d'autant plus fréquemment que, pour éviter les frais, on n'appelle le médecin qu'après avoir épuisé toutes sortes de moyens, et lorsque les forces anéanties et la maladie arrivée à son summum d'intensité, ne permettant plus aucun espoir de succès, il serait téméraire alors d'avoir recours à la saignée ». Qui ne voit, dans cet extrait succinct de l'opuscule de *Ketelaër*, la réponse à tout ce qui a été dit par M. *Brétonneau* et répété par ses échos, sur la nature de la *diphthérite* et sur le danger de la saignée dans son traitement? Si, comme le médecin zélandais, ces messieurs avaient apprécié l'époque de la maladie, qui ne permet plus de compter sur les émissions sanguines, ils n'auraient pu tirer de leurs observations cette conséquence évidemment fausse que la *diphthérite* est une maladie spécifique; ils se seraient attachés à reconnaître les signes précurseurs ou concomitants de l'invasion épidémique, les auraient attaqués par les saignées, et n'auraient pas proscrit un moyen héroïque, toujours suivi de succès quand il est employé avec discernement. Il faut, dit *Vallesius*, saisir l'occasion et le commencement de l'occasion (opportet *devenire ad occasionem*, et *occasionis initium*). *Arétée* lui-même, qui, comme je vous l'ai dit, a écrit le premier sur cette angine, commune dans la basse Égypte, recommande, pendant le stade inflammatoire d'une maladie aussi grave, les saignées et les ventouses scarifiées; ce n'est qu'à la seconde période, quand la première indication est remplie, qu'il conseille l'usage des astringents sur les parties de l'arrière-bouche qui se couvrent de concrétions. Les substances qu'il préfère sont l'alun mêlé au miel, la noix de galle, la fleur de grenadier sauvage, l'oxide de zinc. Mais quand les *croûtes* ont disparu, il veut qu'on revienne aux émollients, pour éviter une inflammation plus considérable.

L'esprit de M. *Brétonneau* était tellement prévenu, qu'il n'a jamais songé à l'influence que pouvait avoir l'affection primitive des voies digestives sur le développement de l'*angine*; en voici la preuve : le sujet de sa 41e observation, à peine convalescente d'une gastro-entérite grave, ou plutôt imparfaitement guérie, éprouve une rechute; il ne fait rien pour prévenir l'angine redoutable. Quand elle est arrivée, il lui oppose le traitement mercuriel; la malade meurt : on ne fait l'autopsie que du pharynx et des voies aériennes.

Le sujet de sa 2e observation, en apparence guéri, retombe au bout de quinze jours; il *vomit*, a des *mouvements convulsifs*, pousse des cris perçants, meurt. L'intestin duodenum offre une destruction de la membrane muqueuse dans une grande partie de sa circonférence; on attribue ce désordre à quelques lombricoïdes; il ne vient pas dans l'idée qu'il a pu être le point de départ de l'inflammation diphthéritique.

Celui de la 36e observation a du délire, de la fièvre dès le premier jour; le gonflement des ganglions lymphatiques est à peine sensible, il n'y a aucune apparence de taches sur les amygdales : cependant, on laisse marcher la maladie qui devient mortelle, et, quoiqu'il y ait eu délire idiopathique, ou sympathique de l'irritation de l'estomac, on n'examine à l'autopsie ni le cerveau ni l'abdomen.

On en peut dire autant du sujet de la 40e observation. A peine convalescente d'une fièvre tierce automnale, elle éprouve de nouveau la fièvre; on ne pense pas que l'irritation gastrique s'est réveillée et doit être combattue; on cherche la cause de ce mouvement fébrile dans l'état des gencives qui sont *très-pâles*, dans les parties latérales du cou qui sont *indolentes*. C'est dans la nuit du troisième au quatrième jour, qu'on reconnaît la diphthérite dont on ne peut empêcher la terminaison funeste, malgré les fumigations de chlore et les applications d'acide hydrichlorique concentré. A l'autopsie, on n'examine que les voies aériennes.

On peut comprendre maintenant qu'une semblable affection sera presque toujours funeste, si elle n'est convenablement attaquée dès son invasion, et je crois avoir prouvé que des succès nombreux, on pourrait dire constants, sont le résultat d'un traitement antiphlogistique appliqué de bonne heure.

Ainsi, pour des enfants et des femmes, on commencera par faire à l'épigastre, au moyen de sangsues, une saignée capillaire abondante, répétée suivant la nécessité. Il est des circonstances où l'on ne peut se procurer ces annélides; alors les saignées générales doivent être pratiquées et répétées coup sur coup au début, suivant l'expression du professeur *Bouillaud* : plus tard, elles seraient inutiles et ne s'opposeraient point à la marche perfide de la maladie; elles la précipiteraient même, comme les sangsues à la gorge. C'est ainsi que s'expliquent les revers qu'ont éprouvés *Marteau d'Aumale*, M. *Brétonneau*, et tous ceux qui on eu trop tard recours à ce moyen. C'est à cette cause qu'il faut attribuer le défaut de succès dont se plaint *Ramazzini* pendant l'épidémie de 1690. Les saignées placées à cette époque étaient toujours funestes, tandis qu'un remède populaire, les ventouses scarifiées, dès que les lassitudes, les douleurs des membres, les vomissements, annonçaient l'invasion de la maladie, et sans consulter les médecins, concourait à la guérison. « Il était curieux, dit ce médecin célèbre, de voir les chirurgiens parcourir toute la ville, portant des sacs remplis de ventouses, administrant ce genre de secours sans que les médecins fussent consultés. »

Il serait fastidieux, pour prouver les vérités pratiques énoncées, de citer ici toutes les épidémies décrites sous diverses dénominations, et qu'on peut rapporter à la gastro-entérite; je me contenterai, pour compléter ce tableau, de fixer votre attention sur les épidémies d'*Hippocrate.* Ce célèbre médecin de l'antiquité comptait tant sur les efforts de la nature, que, le plus souvent inactif, il attendait les crises : aussi remarque-t-on que des hémorragies spontanées et abondantes au début étaient toujours suivies d'une terminaison favorable. Les autres malades mouraient presque tous, ou n'échappaient à ce résultat funeste qu'après une lutte pénible et dangereuse : encore, si l'angine se joignait par extension aux symptômes graves de la gastro-entérite, tous périssaient. *Ceux que j'ai observés*, dit le père de la médecine, *sont tous morts.* « Quos ego novi, inquit Hippocrates, omnes mortui sunt. » (*Popularium edit. Vander-linden.*)

Témoin de ces hémorragies salutaires, le médecin ne doit-il pas profiter de cet avis de la nature, et en conclure qu'ici la saignée est le premier moyen auquel on doive avoir recours? En même temps qu'on remplit cette première indication (les saignées), on prescrit les boissons délayantes et le gargarisme pyrothonidé. Quand la maladie a marché, qu'on l'ait ou non attaquée par les saignées générales ou locales en temps opportun, on peut essayer l'emploi du nitrate d'argent fondu, et même, à la seconde ou troisième période, les stimulations avec l'alun ou l'acide hydro-chlorique affaibli. Il faut bien que ces moyens très-secondaires comptent quelques succès, pour avoir trouvé tant de prôneurs; mais, je le répète, ils seront toujours superflus, si, dès le début, la gastro-entérite est combattue par les sangsues à l'épigastre ou les saignées générales répétées.

On peut conclure de tout ce qui précède :

1° Que l'angine maligne, *gangréneuse* ou *diphthéritique*, ou *ulcères d'Égypte*, est toujours épidémique;

2° Que les transitions d'une température chaude à une froide et humide en sont la cause la plus commune, en Égypte surtout; que son action primitive s'exerce sur la peau, et force le fluide électrique à s'accumuler dans la membrane muqueuse des voies digestives, quand elle y est prédisposée;

3° Que cette lésion est exprimée par tous les signes de la gastro-entérite aiguë; que cette phlegmasie est susceptible d'une extension plus ou moins rapide vers l'isthme du gosier; que c'est seulement alors qu'existe l'*angine;*

4° Que, convenablement attaquée, jamais elle ne s'étendrait au larynx pour produire la suffocation; que le *croup* de M. Brétonneau est toujours l'effet de cette négligence et n'a d'autre similitude avec le *croup* proprement dit, que le développement d'une concrétion membraniforme dans les voies aériennes, mais que l'étiologie, le mode d'invasion, la marche et le traitement différent qu'exigent ces deux maladies, repoussent toute idée d'identité;

5° Que, s'il est des affections auxquelles on puisse rallier cette maladie, ce sont les gastro-entérites épidémiques, puisqu'elles peuvent se terminer par l'angine pelliculaire, qu'elles ont la même étiologie, le même mode d'invasion et de développement, et réclament le même traitement;

6° Qu'il serait beaucoup plus exact d'appliquer à cette maladie le nom de gastro-entérite *angineuse;* cette dernière épithète, cependant, n'indiquerait qu'une complication possible de l'affection primitive, et ne lui donnerait aucun droit à une place particulière dans un cadre nosologique.

DU CROUP.

Nous avons vu que les causes prédisposantes de la maladie, à l'étude de laquelle nous venons de nous livrer, sont toutes celles qui irritent les voies digestives, de manière qu'il suffit de l'action long-temps continuée d'une cause générale, comme celle du froid humide succédant à une température plus élevée et agissant sur la peau, pour déterminer l'irruption de l'épidémie. Il n'en est pas ainsi de la cause ordinaire du croup proprement dit; c'est l'action du froid et surtout du froid humide, quelquefois cependant d'un froid sec succédant à une température plus élevée, sur la surface muqueuse du larynx pendant l'acte respiratoire, qui, en irritant cette membrane, y attire le sang et les autres liquides, surtout le mucus, dont la sécrétion est augmentée, susceptible de se concréter, d'affecter la forme membraneuse, de diminuer le calibre du larynx, d'où modification de la voix depuis l'enrouement jusqu'à l'aphonie.

Ici, à moins d'une complication possible, mais rare et due ordinairement au traitement, l'irritation produite est immédiate, mécanique et locale, ne peut déterminer de sympathies; le froid agit de la même manière qu'il le fait en frappant le bout des doigts pour produire l'onglée. Les papilles nerveuses, désagréablement affectées, éprouvent, dans le lieu attaqué, de la douleur, de la congestion, de l'inflammation qui peut se terminer par le phlegmon et même par la gangrène, comme dans les congellations, ainsi que j'ai eu occasion de l'observer pendant la retraite de Russie, en 1812.

Il n'y a donc aucune analogie dans le mode d'agir de la cause déterminante de ces deux maladies. Dans la gastro-entérite épidémique qui précède l'angine croûteuse ou ulcéreuse, les signes de celle-ci sont toujours consécutifs ou concomitants de la première; dans le croup, rien de semblable n'est observé. La toux croupale surprend presque toujours les enfants au milieu de leurs jeux; ils ne sont arrêtés que par la dyspnée, cause mécanique de l'anxiété qui bientôt se manifeste.

En traçant les signes pathognomoniques du croup, nous reviendrons sur les caractères qui distinguent les maladies dont nous parlons. Cette distinction n'est point une vaine subtilité; pronostic et traitement lui sont subordonnés.

Les pays situés sur les bords de la mer, exposés aux vents de nord ou nord-ouest, dans les vallées *étroites* où coulent des rivières sujettes à des débordements, sont ceux où s'observe le plus communément le croup. Cette assertion se trouve confirmée par les observations du docteur *Valentin,* recueillies en Pologne, en Allemagne, en France, en Amérique et en Italie. Le grand froid n'est pas toujours nécessaire pour produire le croup, et je crois que les variations subites de l'atmosphère contribuent plus souvent à son développement. C'est pourquoi, dans mon Traité pratique de cette maladie, je rapporte un assez grand nombre d'observations recueillies au printemps, même en été et plusieurs en automne. Elle attaque les enfants, depuis ceux qui sont à la mamelle jusqu'à ceux de dix à douze ans, quelquefois mais rarement les adultes, qui, dans tous les cas, courent moins de danger à cause de l'ampleur plus considérable du larynx. Je n'ai pas remarqué que tel sexe ou tel tempérament y disposât plus que tel ou tel autre.

Je cite, dans mon ouvrage, des exemples desquels il résulte la preuve que des enfants, disposés à la sécrétion muqueuse, auraient péri dès l'invasion inflammatoire sans le prompt secours qu'ils ont reçu, et que d'autres, dont le *facies*, la force physique, l'ensemble de la constitution, annonçaient une prédominance sanguine, ont été atteints de *croups* dont la marche moins aiguë a pu être arrêtée par une simple révulsion sur l'estomac. Tout le monde sait, et *Broussais* a surtout développé ce point de doctrine, qu'un organe peut, chez un sujet faible, devenir le siége d'une inflammation très-aiguë.

Il est commun de voir les enfants d'une même famille être atteints du *croup*, et ici, en admettant même la prédisposition idiosyncrasique, les modifications, à l'influence desquelles ils sont soumis, n'ont-elles pas la plus grande part au développement et à la fréquence de cette affection? J'ai remarqué que l'inflammation gingivale, produite par le travail de la dentition, devenait souvent la cause de cette maladie.

Signes diagnostics.

Quand le croup n'est pas l'extension ou l'exagération d'une bronchite, d'une phlegmasie cutanée, d'une angine tonsillaire ou pharyngée, d'un corysa, presque toujours son invasion est sans prodrômes. Cette maladie, considérée dans son isolement de toute complication, a donc un début brusque, inattendu, et attaque très-souvent des enfants qui, peu de temps auparavant, étaient gais. J'en ai vu beaucoup que la toux rauque et profondément sonore, qui ne manque jamais et paraît toujours la première, surprenait au milieu de leurs amusements. Mais, si le croup s'est déjà montré, s'il existe, si les vicissitudes atmosphériques ont développé des rhumes, des catharres pulmonaires, que la température reste froide et humide, les enfants sont exposés à le contracter, et l'invasion des signes généraux prend de la valeur.

Le plus souvent, le médecin n'est mandé que lorsque la raucité de la voix annonce quelque chose d'extraordinaire, ou que la maladie est précédée d'une autre affection aiguë. Quelquefois aussi, l'invasion est subite et réclame de prompts secours. D'autres fois, la toux rauque et profonde se fait remarquer plusieurs jours avant que l'enfant soit arrêté, surtout si les parents sont inattentifs. Dans ce cas, le mal est déjà grand, souvent irremédiable. Cependant, il arrive que des enfants, ayant la toux croupale mais rare pendant un ou deux jours, guérissent très-bien par les moyens ordinaires.

Après cette toux rauque et profonde, râpeuse, qui ne manque jamais, et que je considère comme signe pathognomonique; après, dis-je, cette toux et quelquefois en même temps, on observe de l'enrouement, la respiration prend un caractère particulier et que le médecin exercé sait reconnaître, quand bien même la toux ne viendrait pas lui apprendre que cette respiration est celle du croup : c'est un léger sifflement que j'ai comparé au bruit que fait l'air poussé à travers la glotte de l'*oie* en colère, et que pour cette raison j'ai nommé *respiration anserine;* il y a pourtant cette différence que, chez le malade attaqué du croup, le bruit se fait dans l'inspiration. Le mal de gorge vient se joindre à ces premiers signes; cependant, j'ai vu plusieurs malades qui n'accusaient pas de douleur dans cette partie, quoique ce symptôme, ainsi que le mouvement par lequel l'enfant y porte la main, soient assez communs.

J'en ai vu d'autres qui, dès le moment où la toux faisait

reconnaître la maladie, éprouvaient déjà une gêne telle dans le larynx, qu'ils demandaient qu'on leur ôtât ce qui les incommodait, et y portaient constamment la main.

Le gonflement de la gorge à l'extérieur est presque toujours observé, mais ce n'est que dans un état avancé du croup, et lorsque, la respiration devenue pénible, il y a déjà engorgement de la face, commencement de congestion cérébrale, disposition au sommeil. Tout le tissu cellulaire s'engorge, les jugulaires deviennent saillantes, l'anxiété est considérable, l'activité des muscles du cou et de la poitrine augmente de plus en plus. C'est alors que l'enfant porte la tête en arrière pour respirer plus facilement en agrandissant la glotte; à moins qu'il n'y ait concomitance d'une angine tonsillaire ou pharyngée, ou du travail de la dentition, l'intérieur de la gorge n'offre aucun signe apparent.

La respiration, que j'ai nommée *anserine*, en devenant plus difficile, prend quelquefois de la similitude avec l'inspiration qui suit une quinte de coqueluche; la gravité de la maladie augmentant, le *cri de coq* se fait entendre au milieu d'une dyspnée aphonique, quelquefois bruyante. Ce sont ces symptômes, qui déjà annoncent la fin prochaine du malade, que la plupart des auteurs attribuent au spasme des muscles du larynx.

Il n'est pas nécessaire d'admettre, avec *Royer-Collard*, un agent essentiellement de nature spasmodique, pour expliquer la raucité de la voix et de la toux, ainsi que l'aphonie, à une certaine période du croup; et les expériences même de *Portal*, citées pour étayer cette hypothèse, viennent à l'appui d'une opinion contraire. « En pressant légè- « rement les nerfs du larynx chez les animaux, la voix de- « vient rauque; en les comprimant fortement ou en les « coupant de chaque côté, la voix se perd entièrement », a dit le *Nestor* de la médecine française.

Ne peut-on pas raisonnablement admettre que l'inflammation de la membrane muqueuse suffit pour opérer cette légère pression qui produit la raucité? et l'aphonie, qui ne se remarque qu'à la dernière période du croup et lorsque tout est désespéré, n'est-elle pas expliquée par la présence de la membrane croupale ajoutée à l'inflammation et à l'épaississement de la muqueuse?

D'après les lois positives de la physiologie, pour qu'il y ait spasme des muscles du larynx, il faut que la douleur de cette partie, transmise au centre nerveux, soit assez forte pour exagérer son action, la faire participer à l'irritation primitive jusqu'à produire la convulsion : or, rien de semblable n'a lieu au début du croup dans le plus grand nombre des cas. La voix est déjà enrouée, la toux rauque et profonde, que la respiration s'exécute encore assez facilement pour que l'anxiété n'existe pas. Ce n'est qu'à la dernière période de la maladie, et lorsqu'elle devient mortelle, que la dyspnée portant le désordre dans la circulation, la congestion cérébrale entraînant une altération plus ou moins profonde de l'encéphale, les convulsions peuvent survenir ou une mort apoplectique. Le pouls n'a rien de constant dans le croup; sa force, sa vitesse, sa faiblesse, sa régularité, son intermittence, sont subordonnées à l'état actuel du malade et à la présence des accidents observés lorsqu'on est appelé. Ainsi, dans la description générale de cette maladie, ce signe ne peut avoir de valeur qu'autant que la cause de son caractère est appréciée. Quelques malades ont beaucoup de fièvre, de la chaleur à la peau; ces signes manquent absolument chez d'autres.

On peut encore répéter ici que l'état de la face, son altération, sa couleur, son gonflement, sa bouffissure, sont autant de signes dépendant de l'époque à laquelle on observe la maladie; ainsi, elle n'aura éprouvé aucune altération au début. Quand la dyspnée augmente, la face devient rouge, colorée, se couvre de sueurs. Les accidents s'aggravent-ils, elle devient pâle, plombée, injectée, violette, livide; alors une sueur froide la recouvre, et la mort termine cette variation infinie du *facies*.

Je ne crois pas que la différence observée dans l'aspect des urines, leur fréquence et leur rareté, leur abondance, leur limpidité, leur lactescence, etc., puisse être d'une grande importance dans le diagnostic du croup; on ne peut non plus tirer d'induction de l'état de la digestion, ce n'est que comme complication qu'une affection des voies digestives viendrait s'y joindre.

Une circonstance particulière, qui peut servir à distinguer le croup des autres angines, c'est que dans la première la déglutition se fait très-facilement. Parmi les nombreux malades que j'ai traités du croup, j'ai observé une seule fois que l'intelligence et l'exercice des sens fussent altérés; encore cet état disparut immédiatement après l'application des sangsues.

Ainsi, en supposant un *croup* suivant une marche naturelle, parce qu'il n'a pas été combattu, voici les signes qu'on observera : toux rauque et profonde, plus ou moins fréquente, ayant beaucoup d'analogie avec l'aboiement d'un chien de moyenne taille qui serait enroué; respiration d'abord légèrement bruyante ou *anserine* devenant sibilante; enrouement de la voix articulée. La dyspnée augmentant, c'est alors que se développe cet appareil effrayant de symptômes qui caractérise la seconde et dernière période : anxiété, tendance à porter la tête en arrière, toux plus fréquente, enrouement plus considérable bientôt suivi de l'aphonie, gonflement du cou et des jugulaires, face injectée, changement de couleur depuis le violet, le plombé jusqu'au pâle et au livide; sueurs froides; mort.

Il suffit de se rappeler à quels signes on reconnaît l'angine épidémique, dont nous avons parlé dans le précédent chapitre, pour être convaincu que c'est à tort que certains auteurs modernes l'ont rapportée au croup. La première est une gastro-entérite épidémique dont la phlegmasie s'étend à l'arrière-bouche et au larynx; le croup débute toujours dans celui-ci. Et, s'il se complique quelquefois de gastro-entérite, le plus souvent il faut en accuser une médication vicieuse.

Dans le premier cas, l'inflammation chemine de l'estomac vers le larynx, donne lieu à des symptômes cérébraux; dans le deuxième, cet organe est primitivement affecté. Ici, traité de bonne heure, il est presque toujours curable; dans l'autre, l'envahissement du larynx est un signe mortel, ce qui ne serait point arrivé si on eût reconnu et traité la gastrite.

Le croup est l'apanage de l'enfance presqu'exclusivement,

l'autre affection frappe tous les âges. Dans le premier, les révulsions sur le tube digestif suffisent souvent pour amener une terminaison favorable ; dans l'autre cas, cette médication est toujours insuffisante et même dangereuse. Il est une autre maladie de l'enfance qu'on a voulu aussi rallier au croup et qui en diffère plus essentiellement encore, c'est l'asthme décrit par Millar, affection spasmodique dont nous parlerons, qui cède aux opiacés, tandis que ce moyen serait toujours inefficace et même dangereux dans l'angine épidémique et dans le croup.

Terminaisons et pronostic.

Dans les contrées où cette maladie est peu ou mal connue, elle se termine presque toujours par la mort. Il n'y a d'exception que les cas rares où l'expectoration de matières muqueuses ou puriformes sauve les malades ; mais, si la membrane croupale est formée, la mort est inévitable. Des fragments peuvent être rendus au moyen de secousses imprimées par le vomissement ou expectorées spontanément ; mais la rémission qui en est la suite ne se convertit jamais en un mieux soutenu.

Le croup, si rarement curable s'il est négligé, ne résiste jamais ou presque jamais s'il est convenablement attaqué au début.

Quand les soins du médecin sont réclamés trop tard, que déjà tous les signes décrits indiquent que le larynx est obstrué par une substance quelconque, et que l'expectoration ou le vomissement n'en procurent pas l'expulsion complète, l'espérance de mieux qu'elle avait fait naître est bientôt déçue, soit qu'une nouvelle sécrétion succède à la première, soit que l'extension de la maladie vers les bronches s'oppose à la guérison.

Il est des cas où le gonflement inflammatoire de la membrane muqueuse, formant tout l'obstacle à la respiration, on n'a rien à espérer de l'expectoration ; ce sont probablement ceux dont la répétition des saignées locales opère la cure dans des accès très-avancés, ou bien encore qu'on voit céder après une abondante évacuation intestinale.

En général, on peut présumer que la terminaison de la maladie sera heureuse, si la toux de croupale qu'elle était devient catarrhale, si, en un mot, le croup descend au caractère de la bronchite ou du rhume suivi d'une expectoration muqueuse quelquefois mêlée de fragments pelliculeux. Le croup est d'autant plus dangereux, qu'il attaque des enfants plus jeunes, à cause de l'étroitesse de la glotte.

Autopsies.

Baillou, et après lui *Ghisi*, sont les premiers qui aient parlé de la membrane croupale et aient fixé l'attention des médecins sur cette concrétion. Des observations ultérieures sont venues confirmer ces premières idées.

Les lésions que cette maladie laisse après elle sont les suivantes : 1° une membrane blanche ou grisâtre, ou concrétion membraniforme plus ou moins consistante, et dont l'adhérence à la membrane muqueuse du larynx et quelquefois de la trachée-artère est variable ; 2° une matière puriforme souvent plus consistante que le pus ; 3° des mucosités ; 4° des traces d'inflammation, de tuméfaction de la membrane muqueuse, selon que la maladie a eu plus ou moins d'intensité ou de durée, d'où il suit qu'elle peut être rouge et très-tuméfiée, n'avoir qu'une couleur rosée ou même être pâle.

Traitement.

S'il est une maladie sur le traitement de laquelle des opinions nombreuses et contradictoires aient été soutenues, c'est le *croup*. Vomitifs, purgatifs, toniques, antispasmodiques, vésicatoires, synapismes, cautère actuel, ont été tour-à-tour recommandés.

Mais la médication dont l'expérience a sanctionné l'efficacité, et qu'on pourrait considérer comme le spécifique du croup, est la saignée locale obtenue par une application de sangsues faite à la région du larynx. Si ce moyen est employé au début de la maladie, c'est-à-dire dès que la toux croupale annonce son invasion, on est toujours certain de guérir. Je rapporte, dans mon ouvrage, l'histoire de *croups* très-aigus, s'offrant avec le cortége des symptômes les plus graves, et cependant guéris très-promptement, parce que l'activité de la médication a été proportionnée à la gravité des accidents.

Le croup est une des phlegmasies aiguës, dans l'issue desquelles il serait imprudent de compter sur les efforts de la nature.

Je vais rapporter ici, le plus succinctement possible, la conduite que je tenais, lorsque, placé dans une contrée de la France où cette maladie est très-fréquente, j'étais appelé pour la traiter. Si elle est à son début, que l'accès soit fort ou faible, je fais appliquer des sangsues à la région du larynx; quelquefois je fais suivre de près le vomitif, s'il n'y a point de contr'indication. Il est beaucoup de cas où je me suis abstenu de ce dernier moyen, et je crois qu'on pourrait en réserver l'usage pour le dernier temps de la maladie, c'est-à-dire quand, le médecin ayant été réclamé trop tard, les accidents ont marché, ont pris de la gravité, et obligent de faire succéder les révulsifs aux évacuations sanguines. Cette circonstance exceptée, je m'en tiens toujours maintenant à l'application des sangsues et à des boissons mucilagineuses et gommeuses; quant à l'emploi des révulsifs internes, on conçoit qu'il doit être subordonné à l'état de l'estomac et des intestins, principe duquel on ne devrait jamais s'écarter.

Si l'on manquait de sangsues, il serait utile de pratiquer une saignée générale, à laquelle on ferait succéder des ventouses scarifiées. En général, l'évacuation sanguine locale doit être abondante, si l'on veut faire avorter promptement la maladie, lorsqu'on a le bonheur d'être appelé à temps.

Toutes les fois que j'ai obtenu une grande quantité de sang, la maladie a cessé presque instantanément, quelque grave qu'elle fût : au contraire, j'ai vu des récidives quand cette émission n'avait pas été portée assez loin, ou qu'elle avait été négligée. Les craintes que manifeste M. *Desruelles* sur l'application de nombreuses sangsues, et le conseil qu'il donne d'en mettre peu pour y revenir ensuite, ne me paraissent pas fondés; il serait même dangereux de consacrer un tel principe. J'attribue mes succès, dans les cas graves, à une conduite opposée à celle qu'il recommande; nul doute que les praticiens, qui ont eu l'occasion de voir souvent le croup, ne partagent mon avis. Le docteur *Vieusseux* de Genève, dans son Mémoire (qui a obtenu la première mention honorable), professe la même doctrine. *Reil* de *Halle* conseille de laisser couler le sang jusqu'à *défaillance*. En général, les médecins distingués de la Pologne et de l'Allemagne, ceux de l'Angleterre et de la France, considèrent la saignée locale, faite à la région du larynx dès le début du croup, comme le meilleur moyen à lui opposer; ils diffèrent seulement sur l'abondance nécessaire de l'évacuation sanguine. Mais, je le répète, plus elle aura été copieuse, plus le succès sera prompt et heureux. Il est pourtant une borne qu'il ne faut pas dépasser; mais la force du pouls, l'état de la face, permettront toujours au médecin attentif d'obtenir une saignée suffisante, sans compromettre la vie du malade. En recommandant aux assistants d'arrêter l'hémorragie dès que les accidents ont cessé et que la face devient pâle, il ne s'exposera point à l'événement funeste cité dans le Journal de médecine de *Corvisart*, et qui fut dû à la négligence de ces précautions.

La difficulté de l'extraction de la membrane croupale après l'opération de la trachéotomie, a toujours été un des principaux arguments opposés à la possibilité de la réussite, et l'une des causes pour lesquelles ce moyen est considéré comme inefficace contre le croup; mais, si l'on fait attention que souvent l'obstacle à la respiration est borné au larynx (10e et 11e observations de mon ouvrage), et, s'il est prouvé que cette membrane est susceptible d'acquérir une véritable organisation, il me semble qu'il serait superflu de chercher à l'enlever après l'ouverture de la trachée. Favoriser l'entrée de l'air dans les poumons et entretenir la vie assez de temps pour que ce travail s'exécute, telle est l'indication à remplir.

Puisque le croup, lorsqu'il n'est combattu qu'à la seconde période, est presque toujours mortel, si, au lieu d'épuiser tous les moyens tant rationnels qu'empiriques, on avait recours à la trachéotomie, on sauverait quelques victimes.

Que l'on ne vienne pas dire que l'ouverture du canal de

l'air soit par elle-même dangereuse, assez de faits ont prouvé l'innocuité de ce moyen.

Le lendemain de la bataille de Dresde (1813), j'étais dans une des salles de l'arsenal à faire des opérations, lorsqu'un soldat de la jeune garde, auquel une balle avait traversé le cou derrière l'angle de la machoire inférieure, sans léser les carotides et un peu au-dessus de l'épiglotte, fut en danger de suffoquer, parce que les artérioles du trajet du projectile, rétractées ou obstruées par un caillot, commencèrent à donner. Je ne vis d'autre moyen, la ligature étant impossible, que de tamponner la plaie avec un gros bourdonnet qui la traversait, après avoir préalablement pratiqué la trachéotomie. Ce bourdonnet fut laissé jusqu'à ce que l'hémorragie ne fut plus à craindre; il rendait le mouvement de l'épiglotte impossible, et mon malade continua à respirer par une canule laissée dans l'ouverture de la trachée. Une grosse sonde de gomme élastique servait à porter des boissons dans l'estomac. Ce jeune homme allait très-bien quand je le confiai à un chirurgien chargé de ce service.

On trouve, dans le premier cahier du journal complémentaire du *Dictionnaire des sciences médicales*, une observation de trachéotomie pratiquée avec succès par Georges Willey (extrait du *London médical and physical journal*). *Boyer* rapporte l'exemple d'un succès semblable qu'il obtint le 25 janvier 1820.

Les dangers que courent les enfants pendant l'opération, suivant quelques auteurs, sont illusoires; on peut, avec des précautions, éviter que l'hémorragie devienne mortelle; les blessures de la glande thyroïde, comme le fait judicieusement remarquer *Michaëlis*, ne sont pas aussi dangereuses qu'on peut le croire.

M. *Brétonneau*, dans un cas qui n'était pas sa *diphthérite*, mais bien le croup des auteurs, ayant négligé le traitement antiphlogistique, fut amené à la nécessité de tenter la trachéotomie, qui réussit parfaitement.

J'ai consigné, dans mon ouvrage, une observation de trachéotomie qu'on ne permit de faire qu'après une temporisation d'un jour et au moment où l'enfant expirait. Je parvins à le rappeler à la vie et à le faire exister cinq heures encore. Les concrétions membraneuses occupaient toute la trachée jusqu'aux bronches ; mais, si mon conseil eût été suivi, peut-être aurais-je obvié à la terminaison funeste devenue inévitable par ce retard.

On voit, par ce qui précède, que je suis bien éloigné de regarder, avec *Caron*, la trachéotomie comme le remède unique du croup ; mais, je le répète avec mon ancien maître, le célèbre *Boyer* : « Si des éloges exagérés ne suffisent pas « pour l'autoriser toujours, quelques mauvais succès ne « doivent pas le faire proscrire entièrement ».

DE L'ASTHME AIGU OU CONVULSIF DES ENFANTS.

Le motif qui me fait traiter de l'asthme aigu, avant de passer à l'étude des autres phlegmasies de la gorge, est fondé sur ce que des auteurs ont confondu cette maladie avec le *croup*. Il était donc naturel de placer, pour ainsi dire, ces deux affections en regard, afin que la différence qui les sépare fût plus facilement saisie. *Millar* appliqua le premier la dénomination d'*asthme* à cette affection spéciale aux enfants très-jeunes. *Double*, qui en parle dans son *Traité du croup*, et qui, dans ses divisions de celui-ci, admet une espèce *nerveuse*, dit pourtant expressément qu'il ne peut être confondu avec l'asthme convulsif. La différence est donc bien grande pour qui a observé les deux maladies. Mais *Gardien* est celui qui nous a laissé la meilleure description de *l'asthme des enfants*.

Cette maladie, si j'en juge d'après mon expérience particulière, est assez rare, puisque, dans quarante ans de pratique, je ne l'ai vue que sept fois, tandis que le croup s'est offert très-souvent à mon observation. La différence qui existe sous ce rapport, n'est pas moins saillante sous celui des signes diagnostics, du pronostic, et même des modifications que réclament l'une ou l'autre affection. Elle est considérable encore sous le rapport des terminaisons funestes : l'une laisse après elle des traces constantes de son passage, l'autre n'apprend rien par l'inspection cadavérique.

Examinée physiologiquement, cette maladie peut recevoir une explication qui conduise à une thérapeutique rationnelle: la matière nerveuse, qui pénètre le tissu musculaire, explique ses contractions portées jusqu'à la convulsion quand une cause quelconque irrite l'appareil cérébro-spinal. Le cœur, de texture musculaire, peut aussi se convulser. Cette présomption serait fortifiée par la rapidité avec laquelle la mort arrive chez les jeunes enfants atteints d'asthme convulsif. J'ai vu un enfant qui venait de mourir en une heure, comme s'il eût été foudroyé, sans que l'inspection cadavérique apprît rien sur la cause d'un événement si rapide.

Ce qui éclairerait encore cette étiologie, c'est l'espèce de réaction fébrile succédant à la cessation du spasme chez les sujets forts, réaction qui devient une indication nouvelle, rendrait dangereuse l'insistance sur l'opium, et réclame l'emploi des saignées, qui pendant l'état de spasme eussent été mortelles. Quoi qu'il en soit des causes de l'asthme convulsif, on a remarqué qu'il attaquait ordinairement des enfants pendant le travail de la dentition, et qui n'ont pas encore sept ans.

Signes diagnostics.

L'invasion est brusque ; le premier signe est une constriction plus ou moins considérable de la poitrine et du larynx; un lien de fer semble s'opposer au jeu des organes de la respiration. Celle-ci est courte, précipitée, et ressemble à une suite d'expirations plaintives ; l'anxiété est extrême, la toux sèche ou nulle. Il existe quelquefois des mouvements convulsifs des membres ; mais les muscles de l'appareil respiratoire sont plus particulièrement frappés. La face est pâle ou injectée, selon l'époque et la durée de l'accès ; le pouls est très-variable par la même raison ; la déglutition est ordinairement facile. L'enfant peut périr au premier accès s'il n'est secouru ; il peut en éprouver plusieurs, revenant à des intervalles plus ou moins éloignés, et constituant une véritable intermittence. Cette maladie a beaucoup d'analogie avec le tétanos.

Autopsies cadavériques.

Ayant eu le bonheur de guérir tous les malades que j'ai traités de l'asthme convulsif, je ne puis rapporter que le résultat nécroscopique d'un enfant qui mourut avant mon arrivée près de lui, mais dont les symptômes, retracés par le père, ne me laissèrent aucun doute qu'il eût succombé à *l'asthme convulsif.* Il était âgé d'un an et en proie aux douleurs d'une dentition laborieuse; la mort ne laissa rien qui pût révéler sa cause matérielle.

Valentin, dans l'espèce de croup qu'il appelle *nerveux*, parce que les sujets périssaient en vingt-quatre heures *avec tous les symptômes du spasme et les angoisses* les plus *extraordinaires*, avait eu bien évidemment affaire à *l'asthme de Millar;* aussi ne trouva-t-il à l'autopsie *aucune trace d'inflammation* dans les voies aériennes.

Cependant, on peut présumer que, lors d'une terminaison funeste, l'irritation encéphalo-rachidienne, qui n'est pas encore une inflammation congestive quand déjà elle produit les convulsions, le devient si plusieurs accès se succèdent, ou si l'un d'eux est assez prolongé et surtout a des intermittences. Ce serait vers l'appareil cérébro-spinal que devrait être dirigée l'investigation; les auteurs n'ont interrogé que les voies aériennes. Les congestions ou autres lésions pectorales, dont l'autopsie constaterait l'existence, ne seraient ici qu'effet et non cause.

Pronostic.

La rapidité de la marche de cette affection en rend le pronostic fâcheux; cependant, ainsi que le prouvent les observations consignées dans mon ouvrage, le danger peut être évité si la présence du médecin est assez tôt réclamée.

Dans ce cas, les craintes que font naître les symptômes graves de cette maladie sont bientôt dissipées. La terminaison dépend donc tout-à-fait de ces deux circonstances.

Traitement.

Comme je l'ai fait pressentir, l'opium, administré dès que

les signes de l'asthme convulsif ne laissent aucun doute sur son existence, est le premier moyen auquel on doive avoir recours; j'emploie, dans ce cas, le laudanum liquide de Sydenham à la dose de douze gouttes dans une potion gommeuse de trois onces de véhicule, que je fais prendre par cuillerée à des intervalles plus ou moins rapprochés, suivant l'intensité des accidents. Si le sujet est faible et très-jeune, ce moyen suffit ordinairement; mais, s'il est fort et qu'après le rétablissement de la respiration normale la fièvre survienne, que la rougeur de la face et des yeux, succédant à la pâleur, fasse redouter une congestion cérébrale, la saignée locale, à la base du crâne et à l'origine de la colonne vertébrale, devient indispensable. Cette indication est surtout plus impérieuse, si l'enfant est sous l'influence du travail de la dentition.

Si la présence des vers était la cause présumée des convulsions, après avoir fait cesser celles-ci par l'usage de l'opium, on prescrirait l'huile de ricin mêlée à un sirop, ou pure si le malade la prend sans répugnance; on en donnerait une once à doses réfractées, c'est-à-dire par cuillerée de temps en temps.

Il résulte, de l'examen comparatif que nous venons de faire du *croup* et de *l'asthme convulsif* des enfants, que, dans le premier, l'irritation, frappant la membrane muqueuse et n'intéressant que la matière nerveuse dont elle reçoit la sensibilité, ne devient fâcheuse que par l'obstacle mécanique qu'oppose à la respiration la sécrétion muqueuse viciée; tandis que, dans le second, la source de la sensibilité et de la vie est atteinte, et que cet état ne peut durer sans avoir une terminaison promptement funeste.

Dans le *croup*, on n'a qu'une inflammation à combattre; dans *l'asthme*, une *grave névrose* où l'état convulsif empêche la congestion phlegmasique, et tuerait presqu'instantanément si l'opium, le premier des antispasmodiques, n'était aussitôt mis en usage. On conçoit qu'ici le cœur, essentiellement musculaire et recevant ses nerfs de la double source cérébrale et grand-sympathique, participe à l'état convulsif. C'est quand la stase est complète, que la mort survient. La saignée au début, dans ce cas, deviendrait funeste, tandis que, pendant la réaction qui suit la cessation du spasme, effet de l'opium, elle est quelquefois indispensable. Le succès consiste donc dans l'opportunité; nous ne pouvons trop insister sur ce grand principe.

DES MALADIES DES ORGANES CONTENUS DANS LA POITRINE.

Les organes, dont les maladies vont fixer notre attention, sont les poumons et le cœur. Les importantes fonctions auxquelles ils sont destinés, et les découvertes qui ont mis à notre disposition des moyens de recherche dont la perfection ne laisse presque rien à désirer, rendent cette étude fort intéressante.

Nous allons commencer par les maladies de l'appareil respiratoire. Les poumons ont une forme déterminée par celle de la cavité thoracique, qui leur imprime la figure de deux cônes irréguliers, dont le sommet correspond aux clavicules et à l'omoplate, et dont la base s'appuie sur le diaphragme. Le gauche, composé de deux lobules, forme une échancrure où se trouve placé le cœur; la cavité droite a trois lobules; ces organes sont attachés à l'extrémité inférieure de la trachée. Celle-ci, commençant au larynx, se sépare en deux branches se divisant elle-mêmes en rameaux; ceux-ci en ramuscules qui s'épanouissent en tout sens, et forment des canaux très-déliés aboutissant à de petits sacs membraneux qu'on nomme *vésicules bronchiques*.

Les ramifications de ce canal aérien, appelé *trachée-artère*, forment la cavité de l'organe respiratoire. Les autres éléments qui constituent le poumon sont *l'artère pulmonaire*, apportant à celui-ci les fluides des absorptions destinés à être convertis en sang; *les veines pulmonaires*, portant au cœur le produit de l'hématose; enfin, des vaisseaux sanguins artériels et veineux, des lymphatiques, des nerfs et du tissu cellulaire, comme toutes les parties douées de la vie.

Nous verrons que le concours des poumons et du cœur, dans l'acte de l'hématose et de la circulation, établit nécessairement entr'eux une dépendance telle, qu'il est impossible que l'un de ces organes souffre sans que la fonction de l'autre soit troublée ou singulièrement modifiée.

DE LA BRONCHITE OU CATARRHE PULMONAIRE.

La membrane muqueuse, qui revêt la surface interne de l'arbre bronchique, est de même nature que celle qui recouvre le tube intestinal ; elle est, comme celle-ci, pénétrée de matière nerveuse dont l'existence est attestée par la sensibilité dont elle jouit. Il y a aussi, dans sa texture, des follicules versant à cette surface un liquide dont la consistance lui a fait donner le nom de *mucus;* des ramuscules artériels et veineux très-déliés entrent dans sa composition, et sont surtout rendus évidents par l'inflammation.

Nous avons vu l'action du froid sur la périphérie cutanée, chez les sujets prédisposés par des abus de régime, produire l'inflammation de la membrane muqueuse gastro-intestinale, dans ses diverses nuances, depuis l'embarras gastrique jusqu'à la peste et au choléra-morbus : dans la production du catarrhe pulmonaire, la même chose peut avoir lieu; mais le plus souvent l'action du froid se fait sentir immédiatement sur la membrane muqueuse bronchique. Certains gaz irritants font naître aussi le même résultat ; et, suivant l'intensité de ces différentes causes, nous aurons à observer depuis un simple rhume jusqu'à la pneumonite, ou la pleuro-pneumonite aiguë.

Si vous en exceptez les violences extérieures, c'est donc en définitive l'irritation de la surface muqueuse bronchique qui est le point de départ des inflammations à l'étude desquelles nous allons nous livrer : cette considération générale est d'une grande importance pratique ; car nous verrons que le traitement antiphlogistique est le seul moyen d'éviter de grands accidents, et de prévenir sa terminaison par l'état chronique, même dans l'hypothèse d'une bronchite légère, mais qui prend de la durée.

Ainsi, l'influence du froid sec et humide sur la peau, soit qu'on s'y expose imprudemment en sortant d'un lieu chaud, soit qu'on abandonne des vêtements de laine qu'on avait l'habitude de porter, et avant que l'uniformité d'une température douce permette d'y renoncer; l'immersion dans l'eau froide ou l'exposition à la pluie, le frisson d'un accès de fièvre, sont autant de causes qui peuvent produire la bronchite. On a cru observer que l'espèce d'horripilation qui suit ou accompagne un mouvement de terreur ou d'horreur, à l'aspect d'un objet hideux, pouvait avoir le même résultat.

Chez les sujets qui ont déjà toussé et dont les bronches sont irritables, l'action d'une de ces causes se fait sentir de préférence.

Dans les pays froids et humides, comme l'Angleterre, les provinces situées à l'ouest ou au nord-ouest de la France, on voit quelquefois les bronchites si généralement répandues, qu'on peut les considérer comme épidémiques; c'est ce qui arriva à Londres en 1679, au rapport de *Sydenham*. Cette toux épidémique, que j'ai observée en France, recevait du public le nom vulgaire de *grippe*. Elle avait d'ailleurs tous les caractères de la bronchite, et, négligée ou mal traitée, pouvait se terminer par la phthisie pulmonaire, comme j'en ai vu plusieurs exemples.

L'épidémie consignée dans les œuvres de l'auteur anglais, avait été précédée de pluies abondantes en octobre, et se développa au mois de novembre.

Signes diagnostics.

Quelquefois le catarrhe débute par un coryza, qui, s'étendant au larynx, gagne les bronches; il y a éternuement ou enrouement, extinction de la voix. D'autres fois il est primitif; mais, en général, le commencement de la bronchite est rarement uniforme.

Voici ce qu'on observe le plus communément : enrouement, sensation désagréable de mucosités qui donne lieu au besoin d'expectorer. Si l'irritation a son siége au-dessous du larynx, il n'y a pas d'enrouement; le malade éprouve une espèce de démangeaison au point qui est le siége de l'irritation. Dans le principe, la toux est sèche, sans expectoration fatigante. En appliquant l'oreille sur les parois du thorax, on entend le râle sibilant ou muqueux, quelquefois en même temps humide et sibilant; ce qui dépend de l'obstacle qu'éprouve l'air à traverser les bronches dont la sécrétion augmentée varie depuis un liquide clair jusqu'au mucus. La toux devient plus vive, douloureuse, convulsive. La douleur indique le point d'où elle part, c'est le plus enflammé; un sentiment de déchirure s'y fait éprouver: ce phénomène doit sa manifestation à la distension des bronches. Ceci s'explique par le mécanisme de la toux, qui n'est qu'une rétention de l'air dans la poitrine par l'occlusion du larynx, suivie d'une expulsion forte et subite opérée par la contraction brusque des muscles abdominaux et du diaphragme; d'où il résulte un choc qui force la glotte de s'ouvrir pour lui livrer passage. Cette secousse, en distendant les bronches, fait nécessairement reconnaître le point enflammé.

Chez les personnes sujettes à s'enrhumer, cette douleur est moins vive; mais elle le devient de nouveau s'il y a longtemps qu'elles ont éprouvé leur dernière bronchite, surtout quand celle-ci a été bien guérie.

Les malades se plaignent de courbature, de douleurs des membres qu'il faut savoir distinguer du rhumatisme, qui pourtant pourrait être concomitant, puisque la cause productrice est la même. Au reste, cette distinction n'a aucune importance sous le rapport du traitement, qui au fond est semblable.

Les douleurs de tête sont proportionnées à la violence de l'irritation et de la toux. Elles se font aussi sentir dans les muscles de la tête s'ils ont été frappés par le froid, et sont dues, chez les sujets pléthoriques, aux secousses qui produisent la congestion d'abord mécanique, mais pouvant revêtir le caractère inflammatoire. La force de la fièvre est proportionnée à l'intensité du catarrhe, pénétrant plus ou moins profondément dans les bronches.

Si le coryza n'a pas été primitif, il peut être secondaire, toujours d'après la loi que nous avons fait connaître du mode de propagation de la phlegmasie dans toutes les directions; de sorte que, si la bronchite n'est pas traitée, l'envahissement du poumon et de la plèvre a lieu, et les secousses de toux produisent des congestions auxquelles peuvent participer le cœur et les organes abdominaux.

Pronostic.

Si la bronchite est bornée, récente et attaquée convenablement, le plus communément elle se termine d'une manière favorable, et d'autant plus prompte que la température est moins froide. Dans l'été, le catarrhe simple se termine promptement par l'expectoration. Il présente plus de gravité chez les personnes dont le cœur est hypertrophié, chez celles qui ont en même temps une gastrite même peu intense.

Si la maladie, au lieu de se borner aux bronches, envahit le poumon, la plèvre, elle devient grave et d'autant plus qu'elle prend plus d'extension.

Stoll parle des complications du catarrhe ou de son extension aux poumons; il signale aussi des bronchites qu'il nomme gastriques, bilieuses, putrides et malignes, dont les terminaisons devenaient d'autant plus souvent funestes, qu'elles étaient combattues d'après les idées erronées du temps où il vivait. Ainsi, le pronostic de la bronchite devient d'autant plus grave, que la maladie est mal traitée dès son début.

Traitement.

La bronchite étant une phlegmasie dont les degrés sont variables depuis le simple rhume, qui souvent guérit spontanément, jusqu'au catarrhe aigu qui mérite une attention sérieuse, le fond du traitement doit être antiphlogistique.

Il est rare qu'on appelle le médecin dans les cas simples qui ne forcent pas les malades à garder le lit; mais, lorsqu'ils se manifestent accompagnés de fièvre, d'enrouement, de coryza, de céphalalgie, et de tous les symptômes que nous avons décrits et qui peuvent être le prélude de leur extension aux poumons ou à d'autres organes importants, une médecine d'expectation, ou l'emploi de moyens vulgaires et sans énergie, donnerait lieu au développement d'accidents consignés dans les ouvrages des auteurs, et notamment dans ceux de *Sydenham*, de *Pringle* et de *Stoll*. On peut affirmer que ce dernier n'aurait point signalé les variétés graves de la bronchite dont nous avons parlé, si, dès l'invasion de la maladie, il eût toujours employé les saignées, au lieu d'avoir recours, dans tous les cas, à des moyens insignifiants qui permettaient à l'inflammation de s'étendre : il eût été convaincu de la nature inflammatoire de la maladie et se fût conduit d'après cette indication. *Sydenham* ne commettait pas la même faute et dut obtenir plus de succès. En effet, dans sa lettre à *Robert Brady*, il recommande les saignées, fondé sur ses observations; car, je vous l'ai déjà dit, on ne doit tenir aucun compte de la théorie qu'il invoque pour autoriser sa pratique.

N'oublions jamais que le catarrhe, indépendamment des complications dont nous avons parlé, pendant l'état aigu, est la cause la plus fréquente, peut-être unique, de la phthisie pulmonaire. Le célèbre *Broussais*, dans son *Traité des phlegmasies chroniques*, a prouvé que le développement des tubercules ne reconnaissait pas d'autre cause que la bronchite négligée ou mal traitée, surtout chez les sujets lymphatiques jeunes. J'ai vu cette terminaison conduire à la mort des personnes même avancées en âge, parce qu'un traitement convenable avait été négligé.

Il est digne de remarque que les bronchites, considérées comme épidémiques par *Sydenham*, *Stoll* et *Pringle*, que nous avons déjà cités, étaient toujours précédées ou accompagnées des signes de la gastrite; et comme, malgré leur intensité, les symptômes bilieux étaient ceux qui prédominaient, il est probable que ceux-ci exprimaient le point de départ de la phlegmasie, qui, en suivant la membrane muqueuse gastro-bronchique, avait donné lieu à cette complication. En effet, quand l'irritation débute dans les bronches, elle a plus de propension à envahir le tissu pulmonaire et jusqu'à la plèvre. Quoique cette distinction n'apporte aucune différence dans le traitement au début, elle est utile sous le rapport du pronostic que cette complication rend toujours plus fâcheux : nous avons vu, en traitant de la gastro-entérite épidémique, quelle influence elle avait sur le développement des symptômes cérébraux. C'est cette complication qui forme la bronchite maligne des auteurs.

Il résulte, de cette discussion, que dans tous les cas on doit débuter par la saignée générale, soit à cause de la nature inflammatoire de la maladie, soit pour éviter ses terminaisons funestes. Après les saignées répétées au début, consultant la force des malades, on devra faire une application de sangsues et même y revenir suivant les circonstances pendant l'état aigu. On insistera sur les boissons gommeuses tièdes; à cette température, elles ont la propriété de favoriser la sueur, toujours avantageuse.

Si une gastro-entérite complique la bronchite, les boissons délayantes ordinaires suffisent, et même, sans sucre et sans gomme, sont préférables.

Les précautions de régime et d'hygiène doivent être les mêmes que dans toutes les maladies aiguës en général.

DE LA PNEUMONITE.

La bronchite très-aiguë, si elle n'est pas combattue par les moyens antiphlogistiques que j'ai recommandé de lui opposer, c'est-à-dire les saignées générales d'abord, selon la force et le tempérament du sujet, suivies de saignées locales faites sous les clavicules, lieu correspondant le mieux à l'origine des bronches; si, dis-je, la bronchite n'est pas attaquée convenablement, elle s'étend au tissu pulmonaire lui-même et devient la cause la plus fréquente de la *pneumonite*. C'est au point que, sur vingt ou trente péripneumoniques, un à peine a été frappé primitivement. Cependant, un homme qui se sera beaucoup échauffé par un exercice violent, qui sera en sueur, et qui, dans cet état, aura été surpris par le sommeil et saisi par le froid, peut se réveiller avec une péripneumonite. La congestion, dans ce cas, suit les mêmes lois que dans les circonstances précédentes; seulement elle est plus rapide, et n'arrive ordinairement qu'aux personnes dont l'organe de la respiration est plus ou moins irritable, surtout celles qui sont d'une constitution pléthorique, et de ce tempérament qu'on désigne plus particulièrement sous le titre de *sanguin*. J'ai vu des hommes qui, toutes les fois qu'ils étaient soumis à l'action du froid, dans les conditions que nous venons de signaler, étaient atteints de *péripneumonite.*

Signes diagnostics.

Quelle que soit la cause à laquelle on puisse attribuer la péripneumonite, on la reconnaît aux signes suivants : la poitrine se développe avec peine et même un certain effort du côté du poumon phlogosé; il y a dyspnée toujours accompagnée d'anxiété exprimée par les traits de la face. La pommette correspondant au côté malade est rouge, injectée. En percutant la poitrine, on trouve que le son est moins clair dans le point correspondant à la phlegmasie; il n'est pas encore mat au commencement, il ne le devient que par ses progrès. On doit d'ailleurs *ausculter* en avant et en arrière. Le malade accuse de la chaleur, un sentiment d'ardeur dans la poitrine; quelquefois il peut même indiquer le point où se font éprouver ces sensations. La toux est douloureuse et accompagnée de bouillonnement et de douleur.

Le stéthoscope fait reconnaître des signes qui appartiennent à la bronchite, ce sont les râles muqueux et sibilant que nous vous avons appris à reconnaître; à ceux-ci vient se joindre le *crépitant* propre à la *pneumonite;* des bulles d'air se dégagent avec un bruit que l'on a comparé au froissement d'une étoffe, comme le taffetas par exemple, ou toute autre étoffe bruyante. On a encore cru lui trouver de la ressemblance avec celui que produit le blé agité dans un crible. A ces signes vient se réunir l'expectoration de crachats visqueux plus ou moins imprégnés de sang, adhérents au vase et ne s'en détachant pas lors même qu'on le renverse. Le pouls est dur, plein et fréquent.

Si la pneumonite n'occupe qu'un côté, le malade a de la propension à se coucher ou à se pencher dans cette direction, pour que l'organe resté sain respire plus facilement. C'est alors que la respiration prend ce caractère qui lui a fait assigner la dénomination de *puérile,* c'est-à-dire plus grande, plus accélérée, plus bruyante, comme chez les enfants.

Lorsque l'inflammation envahit la plèvre, le malade s'incline du côté opposé à l'inflammation; ce signe n'est donc pas constant, et est subordonné au sentiment éprouvé.

Si la *pneumonite* est double, il ne peut garder aucune position, surtout couché; il se tient assis jusqu'à ce que la lassitude le force de quitter cette position. L'anxiété est extrême, la face est injectée, les yeux larmoyants, les lèvres livides; il existe presqu'un état d'asphyxie. L'intensité de ces symptômes augmente si, avant cette nouvelle invasion, les poumons étaient déjà malades. C'est dans ce cas que l'inflammation, se terminant promptement par gangrène, l'haleine du malade répand une odeur qui fait reconnaître cette fâcheuse terminaison, qu'on avait pu déjà soupçonner à l'aspect de crachats noirâtres contenant une espèce de bouillie rougeâtre imitant le chocolat, ou simulant des fragments de parenchyme.

Le pouls alors est petit, misérable, s'était affaibli par degrés et devenu presqu'imperceptible, à mesure que la congestion avait augmenté.

Dans la pneumonite aiguë, la sécrétion des urines est d'autant plus diminuée, leur couleur chargée et produisant une sensation de brûlure, que la sueur est plus abondante au début du stade aigu.

La pneumonite, sous certaines influences de régime ou de prédisposition, peut se compliquer d'une gastro-duodénite; cette double affection constitue les péripneumonies bilieuses des auteurs, et notamment de *Stoll* qui a fait jouer un si grand rôle à la bile, comme j'ai déjà eu l'occasion de vous le faire remarquer. Le plus souvent, quand le poumon droit est attaqué, cette complication a lieu et y fait quelquefois participer le foie. Mais c'est aux armées surtout qu'on l'observe, quand les premiers secours ont été négligés, parce que les malades, transportés sur des voitures, sont exposés à l'action continue et toujours renaissante des causes qui avaient produit la pneumonite.

On a des exemples de résolution spontanée de pneumonite par l'expectoration, les sueurs, une hémorragie menstruelle ou hémorroïdale; on a même vu cette résolution s'opérer à la suite d'une expectoration abondante de sang : mais ces chances sont très-rares.

Les signes qui annonçent la terminaison favorable de la maladie ou sa résolution, quelle que soit la conduite qu'on ait suivie, sont la cessation du râle muqueux, la couleur jaune des crachats, passant par des nuances qui les rapprochent du caractère de la bronchite. Tous les signes graves que nous avons signalés diminuent progressivement; tels sont la matité du poumon, l'anxiété, la crépitation.

Quoique le malade se trouve mieux, si l'accélération du mouvement des ailes du nez persiste pendant l'acte respiratoire, il n'est pas guéri, surtout si le pouls conserve sa fréquence, si les crachats restent visqueux, plus ou moins sanguinolents, et que le râle crépitant subsiste. Lorsqu'il disparaît et que le son *mat* lui succède dans une partie du poumon, on a la fâcheuse certitude que cet organe devient imperméable à l'air. Le râle crépitant s'étend à d'autres points où le râle muqueux sibilant seul se faisait entendre. Enfin, si la mort du malade est prochaine, les forces diminuent, la face devient livide, la respiration si pénible, surtout quand la pneumonite est double, que le malade ne peut boire ou parler sans reprendre haleine si souvent qu'il ne s'exprime que par des mots entrecoupés.

L'impossibilité d'expectorer, due à l'impossibilité de reprendre haleine d'abord, reconnaît bientôt une seconde cause, la faiblesse et le défaut de forces; c'est alors que l'agonie commence.

Dans ces pneumonites qui ont persisté à l'état de crudité, s'il se manifeste tout-à-coup de vives douleurs, elles annoncent l'envahissement de la plèvre; mais, dans ce cas, l'épanchement de sérosité sera peu considérable, à cause de la tuméfaction du poumon. Cette complication, dans cette circonstance, est toujours très-grave et ne précède la mort que d'un jour ou deux, comme j'en ai vu encore un exemple, il n'y a pas long-temps, dans nos salles de clinique.

On voit quelquefois la pneumonite prolongée se terminer par suppuration; j'en ai observé plusieurs cas, mais entr'autres un très-remarquable chez le fils d'un négociant, qui finit par guérir. Au gargouillement considérable qu'on entendait dans le poumon droit, succéda une expectoration abondante de matière purulente mêlée de sang au commencement. La région moyenne du poumon droit devint le siége d'une pectoriloquie évidente; les crachats et la toux diminuèrent, cessèrent tout-à-fait, et le retour à la santé fut complet.

Nécroscopies.

Quand le malade succombe à une congestion rapide, possible au début d'une pneumonite très-aiguë, résultat que l'on a comparé à une hémorragie et que pour cette raison on a nommé apoplexie pulmonaire, le poumon est induré, rouge, sans aucune trace de suppuration; la suffocation a tué le malade sans qu'il se plaignît de douleur thoracique. Avant que par l'auscultation on pût s'assurer que le poumon, dans ce cas, est imperméable à l'air, et que là est la cause de la mort, on accusait la goutte ou une suppression de flux hémorroïdal de cet événement funeste et inattendu, sans prodrômes de bronchite ou de pleurésie. Si cette inflammation intense avait sympathiquement donné lieu à des accidents cérébraux, on prononçait le mot *ataxie* ou fièvre *cérébrale*. L'autopsie, si elle était faite, ne montrait rien qui justifiât de tels diagnostics, et la surprise était d'autant plus grande, que la toux, la douleur, l'expectoration, n'avaient point marqué l'invasion de cette grave maladie. Une semblable erreur n'est plus possible avec les moyens d'investigation dont nous pouvons disposer maintenant. On nomme cette terminaison induration, hépatisation, à cause de la similitude avec la substance du foie qu'acquiert le poumon. Cette dégénérescence peut avoir une étendue variable et une couleur rouge ou brunâtre; quelquefois cependant, le poumon est privé de sang et comme emphysémateux.

Si la terminaison a été moins rapide et que les autres signes de la pneumonite aient existé, l'induration pulmonaire est accompagnée d'une exsudation puriforme sur la plèvre, sans épanchement; son siége est le plus communément sur la plèvre pulmonaire : l'induration de l'organe qui ne pouvait être déprimé, n'avait pas permis l'épanchement. Dans les pneumonites consécutives à une maladie éruptive, l'hépatisation peut se former beaucoup plus tard, mais elle est bornée, et le reste du poumon engorgé de sang et de sérosité, sans infiltration purulente.

Si la maladie a eu de la durée, que les crachats aient eu un aspect purulent, et que l'espèce de râle ait signalé l'infiltration du parenchyme, on trouve un mélange de sang et de pus, ce qui caractérise l'hépatisation grise; quelquefois les poumons ressemblent aux foies gras, quoique l'analyse chimique n'y démontre point la présence de la graisse. Il est possible que, dans ce cas, la matière colorante du sang ait été résorbée, ce qui ne peut être démontré. Au reste, tous les anatomo-pathologistes conviennent que, le plus souvent, ces indurations grises, roussâtres, sont dues à la présence du pus. On a quelquefois vu, au milieu de ces indurations, une espèce de bouillie noire, fétide, d'odeur de gangrène, qu'on attribue à l'intensité de l'inflammation négligée ou mal attaquée. Il est commun de rencontrer des foyers de suppuration dans le parenchyme du poumon.

Si le malade a été trop saigné (car je dois vous faire observer en passant qu'ici, comme dans les autres phlegmasies, il est des bornes qu'il ne faut pas dépasser); si, dis-je, le malade a été trop saigné, on ne trouve pas d'hépatisation, mais quelquefois un peu de pus dans le point malade, et dans le reste de l'organe une espèce d'œdème. D'autres altérations seront observées dans différents viscères, selon les complications.

Pronostic.

Quelque respect que mérite l'autorité d'Hippocrate, cependant nous affirmerons que ses prédictions, sur l'issue probable de la pneumonite, ne sont vraies qu'en ce sens que la nature, abandonnée à ses propres ressources, permet quelquefois à la guérison de s'opérer; mais, dans une foule de circonstances, il était témoin d'issues funestes, qui eussent pu être évitées par un traitement antiphlogistique. C'est lorsque celui-ci a été négligé, ou que la gravité de la maladie l'a rendu superflu, que se remarque l'exactitude de ses observations. Quoi qu'il en soit, la pneumonite est d'autant plus dangereuse, que le sujet est jeune et fort; cette dernière condition, en donnant à sa marche plus de rapidité, sert à expliquer les terminaisons fâcheuses; alors le son de la poitrine devient promptement mat dans le point affecté. Le cas est plus grave encore et presque toujours mortel, si les deux poumons sont envahis. C'est ce qui s'observe fréquemment chez les personnes d'un tempérament sanguin, atteintes d'hypertrophie du cœur, quand elles sont soumises à l'action du froid ou des causes que nous avons signalées. Si la pneumonite est l'extension d'une pleurite, le cas est très-dangereux, surtout si les deux côtés sont pris. Si, un seul poumon étant frappé d'inflammation, l'autre est envahi, le cas est fâcheux et fait craindre une terminaison funeste, à moins qu'un traitement approprié n'en borne le progrés.

Chez les vieillards, le pronostic est souvent défavorable, surtout si, sous prétexte de leur faiblesse, on néglige les évacuations sanguines au début.

Si la difficulté de la respiration est considérable, le danger est grand. Cependant, s'il reste un côté sain, le malade n'est pas sans ressources; mais il ne faut pas que la saignée soit faite trop tard et avec parcimonie.

Quand le malade ne s'exprime que par des mots entrecoupés, qu'il redoute la position horizontale, que l'anxiété est extrême, signe de l'affection des deux poumons, et quelquefois de complication d'une péricardite, la mort est imminente; il reste couché, l'expectoration est impossible. Quand, l'haleine devenant fétide, le malade rend par la bouche une écume de même odeur, on peut présumer que la phlegmasie pulmonaire s'est terminée par gangrène, ce qui n'arriverait pas, ou très-rarement, si la maladie était combattue par des moyens convenables dès son invasion.

Lorsqu'il y a complication de gastro-duodénite, les désordres de la circulation sont extrêmes et le danger très-grand; pourtant j'ai vu cette fâcheuse complication céder à un traitement antiphlogistique vigoureusement administré.

Si la respiration perd de sa fréquence, se rapproche de l'état normal; si les crachats, moins visqueux, s'arrondissent, deviennent muqueux et que le pouls batte moins vite, le mieux s'établit. Il faut remarquer, cependant, que le pouls perd de sa vitesse, lorsque la respiration se fait déjà mieux depuis quelque temps.

L'hémophthisie abondante, quoique pouvant contribuer quelquefois à la guérison, est pourtant un signe dangereux; car, si les bronches se trouvent remplies, le malade peut périr asphyxié, surtout quand l'autre poumon est anciennement affecté. C'est pourquoi, dans tous les cas, il faut ausculter pour s'assurer qu'il reste un poumon sain, pour respirer pendant que la résolution du côté malade s'opère.

Si la crépitation diminue, que le râle muqueux lui succède, que le pouls batte moins vite, le poumon perdant de sa matité, on peut attendre une résolution prochaine.

Traitement.

Hippocrate est celui qui, dans le traitement de la pneumonite, a eu recours à la saignée avec le plus de parcimonie; encore n'était-ce que dans ses complications de pleurite qu'il conseillait l'ouverture de certaines veines spéciales. Il se contentait d'observer la maladie livrée aux seuls efforts de la nature, et, sous ce rapport, ses prédictions sont remarquables par leur exactitude. Il ne peut donc servir de modèle au praticien, comme je vous l'ai fait observer en traitant du pronostic.

Celse, *Galien*, et tous les médecins de l'antiquité; *Sydenham*, *Stoll*, *Pringle*, *Baglivi*, *Quarin*, etc.; en un mot, tous les observateurs recommandables ont reconnu l'efficacité de la saignée dans le traitement de la pneumonite. Les modernes, dont il est inutile de citer les noms, ont partagé cette opinion. Mais les résultats obtenus sont bien différents, suivant le mode d'application de ce moyen. Des relevés exacts, faits d'après les ouvrages de MM. Chomel et Louis, prouvent que ceux-ci perdaient au moins le quart de leurs malades, quelquefois le tiers, tandis que, sous l'influence d'un traitement plus énergique, le professeur *Bouillaud* n'en voyait en général mourir qu'un sur huit ou neuf; différence énorme et qui prouve la supériorité de sa méthode. Elle consiste à combattre cette maladie par les saignées répétées *coup sur coup*, à la *juguler*, comme disait *Baglivi*, expression dont M. *Bouillaud* a fait une si heureuse application. (Proxeos medica, lib. 1, pag. 46, édition de Pinel.) Phlebotomia est princeps remedium in pleuritide.... brevè eamdem *jugulat*.

On ne doit pas se contenter de pratiquer une saignée toutes les vingt-quatre heures; il faut que cette opération soit réitérée au moins deux fois dans la journée et de trois ou quatre palettes chacune, ayant égard toutefois à l'âge, à la force, au tempérament du sujet. On placera avec avantage une saignée locale dans l'intervalle, et donnant la même quantité de sang que chacune de celles-ci. On continuera ainsi le lendemain, sauf les modifications à apporter suivant les circonstances.

On peut lire et méditer, dans la Clinique médicale de cet auteur, les observations qui serviront facilement de guide pour les cas variés que ce n'est pas le lieu de rapporter ici.

Lors même que l'affection a déjà de la durée, ce procédé est encore le meilleur, pourvu qu'aucune des terminaisons fâcheuses que nous avons signalées ne soit imminente; car alors les saignées ne feraient que précipiter l'issue funeste.

Les évacuations sanguines générales, surtout chez les sujets vigoureux, sont d'autant plus nécessaires et même indispensables, que dans ce cas la pleurite ou l'induration peuvent suivre plus rapidement. Nous croyons inutile d'ajouter que les coups devront être d'autant plus pressés, qu'une plus grande étendue de l'un ou des deux parenchymes est envahie par l'inflammation.

Si l'état des forces du malade avertit le médecin qu'on a suffisamment insisté sur la saignée du bras, quoiqu'il existe encore de la crépitation, les petites saignées locales seront placées avec avantage.

Lorsque l'estomac est exempt d'irritation, ainsi que le reste du tube digestif, et qu'on pense que les saignées, tant générales que locales ont été portées assez loin, on peut, à la manière des médecins des 14e siècle et suivants, administrer les vomitifs même répétés. Les évacuations par haut et par bas, produites, achèvent d'éliminer le principe irritant, lui ouvrent de nouvelles voies et favorisent le retour à l'état normal de la partie plus ou moins étendue de parenchyme frappé. Ce n'est pas à leur vertu contre-stimulante ou sédative spéciale, selon le langage de *Rasori*, que ce résultat est dû, mais bien au fait dont je vous ai donné l'explication en vous parlant de l'inflammation en général. Vous pouvez comprendre maintenant pourquoi ce moyen, si puissant quand il est employé avec discernement et à propos, peut souvent déterminer des complications graves, donner lieu à une phlegmasie chronique abdominale incurable, ou précipiter l'issue funeste de la maladie. Les médecins qui, forts des succès dont ils ont été témoins par l'emploi de l'émétique, en font l'application à tous les cas indistinctement, tombent donc dans un déplorable empirisme.

Cette substance, dont on a abusé en portant son emploi à des doses énormes, est généralement prescrite de la manière suivante : huit grains d'émétique dans dix onces d'une infusion légère de fleurs de tilleul ou d'oranger, sont donnés par cuillerées, toutes les deux heures, et même toutes les heures et toutes les demi-heures. Si ce moyen ne produit pas d'évacuations, c'est en transportant l'irritation à la surface digestive qu'il dégage le poumon, et cet effet, s'il n'est pas profond, peut être sans danger en lui faisant succéder d'abondantes boissons délayantes. La chance la plus avantageuse est celle où il produit des évacuations.

Il est donc important, lorsqu'on est forcé d'avoir recours à ce moyen extrême, de fixer l'attention sur l'état des voies digestives et surtout de l'estomac; et si, malgré cette précaution, on reconnaissait qu'il fût devenu le siége d'une vive irritation, il faudrait la combattre par les sangsues ou les ventouses scarifiées à l'épigastre. *Broussais*, quand il administrait l'émétique dans les circonstances que nous venons de préciser, lui donnait pour excipient de l'eau de guimauve; il provoquait ainsi de légères évacuations, et ne continuait jamais ce médicament plus d'un ou deux jours; bien différent de *Laennec* qui le recommande jusqu'à la convalescence. Mais, en général, il doit être suspendu quand la langue devient sèche et qu'il se développe de la sensibilité dans les voies gastriques.

L'application d'un vésicatoire sur la poitrine ne doit pas être négligée; souvent, après les saignées, ce moyen suffit et dispense de recourir à l'émétique : cependant, s'il y avait trop de chaleur, ou qu'une gastro-duodénite fût à craindre, il serait plus rationnel de le placer aux cuisses.

L'huile de *croton-tiglium*, vantée par quelques praticiens dans les circonstances où nous avons dit qu'on pourrait avec avantage placer l'émétique, n'a pas d'autre effet que celui-ci; c'est en procurant des évacuations abondantes, qu'elle agit favorablement sur le poumon.

Disons, pour nous résumer, que, si on est assez heureux pour être appelé au début de la pneumonite, l'emploi hardiment dirigé des saignées amène ordinairement une terminaison favorable. Ce principe, vous le voyez, est le même pour toutes les maladies inflammatoires, quels que soient les organes importants qui en soient le siége; et j'insiste avec d'autant plus de raison sur ce fait, qu'un ouvrage sur l'une des affections les plus graves (la peste) vient de paraître, qui pourrait, à cause de la position de l'auteur, avoir de l'influence sur votre jugement. Il prétend à tort que la saignée n'en borne pas les ravages, et ajoute que probablement les succès, que j'ai obtenus par son emploi hardiment répété durant la peste de 1836, à Damiette, étaient dus à ce que j'avais affaire à une peste *sporadique*. Il y a là plus que de l'inadvertance, car j'ai écrit que les deux tiers des habitants de Sennaniez et le quart de ceux de Damiette avaient péri victimes de leur insouciance ou de leur obstination à refuser tout secours.

J'aurais donc avancé un odieux mensonge; mais des personnes respectables, dont je puis invoquer le témoignage, et parmi lesquelles je puis citer tous les agents consulaires et le directeur de l'école d'infanterie, affirmeraient au besoin la véracité de mes allégations. C'est par des faits, et non par des dénégations, que l'on prouve l'impuissance d'une doctrine.

Je vous ai fait voir ailleurs *Valsalva* proclamant ses propres erreurs pour en garantir les autres ; ce sacrifice de l'amour-propre est louable, mais ce grand homme trouve peu d'imitateurs. On est autorisé à croire qu'il est dans la nature de l'esprit humain de prendre deux directions opposées, l'une progressive, l'autre rétrograde ; et ce qu'il y a de plus affligeant, c'est qu'on voit des hommes influents, des compagnies savantes, consacrer des sophismes et repousser des vérités démontrées, tant est grand le penchant à l'état stationnaire. Il y a déjà douze ou quinze ans que *Berzélius*, l'un des chimistes les plus distingués de notre époque, après des expériences décisives, trouva et professa que les affinités chimiques, les grands phénomènes physiques, la gravitation, ne reconnaissaient pas d'autre cause que l'état électrique respectif des différents corps planétaires. M. *Bequerel*, dans une pièce remarquable lue à l'Académie des sciences (12 juillet 1840), a fixé l'attention des savants sur la puissance électrique, qui tour-à-tour devient *chaleur*, *force chimique*, *lumière*, est capable encore de produire les effets de la vapeur, et a prouvé que tous les corps recèlent entre leurs molécules une immense quantité d'électricité. Si l'on songe à l'emploi multiplié de cette force universelle appliquée aux arts, et s'il est prouvé que les corps réputés inertes en sont pénétrés, comment ne pas comprendre toute son influence dans les phénomènes physiologiques et pathologiques, rendue si évidente par les expériences de MM. *Coudret* et *Fozembas* : et puisque, comme nous l'avons démontré, la saignée est le premier moyen d'éliminer ce principe des corps vivants, principe dont l'action excessive ou trop prolongée produit l'inflammation, l'altération et la mort des parties ; puisque les autres médications n'ont pas d'autre effet, c'est donc en définitive la seule indication à remplir dans les maladies d'irritation.

La digression, à laquelle je viens de me livrer à l'occasion d'un ouvrage dont j'ai dû combattre les erreurs, ne vous paraîtra pas déplacée, si vous réfléchissez qu'en vous parlant des généralités de la science, j'ignorais dans quel esprit il était conçu ; et, comme il s'agit de la philosophie de la médecine, peu importe où ces réflexions soient placées, puisqu'elles sont d'une application de tous les jours. J'ai voulu faire passer dans vos esprits la conviction dont je suis pénétré, que tous les phénomènes physiques, tant généraux que spéciaux, peuvent être ralliés à une cause unique qui explique tous les miracles attribués à une intention divine. En effet, qui pouvait faire dépendre d'une cause si simple en apparence tant de phénomènes divers, si ce n'est la puissance incompréhensible que toutes les nations ont saluée du titre de *Dieu.!*

DE LA PLEURITE.

Les plèvres, comme toutes les membranes séreuses, d'après les travaux de l'immortel *Bichat*, représentent deux sacs sans ouverture enveloppant les poumons sans les contenir. L'une de ces surfaces est libre et contiguë à elle-même ; l'autre est adhérente aux parois thoraciques. Cette disposition explique comment, dans beaucoup de circonstances, il peut y avoir phlegmasie de la plèvre sans que l'organe qu'elle entoure y participe, et comment l'inflammation des muscles intercostaux (pleurodynie) s'étend si facilement à son tissu et réciproquement, tandis qu'il faut une cause plus puissante ou une prédisposition pour produire primitivement la *pleuro-pneumonite;* ou qu'une bronchite, envahissant le parenchyme pulmonaire, y fasse participer la membrane séreuse.

Ces diverses modifications des phlegmasies pulmonaires étant possibles, ainsi que cela est démontré par l'observation, nous allons nous occuper de la pleurite proprement dite.

Causes.

La cause la plus fréquente et peut-être la seule de la pleurite, est un refroidissement succédant à une grande chaleur, surtout à une sueur abondante. C'est à tort, dit le professeur *Bouillaud*, qu'un assez bon nombre de malades indiquent, comme cause de la pleurésie dont ils sont atteints, un coup, un effort ; cela est si vrai, qu'il s'en trouve parmi eux qui font remonter à un mois, à une année même, cette prétendue cause d'une *pleurite* récente.

L'espèce de constitution dont est doué le malade n'exerce aucune influence sur le développement et la gravité de la pleurite, à moins que, pour expliquer la marche rapide de celle-ci chez un sujet faible, on n'ait recours à la sensibilité plus exquise dont il serait doué.

Signes diagnostics.

Douleur aiguë de l'un des points de la poitrine, immobilité des côtes, douleur à la percussion qui produit encore du son au début; la douleur est d'autant plus vive à la percussion, que les muscles intercostaux sont envahis par l'inflammation. La sonoréité de la poitrine appréciable disparaît à mesure que l'épanchement se fait; l'étendue de celui-ci peut être mesurée par celle de la matité; la respiration alors devient *puérile* dans le côté resté sain. Si les deux plèvres sont prises, l'anxiété et la dyspnée sont extrêmes, les battements du cœur se font percevoir à la partie inférieure du sternum; on entend le frottement pleural, le souffle bronchique. Le son manque ordinairement à la base et aux parties latérale ou postérieure du poumon, si la pleurésie n'est pas circonscrite, ou l'épanchement formé entre d'anciennes brides qu'aurait laissées une pleurésie antérieure.

La toux est sèche avec expectoration de crachats muqueux et incolores, le pouls est petit et serré.

Lorsque l'épanchement est peu considérable, on entend l'égophonie; elle continue d'être appréciée tant que le côté n'est pas totalement rempli ou la sérosité très-abondante. C'est alors que les espaces intercostaux s'agrandissent, de manière que le côté affecté paraît plus volumineux que celui qui est resté sain. Lorsque la résolution de l'épanchement s'opère, l'égophonie reparaît, puis s'affaiblit graduellement, et cesse tout-à-fait quand la résolution est complète. La respiration se rétablit peu-à-peu, mais toujours lentement, en commençant par les parties supérieure et antérieure. Le son que donne la percussion reste long-temps mat; mais les espaces intercostaux s'affaissent, et, quand la résonnance et la respiration sont parfaites, c'est que les adhérences de la plèvre ont subi leurs diverses conversions, savoir, en tissu celluleux, fibro-cartilagineux ou osseux. Les sujets chez lesquels cela arrive conservent l'immobilité et le rétrécissement de ce côté, observation que j'ai été à portée de faire plusieurs fois.

Autopsies.

Les traces que laisse la pleurite, devenue mortelle, varient à l'infini, selon l'intensité qu'a eue la maladie, sa durée, ses récidives. Des taches rouges plus ou moins nombreuses sont séparées par des points qui paraissent sains; la membrane est souvent injectée, quelquefois épaissie. *Stoll* rapporte une observation où la plèvre avait acquis l'épaisseur d'un doigt. *Morgagni* cite aussi plusieurs exemples d'épaississement de la plèvre; mais bien évidemment c'était le résultat de fausses membranes organisées, de même nature que les fragments qu'on voit nager dans le liquide épanché. Ceci n'a lieu que dans les pleurites qui ont eu quelque durée; car, si le malade succombe rapidement, quand un vaste épanchement a atrophié le poumon, la plèvre est opaque et rouge. Cette coloration affecte beaucoup de nuances; quelquefois elle ressemble à l'exzéma ou à la rougeole, ou bien encore à la plaie vive d'un vésicatoire : ces cas sont les plus rares.

L'altération la plus commune est l'opacité de la membrane augmentée d'épaisseur, comme nous l'avons dit, par de fausses membranes superposées, et baignée par de la sérosité rougeâtre ou d'apparence puriforme. Cette sorte d'épanchement se trouve particulièrement dans la pleurite circonscrite, chez les sujets qui ont des adhérences entre la plèvre et le poumon. C'est quand celui-ci est enflammé le premier, que la phlegmasie, gagnant la plèvre adhérente qui ne cède pas facilement et ne le fait que dans une petite étendue, un petit foyer de matière phlegmoneuse s'y forme; mais, quand le poumon est totalement déprimé en haut vers la clavicule, le liquide contenu dans la cavité thoracique a l'aspect d'une matière caillebotée ou lactescente.

Les concrétions cartilagineuses et même osseuses, rencontrées dans la plèvre épaissie, sont le résultat de sécrétions déposées derrière les feuillets transparents ou dans les lames du tissu cellulaire.

Quelquefois, mais rarement, l'inflammation pleurétique, lorsqu'elle est intense, se termine par gangrène; on observe alors des taches d'un brun noirâtre ou verdâtre circonscrites, pénétrant l'épaisseur de la membrane qui peut être complétement détruite, et s'étendant, dans quelques cas, jusqu'au tissu cellulaire subjacent et même à la superficie des autres parties molles, qui sont infiltrées d'un liquide séreux. Cette désorganisation peut s'étendre jusqu'aux parois pectorales, où l'on voit proéminer un abcès.

Pronostic.

Nous considérons ici la pleurite bornée à un côté de la poitrine, et se présentant primitivement chez un sujet exempt de bronchite et de pneumonite, qui auraient précédé l'invasion de la maladie. Si la poitrine est bien développée, que le côté resté sain suffise à la respiration pendant que dure la dépression qu'éprouve le poumon correspondant à l'épanchement, le traitement dont nous parlerons bientôt peut enlever promptement la phlegmasie, borner la sécrétion de la sérosité et en favoriser la résorption. Alors la matité diminuant d'étendue, et la respiration commençant à être perçue, on peut bien augurer de l'issue de la maladie. Mais, si ces signes ne s'établissent pas, et que la poitrine étant d'une dimension étroite, le poumon sain participant à la dépression soit insuffisant pour la perfection de l'hématose, le malade périt asphyxié. Cette terminaison fâcheuse est moins à craindre chez les sujets à poitrine large.

Si la crépitation apprend que le poumon est envahi par l'inflammation, que la nature des crachats et l'auscultation fassent reconnaître cette complication, le cas est très-grave; dans ce cas, l'épanchement est moins considérable, et la raison en est facile à saisir.

Quand la douleur pleurétique diminue, que l'épanchement étant borné il reste du poumon sain, et que la respiration, quoiqu'incomplète, s'exécute encore du côté malade, l'affection peut être promptement enlevée. Dans le cas contraire, c'est-à-dire lorsque l'étendue de la matité et l'absence du bruit respiratoire annoncent la dépression totale du poumon, sa réduction à l'état d'une espèce de membrane, il existe un grand danger; car, dans un instant très-court, le poumon encore sain peut éprouver un engorgement ou une dépression dont l'inévitable résultat est la mort. C'est lorsqu'une de ces terminaisons a lieu, qu'on trouve à l'autopsie l'un des poumons atrophié, l'autre gorgé de sang.

La disparition de la douleur, qui, en général, est d'un bon augure au début de la maladie, n'a aucune valeur si l'épanchement subsiste et que la superficie du poumon soit envahie; il faut donc, pour établir le pronostic, ne négliger aucun moyen d'investigation.

Traitement.

La saignée générale, répétée dans le traitement de la pleurésie, est le meilleur moyen d'en arrêter les progrès; cette vérité pratique est proclamée par tous les médecins recommandables tant anciens que modernes.

En se conduisant ainsi, on évitera les terminaisons fâcheuses signalées par *Hippocrate*, et qui, de son temps, ne reconnaissaient pas d'autre cause qu'une dangereuse temporisation et l'attente de crises toujours rares et incomplètes.

Sydenham est, parmi les médecins dont le nom fait autorité, celui qui l'a appliquée le plus largement et avec le plus de bonheur; il voulait qu'elle fût réitérée plusieurs fois le jour et pendant plusieurs jours. *Baglivi* dit expressément que la saignée est le remède par excellence dans le traitement de la pleurésie. *Stoll*, qui, comme nous l'avons déjà fait remarquer, accordait à la bile une grande influence dans la production de beaucoup de maladies, admettait également une pleurésie bilieuse, dans le traitement de laquelle il recommandait, dès le principe, les vomitifs, les doux purgatifs, et considérait la saignée comme dangereuse, toujours dirigé par son idée exclusive, espèce de monomanie qui avait les résultats les plus fâcheux. En effet, souvent, dit-il, à cette affection primitive on voyait se réunir la péripneumonie et le rhumatisme articulaire aigu. Cela ne vous surprendra pas, si vous vous rappelez la facile coïncidence de la phlegmasie de toutes les membranes séreuses. C'était seulement lorsque ces graves complications survenaient, qu'il employait les émissions sanguines, mais avec parcimonie, quoiqu'une couenne pleurétique recouvrît ce liquide. Ces accidents ne seraient pas survenus, si ce praticien célèbre eût adopté une méthode purement antiphlogistique. Cette opinion prend plus de valeur encore de l'aveu que fait *Stoll*, que c'était en vain que dans ce cas on attendait des jours critiques. Cet auteur était tellement dominé par son idée préconçue, qu'il attribuait à la saignée, sans réfléchir qu'il la faisait insuffisante, tous les accidents et les morts nombreuses dont il était témoin. Heureux étaient ceux chez lesquels des symptômes d'irritation gastrique ne se manifestaient pas; car la maladie, qu'il regardait alors comme *essentiellement inflammatoire* et à laquelle il opposait franchement les saignées, guérissait promptement. On peut lire, à l'appui de notre opinion, une observation de ce même *Stoll*, où la pleurésie, compliquée de méningite avec absence de signes de gastrite, fut attaquée par les saignées répétées (avant que le malade fût confié à ses soins) plusieurs jours de suite, et aidées de l'usage de cinq grains d'émétique dans quatre onces d'eau, qui procurèrent des évacuations abondantes avec avantage et d'autant moins de danger pour le malade, que les voies digestives étaient exemptes d'irritation. Cette nouvelle voie d'élimination ou de neutralisation du fluide électrique a remplacé la saignée, qui était encore indiquée, et qu'on aurait pu continuer, quoique la couenne pleurétique ne recouvrît plus le sang tiré, puisque les forces se soutenaient et que le délire furieux subsistait encore; mais trois vomissements et six selles abondantes suppléèrent à ce moyen. Telle était la prévention de *Stoll*, qu'il conclut, du mieux qui suivit ces évacuations, que cette grave maladie reconnaissait la bile pour cause, et qu'il ne tient aucun compte de l'influence qu'avaient exercée les saignées; il n'est pas éloigné même d'attribuer à la première saignée le délire qui suivit son emploi.

Si, aux résultats déplorables qu'obtenait *Stoll*, vous opposez les succès qui couronnaient la pratique des médecins anciens depuis *Celse*, celle de *Sydhenham*, *Baglivi*, *Pringle*, *Huxham*, *Boërhaave*, *Vanswietten* son commentateur, *Quarin*, il ne vous restera aucun doute sur l'efficacité de ce moyen. Les modernes, en convenant généralement qu'il faut saigner dans les pleurésies récentes, apportent à l'emploi de ce moyen puissant tant de modifications, que nécessairement les succès doivent être variables. Comparez, sous ce rapport, la pratique de certains médecins de nos jours à celle de *Broussais*, du professeur *Bouillaud*, et des praticiens qui partagent leurs principes, et vous trouverez, sous le rapport des guérisons et des revers, l'énorme différence sur laquelle j'ai appelé votre attention en exposant le traitement de la pneumonite.

Quant aux moyens secondaires auxquels il faut avoir recours, ils sont absolument les mêmes que ceux indiqués dans les péripneumonies ; je me crois donc dispensé d'y revenir ici.

L'étude, à laquelle nous nous sommes livrés, des phlegmasies isolées de la membrane muqueuse des bronches, du parenchyme pulmonaire et de la plèvre, nous a appris qu'on pouvait toujours, par l'auscultation réunie aux signes généraux des maladies de poitrine, déterminer le lieu qu'elles occupent, leur étendue et leurs complications. Armés du stéthoscope, y joignant la percussion, moyens d'investigation à l'usage desquels vous auront conduits les signes généraux que nous avons fait passer sous vos yeux, vous saurez toujours préciser la nature du mal que vous aurez à combattre.

Persuadés que la simple bronchite, la pleurite, peuvent envahir tout l'organe respiratoire et se généraliser ; en agissant comme nous l'avons recommandé, vous éviterez ces complications, ou vous les combattrez avec avantage si elles existent déjà. Nous bornerons donc ici ce que nous avions à vous dire sur les inflammations aiguës de ces organes, et nous allons passer à l'examen de leur état chronique, étude d'autant plus intéressante, qu'en vous dévoilant leur cause la plus commune, elle vous encouragera dans l'application des vérités pratiques que je vous ai fait entendre.

DE LA PLEURITE CHRONIQUE.

Causes.

En lisant avec attention les auteurs qui ont traité le sujet qui va nous occuper, on acquiert la conviction que presque toujours la pleurite chronique est une terminaison de phlegmasie aiguë négligée ou qui n'a pu être enlevée, parce qu'on ne lui a pas opposé un traitement antiphlogistique franchement administré. Il faut cependant le reconnaître, quelquefois il se développe une inflammation latente de la plèvre sans que le malade ait eu la conscience de son début. Mais il peut arriver qu'en le questionnant sur les circonstances commémoratives, on apprenne qu'il a été sujet à des douleurs rhumatismales, ayant occupé alternativement les diverses articulations et choisi pour siége un des côtés de la poitrine. Cette irruption lente ne se borne pas toujours, dans ce cas, à la plèvre; elle se fait aussi sur le péricarde ou l'endocarde, et donne naissance à une affection que nous vous ferons connaître en étudiant les maladies du cœur. C'est cette double affection que les anciens pathologistes, et tous les écrivains qui ont précédé *Awenbrugger, Corvisart, Laennec*, c'est, dis-je, cette affection que les médecins confondaient sous le nom d'hydrothorax.

La pleurite chronique peut aussi reconnaître pour cause une violence extérieure; mais, dans ce cas, l'inflammation qui en est la suite est ordinairement adhésive et sans épanchement, parce que, le poumon y participant, sa tuméfaction s'oppose à cet effet.

Les malades quelquefois se rappellent seulement d'avoir été enrhumés; l'irritation a cheminé insensiblement des bronches à la plèvre et sans être annoncée par la douleur. La difficulté de respirer, dont ils se plaignent, peut seule amener le médecin à en rechercher la cause, et l'auscultation lui fait découvrir une collection de liquide.

Nous vous avons dit que le frisson d'une fièvre intermittente de longue durée était regardé comme une des causes de pleurite aiguë; mais il produit plus souvent celle qui affecte une marche latente.

On a aussi attribué cette maladie à la métastase d'une affection cutanée, et *Morgagni* en cite des exemples (16e lettre).

Signes diagnostics.

En percutant la poitrine, on trouve un son mât avec ou sans égophonie; celle-ci n'est distinguée que si le côté de la poitrine est incomplètement rempli; mais, si la matité est générale, ce signe manque; en même temps, la respiration est nulle ou est entendue dans l'éloignement. Cela devait être à cause de la présence du liquide interposé entre l'oreille et le poumon comprimé, plus ou moins réduit par la compression que lui fait subir le liquide épanché. Il n'y a quelquefois qu'une petite portion du poumon restée perméable à l'air, sous la clavicule. Ordinairement, le côté où l'on reconnaît le son mat, soit qu'il y ait ou non égophonie, paraît plus développé que l'autre; cela est subordonné à la quantité du sérum épanché. Quelquefois celui-ci est en si grande quantité, que le cœur est rejeté dans le côté droit de la poitrine, quand la pleurite est à gauche. On pourrait croire à une maladie de cet organe, si l'auscultation ne venait éclairer le pronostic en faisant reconnaître que l'étendue des pulsations est diminuée, et qu'il existe un épanchement. L'exercice est pénible, parce qu'il occasionne de la dyspnée; quelquefois elle est à la vérité peu considérable, ce qui dépend de la quantité de l'épanchement. S'il est peu abondant, l'autre poumon supplée au défaut de l'organe déprimé, état auquel le malade s'accoutume peu à peu; mais, s'il augmente, le thorax, au lieu de s'affaisser, acquiert plus d'élévation; ses parois, le tissu cellulaire qui entoure les orbites, les extrémités inférieures, s'infiltrent; alors la fièvre survient, des signes de péripneumonie de l'un des côtés se manifestent, et la complication d'irritation de toutes les séreuses est imminente.

Le pouls est ordinairement petit et fréquent, et, si l'inflammation a gagné le parenchyme, il y a de la fièvre le soir; quoique la seule pleurite puisse y donner lieu. L'auscultation vient encore dissiper ce doute, et vous apprendre si l'autre poumon n'est pas en même temps enflammé. Le mouvement fébril pourrait aussi être dû à une complication de gastrite, ce qu'il est facile de vérifier en se rappelant les signes qui la caractérisent. On doit donc s'assurer de l'état des autres organes.

Les parois de la poitrine, correspondants à la pleurite chronique, sont quelquefois douloureux et supportent difficilement la percussion; d'autres fois, ils sont indolents, selon que les muscles intercostaux participent ou non à l'inflammation.

La pneumonite compliquant la pleurite est rarement consécutive du même côté, et cela s'explique par la compression qu'éprouve le poumon, surtout si l'épanchement s'est fait rapidement; mais, si la maladie a débuté par la pneumonite, on reconnaît l'existence simultanée de ces deux affections par les moyens indiqués.

Le mouvement fébril alors devient plus vif, les pommettes rougissent; les crachats sont diffluents, puriformes; la pectoriloquie est appréciable, les sueurs nocturnes surviennent. Si l'inflammation pulmonaire détruit le tissu de la plèvre, l'épanchement sort abondamment par l'expectoration, et, quand le foyer est vide, la poitrine auparavant mate devient sonore; mais le bruit respiratoire ne s'y fait pas entendre, et cela est facile à comprendre, il y a absence de tissu pulmonaire. Cette expectoration abondante, que suit la sonoréité des parois thoraciques, a été précédée d'une douleur vive dans le côté; ce signe pourtant manque quelquefois.

Le son que donne la percussion dans ce cas n'est que passager; la poitrine se remplit de nouveau et la matité reparaît. La respiration est accompagnée de bouillonnement, qu'on a comparé à un liquide qui sort d'une bouteille, et que pour cette raison on a nommé *amphorique*. Il arrive, qu'en faisant asseoir le malade, on peut entendre un autre bruit semblable à celui d'une goutte d'eau qui tomberait dans un bassin de métal; c'est pourquoi *Laennec* lui a appliqué la désignation de *tintement métallique*. Tous ces signes, consécutifs à une pleuro-pneumonite chronique, constituent les caractères de sa terminaison par la phthisie pulmonaire.

Nécroscopies.

La consomption, quelquefois très-prompte, précède la mort des malades, qui alors sont dans un marasme complet et exhalent une grande fétidité. Les organes de la digestion sont consécutivement affectés, ainsi que le démontre l'autopsie dans le plus grand nombre des cas. Cependant, cette complication, ainsi que la diarrhée, ne sont pas constants; je les ai vus manquer sous l'influence d'un traitement convenable, qui s'opposait à l'extension de l'irritation au tube digestif.

On trouve, dans la cavité pectorale, une collection de sérosité purulente mêlée de fausses membranes, et quelquefois du sang. C'est lorsqu'il existe une pneumonite chronique en même temps que la pleurite, que la terminaison subite par épanchement sanguin est possible, mais rare, à cause de la compression qu'éprouve le poumon plus ou moins atrophié, qui ne peut fournir de sang que s'il y a perforation de la plèvre. Le plus ordinairement, on ne trouve qu'un liquide séro-purulent sans fétidité. Les plèvres, selon la durée et les récrudescences de la maladie, sont épaissies, altérées, tuberculeuses. Ce qu'il y a de très-remarquable et d'utile à noter, c'est que la plèvre pulmonaire, quelquefois adhérente à la partie superficielle de l'organe, est rouge, pointillée, et laisse voir au-dessous d'elle des tubercules plus ou moins nombreux, auxquels on ne peut, sans se montrer trop enclin à adopter sur parole l'hypothèse de *Laënnec*, refuser une origine inflammatoire.

Lorsque le foyer pleurétique communique avec le pulmonaire, et vous avez vu que cela était possible, l'action de l'air extérieur, en donnant au liquide toutes les qualités que produit la fermentation putride, sert à expliquer la rapidité de la mort, la fièvre hectique et la diarrhée fétide; c'est alors que l'on trouve la plèvre plus rouge, ulcérée et même gangrénée, et que la diarrhée fétide survient. Ces diverses altérations ont des caractères spéciaux, à l'aide desquels on peut, comme le disait *Broussais*, assigner leur âge, et tous les degrés, les nuances, par lesquels elles ont passé.

Pronostic.

La pleurite chronique, bornée ou simple, peut guérir; en supposant toujours qu'un traitement convenable lui soit opposé. Mais, lorsqu'aux signes qui annoncent la réplétion complète du côté envahi, se joint l'œdéme et même l'ascite, tout espoir est perdu; je n'ai jamais vu ces cas guérir. On cite quelques faits exceptionnels; mais ils sont très-rares. Ce qui rend le pronostic encore plus fâcheux, s'il est possible, c'est l'engorgement du parenchyme sain; le malade alors meurt asphyxié.

Lorsque la transition se fait au poumon, et que la marche des symptômes annonce le développement de la phthisie, l'état du malade est très-grave; cependant, au moment de cette complication, des soins bien dirigés, en arrêtant la marche de l'inflammation, peuvent faire éviter cette terminaison.

La pleurite, communiquant avec le parenchyme pulmonaire, est ordinairement mortelle en très-peu de jours. Si cette communication avait lieu au commencement et avant que les forces du sujet soient épuisées par la durée, et surtout quand le foyer de suppuration est circonscrit, le malade peut, en expectorant toutes les matières en quantité quelquefois très-abondante de crachats purulents, vivre assez long-temps. J'ai connu un banquier qui a vécu, dans un état semblable, jusqu'à l'âge de soixante ans, et n'a gardé le lit que peu de jours avant sa mort. Il était maigre, mais avait continué de se lever, et n'avait jamais réclamé le bras d'un domestique pour aller à la garde-robe. Il mourut sans souffrance à la suite d'une lipothymie, en se remettant au lit.

Traitement.

Nous avons vu, par l'exposition des causes et des signes de la pleurite chronique, qu'arrivée à cet état elle est indolente et sans orage inflammatoire; d'où l'on doit conclure que les saignées, tant générales que locales, ne sont pas indiquées dans son traitement. Cependant, quand, le sujet étant fort, elle est la suite de douleurs rhumatismales, ou que, d'indolente qu'elle était, elle tend à passer à l'état aigu sous l'influence d'une cause nouvelle qui détermine cette récrudescence, des saignées même générales peuvent être placées avec avantage, et ensuite quelques applications de sangsues ou de ventouses scarifiées. Mais, lorsque ces conditions n'existent pas, ou que la complication d'une pneumonite aiguë du côté resté sain, ou même du poumon refoulé, ne survient pas, ce moyen, si puissant lorsqu'on a affaire à une pleurite aiguë, ne ferait que précipiter la terminaison fatale. C'est aux exutoires dans ce cas qu'il faut recourir; et, parmi ces moyens, les moxas, au nombre de cinq ou six sur le lieu de l'épanchement, sont ceux dont on a retiré les meilleurs effets et qui méritent la préférence : on favorise leur suppuration aussi long-temps que cela paraît nécessaire. Si ce procédé faisait naître une inflammation trop considérable, on la calmerait par une ou plusieurs applications de sangsues. J'ai vu, dans les cas simples, un large vésicatoire également réussir; ce fait s'est offert plusieurs fois à mon observation.

Si l'estomac est exempt d'irritation, on peut tenter les diurétiques; mais les médicaments excitants, stimulants, comptent peu de succès, et leur action trop vive sur les organes de la digestion peut développer de fâcheuses complications.

Le régime est un point qu'il ne faut pas négliger; il doit être doux, composé de substances végétales, féculentes, gélatineuses, de lait de chèvre, d'ânesse. Le repos et le silence doivent être strictement observés. Avec de la persévérance dans cette médication, si la maladie n'a pas trop d'étendue, si elle est circonscrite, on peut espérer la guérison. On s'aperçoit que cette issue se prépare quand, en auscultant, on commence à entendre le bruit respiratoire sous la clavicule, et que cette région devient sonore à la percussion.

La collection de liquide assez abondante pour remplir la poitrine, quoique sans complications et simple, résiste ordinairement aux diurétiques et aux exutoires ; c'est pourquoi on a proposé de pratiquer l'empyème, particulièrement quand l'état aigu a précédé. Cette opération compte quelques succès et beaucoup de revers, qui s'expliquent par les circonstances où se trouvaient les malades. Si le poumon, du côté de la pleurite, est sain, et que celui du côté opposé soit exempt de phlegmasie, on peut fonder quelqu'espoir sur ce moyen extrême, dont l'emploi est alors justifié par quelques résultats heureux. Mais la présence d'une phlegmasie gastro-intestinale, ou seulement de l'une des régions du canal digestif, est une contr'indication ; l'évacuation du liquide épanché serait bientôt suivie de la mort.

La complication de la pneumonite chronique avec la pleurite réclame le traitement de cette première, qu'on peut arrêter si elle vient après la pleurite ; il est possible qu'on ne sauve pas le malade, et que la récidive oblige à revenir au traitement plusieurs fois, jusqu'à ce qu'enfin il succombe.

Indépendamment du régime que nous avons conseillé, il est bon de calmer les accidents secondaires.

Les potions opiacées calment la toux ; et, s'il existe une irritation du cœur, on administre la digitale pourprée à la dose d'un ou deux grains, qu'on peut augmenter quand cet accident est opiniâtre.

La complication la plus fâcheuse et à laquelle aucun traitement ne remédie, est celle qui frappe à la fois toutes les membranes séreuses consécutivement à une pleurite aiguë mal attaquée ou négligée. Vous en trouverez des exemples dans *Morgagni* et dans les nécroscopies rapportées par les auteurs les plus recommandables parmi les modernes, notamment par le professeur *Lallemand* de Montpellier, qui dit expressément que rien n'est plus commun que cette simultanéité des inflammations aiguës ou chroniques des différentes membranes séreuses. Des tissus de même nature, dit-il, remplissant des fonctions semblables, soumis aux mêmes influences, doivent être exposés aux mêmes maladies. Je vous ai déjà fait remarquer l'heureuse application qu'avait faite de ce principe de pathologie générale le professeur *Bouillaud*, en ce qui a rapport à la coïncidence de la péricardite et de l'endocardite avec le rhumatisme articulaire aigu. Je ne puis trop reproduire cette grande vérité, dont l'application aux maladies aiguës en général vous fera employer hardiment les saignées répétées selon le besoin.

DE LA PNEUMONITE CHRONIQUE.

Causes.

En vous parlant du passage de l'inflammation de la plèvre, chroniquement atteinte, au tissu pulmonaire, nous avons dit un mot des terminaisons possibles de cette double affection, et vous avez déjà une idée générale de la pneumonite chronique, au moins d'une de ses causes. Vous savez que le poumon, devenu consécutivement malade, peut être le siége des diverses dégénérescences qui constituent la pneumonite chronique des auteurs, et même de la phthisie pulmonaire, dont la source la plus fréquente et presque l'unique est la bronchite chronique; nous voulons parler de la phthisie des auteurs, celle à marche primitivement latente, et à laquelle la conformation des sujets, leur tempérament, les prédisposent. Vous avez vu que, dans l'angine épidémique, qui au début n'est qu'une gastro-entérite, dans les fièvres éruptives, les bronches pouvaient être envahies par l'inflammation. Il en est de même de toutes les gastro-entérites qui ont de la gravité et de la durée; l'irritation, partie des organes de la digestion, s'est étendue aux bronches. Ainsi, vous retrouvez ici la même loi de propagation, et vous concevez que, de quelque point que soit partie l'étincelle, l'incendie qu'elle cause aboutit, dans le cas qui nous occupe, à l'organe pulmonaire, et y exerce les ravages sur lesquels je vais appeler votre attention.

Il résulte, de ces considérations, que la pneumonite chronique peut être consécutive à une bronchite ou à une pneumonite aiguë, ou être primitive; c'est celle que les auteurs ont appelée constitutionnelle. Nous ferons remarquer, en passant, que cette aptitude originelle n'est pas nécessairement, et par une espèce de fatalité, dévouée à la pneumonite chronique, et que le médecin qui la remarque chez un jeune individu peut, par des soins hygiéniques, s'opposer très-souvent à ses conséquences funestes ; et ce pronostic est d'autant plus fondé, que rien n'est moins prouvé que l'opinion de *Bayle* et de *Laënnec* sur l'existence héréditaire des tubercules (comme nous le verrons bientôt).

Avant qu'on se fût avisé d'attribuer la pneumonite chronique à l'existence originelle de tubercules, les praticiens s'étaient bornés à constater les circonstances de son développement, et lui assignaient des causes toutes naturelles, dont la plus fréquente, je le répète, est la bronchite négligée.

Pringle résume en peu de mots l'opinion que nous adoptons, parce qu'elle est conforme à l'observation, sur les causes de la pneumonite *aiguë* ou *chronique*. « Un rhume récent, dit-il, qui provient du froid, peut être regardé comme le premier degré d'une péripneumonie, et un rhume ancien et négligé comme le commencement d'une phthisie pulmonaire. »

Ainsi, en définitive, le froid est la cause déterminante, et les affections du poumon, aiguës ou lentes, sont les prédisposantes; celles-ci sont une constitution faible ou une poitrine étroite, idiosyncrasie commune chez les enfants élevés dans les pays ombragés et humides. C'est pour cela que la phthisie pulmonaire est si rare en Égypte, où l'humidité n'est que passagère et le froid jamais considérable, et où d'ailleurs des sueurs abondantes, pendant les trois quarts de l'année, réparent le mal qui aurait été lentement préparé. C'est pourquoi les transitions brusques d'une température élevée à une froide et humide, comme après l'inondation et pendant le règne de certains vents, donne lieu à l'irruption de la peste ou d'autres maladies aiguës.

Avec raison, *Broussais* s'élève donc contre les prétentions de *Bayle* et *Laënnec*, qui, dit-il, veulent faire la loi à la médecine par des observations recueillies à Paris, et qui ne ressemblent nullement à celles que l'on recueillerait à Marseille, en Italie, en Espagne, à Calcutta, à la Havanne; il aurait pu ajouter et en Égypte. Mais, comme tout est relatif, les Abissiniens qui se trouvent ici (en Égygte), sont presque les seuls qui périssent communément de la phthisie pulmonaire; d'une constitution en général délicate, destinés à vivre sous une température différente, on se rend facilement compte de ce fait. C'est donc le froid humide assez intense, relativement aux prédispositions et aux habitudes des individus, qui produit l'irritation latente dont les tubercules sont la conséquence. Vous concevez ce qui se passe ici, je ne répéterai pas ce que j'ai dit ailleurs sur la double action du froid dans ce cas : 1° cause irritante des bronches; 2° constriction de la peau, obstacle à l'issue du fluide électrique par la voie de la transpiration, son conducteur naturel; et son afflux vers les points irrités.

Signes diagnostics.

Selon le degré auquel sera parvenue la maladie, les signes seront différents. Dans le premier, on reconnaît un peu de crépitation, la percussion donne un son déjà obtus, mais non encore mat; il n'y a pas de fièvre. C'est à cette époque qu'il y a parfois hémoptysie; plusieurs ont une toux sèche, des douleurs dans le dos; l'exercice occasionne des chaleurs, de la dyspnée. La constitution du sujet peut déjà faire soupçonner la phthisie pulmonaire commençante : mais ce doute sera bientôt éclairci, si le son devient mat dans une grande étendue du poumon avec ou sans pectoriloquie, selon qu'il y a ou non des cavernes; car cette dernière condition peut manquer, cela dépend de l'espèce de désorganisation opérée par l'inflammation. Quelquefois, la partie supérieure du poumon a éprouvé une dégénérescence comme plâtreuse dans une grande étendue, des indurations rouges ou blanches suivies de marasme, sans qu'il y ait excavation, et cependant le malade est phthisique. La fièvre existe ordinairement, quoiqu'il y ait des sujets chez lesquels elle est presque nulle, et le reste de l'organe est en partie perméable à l'air, en partie enflammé sans existence de cavernes ni de crachats muqueux et purulents ou tuberculeux. La pectoriloquie annonce une caverne, et la nature des crachats, qui dans ce cas sont abondants, fait connaître leur origine; la maladie est arrivée à son second degré.

La consomption, le marasme, les phlegmasies secondaires, caractérisent le troisième degré. Si la désorganisation est bornée, le foyer tuberculeux peut se vider par l'expectoration, se resserrer, s'entourer d'une fausse membrane et se cicatriser. J'ai vu quelques guérisons de cette espèce, et je connais un sujet chez lequel la pectoriloquie continue d'être appréciable, quoiqu'il ait repris son embonpoint et que tous les autres signes aient disparu. Probablement que le foyer de matière tuberculeuse était unique et circonscrit.

Mais cette chance est rare, et la plupart des phthisiques qui ont atteint ce degré, voient survenir les phlegmasies secondaires.

Cependant, ces complications peuvent jusqu'à un certain point être évitées, si les malades sont soumis à un régime sévère. Et cette précaution hygiénique est d'autant plus importante, que, si la pneumonite chronique est bornée, elle devient une des conditions de guérison.

La fièvre est d'autant plus considérable, que la phlegmasie a plus d'étendue, et que la formation des cavités tuberculeuses s'opère. Elle devient plus intense encore, si des inflammations accessoires viennent compliquer la pneumonite, ou si celle-ci est double.

Lorsqu'il y a complication de gastro-duodénite, elle peut affecter le type intermittent et revenir régulièrement; elle est continue et donne à la phlegmasie pulmonaire un degré de gravité fâcheux, si elle succède à une maladie éruptive. Il y a souvent plusieurs redoublements le jour, mais les sueurs ne sont abondantes que la nuit, sans doute parce que les malades sont couverts avec plus de soin. Quand la diarrhée existe, surtout chez un sujet épuisé, la force du pouls tombe; l'excitation cérébrale, qui ordinairement produit l'agitation, le délire, ces illusions agréables qu'on observe chez les phthisiques, cesse.

Le caractère des crachats n'est pas toujours identique aux différentes époques de la maladie, c'est-à-dire que chaque degré n'a pas son expectoration spéciale; quelquefois elle est muqueuse pendant tout son cours; le plus souvent elle vient des tubercules dont la matière est différente et contient des grumeaux de couleur grise; d'autres fois il s'y mêle des crachats arrondis; quand le poumon tombe en détritus, ils sont bruns, semblable à du jus de pruneaux. D'autres fois, la vie est terminée par une hémoptysie incoërcible, qui ne ressemble pas à celle qui rend sanguinolents les crachats du début. Ici, elle provient d'une exsudation de la muqueuse; dans le cas d'hémorragie mortelle, elle reconnaît pour cause le plus souvent une suractivité du cœur qui pousse le sang jusque dans ses petits rameaux. J'ai vu périr ainsi une jeune dame, en quelques instants, au troisième degré de la phthisie pulmonaire. Comme l'ouverture ne fut pas faite, je ne puis dire si le sang provenait de la rupture d'un gros vaisseau ou de l'érosion inflammatoire des cavernes. Un signe que l'on observe encore chez les phthisiques, est la raucité de la voix : cela peut arriver lorsque la phthisie laryngée a précédé la pneumonite chronique; mais, le plus souvent, elle est secondaire. Cette raucité peut aller jusqu'à l'aphonie. La douleur dans le dos et sous la clavicule, annonce une grande congestion de l'organe et des adhérences, ce qui pourtant n'est pas constant.

La dyspnée, comme dans la pneumonite aiguë, est en raison de l'étendue de la phlegmasie et de la désorganisation. Bornée, elle occasionne peu de difficulté de respirer; celle-ci augmente, en général, en raison des progrès de la maladie. Il peut y avoir beaucoup de dyspnée sans toux; mais, les phthisiques jeunes et vigoureux, à poitrine étroite, qui commencent à avoir de petites bronchites avec sensation de démangeaison, si on ne les saigne pas, finissent par avoir une toux très-fatigante. En général, la toux annonce l'irritation de la surface respiratoire.

La cause qui produit l'inflammation ayant de la propension, par sa nature, à se disséminer, les signes qui annoncent ces complications ayant été décrits ou devant l'être en leur lieu, je me dispenserai d'y revenir ici. Il sera toujours facile de reconnaître une gastrite, une gastro-entérite, une entéro-colite. D'autres affections peuvent se développer à toutes les époques de la phthisie pulmonaire, et en modifier la marche, la suspendre même; telles sont les dartres, une fistule à l'anus, des dépôts extérieurs. Ils agissent à la manière des exutoires.

Nécroscopies.

Lorsque la marche de l'inflammation latente des poumons n'a pas été bornée, et que la mort est la suite inévitable des signes dont nous venons de vous donner la description, on trouve, à l'autopsie, des indurations qui peuvent être de toutes couleurs et sans tendance à la suppuration, ou avec une infiltration purulente et des excavations qu'on désigne sous le nom de cavernes, plus particulières aux indurations rouges, noires et grises, et rarement dans les endurcissements secs et purement albumineux. La matière tuberculeuse se rencontre ordinairement dans les indurations sous forme de kystes, de granulations, de corps arrondis en masses agglomérées. Ces granulations s'offrent friables ou non, transparentes, demi-transparentes ou opaques, disséminées ou agglomérées, se groupant et formant de gros tubercules, quelquefois représentant des espèces de kystes, auxquels on distingue une membrane ou plusieurs superposées par couches.

La matière tuberculeuse forme ordinairement de petites taches irrégulières qu'on dirait sécrétées par le poumon. Elle est d'un aspect caséeux que les uns considèrent comme de l'albumine dégénérée, d'autres comme de la fibrine; mais, quelles que soient ces formes, elles sont toujours le produit de l'inflammation ou de la sub-inflammation. Leur accumulation dans le tissu pulmonaire est la cause de la matité, de la dyspnée; on les rencontre chez les sujets lymphatiques sur lesquels l'exposition au froid a exercé sa fâcheuse influence. Ces sécrétions ou désorganisations, auxquelles *Bayle* et *Laënnec* ont attaché une si grande importance, ont leur siége de prédilection dans les tissus blancs et peu sanguins.

C'est donc avec raison que *Broussais* a dit : « Quand il y « a beaucoup de sang dans le poumon, il ne s'y forme pas « de tubercules; ce n'est que lorsque l'irritation y est long- « temps modérée et incapable de déterminer cette conges-

« tion rapide qui tend à faire déborder le sang dans tous les « interstices de l'organe ».

Le catarrhe ou la bronchite ayant presque toujours précédé la pneumonite chronique, c'est aussi plutôt dans la partie supérieure et postérieure des bronches que s'observent les tubercules; c'est là que les secousses de la toux se font le plus sentir et que se fixe l'irritation.

Quand la phthisie pulmonaire est consécutive à la pleurite, on en est averti par les signes commémoratifs et par l'existence de fausses membranes qui sont plus nouvelles, et avec épanchement quand la pleurite est secondaire.

Quelquefois, le larynx est ulcéré, carié, altérations qui peuvent être primitives ou secondaires, ce qui se reconnaît à l'état des ganglions bronchiques dont l'altération est plus ou moins avancée.

Nous avons vu que les organes de la digestion peuvent être frappés d'inflammation pendant la durée et surtout vers la fin de la pneumonite chronique; ainsi, les altérations de ces organes ne différeront pas de celles que nous avons signalées dans l'histoire des gastro-entérites chroniques.

La 1re lettre de *Morgagni* pourrait être invoquée comme preuve de l'hérédité de la phthisie pulmonaire; mais, en lui faisant subir un examen impartial, on sera convaincu que tout se réduit à des effets très-naturels. Un enfant de treize ans, remarquable par son intelligence avancée, avait éprouvé, il y avait un an, une pleuro-pneumonite du côté gauche; il mourut l'année suivante d'une arachnitis (hydrocéphale aiguë des auteurs). A l'autopsie, indépendamment des traces de l'encéphalite, on trouva, dans la poitrine, une adhérence du poumon et de la plèvre qui avaient été malades. Les rapports de cette membrane avec le poumon droit n'offraient rien de semblable; mais, au sommet de celui-ci, existait un tubercule gros comme une noix, rempli d'une matière que *Morgagni* compare à la substance cérébrale. Il en conclut qu'il aurait plus tard subi le sort de ses frères, ce qui est trop exclusif, puisqu'on a des exemples de guérison après l'expectoration de la matière de ces tubercules uniques.

En admettant l'idiosyncrasie identique de ces trois sujets,

qui, comme nous l'avons dit, dispose à la phthisie pulmonaire, si nous faisons attention que l'inflammation bronchique, toujours concomitante de la pneumonite, existait à un degré moins aigu dans le poumon droit, qu'elle n'y était que latente, nous aurons la raison du tubercule dans l'un, et des adhérences dans l'autre où la phlegmasie était aiguë.

La 7e lettre de *Morgagni* nous offre un fait pareil de matière tuberculeuse au sommet de l'un des poumons, dont le reste était le siége de dégénérescences variées qu'il n'hésite pas à attribuer à l'inflammation.

Dans la 17e lettre, il émet la même opinion que l'on retrouve en d'autres endroits de ses ouvrages. Il n'a jamais songé à la préexistence des tubercules; il fallait que des modernes, accréditant une semblable erreur, imprimassent à la science une allure rétrograde, élevassent un échaffaudage de faits contradictoires, qu'il était réservé à l'illustre *Broussais* de renverser.

Pronostic.

Les signes des diverses nuances, des différents degrés de la phthisie pulmonaire, comme dans toutes les maladies, servent de base au pronostic. On peut rencontrer des sujets à circulation active, parce que le cœur est hypertrophié, se plaignant quelquefois de dyspnée, éprouvant des hémorragies, et dont le poumon exploré est partout perméable à l'air; ils ne sont pas phthisiques encore : mais, si cette disposition congestive du poumon, qui détermine l'activité du système circulatoire sanguin, n'est pas combattue, des tubercules se développent dans l'organe respiratoire, et bientôt celui qui naguère offrait le type de la santé la plus florissante, arrivera au marasme et à la mort, en passant par toutes les périodes que nous avons esquissées.

Persuadés que la bronchite, la pneumonite, la pleurite, peuvent être le point de départ de la phthisie pulmonaire, surtout quand ces maladies ont été mal traitées ou négligées, on doit ausculter avec soin la poitrine lorsqu'on est consulté pour une de ces affections devenue chronique.

Si le malade expectore du mucus, qu'il n'y a encore ni

crépitation forte ni pectoriloquie, le tissu pulmonaire lui-même n'est pas profondément altéré, on peut concevoir de l'espérance; mais, si les crachats contiennent des parcelles de matière concrète ou même du pus, et qu'en même temps il y ait son mat et gargouillement, le cas est grave, mais n'est pas désespéré si le mal est circonscrit.

L'hémoptysie, chez les personnes où la pectoriloquie existe, peut être promptement mortelle, comme nous vous en avons cité un cas.

En général, quand la maladie a son siége sous la clavicule, sa marche est plus rapide. Cette règle cependant admet quelques exceptions; on voit des guérisons spontanées s'opérer dans ce cas, et ma pratique m'en a fourni des exemples.

S'il survient une pleurite s'ajoutant à la pneumonite chronique, cela est d'autant plus grave que la phthisie est plus avancée, et que cet état exclut jusqu'aux saignées locales.

Quelquefois, une espèce de résorption purulente s'annonce par une douleur si vive, qu'on craint la perforation du poumon; la fièvre augmente, le malade exhale une odeur fétide qui l'incommode lui-même; la mort suit bientôt ce grave accident.

Si les dépôts, les dartres, les fistules à l'anus, se montrent au début de la phthisie, quand la phlegmasie n'a pas encore produit de désorganisation, ils peuvent révulser la pneumonite et en suspendre la marche. C'est aussi ce qu'on observe pendant la grossesse; mais, plus tard, lorsque l'effet révulsif a cessé, l'affection pulmonaire fait de nouveaux progrès.

Traitement.

Je vous ai parlé d'un état hypertrophique du cœur occasionnant une pléthore pulmonaire ou bronchique, qui, négligée, parce que ces personnes portent tous les signes extérieurs de la bonne santé, à part quelques hémorragies sans gravité; qui, dis-je, négligée, avait la phthisie pulmonaire pour résultat. Un médecin attentif et expérimenté combattra cet état par les saignées répétées, auxquelles il reviendra de temps en temps, et la phthisie cessera d'être imminente. On prescrira un régime doux, lacté, les viandes de jeunes animaux et l'abstinence d'exercices violents. Dans cette espèce de congestion pulmonaire, l'exercice du cheval, recommandé par *Sydenham* (et qui réussit quelquefois), serait très-nuisible; car, en accélérant les mouvements du cœur, il provoquerait de nouvelles hémorragies et précipiterait le développement de la phthisie. L'auteur anglais avait vu réussir ce moyen dans des cas d'hypocondrie, de névropathie, qu'il confondait, à cause de la maigreur des sujets, sous la dénomination générale de consomption ou de phthisie; c'est pour cela qu'il en fait une application trop exclusive. En insistant sur l'emploi de ces moyens, on peut l'arrêter dans sa marche, qui, dans la circonstance opposée, sera d'autant plus rapide, que le sujet est fort et a le système sanguin actif, à cause de sa jeunesse et de son organisation spéciale. Il faut que ces malades évitent le froid, et, s'ils le peuvent, aillent vivre sous une latitude chaude ou au moins tempérée, qui ne soit ni froide ni humide.

On pourrait affirmer, sans crainte d'être démenti par l'expérience, que l'espèce de pneumonite chronique dont nous parlons est la seule que le médecin puisse arrêter; car, lorsqu'elle est avancée, elle résiste à tous nos moyens thérapeutiques. Cependant, ne fût-ce que pour éviter des complications et prolonger la carrière des phthisiques, on doit les entourer de soins et soutenir leur espérance. Nous avons vu qu'un foyer tuberculeux *borné* pouvait guérir, se cicatriser après une expectoration abondante et longue : or, quand l'auscultation nous montre cette chance, il ne faut pas la négliger; mais c'est la nature qui opère ces guérisons, le régime et le traitement doux dont nous avons parlé ne sont que très-secondaires, et probablement que, dans ce cas, la vertu des cautères, des sétons, des exutoires en général, est peu efficace.

Stoll affirme avoir guéri des phthisies *commençantes* par les saignées répétées, un régime végétal et peu abondant, et des boissons tièdes et émollientes. Il ajoute qu'il est venu à sa connaissance que d'autres médecins avaient eu le même succès. Tous les praticiens pourraient vous offrir des exemples semblables, dans la nuance que nous examinons.

C'est dans ce degré, si le cœur jouit d'une trop grande énergie, qu'avec les saignées il faut faire concourir les sédatifs, parmi lesquels il faut placer au premier rang la digitale pourprée en poudre; on la donne à la dose d'un à deux grains qu'on peut augmenter progressivement. Le silence, le repos, sont indispensables, s'il y a hémoptysie surtout.

Si on a affaire à un sujet scrofuleux, on doit moins insister sur les saignées générales, quelquefois leur préférer les évacuations locales au moyen de sangsues à la région des clavicules. Ce traitement ne conviendrait plus, si la phthisie était confirmée par tous les signes propres aux degrés plus avancés qui ne sont plus douteux; c'est le cas des exutoires. C'est aux sujets de ce tempérament que conviennent les climats chauds ou tempérés.

On propose de calmer les sueurs, qui épuisent les malades, avec les sédatifs, la digitale dont nous avons déjà parlé, le sirop de pointes d'asperges, l'acétate de plomb; l'abstinence des aliments le soir.

Il est des quintes de toux fatigantes qu'on calme avec l'opium.

En résumé, la pneumonite chronique guérira, si elle est attaquée au début, dans les nuances spéciales que nous avons signalées. Passé cette époque, quelques chances de guérison, mais rares, sont observées; mais, arrivée à ce degré qu'accompagnent les crachats diffluents, les sueurs, la diarrhée, la fièvre étique, résultat des dégénérescences, les remèdes les plus vantés viendront toujours échouer contre cette terrible maladie.

DES MALADIES DU COEUR.

Nous abordons un sujet complètement négligé par les anciens, effleuré par quelques médecins anatomistes du dernier siècle, parmi lesquels il faut distinguer *Morgagni*, *Stoll*; traité plus spécialement par *Senac* et par *Corvisard*. Ce dernier, et après lui *Broussais* dans son Examen des doctrines, appliquant la physiologie aux lésions de cet organe, ont ouvert une voie plus sûre pour parvenir à la connaissance de leur nature intime; mais M. *Bouillaud* a le mérite incontestable d'avoir rattaché à leur véritable cause, signalée par *Broussais*, ces lésions diverses; d'avoir appris à mieux connaître des altérations dont l'origine était obscure, et d'en avoir déduit un traitement qui doit, quand il sera bien apprécié, diminuer considérablement le nombre de dégénérescences plus ou moins rapidement funestes.

Le livre d'un auteur italien, *Testa*, augmenté d'un appendice étendu par le docteur *Sornani*, a paru sur le même sujet en 1831; et, l'année suivante, l'ouvrage de M. *Hope*, médecin anglais, sur les mouvements et les bruits du cœur. Mais c'est à M. *Bouillaud* que nous devons des observations qui prouvent incontestablement que les phénomènes rapportés, depuis Corvisard, à l'hypertrophie ou à l'anévrysme du cœur, n'expriment que certaines lésions des valvules de cet organe, qu'ont précédées l'endocardite ou la péricardite, et dont l'anévrysme et l'hypertrophie ne sont que les conséquences. En traitant du rhumatisme articulaire aigu, de la péritonite et de la pleurite, je vous ai déjà fait remarquer leur coïncidence avec la phlegmasie du tissu fibro-séreux du cœur, découverte immense dans son application physiologique; fait indiqué par quelques pathologistes, et dont le beau Traité des membranes de *Bichat* a pu faire soupçonner la cause, mais dont toute la gloire de l'explication et des conséquences thérapeutiques revient au professeur *Bouillaud*.

Anatomie du Cœur.

Le cœur, muscle creux ayant la forme d'un cône renversé, constitue une double pompe aspirante et foulante, mise en jeu par une force dont le principe est la matière nerveuse qui le pénètre. Situé dans la cavité gauche de la poitrine, il y occupe la région correspondant à la partie inférieure du sternum et aux cartilages des dernières vraies côtes gauches. Sa position est telle, que sa base regarde en haut, en arrière et à droite, tandis que sa pointe est tournée à gauche, en avant et en bas, au niveau du cinquième espace intercostal. Placé ainsi dans le médiastin antérieur, et retenu dans sa position par le sac fibro-séreux du péricarde, où il est renfermé, le cœur repose en bas sur le diaphragme, cloison musculaire qui sépare la poitrine de l'abdomen.

Cet organe, véritablement double, est composé de quatre cavités, savoir, les deux ventricules et les deux oreillettes, les premiers constituant *le corps de la pompe* que représente le cœur, et les secondes en formant *le réservoir*.

Ces quatre cavités ont des parois d'inégale épaisseur, elles sont disposées de manière que les cavités gauches et droites ne communiquent point immédiatement les unes avec les autres; mais les deux cavités de chacune des moitiés du cœur communiquent entr'elles par l'orifice auriculo-ventriculaire. On voit, à l'intérieur des oreillettes, les orifices des veines caves et pulmonaires. La veine cave inférieure seule est garnie d'une valvule (valvule d'Eustachi); dans l'oreillette droite, s'ouvrent aussi les veines cardiaques ou coronaires.

Une cloison commune sépare les deux oreillettes; dans la droite, se trouve un léger enfoncement, trace du trou *botal*, qui disparaît après la naissance, et qu'on nomme *fosse ovale*. La cavité des ventricules du cœur, séparée aussi par une cloison commune, présente les orifices des artères pulmonaire et aorte.

Ces orifices, ainsi que ceux auriculaires droit et gauche, sont munis de valvules, sortes de replis membraneux. Les valvules aortiques et pulmonaires, au nombre de trois pour chaque orifice, sont nommées *sygmoïdes* ou *semi-lunaires*.

Les valvules auriculo-ventriculaires ont leur bord libre, découpé en de nombreuses dentelures, et divisé en trois languettes principales dans le ventricule droit, raison pour laquelle on l'a nommé *tricuspide* ou *triglochine;* et en deux pour l'ouverture auriculo-ventriculaire gauche, d'où le nom de *bicuspide* ou *mitrale*. Lorsque ces valvules sont relevées, elles ferment exactement les orifices auxquels elles sont adaptées.

Les orifices auriculo-ventriculaires sont de forme elliptique; celle des orifices aortique et pulmonaire est circulaire.

La cavité de chaque ventricule se compose de deux portions : l'une s'embouche directement avec l'orifice auriculo-ventriculaire ; l'autre avec l'orifice artériel qui se trouve à la base de chaque ventricule.

C'est dans la portion auriculaire de l'un et l'autre ventricule que se trouvent les principales colonnes charnues ; une bonne partie de la région aortique et de la région pulmonaire en est entièrement dépourvue. Celles qui s'y rencontrent sont fort petites, et ne vont point s'insérer aux valvules, comme le font les principales de celles que présentent les portions auriculaires. La comparaison du cœur à une pompe foulante et aspirante, indique assez l'usage des valvules, et explique la présence du tissu fibreux et albugineux du cœur aux diverses portions qu'il termine en tendons ou entoure en cercles de même nature ; c'est ce tissu qui se transforme en substance fibro-cartilagineuse ou osseuse à la suite des phlegmasies que nous étudierons bientôt. Le sac même qui loge le cœur est d'une nature fibreuse ; à sa surface, se réfléchit la membrane séreuse qui enveloppe le cœur.

Le *péricarde*, après avoir tapissé la surface extérieure du cœur et l'origine des gros vaisseaux, se réfléchit sur le sac fibreux dans lequel cet organe est contenu. Le cœur est donc entouré de toute part par le péricarde, sans être contenu dans sa cavité.

La face libre de cette membrane est arrosée d'une sérosité qui en entretient le poli, et amortit les frottements qui ont lieu, pendant les mouvements du cœur, contre les faces opposées de cette membrane. C'est l'augmentation de ces frottements dans certaines conditions morbides du péricarde, qui donne lieu à des *bruits particuliers*.

L'endocarde est, pour la surface interne du cœur, ce qu'est le péricarde pour l'externe. M. *Bouillaud*, le premier, a fixé l'attention des médecins sur l'importance d'étudier cette membrane, dont les affections, suivant l'expression de cet auteur, sont le point de départ le plus ordinaire, la cause mère ou génératrice la plus fréquente de ces nombreuses lésions organiques, soit des valvules, soit des parois et des cavités du cœur, naguère et même encore aujourd'hui confondues entr'elles sous le nom vague et banal d'anévrysme.

Les artères du cœur sont les coronaires dont les branches principales se répandent sur toute la surface du cœur de la base au sommet; de petits rameaux remontent vers les oreillettes.

Les veines, suivant la même direction, se réunissent pour former la grande veine coronaire, etc.

Les vaisseaux lymphatiques, très-nombreux, suivent le trajet des vaisseaux sanguins, et se réunissent en deux troncs dont l'un passe devant et l'autre derrière l'aorte.

Les nerfs du cœur viennent d'un plexus formé par des rameaux que fournissent les ganglions cervicaux du nerf *trisplanchnique*, auxquels se *réunissent* quelques filets du pneumo-gastrique; ces nerfs envoient de nombreux rameaux dans le tissu propre du cœur.

Causes.

Si l'on a égard aux altérations variées qu'a signalées l'anatomie pathologique, le cœur pourrait être le siége de nombreuses maladies, et les causes qui les produisent multiples comme elles; mais, en réfléchissant sur les histoires complètes de ces affections, depuis leur origine jusqu'aux désorganisations qui ont amené une mort inévitable, on est convaincu que la cause prochaine des altérations que subit l'organe principal de la circulation est l'*irritation*. Que celle-ci soit due à une cause mécanique, à l'action du froid comme presque toutes les affections aiguës, ou à une cause morale, ainsi que *Corvisard* l'admettait; toujours est-il, qu'en définitive, nous retrouvons l'inflammation et ses conséquences. Quoi de plus commun, dit M. *Bouillaud*, qu'une péricardite sous les mêmes conditions atmosphériques qui donnent naissance à une pleurésie, ou à un rhumatisme articulaire aigu, lequel n'est lui-même qu'une inflammation du tissu séro-fibreux des articulations.

Cependant, parmi les causes prédisposantes, on ne peut méconnaître une certaine hérédité d'organisation, comme je vous en ai cité des exemples.

Quelques auteurs, au nombre desquels il faut citer *Lancisi*, *Morgagni*, *Corvisard*, à l'aspect de végétations observées quelquefois sur les valvules, n'ont pas hésité à admettre une cause syphilitique dont l'existence est loin d'être prouvée.

Les affections chroniques du cœur, ou organiques, deviennent elles-mêmes causes d'états pathologiques, dont nous avons dit un mot et sur lesquels nous reviendrons.

Pour mieux comprendre le développement des diverses affections du cœur, et, pour ainsi dire, leur ordre de succession, nous allons commencer par la péricardite.

DE LA PÉRICARDITE AIGUE.

Diagnostic.

Corvisard, reconnaissant que le diagnostic de la péricardite aiguë présentait moins d'obscurité que celui de la péricardite chronique, admettait cependant que cette maladie était souvent difficile à reconnaître. Il faisait consister cette difficulté dans les complications presque constantes de cette maladie avec une affection semblable du poumon, de la plèvre, du médiastin, du diaphragme, et même quelquefois de l'estomac. En effet, il existe une douleur plus ou moins vive, pouvant occuper les diverses régions pectorale gauche et sternale inférieure; mais plus spécialement la précordiale, le diaphragme, l'épigastre, quelquefois les hypocondres. Cette douleur est progressive, lancinante, déchirante, et, comme la douleur pleurétique, elle augmente par la percussion, par les mouvements respiratoires, la toux; elle empêche les malades de redresser le côté gauche et de se coucher sur ce même côté. Quelquefois ils portent la main sur le point douloureux, pendant les inspirations et les petites secousses de toux. Il y a beaucoup de péricardites où la douleur est sourde et si légère, que les malades ne s'en plaignent que sous l'influence de la pression ou de la percussion, exercées comme moyens d'investigation.

Il est des malades qui n'accusent aucune douleur, ou elle est masquée par celle qui résulte d'une affection aiguë coïncidente. En général, la douleur est d'autant moins vive, qu'il y a moins d'organes qui participent à l'inflammation, et que moins de rameaux nerveux y apportent de sensibilité, de la double source que nous avons signalée.

Les battements du cœur n'ont rien de constants dans leur rythme; quelquefois ils sont forts et réguliers, fréquents; d'autres fois irréguliers, inégaux, intermittents, ce qui constitue les palpitations. La main, appliquée sur la région précordiale, distingue parfaitement celles-ci; elles sont même visibles par fois; dans d'autres cas, ces signes échappent à l'attention, c'est lorsqu'un épanchement considérable s'est formé dans le péricarde. La faiblesse apparente des battements du cœur dépend de la même cause.

Lorsque l'appareil inflammatoire a disparu pour faire place au travail organisateur, on perçoit un mouvement du cœur s'exécutant en deux temps et avec une espèce de craquement.

On rencontre quelquefois, comme je l'ai observé moi-même après MM. *Louis* et *Bouillaud*, la voussure de la région précordiale.

La percussion de cette région rend un son mat, proportionné, en étendue, à celui de l'épanchement et de la tuméfaction qu'a pu acquérir le cœur. Quoique la matité reconnaisse pour cause principale la distension du péricarde par le liquide épanché, ce signe ne peut exister qu'à une certaine époque de la maladie; il manque dès le début, la sécrétion séro-purulente ou de vrai pus étant encore trop peu abondante pour distendre le péricarde. La péricardite, qui ne donne lieu qu'à la sécrétion d'une petite quantité de matière pseudo-membraneuse, n'est accompagnée d'une matité un peu considérable qu'autant que le gonflement inflammatoire du cœur existe à un très-haut degré.

Quoi qu'il en soit, dit le professeur *Bouillaud*, la percussion ne fournit réellement une donnée importante que lorsqu'il existe un épanchement assez abondant. On peut déplacer le niveau de la matité, qui a lieu dans ce cas, en faisant varier la position du malade. Mais, comme la matité de la région précordiale peut être due à une toute autre cause que l'épanchement, il faut, pour la déterminer, avoir recours à la méthode de l'auscultation. A l'aide du stéthoscope, on peut reconnaître différents bruits dans la péricardite aiguë. M. *Colin* a signalé un bruit de cuir neuf qui n'est pas constant, mais que cependant M. *Bouillaud* a rencontré deux ou trois fois en six mois.

Le bruit de frottement ou de frôlement plus ou moins fort est très-commun ; quelquefois il imite celui de *râpe* ou de *scie*, comme dans l'induration des valvules du cœur, avec rétrécissement de l'orifice auquel elles sont adaptées ; quelquefois aussi on entend un bruit de *soufflet*.

Le bruit de frôlement du péricarde est l'analogue du bruit de frottement qui accompagne souvent la première période de la pleurite. Le frôlement péricarditique est *isochrone* aux battements du cœur, plus fort ordinairement pendant la *systole* que pendant la *diastole* ; il ressemble au froissement du taffetas ou du parchemin. Il dépend du frottement des deux feuillets opposés du péricarde, revêtus de fausses membranes aréolées et inégales.

Lorsqu'il existe un épanchement considérable, le double bruit du cœur est plus éloigné de l'oreille que dans l'état normal. J'ai eu occasion de faire remarquer ce signe aux élèves sur deux sujets, pendant le dernier semestre (1256). Comme le toucher, l'auscultation fait reconnaître les irrégularités, les intermittences, les inégalités des battements qui accompagnent certaines péricardites. Il me semble naturel de penser, avec MM. *Hope* et *Bouillaud*, que le bruit de soufflet, qu'on observe dans la péricardite, exprime l'envahissement de l'endocarde par l'inflammation, d'où résulte un gonflement de cette membrane, dont l'effet est le rétrécissement des orifices du cœur, qui explique ce bruit. On conçoit, dit M. *Bouillaud*, que la pression, exercée sur le cœur par un épanchement considérable, peut gêner le cours du sang à travers cet organe et produire un léger bruit de soufflet, ou favoriser du moins l'action des autres causes déjà mentionnées. Cet auteur croit que la formation d'un caillot, dans les cavités du cœur, peut produire le même bruit, en raison de l'obstacle qu'il forme à la circulation intérieure de l'organe. J'ai pu vérifier une fois ce fait sur un officier turc.

Quant au vrai bruit de *cuir neuf* que M. *Bouillaud* a entendu très-distinctement deux ou trois fois, il pense qu'il résulte aussi du frottement réciproque des deux feuillets opposés du péricarde, et du tiraillement des couches membraneuses qui les unissent; mais il croit que, pour sa production, il est nécessaire que les fausses membranes soient plus denses, plus résistantes, plus élastiques, plus coriaces que dans le cas de simple frôlement. Deux observations, rapportées dans son ouvrage, viennent étayer cette présomption.

Comme la première condition de tous ces bruits, ajoute le même écrivain, réside dans les mouvements alternatifs du cœur, et que ceux-ci sont parfois d'une intensité extraordinaire, tandis que dans d'autres cas ils ont perdu leur force normale, il se trouve aussi là une circonstance propre à concourir aux modifications du bruit qui accompagne le glissement du cœur dans le péricarde encore libre, ou le *chiffonnement* de ce sac séro-fibreux, lorsque les fausses membranes ont fait disparaître la cavité.

Il existe aussi, dans la péricardite, des symptômes généraux sympathiques ou de réaction, qui offrent une grande différence, suivant l'intensité de la maladie, son état de simplicité ou de complication.

Les grands accidents de réaction qu'on observe dans certains cas de péricardite, doivent être attribués à une violente complication pleurétique ou pleuro-pneumonique, puisque ces maladies peuvent les produire même lorsqu'il y a absence de péricardite. C'est surtout quand la phlegmasie a son siége dans la plèvre diaphragmatique, que ces accidents sévissent avec le plus d'intensité.

La péricardite légère, avec médiocre épanchement, est d'un diagnostic très-difficile; car la matité n'a guère plus d'étendue que dans l'état normal, et les signes fournis par l'auscultation se réduisent à un léger bruit de frôlement. M. *Bouillaud* a diagnostiqué des cas semblables qu'une oreille moins exercée aurait méconnus.

Il serait possible que la pleurite du côté gauche, et spécialement celle qui avoisine le diaphragme, fît méconnaître la péricardite qui la compliquerait, ce qui arrive souvent; mais ici l'erreur serait sans conséquences plus graves, puisque ces deux maladies, isolées ou réunies, réclament le même traitement. Lorsque celui-ci a été suivi de succès, en employant les moyens d'investigation connus on peut suivre les divers changements qui s'opèrent, depuis le moment de l'épanchement jusqu'à la résorption complète du liquide, ou de l'organisation celluleuse de la fausse membrane quand elle n'a pas été résorbée. Il est des cas où la péricardite aiguë passe à l'état chronique, et où le travail de la congestion ou de la suppuration dépasse les limites ordinaires.

La péricardite chronique ou latente n'est pas toujours la suite de l'état aigu; elle peut affecter une marche sourde qui excite peu de réaction fébrile. Cette forme est plus difficile à diagnostiquer, quoique les signes ne diffèrent que par leur moindre intensité. Les signes de l'épanchement existent comme dans la péricardite aiguë; il y a douleur sourde dans la région précordiale, une fièvre lente avec ou sans redoublement le soir, et, après un repas même léger, une oppression plus ou moins marquée. Le visage devient bouffi et d'une teinte violacée; les membres inférieurs s'infiltrent, ou il y a un simple empâtement autour des molléoles; augmentant pendant la station, si les malades peuvent rester levés un certain temps.

Autopsies.

Injection capillaire plus ou moins prononcée, d'où rougeur plus ou moins vive; dans les cas où la mort est rapide, cette rougeur n'existe pas : il en est de même, comme je l'ai déjà fait remarquer dans les autres phlegmasies aiguës. Quelquefois il y a effusion d'une certaine quantité de sang, la rougeur a l'aspect de taches, de plaques, de bandes ou de rubans de longueurs diverses. A la suite de l'état aigu, l'épaisseur, la transparence, la consistance, n'offrent aucun changement notable; quelquefois cependant il y a un peu plus d'épaisseur et moins de transparence qu'à l'état normal. D'autres fois, l'épanchement étant presque nul, le péricarde moins poli, moins doux au toucher, est tout-à-fait sec, luisant et comme poisseux au toucher; le péricarde se détache plus facilement de la surface du cœur. C'est après l'avoir ainsi séparé que l'on trouve une injection, quelquefois une infiltration sanguine dans le tissu cellulaire sous-péricardique. Cette membrane éprouve une distension proportionnée à la quantité de la matière épanchée.

Ordinairement, le produit du péricarde se coagule comme le sang en deux parties : l'une liquide, plus ou moins trouble et floconneuse ; l'autre concrète, fibrineuse, ou pseudo-membraneuse, organisable. Dans quelques cas, le liquide est *caillebotté*.

Quelquefois, le liquide épanché n'est que de la sérosité ; d'autres fois il est sanguinolent, parce qu'une certaine quantité de sang s'y trouve mêlée. Les proportions du liquide et de la partie concrète sont variables.

Dans quelques cas, l'épanchement est purulent ; la matière concrescible est très-variable en quantité, depuis quelques gros jusqu'à plusieurs onces. Quelquefois elle se dépose en masses confuses ; mais, le plus souvent, elle revêt les deux feuillets du péricarde et y adhère plus ou moins, selon l'époque de sa formation : elle varie d'épaisseur, depuis une fraction de ligne jusqu'à plusieurs lignes. La surface libre du péricarde est inégale, aréolée ; quelquefois ces aréoles sont régulièrement disposées, et présentent la rudesse de la langue d'un chat. Les mouvements dont le cœur est sans cesse agité, expliquent cette remarquable disposition.

La matière pseudo-membraneuse récente est d'une consistance faible, semblable à la croûte du sang tiré dans une inflammation aiguë, comme la pleuro-pneumonite ou le rhumatisme articulaire aigu.

L'épanchement péricarditique s'opère avec une promptitude extraordinaire.

Un phénomène digne de remarque, est la presque instantanéité de l'organisation plastique de l'épanchement, surtout dans la péricardite modérée.

Si la péricardite aiguë a résisté au traitement qui lui a été opposé, ou que celui-ci ait été négligé ou mal administré, la maladie passe à l'état chronique, et alors le péricarde s'épaissit, s'hypertrophie comme tous les autres tissus chroniquement enflammés. M. *Bouillaud* fait remarquer que cet épaississement a plus souvent son siége dans le tissu cellulaire sous-péricardique, ou dans le feuillet fibreux sous-jacent au péricarde, que dans cette membrane elle-même. D'autres fois, l'épaississement tient à l'organisation d'une couche pseudo-membraneuse qui semble faire corps avec lui; mais on peut, au moyen de la pince, enlever cette fausse membrane organisée, ainsi que la couche celluleuse qui l'unit au péricarde, et l'on voit alors que celui-ci a conservé son épaisseur normale.

Quelquefois, à la place de la matière plastique, il n'existe que des adhérences cellulaires, de simples brides, quelquefois de véritables fausses membranes organisées, ordinairement partielles. Ces fausses membranes, ordinairement cellulo-fibreuses ou fibreuses, passent quelquefois à l'état fibro-cartilagineux ou même osseux, comme la matière gélatiniforme sécrétée par le périoste enflammé. Il y a des cas dans lesquels le cœur semble enveloppé d'une sorte de coque osseuse; au lieu des adhérences et des fausses membranes, le péricarde offre quelquefois des granulations et de petites végétations de formes diverses.

L'épanchement liquide ou la simple exsudation de fausses membranes très-épaisses, exerce quelquefois sur le cœur une compression qui en détermine l'atrophie.

L'endocarde est quelquefois rouge, légèrement épaissi et tomenteux; la rougeur occupe surtout les valvules, qui sont boursoufflées, sensiblement épaissies et même fongueuses, surtout à leur bord libre. En même temps, on rencontre des caillots de sang plus ou moins abondants, et dont quelques-uns sont manifestement antérieurs à la mort. J'ai eu l'occasion de vous faire observer un cas semblable sur l'officier turc dont j'ai déjà parlé.

Le tissu musculaire du cœur peut, comme les tissus séreux, fibreux et cellulaire du même organe, s'épaissir et s'hypertrophier.

On trouve, dans l'immortel ouvrage de *Morgagni*, des exemples de toutes les altérations que la phlegmasie du péricarde peut laisser après elle, depuis la simple inflammation jusqu'aux dégénérescences dont nous avons parlé.

Je ne dois pas terminer ce qui a rapport aux investigations

nécropsiques sans relever l'opinion d'un praticien célèbre, qui prétend que les dégénérescences osseuses et les pierreuses sont l'apanage des vieillards. Cette assertion est en opposition avec les faits, qui prouvent que ce phénomène s'observe aussi chez de jeunes sujets atteints d'affections chroniques du cœur. *Corvisard* rapporte bien l'observation d'un homme de soixante-six ans, chez lequel il trouva cette dégénérescence; mais il cite aussi des observations de *Haller* et de M. Renauldin, qui ont trouvé cette dégénérescence chez de jeunes sujets : mais, comme la péricardite aiguë prend moins souvent le caractère chronique chez ceux-ci, cette terminaison doit être moins fréquente que chez les vieillards.

Pronostic.

Lorsque la péricardite aiguë, dit *Corvisard*, ne s'annonce pas à son début par des symptômes intenses, des accidents graves, que les viscères voisins ne paraissent pas participer à l'inflammation, que d'ailleurs le sujet est sain et bien constitué, on peut porter alors un pronostic assez favorable. Ainsi, il n'est pas très-extraordinaire de voir la péricardite, qui d'ailleurs est une affection des plus graves, parvenir, par les secours de la nature et de l'art réunis, à une terminaison heureuse. Mais ces cas ne sont pas les plus communs; il arrive en effet rarement que cette inflammation se trouve isolée de celles des plèvres costales, diaphragmatiques, médiastines, pulmonaires, du poumon lui-même, et de la superficie du cœur, qui, dans tous les cas, se trouve enflammée. Alors, ou la maladie se termine par la mort, ou elle se transforme en une de ces altérations désignées sous le nom de *chroniques organiques*.

Si l'on se rappelle le traitement qu'administrait *Corvisard*, qui consistait dans les saignées générales, mais seulement d'après certaines indications, moyen auquel il préférait l'application de sangsues à la région cardiaque, on ne sera pas surpris du pronostic généralement fâcheux qu'il portait de la péricardite aiguë. Cependant, d'après le témoignage de M. *Bouillaud*, il est un très-grand nombre de personnes qui ont eu des péricardites presque toujours méconnues, auxquelles elles n'ont point succombé, ce qui est attesté par des *adhérences*, des *plaques laiteuses* trouvées chez des individus qui avaient succombé à d'autres maladies. Maintenant que la péricardite aiguë peut être mieux diagnostiquée, et par conséquent traitée convenablement dès son début, le pronostic est beaucoup moins fâcheux, surtout dans l'hypothèse de l'absence de nombreuses complications graves. Les plus rebelles, les plus meurtrières, sont celles compliquées *d'endocardite* intense, d'une très-violente *pleurite* ou *pleuro-pneumonite;* et pourtant M. *Bouillaud* affirme avoir eu le bonheur de guérir de ces dernières.

Au reste, ces complications sont si fréquentes, que *Corvisard* n'avait jamais vu de péricardite aiguë sans complication; et les observations réunies dans le Traité clinique des maladies du cœur, prouvent jusqu'à l'évidence, dit M. *Bouillaud*, que la péricardite est le plus souvent compliquée d'une inflammation soit *aiguë*, soit *chronique*, de la membrane interne du cœur, de la plèvre, du péritoine, et des membranes synoviales des articulations.

La péricardite chronique avec épanchement purulent, séro-sanguinolent ou séro-pseudomembraneux, est très-grave et rarement curable, au moins dans l'état actuel de nos moyens thérapeutiques. Il est donc bien important de combattre hardiment cette affection à l'état aigu. Malgré ce traitement même, il est pourtant des cas où la mort est très-prompte et la maladie au-dessus des moyens de l'art. M. *Andral* cite un fait où le malade fut emporté en vingt-sept heures. Un célèbre orateur français, *Mirabeau*, succomba si rapidement à une péricardite aiguë, que le bruit d'un empoisonnement pût être accrédité, quoiqu'il n'en fût rien.

Traitement.

Si nous vous avons démontré que la saignée générale, répétée, convenait et même était le seul moyen, à l'exclusion de tous les autres, qui pût faire espérer des résultats heureux dans le traitement des phlegmasies aiguës en général, ce principe est ici d'une application plus rigoureuse encore.

C'est de même à M. *Bouillaud* que nous devons ce progrès thérapeutique. « Aujourd'hui, dit-il, que le diagnostic de la péricardite aiguë repose sur les signes les plus certains, j'ose affirmer qu'en appliquant, avec une hardiesse éclairée, la grande méthode des émissions sanguines à son traitement, on obtiendra des succès vraiment inespérés. » On suivra, dans l'application de ce moyen, les mêmes règles générales déduites de l'intensité de la maladie, de l'âge, de la force, du tempérament, du sexe et des complications; on doit faire marcher simultanément les saignées générales et locales.

Lorsque, malgré cette médication énergique, la péricardite prend de la durée et passe à l'état chronique, il faut savoir combiner les émissions sanguines locales, au moyen des sangsues ou de ventouses scarifiées, avec les divers révulsifs, tels que les vésicatoires, les cautères, les moxas, les sétons, la pommade stibiée, l'huile de croton-tiglium. Les frictions mercurielles ont aussi été conseillées.

Dans les cas où l'épanchement, dans le péricarde, résiste à toutes ces pratiques, M. *Bouillaud* n'ose se prononcer pour ou contre l'opération chirurgicale que quelques praticiens ont proposée pour évacuer le liquide. Quand on réfléchit que l'état pathologique de la membrane séreuse, n'ayant pas disparu, la sécrétion exagérée du liquide doit continuer, on sera porté à se ranger de son avis; car, ou la résolution du sérum épanché par les moyens indiqués est possible, parce que l'absorption doit succéder à la sécrétion par le retour à l'état normal, ou la désorganisation rend cet effet impossible, et, dans l'une et l'autre hypothèse, l'opération est toujours superflue et peut donner lieu à de nouveaux accidents.

Lorsque la péricardite, en se prolongeant, a déterminé l'hypertrophie du cœur, exprimée par des battements tumultueux, irréguliers, l'usage de la digitale pourprée conviendrait; mais, si la pression, exercée par un épanchement abondant ou des couches multipliées de fausses membranes, en comprimant le cœur, le réduisait à une espèce d'atrophie, ce moyen serait contr'indiqué.

DE L'ENDOCARDITE.

Les travaux de *Laënnec* et de M. *Hope*, qui pourtant admettaient la possibilité de l'inflammation de la membrane séreuse interne du cœur, ne fournissent sur cette maladie que des notions fort incomplètes, et même ils se sont attachés, sinon à révoquer en doute son existence, du moins à en limiter singulièrement la fréquence. Ils ont même nié l'intervention inflammatoire, comme point de départ d'un certain nombre de lésions dites *organiques* des valvules du cœur ou des parois de l'aorte, et ne nous ont rien appris ni sur la cause ni sur le diagnostic de la phlegmasie de l'*endocarde*.

C'est donc à M. *Bouillaud* que nous devons les premières lumières sur ce sujet totalement neuf; et nous ne pouvons mieux faire que de suivre ce célèbre praticien dans l'étude de l'*endocardite*.

Signes diagnostics.

La douleur, quand elle existe dans l'endocardite, dépend ordinairement de l'inflammation du péricarde ou de la plèvre, et l'on conçoit qu'elle n'est pas une compagne nécessaire de la maladie que nous étudions. Ce signe est remplacé par un sentiment de malaise, d'embarras, d'oppression, d'anxiété, dans la région précordiale. Lorsque ce sentiment est porté à son comble, il est accompagné d'une tendance à la syncope et aux lypothimies.

Les signes physiques fournis par l'*inspection*, la *palpation*, la *percussion* et l'*auscultation*, méritent la plus grande attention, et n'ont été notés par aucun auteur avant le professeur *Bouillaud*.

Lorsque l'endocardite est compliquée de péricardite et qu'elle date déjà de plusieurs jours, on observe quelquefois une légère voussure de la région précordiale. Cette région, dans l'endocardite simple, est ébranlée par la violence des battements du cœur, qui repoussent fortement la main appliquée sur elle. Ces battements se font sentir dans une étendue plus considérable qu'à l'état normal, et proportionnée au gonflement, à la turgescence du cœur, sous l'influence de la fluxion inflammatoire ; quelquefois aussi, frémissement vibratoire à la région précordiale.

La *percussion* de la région du cœur donne un son mat dans une surface de quatre, neuf et même seize pouces carrés ; ici les battements du cœur sont superficiels, visibles, sensibles à la main, tandis que, dans le cas d'épanchement considérable, ils sont profonds, éloignés, très-peu ou nullement sensibles à la vue et au toucher, du moins dans le décubitus ordinaire.

L'*auscultation* fait entendre un bruit de soufflet qui masque les deux bruits du cœur à la fois, ou bien un des deux seulement.

Le bruit de soufflet est d'autant plus fort que les battements du cœur sont plus violents et plus précipités ; quelquefois on entend un tintement métallique isochrone à la systole ventriculaire. Constamment, le nombre des battements se joint à l'augmentation de leur force, et dans beaucoup de cas le rythme de ces battements est profondément altéré.

Une réaction fébrile plus ou moins forte accompagne ordinairement l'endocardite aiguë. Les pulsations artérielles correspondent ordinairement à celles du cœur ; cependant, la présence d'une masse considérable de concrétions fibrineuses dans l'organe, d'un engorgement des valvules, ou d'un embarras des orifices, s'opposant à ce qu'une large colonne sanguine soit projetée dans le système artériel, le pouls devient petit, misérable, quoique les battements du cœur s'opèrent avec une violence et un tumulte extraordinaires. C'est alors qu'on voit survenir la pâleur du visage, l'anxiété, la jactitation, les défaillances, les éblouissements, la syncope.

En général, dans la première période d'une endocardite aiguë, la circulation veineuse n'est pas considérablement troublée. Cependant, quand le passage du sang à travers le cœur s'opère difficilement à cause des obstacles dont nous avons parlé, le visage et les mains prennent une teinte livide, et il survient une certaine bouffissure de la face, avec empâtement, engorgement séreux des extrémités.

Dans le cas où la *circulation* se fait assez librement à travers le cœur, l'*endocardite aiguë* n'exerce presque aucune influence sur la respiration, au moins dans l'état de repos. Mais, quand les obstacles mentionnés plus haut existent, les malades sont en proie à la plus déchirante oppression; ils *étouffent*, suivant leur expression; le *decubitus* est impossible, ils restent assis plutôt que couchés dans leur lit, et cherchent vainement une position dans laquelle ils puissent respirer.

Presque jamais, quand l'endocardite est simple, sans complication de péricardite ou de pleurite, il ne se manifeste un véritable délire; mais, quand la dyspnée est extrême, que les malades sont presque sans cesse dans un état imminent de syncope, ils éprouvent par intervalles une sorte d'égarement, qui se rapproche de celui que produit une vive frayeur.

L'étendue, le degré plus ou moins aigu de l'endocardite, la susceptibilité des individus, les complications, apportent de nombreuses modifications aux symptômes que nous venons de décrire. En effet, la maladie peut être générale, très-aiguë, partielle, sub-aiguë, lente, chronique, et s'annoncer avec un cortége moins saillant, ce qui exige de la part de l'observateur une grande attention. La seule affection avec laquelle on pourrait la confondre, serait la péricardite, souvent coexistante, ce qui d'ailleurs serait sans conséquence grave, puisque ces deux maladies réclament le même traitement.

C'est lorsque la péricardite ne détermine qu'une simple exsudation pseudo-membraneuse, que, s'accompagnant d'un bruit de frottement, elle peut être confondue avec l'endocardite valvulaire; mais, dans le premier cas, le trouble de la respiration et de la circulation est moins considérable.

On voit, par ce qui précède, qu'il est assez facile de diagnostiquer une inflammation très-aiguë du tissu séro-fibreux du cœur en général; mais il est des circonstances où l'on ne peut guère décider si l'inflammation occupe exclusivement l'enveloppe externe ou l'enveloppe interne de cet organe. Cependant, si le bruit de *râpe* ou de *soufflet* n'existe que dans le *decubitus* et disparaît quand le malade est sur son séant, on est fondé à croire que l'inflammation occupe le *péricarde*. Quand ces bruits persistent dans toutes les positions, on peut raisonnablement supposer que c'est l'endocarde qui est malade.

Signes des lésions dites organiques qui surviennent dans les deuxième et troisième périodes de l'endocardite.

L'*endocardite aiguë*, bien traitée, mais rarement dans la circonstance opposée ou tout-à-fait négligée, peut se terminer par une entière résolution. Ayant, jusqu'à M. *Bouillaud*, été complètement méconnue et l'étant encore de nos jours par les médecins stationnaires, l'heureuse terminaison de cette grave maladie est rare. Si la mort n'en est pas immédiatement la conséquence, le mouvement inflammatoire diminue graduellement d'intensité, il devient lent, n'a quelquefois pour effet que l'épaississement simple et *hypertrophique* des tissus; mais, dans d'autres cas, amène un certain degré d'induration et de dégénérescence de ces mêmes tissus. Quoi qu'il en soit, telle est parfois la lenteur de l'acte pathologique qui succède à l'inflammation aiguë, qu'on l'apprécie bien moins en lui-même que par les résultats dont il est suivi à la longue.

Prosper Alpin avait observé le rhumatisme articulaire sévissant, au Caire, sur les femmes, les eunuques, et tous les individus indistinctement; la fréquence des affections chroniques du cœur devait donc être la conséquence de cet état de choses. C'est aussi ce qui a lieu; et cela s'explique par le défaut de soins convenables donnés à ces malades pendant le stade inflammatoire du rhumatisme articulaire aigu.

De toutes les altérations organiques que l'*endocardite* peut entraîner à sa suite, qui une fois développées survivent à leur cause, et constituent alors des lésions presque purement mécaniques, celles qu'il importe le plus de savoir diagnostiquer, sont les diverses indurations des valvules avec rétrécissement des orifices du cœur.

Aucune véritable douleur n'accompagne ordinairement l'induration des valvules ; quelques malades accusent seulement un sentiment d'*embarras* ou de pesanteur incommode dans la région précordiale, ou vers le creux de l'estomac ; presque tous se plaignent d'éprouver des palpitations plus ou moins violentes, des défaillances, des syncopes. Les palpitations augmentent au moindre exercice, par l'action de monter un escalier ou sous l'influence de la moindre émotion morale. Les palpitations sont caractérisées à la fois, et par l'augmentation de la force, et par l'augmentation du nombre des battements du cœur (quelquefois cent quarante, cent soixante par minute).

Lorsque chez un malade on entend un bruit permanent de *soufflet*, de *râpe* ou de *scie* dans la région précordiale, qu'il existe en même temps un frémissement vibratoire, et des palpitations ou des battements tumultueux, irréguliers, intermittents du cœur, il est à-peu-près certain, si la maladie date déjà de plusieurs mois ou même de plusieurs années, qu'il s'agit d'une induration des valvules, avec induration d'un orifice ou de plusieurs orifices du cœur. A ces signes locaux se joignent les signes généraux que nous allons indiquer, et qui sont le résultat de l'influence qu'exerce, sur les autres organes, l'obstacle qu'oppose au passage du sang à travers le cœur l'induration des valvules avec rétrécissement des orifices.

Irrégulier, inégal, intermittent comme les battements du cœur, le pouls contraste, par sa petitesse, par son exiguité, avec l'énergie, la violence et l'étendue des mêmes battements du cœur ; malgré sa petitesse, il est dur et vibrant. Lorsque le rétrécissement coïncide avee une grande hypertrophie du ventricule gauche, il offre quelquefois, mais pas constamment, l'espèce de frémissement ou de bruissement signalé par *Corvisard*. On le sent mieux dans les sous-clavières et les carotides primitives que dans les radiales.

Les veines extérieures, en général, et celles qui sont les plus voisines du cœur en particulier, comme les jugulaires, par exemple, offrent une dilatation proportionnelle au degré et à la durée de la maladie.

On remarque quelquefois, dans les veines jugulaires distendues et gonflées de sang, une pulsation isochrone au pouls (pouls veineux). Le *pouls veineux* est l'effet du reflux d'une certaine quantité de sang dans l'oreillette droite et les veines qui s'y dégorgent pendant la contraction du ventricule droit. Ce reflux a lieu 1° lorsque la valvule tricuspide indurée offre une ouverture que le jeu des lames, soudées les unes avec les autres, ne peut pas fermer pendant la systole ; 2° lorsque l'orifice auriculo-ventriculaire droit est tellement dilaté, que la valvule tricuspide, qu'elle conserve ou non ses dimensions, ne peut plus le boucher hermétiquement au moment de la contraction ventriculaire.

L'obstacle qu'éprouve la circulation veineuse explique cette lividité, cette teinte violacée, ce gonflement du visage et surtout des lèvres (que Corvisard appelait *facies propria*); cette injection foncée des mains, cet engorgement des poumons, du foie, du cerveau et des membranes muqueuses; ces collections séreuses dans le tissu cellulaire et les membranes séreuses, ces hémorragies *passives* diverses qui surviennent dans le cours de la maladie que nous étudions; tous phénomènes purement mécaniques : une légère *dyspnée*, après les exercices un peu fatigants, avant les premiers troubles qu'éprouve la respiration. Elle augmente à mesure que le mal fait des progrès; et de là le nom d'*asthme* que le vulgaire lui assigne ordinairement. Lorsque la difficulté de respirer est extrême, les malades ne peuvent plus le faire qu'assis dans leur lit; ils étouffent plutôt qu'ils ne respirent.

Qui pourrait tracer, dit le professeur *Bouillaud*, dans toute sa vérité, le tableau déchirant du malheureux livré aux angoisses d'un rétrécissement extrême des orifices du cœur? L'anxiété, la frayeur, le désespoir, respirent dans tous ses traits; ses yeux sont saillants, hagards, égarés; ses sourcils se redressent, ses narines se dilatent; sa bouche s'ouvre comme pour exprimer instinctivement le besoin qu'il a de respirer, et pour seconder les efforts qu'il fait pour assouvir cet impérieux besoin. Incapable de supporter la position horizontale, assis sur le bord de son lit, les membres inférieurs pendants, les membres supérieurs fixés sur la couche pour prêter un point d'appui aux muscles inspirateurs, le tronc fortement courbé en avant, il est dans un état de *jactitation* continuelle, cherche le frais, pousse des gémissements plaintifs, et, d'une voix expirante, entrecoupée, accuse l'impuissance de la médecine, implore la mort. Il ne goûte plus les douceurs du sommeil, ou, s'il s'assoupit, il est tourmenté par des rêves pénibles, et se réveille bientôt en sursaut.

Quelquefois, instants de relâche, espérance de guérison qu'un nouvel accès d'asthme dissipe. Après des efforts suscités par l'instinct de la conservation, épuisement des muscles de la respiration, assoupissement sub-apoplectique, perte de connaissance, aphonie, refroidissement de l'haleine, *mort*.

Etablirons-nous le diagnostic différentiel des affections des divers orifices du cœur? Outre que les meilleurs observateurs se sont très-souvent trompés, cette distinction est tout-à-fait inutile et peut être considérée comme un objet de pure curiosité. D'ailleurs, ces différences n'ayant aucune influence sur le pronostic et le traitement, nous croyons inutile de rapporter ici des signes souvent démentis.

Les symptômes d'un simple épaississement de l'*endocarde* sont impossibles à assigner, suivant l'opinion de M. *Bouillaud;* il n'en est pas de même de l'épaississement *hypertrophique* des valvules sans déformation. Il donne ordinairement lieu à une augmentation remarquable dans l'intensité des bruits du cœur, qui imitent un véritable claquement de fortes soupapes; ou bien encore le bruit que produiraient deux lames de parchemin appliquées brusquement l'une contre l'autre, raison pour laquelle M. *Bouillaud* leur a donné le nom de *bruits parcheminés*. Ce phénomène, dit cet auteur, est surtout bien tranché lorsque l'épaississement affecte la valvule bicuspide, la plus robuste de toutes.

Le reflux, résultant de l'insuffisance des valvules épaissies, indurées, repliées sur elles-mêmes, produit le bruit de *soufflet*.

Lorsque ce bruit dépend de l'adhérence, il est plus large, moins sec, moins *râpeux* que dans le rétrécissement un peu avancé. Dans l'adhérence, les battements du cœur sont moins irréguliers, moins inégaux, moins intermittents que dans le rétrécissement. Le frémissement, s'il existe, est moins rude et plus diffus dans le premier cas que dans l'autre. Dans l'adhérence, le pouls est moins petit, moins étroit que dans le rétrécissement considérable. Enfin, dans l'adhérence, l'étouffement, les congestions veineuses, les collections séreuses passives, toutes choses étant égales d'ailleurs, existent à un moindre degré que dans le rétrécissement.

Quant aux végétations de l'*endocarde* et des valvules, notre auteur avoue qu'elles ne se traduisent par aucun signe qui leur soit propre.

Pronostic.

Ce que nous avons dit du pronostic de la péricardite aiguë peut s'appliquer à l'endocardite également aiguë ; nous n'y reviendrons donc point ici.

A l'état *chronique*, la durée de l'*endocardite* est en quelque sorte illimitée ; sous cette forme, il survient toujours diverses lésions *organiques* permanentes, qui, lorsqu'elles sont portées très-loin et qu'elles affectent les valvules et les orifices du cœur, se terminent nécessairement d'une manière funeste. Toutefois, si le travail sourd, lent et caché qui a présidé à leur développement se dissipe complétement, soit par les seuls efforts de la nature, soit par le bénéfice de l'art, ces lésions peuvent rester long-temps stationnaires ; et, grâce à un sage emploi de moyens hygiéniques, plusieurs malades pourront prolonger pour ainsi dire indéfiniment leur carrière.

Les complications de l'*endocardite* sont, pour la plupart, les mêmes que celles de la *péricardite*. Nous avons déjà parlé de leur coïncidence avec le rhumatisme articulaire aigu. Il est cependant une *endocardite* qui se développe à la suite de grandes inflammations vasculaires en général, et spécialement à la suite d'une phlébite intense.

Lorsque l'*endocardite* est générale et très-aiguë, elle constitue l'une des plus redoutables phlegmasies que l'on puisse rencontrer ; néanmoins, elle n'est pas toujours nécessairement mortelle. Quant à celle d'une *moyenne* gravité et à l'*endocardite* faible ou légère, elle cède avec assez de facilité au traitement que nous indiquerons.

L'*endocardite chronique*, suivie des produits qui lui survivent, est nécessairement incurable, et justifie l'épigraphe que *Corvisard* a mis en tête de son ouvrage : *Hæret lateri lœthalis arundo.*

Traitement.

Le même mode de traitement, conseillé dans la péricardite aiguë, convient ici, et doit être d'autant plus actif et les saignées plus abondantes, qu'ici la coagulation du sang ou la formation de fausses membranes sont des accidents tellement graves, surtout quand la totalité de l'endocarde est envahie par l'inflammation, que l'affaiblissement des malades n'est rien en comparaison de ce danger. Cette indication est encore impérieuse, quand bien même l'inflammation ne serait que partielle et moins aiguë, si l'on a égard aux dégénérescences probables et presque certaines qui sont la suite d'une endocardite imparfaitement guérie ou passée à l'état chronique. Je vous ai fait remarquer la fréquence, dans l'armée égyptienne, de ces maladies chroniques ou organiques du cœur; et, si les sujets portant ces affections rendaient un compte plus exact de ce qui les a précédées, nul doute que nous apprendrions, de tous, que des douleurs plus ou moins vives avec fièvre ont précédé ces palpitations si communes dans cette armée. Prises probablement pour de simples pleurites, les saignées auront été faites avec parcimonie; elles auront empêché la mort immédiate, mais ont été insuffisantes pour s'opposer aux dégénérescences des valvules, aux adhérences, aux épaississements, aux rétrécissements des orifices, et aux conséquences inévitables de leur présence au milieu de l'organe principal de la circulation.

Il résulte de ces faits la nécessité d'un traitement antiphlogistique. Après les saignées générales et locales, si le mal persiste, on a recours aux révulsifs et aux calmants. M. *Bouillaud* fait remarquer les bons effets qu'il a obtenus de l'application d'un large vésicatoire sur la région précordiale, à la surface duquel on déposait chaque jour, huit, dix, douze ou quinze grains de poudre de digitale pourprée.

Quand *l'endocardite*, passant à l'état chronique, n'a pas encore produit de graves désordres organiques, on peut espérer d'en obtenir la guérison par une longue persévérance dans l'emploi d'émissions sanguines mitigées, les révulsifs, les bains, le repos absolu, la digitale et un régime sévère.

L'induration et l'épaisissement de la membrane interne du cœur, et surtout des valvules, avec rétrécissement des orifices du cœur ; les adhérences, le ratatinement de ces mêmes valvules, ne sont susceptibles d'aucune guérison, ainsi que nous l'avons déjà dit. Les saignées répétées à des intervalles plus ou moins éloignés, le repos, un régime tenu, la digitale, les diurétiques et les purgatifs, lorsque les collections séreuses se sont opérées ; l'évacuation du liquide par des moyens chirurgicaux, lorsque les agents de la matière médicale sont impuissants ; tels sont les moyens, dits palliatifs, que conseille M. *Bouillaud*. Il affirme avoir soulagé bon nombre de malades, qui semblaient menacés d'une suffocation prochaine, et dont quelques-uns ont pu reprendre leurs occupations, quand elles n'étaient pas trop fatigantes.

DE LA CARDITE.

Morgagni rapporte des observations desquelles il résulte que le cœur peut, comme les tissus de même nature, s'enflammer dans sa substance charnue. Il signale, dans sa 16e lettre, une inflammation de la pointe de cet organe, chez un homme exposé, par sa position sociale, à être soumis fréquemment à des variations brusques de température, et commettant souvent l'imprudence de boire froid quand il était échauffé et en sueur. L'inflammation n'avait pas borné son action à cet organe ; car le cerveau était ramolli près de sa base, altération qui avait été précédée d'un délire manifesté par la volonté qu'exprimait le malade de vouloir sortir. Il rapporte aussi, dans la même lettre, l'exemple d'une érosion de la substance du cœur unie à une péricardite, avec épanchement considérable de sérosité. La 4e lettre offre un exemple de ramollissement du cœur, concomitant de la même altération pathologique du cerveau, chez un professeur de droit. Cet homme avait, dans son état ordinaire de santé, la face rouge, injectée, tournant à la couleur plombée. Il mourut presque subitement, en poussant des cris aigus semblables à des hurlements.

Certes, la douleur aiguë, qui précéda la mort, avait son siége au cœur, et son ramollissement ne peut être considéré que comme l'effet de la vive irritation dont il fut le siége.

Le sujet du nº 26, de la même lettre, entra à l'hôpital avec une fièvre ardente, sécheresse de la langue, symptômes qui parurent s'amender quelques jours après. Cependant, le pouls, qui conservait de la force et de l'inégalité dans les pulsations, devint mauvais et faible, les yeux fixes et ouverts; il ne se plaignait d'aucune douleur, lorsqu'une convulsion de la bouche, avec rétraction de la lèvre supérieure, fut suivie de la mort.

A l'autopsie, on trouva une inflammation occupant toutes les cavités viscérales; le cœur, dont les valvules du ventricule gauche étaient endurcies, et dans cet état qui précède l'ossification; il était très mou; le cerveau avait aussi perdu de sa consistance. Je pourrais puiser encore dans *Morgagni* un grand nombre de faits analogues, qui, réunis à ceux de *Corvisard* et de M. *Bouillaud*, prouvent évidemment que le cœur peut s'enflammer, et que cette inflammation est susceptible des mêmes terminaisons que celle des autres parties.

Il est donc évident que le cœur peut s'enflammer, et l'observation de *Morgagni*, déjà citée (16e lettre), prouve que même on peut rencontrer cette phlegmasie à l'état d'acuité, exprimée par la rougeur et la turgescence de son tissu; mais le plus communément, quand les malades succombent, on ne rencontre que la *suppuration* ou le *ramollissement*. Que celui-ci soit *rouge*, *gris*, *blanc*, *jaune*, il faut toujours reconnaître là l'effet du travail inflammatoire.

Quelle que soit la variété de ramollissement du cœur, cet organe a perdu sa fermeté normale; on peut le rompre en le pressant avec les doigts; il est devenu *friable*. Quand les parois des ventricules sont ramollies, elles deviennent flasques et s'affaissent sur elles-mêmes.

Le ramollissement rouge a lieu dans la période d'acuité de la cardite; on trouve un liquide sanieux, véritable mélange de pus et de sang; tandis que, dans le ramollissement blanc ou grisâtre, c'est du vrai pus que l'on rencontre.

Le pus n'est pas toujours simplement infiltré dans les interstices des fibres musculaires du cœur, pour lui donner les diverses teintes et la consistance molle dont nous avons parlé; il forme quelquefois de véritables abcès, ou collections purulentes. Ces abcès peuvent être enkystés ou non.

Les ulcérations du cœur, toujours consécutives à l'inflammation, peuvent être suivies de perforations, ou donner lieu à la formation d'un kyste anévrysmal.

L'induration du cœur peut être aussi le produit de la cardite, comme le ramollissement. *Laënnec* et *Broussais* citent des exemples d'endurcissement vraiment extraordinaires : l'un dit que le cœur endurci résonnait à la percussion comme un *cornet;* l'autre, qu'il était semblable à une *noix de coco.* On conçoit que, pour être compatibles avec la vie, de semblables transformations ne peuvent être que partielles.

Signes diagnostics.

On ne trouve dans les auteurs, dit M. *Bouillaud,* pas de signes qui puissent nous faire reconnaître ou même soupçonner l'existence de la *cardite,* soit à l'état aigu, soit à l'état chronique. *Corvisard* fait le même aveu, et dit qu'il lui paraît difficile de distinguer la cardite de la *péricardite.*

On peut en dire autant des abcès, des ulcérations et des perforations. On peut soupçonner celles-ci lorsque le malade est frappé d'une mort aussi rapide que la foudre.

Traitement.

Que la *cardite* soit ou non reconnue, ses causes et ses signes se confondent avec ceux de la péricardite et de l'endocardite, sans lesquelles elle marche rarement; le traitement est absolument le même : il doit être essentiellement antiphlogistique.

Nous avons déjà vu que l'inflammation de l'*endocarde*, chez les jeunes sujets, pouvait se terminer par l'endurcissement, l'ossification, et même la pétrification des valvules; que c'en était même la cause unique. D'après cette donnée, et convaincus que cette transformation ne s'opère qu'à la suite de cardites chroniques, ne serait-on pas autorisé à admettre, contre l'opinion de *Laënnec* et de ceux qui la partagent, que la même cause produit des effets analogues chez les vieillards? Seulement, le principe calcaire étant plus abondant chez ceux-ci, n'est-on pas en droit de supposer qu'une irritation chronique du système circulatoire, méconnue ou négligée, explique ces dégénérescences, dont la marche, quoique plus lente, n'établirait aucune différence dans le résultat. C'était l'opinion de *Broussais;* c'est celle de M. *Bouillaud* et de tous les médecins physiologistes. Le traitement de ces affections chroniques ne peut donc différer essentiellement dans les deux cas, repose sur les accidents actuels et ne peut être que palliatif.

Les dégénérescences squirreuses, cancéreuses, les tubercules du cœur, sur l'origine desquels on a beaucoup discuté sans être d'accord, sont, comme les précédentes, dues à un travail inflammatoire chronique; telle est, du moins, l'opinion des médecins physiologistes. Cette assertion tire, de la découverte de la cause intime des phlegmasies, tant aiguës que chroniques, une nouvelle force; car, par elle, s'expliquent toutes les transformations, quelles que soient leur nature et la variété de leurs formes. On pourrait, il me semble, rapporter à la même cause le développement des *kystes séreux* du cœur, dont *Dupuytren* et M. *Andral* ont rencontré des exemples.

DE L'HYPERTROPHIE DU COEUR.

L'hypertrophie du cœur est presque constamment l'effet de la phlegmasie, devenue chronique, du *péricarde* ou de l'*endocarde*, mais plus particulièrement de celui-ci, ainsi qu'il résulte des observations de M. *Bouillaud.* Sur trente-trois cas, bien décrits par cet observateur, d'endocardite, de péricardite et d'endopéricardite, terminées par épaississement, induration des tissus affectés, et par le développement des diverses productions décrites plus haut, il n'en est pas *un seul* où l'on n'ait trouvé un état d'hypertrophie du tissu musculaire du cœur. Cette hypertrophie peut être *générale* ou partielle, c'est-à-dire affectant à la fois toutes les cavités, ou chacun des deux ventricules en particulier. Cependant, le même écrivain cite des observations d'hypertrophie, qui n'avaient point été précédées de l'inflammation de ces membranes séreuses.

L'hypertrophie peut être *excentrique*, selon l'expression de *Bertin*, c'est-à-dire avec dilatation des cavités; et *concentrique*, ou avec rétrécissement de ces mêmes cavités. Cette maladie, quoique rarement, comme nous l'avons déjà dit, peut exister sans dégénérescences préalables des orifices et de leurs valvules, et c'est cette variété qu'on doit rapporter à *l'irritation nutritive* de *Marandel*. Quoi qu'il en soit, c'est encore ici une nuance d'action du *principe unique* de toutes les irritations.

Diagnostic.

M. *Bouillaud* divise les signes de l'hypertrophie en ceux fournis par l'inspection de l'organe lui-même, et en ceux qui se tirent de l'exploration des autres organes et de leurs fonctions.

Signes idiopathiques.

Augmentation permanente de la force et de l'étendue des battements du cœur, et partant, de leur bruit normal; étendue plus grande de la matité de la région précordiale; quelquefois une voussure ou saillie notable de celle-ci. Les battements ne sont pas plus fréquents qu'à l'état normal, sauf les cas d'émotions vives, d'exercices violents, ou d'abus de régime, où ils se transforment en véritables palpitations. La durée de la contraction est plus prolongée dans les grandes hypertrophies qu'elle ne l'est à l'état sain; les battements sont réguliers.

Lorsque l'épaisseur des parois est considérable (12 à

15 lignes et plus), et que la capacité normale des ventricules est diminuée, les bruits du cœur sont sourds, obscurs, et comme étouffés. Quand l'épaisseur des parois ventriculaires est médiocre, que la cavité n'a pas perdu de son étendue, ou même est dilatée, les bruits sont plus forts, plus sonores, plus clairs; ils se propagent dans une grande étendue, et quelquefois même jusqu'à la partie postérieure de la poitrine. C'est alors qu'appliquant l'oreille immédiatement sur la poitrine, on entend, à chaque systole ventriculaire, le tintement métallique.

On perçoit quelquefois un léger bruit de soufflet, mais pendant les accès de palpitations seulement; s'il était constant, il annoncerait une complication d'endocardite ou de péricardite, avec lésion des valvules.

Quand l'hypertrophie est peu considérable, elle n'est accompagnée d'aucune douleur. C'est dans la circonstance opposée que les malades disent éprouver, dans la région précordiale et vers le creux de l'estomac, ou le centre phrénique, un sentiment de gêne et de poids incommode.

L'étendue de la matité de la région précordiale est en raison composée de l'hypertrophie et de la dilatation du cœur.

La *voussure* de la même région n'est appréciable que lorsque l'*hypertrophie* est considérable.

Le *pouls*, dans l'hypertrophie *simple* anévrysmale du cœur, est fort, grand, large, bien détaché, *vibrant*, régulier. Dans l'hypertrophie concentrique, il conserve de la raideur, de la vibrance, mais il est peu développé, comme embarrassé, comprimé.

Quand l'hypertrophie est simple, sans lésion des valvules, sans rétrécissement des orifices ou des cavités du cœur, sans lésion grave des principaux vaisseaux artériels et veineux, la circulation veineuse s'exécute librement, et il ne peut survenir de ces congestions passives que nous avons signalées en parlant des lésions propres à opposer un obstacle au cours du sang veineux. On conçoit aisément aussi que la respiration n'est pas très-gênée quand le cœur n'a pas acquis un volume considérable; et, dans le cas où la dyspnée existerait, on constaterait certainement un obstacle à la circulation, qui a favorisé le développement quelquefois énorme du cœur et la congestion séro-sanguine des poumons.

Il est des signes qui font reconnaître l'hypertrophie de tel ou tel ventricule ; mais M. *Bouillaud* avoue que, dans l'état actuel de la science, il ne croit pas qu'on connaisse de signes propres à l'hypertrophie des oreillettes en particulier. Cependant, principe général déduit de l'observation, les grandes hypertrophies des ventricules sont presque toujours accompagnées de celles des oreillettes. Je dois constater ce progrès, d'après le célèbre *Corvisard*, qui s'exprime ainsi : « Nous n'avons point de signes certains qui caractérisent « bien particulièrement l'affection de l'une plutôt que l'autre « des quatre cavités du cœur ».

Lorsque l'hypertrophie occupe le ventricule gauche, les battements se font sentir principalement dans la région des cartilages des cinquième, sixième et septième côtes. C'est là que s'observent, à leur *maximum* d'intensité, la matité et la voussure. En même temps, le pouls est fort, tendu, vibrant ; le visage vermeil ; les yeux sont animés : il se manifeste, à des intervalles éloignés, des bouffées de chaleur vers la tête, des étourdissements, des saignements de nez, etc.

Lorsque l'hypertrophie a son siége dans le ventricule droit, les battements du cœur se font sentir particulièrement sous la partie inférieure du sternum ; c'est là surtout que se trouve la matité, et à moins que cette hypertrophie ne soit compliquée de celle du ventricule gauche, ce qui est, à la vérité, très-commun, le pouls ne présente pas la force et la vibrance dont nous avons parlé. Les malades sont sujets à des congestions sanguines actives des poumons, et quelques-uns crachent de temps en temps une certaine quantité de sang pur et vermeil. Le pouls veineux (jugulaires) n'est pas une condition nécessaire de l'hypertrophie du ventricule droit, et, s'il existe fréquemment avec elle, c'est que l'orifice auriculo-ventriculaire n'est pas exactement fermé pendant la systole, soit en raison de son extrême dilatation, soit en raison d'une lésion qu'entraîne *l'insuffisance* de la valvule *tricuspide*, défaut d'occlusion qui permet à une certaine quantité de sang de refluer du côté de l'oreillette et des veines qui s'y dégorgent.

Il résulte des observations de *Legallois*, *Richerand*, le docteur *Bricheteau*, que l'hypertrophie du ventricule gauche exerce une influence réelle sur l'apoplexie sanguine, ou hémorragie cérébrale. Trois illustres médecins : *Malpighi*, *Cabanis* et *Ramazzini*, enlevés à la science par des attaques d'apoplexie foudroyante, étaient affectés d'une hypertrophie du *ventricule aortique*. Beaucoup d'auteurs, depuis *Richerand* et *Legallois*, ont partagé cette opinion, dont M. *Bouillaud* a pu vérifier l'exactitude sur un grand nombre de sujets. Celui-ci a constaté la fréquence, dans ce cas, de la dégénérescence *crétacée*, et partant de la *fragilité* des artères cérébrales chez ceux qui succombent à l'apoplexie et sont atteints d'une hypertrophie du ventricule gauche du cœur. J'ai eu aussi plusieurs occasions de constater ce fait très-intéressant de physiologie pathologique.

L'expérience ayant prouvé qu'on trouvait rarement dans l'artère pulmonaire ces altérations *crétacées osseuses* ou *calcaires*, si communes dans l'aorte et les artères cérébrales, cette différence explique pourquoi les apoplexies pulmonaires sont plus rares que les cérébrales, sous l'influence d'une hypertrophie du ventricule droit ; car il ne faut pas confondre, comme l'observe très-judicieusement M. *Bouillaud*, ces espèces d'hémorragies, ou coups de sang du poumon, avec celles qui sont le résultat d'un grand obstacle mécanique à la circulation veineuse.

Traitement.

En supposant l'hypertrophie du cœur existant isolée de l'altération des valvules, et constatée par les signes que nous avons fait connaître, son traitement se réduit à l'usage, appliqué avec discernement, des saignées, tant générales que locales, à des intervalles plus ou moins rapprochés, selon les circonstances d'âge, de tempérament, d'opiniâtreté de la maladie. Comme elle ne cède que lentement, on ne peut appliquer ici la méthode que nous avons recommandée dans le traitement de la péricardite et de l'endocardite aiguës.

Sans porter le régime jusqu'à la sévérité prescrite par *Valsalva* et *Albertini*, on doit le rendre aussi tenu que possible, en le conciliant avec la réparation indispensable des forces de l'individu. Ainsi, sobriété très-grande, abstinence des aliments excitants et des liqueurs spiritueuses, repos presque absolu, éloignement de toutes les commotions morales vives; telles sont les règles générales à observer dans le traitement de l'hypertrophie du cœur.

On unit avec avantage, à ces moyens, l'emploi, convenablement modifié, de la digitale pourprée en poudre à l'intérieur, depuis un grain jusqu'à deux, trois, quatre grains progressivement. Un mode d'emploi qui a réussi à M. *Bouillaud* et à moi-même, est la méthode endermique; elle consiste à appliquer sur la plaie d'un vésicatoire, à la région précordiale, de six à quinze grains de poudre de digitale pourprée à chaque pansement de tous les jours.

Par les émissions sanguines, dit M. *Bouillaud*, on enlève au cœur une portion de son *stimulus* naturel; par la digitale, on engourdit, on assoupit le principe dynamique de cet organe. Le malade fera un usage habituel de solution de sirop d'orgeat, d'infusion de fleur de tilleul et de fleur d'oranger.

L'emploi de l'iode, qui a des succès si marqués, appliqué pour la résolution de tumeurs extérieures, n'offre pas le même avantage prescrit intérieurement, et les éloges qu'on a prodigués à ce médicament n'ont point été justifiés par la pratique.

Après avoir continué pendant un certain temps le traitement conseillé plus haut, on s'assurera, par les moyens d'investigation déjà indiqués, de l'état stationnaire ou de décroissement de l'hypertrophie. Les cas où M. *Bouillaud* a obtenu, sinon une complète disparition de celle-ci, au moins une notable diminution, sont assez nombreux. *Laënnec* possédait une douzaine d'exemples de guérisons d'hypertrophie simple ou avec dilatation du cœur, qui ne s'étaient point démenties depuis plusieurs années; un de ces malades ayant succombé à une autre affection, deux ans après la guérison de l'hypertrophie, il constata, par l'ouverture du corps, que le cœur, loin d'être encore hypertrophié, était dans un état d'évidente *atrophie*.

DES PALPITATIONS DITES NERVEUSES DU COEUR.

Ce sujet est d'autant plus intéressant qu'il y a, en Égypte, des médecins européens qui, témoins tous les jours, chez de nombreux sujets, de palpitations du cœur, affirment qu'aucune lésion organique ne cause ce désordre du rythme circulatoire. Certes, il est des circonstances où le moral des individus, l'affaiblissement physique général, l'état chlorotique, donnent lieu à des palpitations, qui, examinées légèrement, peuvent être attribuées à une affection organique du cœur; mais cette erreur ne sera plus commise par le médecin attentif et familier avec les moyens d'investigation que nous possédons. Cependant, il faut en convenir, parmi les palpitations qui ne représentent pas encore une affection organique, il en est bien certainement qui en sont le début, et qui, par leur durée, aboutissent à celle-ci. La répétition fréquente d'affections morales vives, ou leur persévérance, peut avoir le même résultat. Un régime excitant, long-temps continué, en exaspérant la sensibilité générale, peut avoir les mêmes conséquences sans qu'une phlegmasie aiguë bien tranchée soit diagnostiquée et signalée comme cause de lésions physiques déjà existantes. L'état presque anémique qui caractérise la chlorose, est le seul peut-être qui porte, dans le jeu de l'organe principal de la circulation, une perturbation telle, qu'elle peut être facilement confondue avec une désorganisation commençante ou déjà existante. On voit même de jeunes sujets épuisés par une cause quelconque, l'abus des plaisirs vénériens, l'onanisme, la nostalgie, offrir à l'observateur ces palpitations turbulentes qui peuvent lui en imposer. *Laënnec* avait reconnu ce fait, l'avait signalé sans insister beaucoup sur les caractères qui établissent les différences sur lesquelles reposent le pronostic et le traitement de ces palpitations; M. *Bouillaud*, frappé de cette vérité, a rangé dans la classe des névroses certaines maladies remarquables par l'*augmentation*, la *diminution* et l'*irrégularité* des phénomènes auxquels président les nerfs du cœur, et a proposé de traduire ces phénomènes par les dénominations d'*hyperdynamie*, d'*adynamie* et d'*ataxo-dynamie*. Il est bien entendu qu'il n'a voulu désigner par là que les troubles de l'innervation du cœur existants par eux-mêmes, c'est-à-dire isolés de toute lésion appréciable des divers tissus de cet organe.

Ces mouvements ne durent que quelques instants, ou persistent pendant long-temps. Ils sont sentis par les personnes qui les éprouvent, tandis que les battements ordinaires ne le sont pas, au moins chez l'immense majorité des hommes.

Les bruits du cœur augmentent pendant les palpitations; c'est alors que le médecin les entend à distance, et que les malades les entendent eux-mêmes, surtout lorsqu'ils restent couchés sur le côté gauche. Les palpitations sont quelquefois accompagnées d'un léger bruit de *soufflet*, qui disparaît aussitôt qu'il a repris son état calme. Il existe quelquefois un sentiment de malaise et d'anxiété difficile à caractériser, et dont on rapporte le siége à la région précordiale ; il y a tendance très-marquée aux défaillances et à la syncope.

M. *Bouillaud* est le premier qui ait fixé l'attention des médecins sur certains bruits qu'on observe chez les sujets chlorotiques. Leurs palpitations ne sont pas le plus souvent accompagnées d'un bruit de soufflet du cœur bien décidé, mais constamment les artères d'un grand calibre, et spécialement les carotides et les crurales, font entendre ces bruits variés que M. *Bouillaud* a comparés : 1° au bruit, pendant son mouvement de rotation, d'un *jouet creux* appelé *diable*, et que, pour cette raison, il a nommé bruit de diable, espèce de *ronflement;* 2° au sifflement ou au gémissement du vent qui traverse une serrure ou une fente étroite; au bourdonnement de certains insectes, ou au roucoulement plaintif de quelques oiseaux.

Quant à ces palpitations passagères, mais accompagnées de douleurs vives qu'on peut croire rhumatismales, et qui ordinairement attaquent des personnes jouissant d'une bonne santé, elles doivent être d'autant moins négligées que, quoique mobiles d'abord, elles peuvent se terminer par une lésion organique durable.

Au moyen de la percussion, de l'auscultation, de la vue et du toucher, on peut mesurer exactement le cœur, déterminer si les valvules fonctionnent bien ou mal, si les orifices sont libres ou rétrécis, si les parois sont hypertrophiées, épaissies ou amincies.

Les congestions veineuses, la teinte violacée du visage, les hydropisies, qui, à une période avancée des lésions des valvules, ne manquent jamais de se manifester, ne se rencontrent point dans les cas de palpitations par *cause purement nerveuse*.

Traitement des palpitations nerveuses.

Les causes des palpitations étant différentes, il est donc bien important de préciser celle qui exerce actuellement son influence sur le malade confié à nos soins et fait battre son cœur d'une manière tout-à-fait insolite, avant de s'arrêter au traitement.

Si une vive affection de l'âme cause les palpitations, c'est par des précautions morales qu'on parvient à les faire cesser. Ainsi, qu'un nostalgique soit atteint de cette maladie, la promesse de le renvoyer dans ses foyers, ou mieux encore l'exécution de cette promesse, est le meilleur moyen auquel on puisse avoir recours. Les antispasmodiques, les bains, les promenades, ne sont que des moyens très-secondaires, et qui n'empêchent pas la perturbation de toutes les fonctions en général, et de celles du système nerveux en particulier. J'ai vu ce moyen moral réussir de manière à étonner, et dans des cas désespérés. Pendant le blocus de Mayence, de 1813 à 1814, beaucoup de jeunes militaires étaient dans cet état nostalgique, et dépérissaient sans qu'aucun secours médical pût s'opposer aux fâcheuses terminaisons; je fis faire à tous ceux qui se trouvaient dans mon service des permissions pour regagner leurs foyers après la levée du blocus. Cet innocent mensonge produisit un effet beaucoup plus prompt que je ne l'espérais; ils attendirent avec joie la levée du siége et le retour de l'armée en France.

Il est de simples palpitations qui ne seraient que passagères, comme la cause qui les produit, et prennent de la durée quand le sujet s'inquiète et croit avoir une affection du cœur. Si le médecin a la confiance de son malade, il lui sera facile de le persuader qu'il s'effraie sans motif. C'est ici que les distractions agréables doivent être conseillées.

Dans le cas où l'individu, atteint de palpitations avec douleurs vagues ambulantes, est pléthorique ou sujet à des souffrances qu'il accuse d'être rhumastimales, les saignées produisent de bons effets, et sont d'autant mieux indiquées que vous devez vous rappeler la coïncidence que je vous ai fait remarquer entre le rhumatisme articulaire et les phlegmasies des membranes séreuses du cœur.

Dans le cas de *chlorose* accompagnant les palpitations, c'est la première cause qu'il faut attaquer; si l'estomac n'est pas le siége d'une irritation particulière, les toniques, les ferrugineux, un bon régime, un exercice modéré, doivent former la base du traitement. La *chlorose*, avec suppression des régles, n'indique pas la saignée, car l'*aménorrhée* n'est que consécutive à l'état *chlorotique* et aux palpitations qui, elles, dépendent de l'état presque *anémique* de la malade.

Comme on le voit, c'est en modifiant le traitement, suivant les causes productrices des palpitations, qu'on doit obtenir d'heureux succès.

Nous négligeons à dessein de parler de certaines affections relatives aux vices de transpositions du cœur, de communications anormales des cavités de cet organe, des anomalies de nombre ou bicardie, et des vices de connexion et d'insertion réciproques du cœur et des vaisseaux, tous accidents congéniaux, dont les signes de l'existence de quelques-uns peuvent être saisis, dont le pronostic est plus ou moins fâcheux, et auxquels la médecine ne peut apporter aucun remède. Il en est de même des concrétions polypiformes récentes, ayant précédé la mort, de celles déjà organisées, ou de celles qu'on pourrait appeler posthumes, tous accidents qu'on peut quelquefois diagnostiquer ou soupçonner, comme cela m'est arrivé tout récemment dans nos salles de clinique, mais contre lesquels l'art est impuissant.

Nous terminerons donc ici ce que nous avions à dire des maladies du cœur.

PHLEGMASIES

DES ORGANES DE L'INNERVATION.

Nous aurions peut-être dû, pour suivre l'ordre adopté par les pathologistes, après avoir examiné les affections du cœur, étudier la phlegmasie dans les diverses ramifications artérielles et veineuses ; mais, outre que la fixation du siége de la maladie sur telle ou telle partie du système circulatoire ne diffère pas essentiellement sous le rapport de sa nature, les troubles généraux qui en résultent sont du domaine des mêmes lois physiologiques, ne diffèrent que par des signes purement locaux, et réclament les mêmes secours thérapeutiques. Nous pouvons de suite passer à l'étude du cerveau et de son prolongement, dont les nombreuses divisions portent la sensibilité et la vie à toutes les parties de l'économie animale.

Il est d'autant plus naturel de rapprocher l'étude de ces deux grands systèmes *sanguin et nerveux*, que tout, en santé comme en maladie, suivant l'expression du docteur *Coudret*, « est sous l'empire presque absolu de ces deux grands systèmes. Les premiers développés, les premiers visibles dans la formation de l'embryon humain, tous les autres appareils, successivement organisés autour d'eux comme autour d'un centre commun, semblent n'avoir été créés que pour les servir, et leur assurer, d'une manière plus parfaite, leur indépendance, leur conservation et leur durée ».

Avant la belle découverte dont je vous ai déjà parlé, les médecins qui l'ont précédée, supposant déjà l'existence d'un principe unique, lui avaient assigné différents noms, et remplaçaient par une hypothèse un fait deviné par les hommes de génie, et qu'il était réservé à notre époque de transformer en réalité.

« On a parlé, disait *Broussais*, d'un impondérable *biotique*..... Ce ne peut être que l'électricité extérieure modifiée par nos organes d'innervation, et celle qui se dégage au moment où le sang pénètre dans nos tissus. » Cette pensée profonde, saisie par les expérimentateurs, a été le point de départ qui les a conduits à la vérité importante qui complète la doctrine physiologique.

« L'appareil nerveux se compose d'une matière animale « dont l'albumine fait la base ; la gélatine et la fibrine n'y « sont que comme moyens de nutrition ou auxiliaires d'ac- « tion. La gélatine forme les vaisseaux, les méninges et le « névrilème, et la fibrine se trouve en circulation avec le « sang.

« La forme albumineuse lui est donc propre, et c'est en « elle que résident essentiellement la puissance nerveuse et « son agent, agent infiniment subtil, délié, en comparaison « duquel tout le reste n'est que corps et instruments gros- « siers, *principal moteur de la vie*, en rapport avec l'im- « pondérable universel. »

Telles étaient les idées sublimes qu'exposait l'homme célèbre auquel la médecine doit tant de progrès. J'assistais à la leçon du 17 décembre 1832, et c'est de cette chaire, veuve maintenant de ce grand professeur, que j'entendis sortir ces prophétiques paroles.

Toutes les fois, ajoutait-il, qu'une inflammation existe dans un organe, il en part une stimulation ou une *électricité vitale*, qui est recueillie par les nerfs et transmise à tout le système nerveux, de la même manière qu'une *commotion électrique* se fait sentir en même temps à cent personnes qui se tiennent par la main.

Une autre vérité physiologique sur laquelle on ne peut trop insister, c'est que les phlegmasies, mal traitées ou imparfaitement guéries, laissent après elles des *névroses* ou irritations chroniques sans inflammation.

Pour l'intelligence des faits pathologiques dont nous vous offrirons le tableau, je ne puis mieux faire que de rappeler succinctement la disposition générale du cerveau telle que la concevait *Broussais*.

Il y a dans l'encéphale deux parties principales : l'une sentante et pensante, l'autre destinée surtout au mouvement musculaire. Celle destinée à la pensée est dans les lobes antérieurs ; celle destinée à la sensibilité, dans les ventricules, centre du *corps calleux*, dans le plancher des ventricules latéraux et leur cloison, dans les troisième et quatrième ventricules.

Toute cette substance nerveuse centrale est le principal organe de la sensibilité, et fournit des expansions qui se rendent dans les hémisphères, d'où partent les fibres rentrantes destinées aux mouvements musculaires. Comme l'homme n'agit qu'en vertu de la sensation, de l'instinct, du sentiment et de la pensée, il y a donc un point dans les hémisphères où ce rapport s'établit. Il est également certain que les fibres, destinées aux mouvements, se rapprochent et convergent pour former les *cuisses* du cerveau, qui sont de la matière nerveuse de mouvement concentrée.

Ces fibres, ainsi ramassées, s'accolent à d'autres semblables, qui reviennent du cervelet et se portent à la partie antérieure de la moelle allongée.

D'un autre côté, la couche nerveuse, qui forme le plancher de tous les ventricules, se continue avec la partie postérieure du prolongement rachidien; de sorte que cette partie transmet la sensibilité, tandis que l'antérieure transmet le mouvement.

Il résulte, de cette disposition, que l'inflammation de la périphérie trouble autrement l'économie que l'inflammation siégeant dans les ventricules, autrement que l'inflammation siégeant dans le cervelet, laquelle lèse les fonctions musculaires avec les fonctions des viscères.

Les nerfs, soit qu'ils conduisent le sentiment, soit qu'ils conduisent le mouvement, ne sont composés que de substance blanche. Pourquoi la sensibilité, les instincts, les sentiments et l'intelligence, en un mot, tous les phénomènes sensoriaux ne se passeraient-ils pas dans la même substance blanche des centres nerveux? La substance grise est, d'après *Gall* et *Broussais*, le tissu de l'économie dans lequel le système vasculaire sanguin est mis dans le degré de division nécessaire à son admission dans la substance blanche; tissu intermédiaire entre cette substance délicate et les autres tissus plus grossiers, ayant lui-même la pie-mère pour intermédiaire entre ceux-ci et lui; tissu plus vasculaire, plus sanguin, plus susceptible d'inflammation que la substance blanche.

DE L'INFLAMMATION DE LA PÉRIPHÉRIE DU CERVEAU, MÉNINGITE, ARACHNITIS, FRÉNÉSIE DES ANCIENS.

Causes.

Il est très-rare que l'*arachnoïdite* se présente isolée à l'observation; cependant, on en trouve quelques exemples dans les auteurs. C'est à cette variété qu'on doit rapporter l'*hydrocéphale* aiguë, maladie presque spéciale aux enfants, et qui n'est autre chose qu'une arachnitis des ventricules; j'en ai vu un bon nombre (dans une longue pratique) de cette espèce, exempte de toute complication gastro-intestinale: l'enfance, le volume très-développé de l'encéphale, y prédisposent. Les causes qui la produisent sont les violences extérieures, l'action d'un soleil ardent long-temps continué, celle d'un foyer comme une forge; les affections morales vives, telles que mouvements de colère, chagrins vifs. Le professeur *Lallemand* a remarqué que les chagrins prolongés, lorsqu'ils déterminaient l'inflammation du cerveau, celle-ci commençait toujours par l'*arachnoïde*.

On a considéré aussi, comme cause de l'*arachnoïdite*, une grave gastro-entérite, parce que celle-ci peut s'accompagner de délire même furieux; de là le nom de gastro-céphalite, ou celui plus vulgaire, et dont on a tant abusé dans ces derniers temps, de *fièvre cérébrale*.

Il y a là une double erreur; car le délire est un signe d'*encéphalite* et non *d'arachnitis* qui peut n'être que sympathique, ce qui d'ailleurs n'a aucune influence sur le traitement : mais, si le médecin a assez de sagacité, cette différence est à ses yeux d'une grande importance pour le pronostic, comme nous le verrons bientôt.

Au reste, il existe, entre le cerveau et l'estomac, un rapport sympathique tel, qu'il n'avait point échappé à beaucoup de bons observateurs, et notamment à *Fernel* et à *Stoll*. Peut-être, dit le praticien de Vienne, rien de la *matière morbifique* de l'estomac n'est transporté au cerveau; mais, par une sympathie inexplicable, quand l'*estomac* est malade le *cerveau* le devient aussi. Il fait l'application de ce fait aux érysipèles, aux ophtalmies avec délire dont des symptômes gastriques ont précédé le développement, et remarque, en passant, la mobilité de la cause qui donne lieu aux phénomènes qui caractérisent ces diverses phlegmasies.

Il admettait donc que l'arachnoïdite reconnaissait deux causes : l'une dont le siége était dans l'estomac, l'autre dans le cerveau lui-même. On peut traduire cette opinion en langage plus physiologique, en disant que les signes qui expriment la lésion de l'arachnoïde, peuvent tenir à une cause purement sympathique, ou bien dépendre d'une cause idiopathique. Mais, nous le répétons, le délire sympathique n'exprime pas l'inflammation de l'arachnoïde, mais bien une irritation du cerveau lui-même; et cette cause, si la maladie est bien attaquée, a une action moins prompte et moins grave que celle qui agit idiopathiquement. C'est parce que le délire n'était que sympathique que, dans quelques cas, *Stoll* n'a trouvé aucune inflammation dans cet organe. Il ne faut donc négliger aucune circonstance qui puisse éclairer d'une manière précise l'étiologie; signes et pronostic sont différents sous l'influence de l'une ou l'autre cause.

Signes diagnostics.

Les sujets chez lesquels on observe le plus communément l'*arachnitis*, sont les enfants et même quelques adultes, se rapprochant de ceux-ci par leur constitution et leur tempérament; mais, en général, à moins que l'*arachnitis* ne soit la suite d'une violence extérieure, elle n'attaque spontanément que les enfants ou les hommes dans la maturité de l'âge. La plupart des pathologistes ont assigné, à cette affection, la dénomination particulière d'*hydrocéphale interne*, c'est-à-dire qu'ils ont pris l'effet pour la cause. L'inflammation sécrétoire de l'arachnoïde a produit un épanchement consécutif démontré par l'autopsie; et, sur ce caractère secondaire, ils ont basé leur nomenclature et leurs classifications. Quelle que soit la terminaison de l'arachnitis, un épanchement, un épaississement, la perte de la transparence, une exsudation puriforme ou pseudo-membraneuse, les signes qui font reconnaître cette phlegmasie et lui appartiennent spécialement, sont des cris, de l'agitation, des mouvements convulsifs périodiques. S'il y a du délire, le cerveau est envahi; alors la membrane séreuse encéphalique est déjà devenue opaque, blanche, épaisse, et c'est l'inflammation de celle-ci qui s'est étendue au cerveau, à laquelle les deux hémisphères participent ordinairement.

La paralysie se développe d'une manière lente et progressive; elle est accompagnée de douleur et de rigidité des membres; l'aspect du malade est idiotique; l'intelligence diminue. S'il n'y a qu'un hémisphère d'affecté, la paralysie existe du côté opposé.

Dans la plupart des traités de pathologie, et même dans les ouvrages spéciaux, on trouve tous ces signes confondus comme exprimant la frénésie ou l'encéphalite en général. Ce n'est que depuis qu'on a porté, dans l'étude des maladies, l'œil sévère de l'analyse, qu'on sait distinguer les signes de l'*arachnitis*, de ceux qui appartiennent à la *cérébrite*, de manière que, lorsqu'ils sont réunis, on peut affirmer que le cerveau et ses membranes sont frappés.

Les symptômes qui appartiennent à l'inflammation du cerveau se rapportent à deux états opposés : celui d'irritation ou de spasme, et celui de paralysie ou d'affaissement. La céphalalgie est un des symptômes précurseurs les plus constants (l'arachnitis précédant), elle persiste pendant la première période de la maladie; mais elle diminue et disparaît même, à mesure que les malades tombent dans l'assoupissement, perdent connaissance, etc., parce que l'altération du cerveau ne lui permet plus de continuer ses fonctions, et par conséquent de percevoir les sensations, ou parce que le malade ne peut les manifester au dehors. C'est pourquoi, dit M. *Lallemand*, dont nous empruntons les expressions, les individus affectés d'inflammation chronique de l'arachnoïde, ou d'ulcération de la dure-mère, ont éprouvé pendant si long-temps des douleurs de tête si violentes; pourquoi ils ont cessé de se plaindre dès le moment où le cerveau a été gravement compromis. Cest sans doute aussi pour la même raison que, dans un assez grand nombre d'observations, il n'est pas question de céphalalgie, les malades n'ayant pu être observés qu'à une époque déjà très-avancée de la maladie.

Cette céphalalgie, s'annonçant, dans l'*arachnitis aiguë*, par une douleur très-vive qui explique les cris des enfants qui en sont atteints, dépend bien évidemment de la distension ou de la compression qu'éprouve l'arachnoïde; les mêmes douleurs sont ressenties dans les phlegmasies des autres membranes séreuses. Tout le monde connaît celles qu'éprouvent les malades atteints de pleurite, de péricardite, de péritonite, d'arthrite, d'inflammation de la tunique vaginale, etc.

Quoique l'anatomie la plus fine ne découvre point de filets nerveux dans les membranes séreuses, cette douleur si vive, qui est un des signes inséparables de leur irritation, force d'admettre qu'elles sont douées d'une grande sensibilité à l'état morbide, ce qui implique l'existence, dans leur tissu, d'une quantité considérable de matière nerveuse. La rougeur, la congestion, la sécrétion augmentée ou diminuée, ou transformée en exsudation membraniforme ou purulente, supposent l'action du principe de toutes les inflammations. La compression exercée sur les lobes cérébraux par les productions sécrétoires, ou la congestion de la masse cérébrale elle-même, ou son ramollissement, enrayant la sensibilité, est une raison suffisante de l'absence de la douleur vers la fin de la maladie, lorsqu'elle a une issue funeste.

L'état du pouls, dans la méningite de la périphérie ou des ventricules du cerveau, varie selon l'époque de la maladie où il est observé et les complications qui l'accompagnent; si elle est simple, sans phlegmasie des organes de la digestion ou d'autres viscères importants, il peut ne différer de l'état normal que par sa fréquence augmentée, et s'éloigner peu de l'état naturel; il devient petit et fréquent quand la terminaison, précédée de coma, indique la fin prochaine du malade.

En réunissant dans un même article les signes de l'arachnitis de la périphérie du cerveau à ceux de la même membrane revêtant les ventricules, nous avons voulu éviter des redites ; nous nous sommes d'ailleurs rapprochés davantage des faits journellement observés. En effet, que la cause de l'arachnitis soit externe ou interne, il est rare qu'elle soit bornée à la périphérie. *Morgagni*, pour en rapporter quelques observations, a emprunté, aux anatomo-pathologistes, ses prédécesseurs, des faits dont l'absence de complications peut être contestée, si on les analyse avec sévérité ; deux lettres de ce médecin célèbre nous montrent cependant cette phlegmasie spéciale, mais toutes les autres viennent prouver la rareté de cet isolement. Ayant tracé les symptômes qui appartiennent aux lésions de cette membrane et à celle de la masse cérébrale elle-même, il sera toujours facile d'apprécier ces diverses circonstances.

Je ne dois pas terminer ce qui a rapport aux signes de l'arachnitis, sans donner l'explication d'une divergence plus apparente que réelle entre mon opinion et celle du professeur *Lallemand*. Celui-ci affirme positivement que le délire, dans les affections cérébrales aiguës, exprime toujours l'inflammation de l'arachnoïde. Je pense qu'il eût été plus physiologique d'ajouter *qu'alors l'irritation transmise au cerveau, siége de la pensée* (surtout les lobes antérieurs), y déterminait l'exaltation des idées (parce que son action en était augmentée) ; mais que, si le délire n'était pas observé dans les grandes congestions, les désordres profonds, la compression ou la destruction de la pulpe cérébrale par le ramollissement ou la suppuration, expliquent ce phénomène. Pourquoi la phlegmasie aiguë des autres membranes séreuses ne produit-elle que de la douleur ? Ce n'est que dans les cas de gastro-péritonite qu'un délire sympathique peut être observé ; de même, si les autres inflammations des membranes séreuses sont compliquées d'irritation ou d'inflammation de la membrane muqueuse gastro-intestinale.

C'est parce que *Broussais* ne concevait pas une *arachnitis* strictement isolée, qu'il proposait de donner à cette affection le nom de *périphérite* ; il craignait qu'en consacrant la première désignation, l'attention restât fixée sur l'*arachnoïde*, au lieu de se porter sur le *réseau vasculaire* circum-cérébral, et la *substance grise, qui sont le principal théâtre de la maladie.*

« Il y a, dit le célèbre physiologiste, des variations dans les altérations instinctives, le délire et les convulsions, suivant le lieu de la périphérie du cerveau où prédomine l'inflammation ; on peut les résumer ainsi : Lorsque la maladie prédomine au sommet (cas le plus ordinaire), elle se rapproche davantage de la description générale des auteurs : céphalalgie, délire éveillé, loquace, furieux ; visions rouges, convulsions cloniques des grands muscles, dépravation des instincts. Lorsqu'elle prédomine à la partie antérieure, céphalalgie plus frontale, yeux plus rouges, plus injectés, mobilité plus grande des muscles de la face, parole plus empêchée, quelquefois balbutiement. Si c'est à la base du cerveau, sa masse se trouve soulevée, comprimée par la turgescence du tissu vasculaire de cette base ; les malades ne sont plus éveillés, agités, furieux ou gais, comme dans les deux premières nuances ; ils sont couchés sur le dos, immobiles, prostrés ; il y a un délire confus, balbutiement, beaucoup d'agitation dans les muscles du visage et des yeux ; les traits convulsés, grimaçants, les organes des sens douloureux. L'inflammation alors prédomine à l'endroit où sont rassemblés les pédoncules du cerveau, les tubercules quadri-jumeaux, le pont de Varole, etc., d'où partent les influences les plus perturbatrices sur les nerfs sensitifs et moteurs de la face. Lorsque la phlegmasie est plus considérable dans la région du cervelet, les symptômes prédominants sont les convulsions des muscles du cou ; la rigidité de la nuque et de la région cervico-dorsale ; la tête est renversée en arrière ; souvent il y a érection, éjaculation, propension continuelle à la masturbation : alors l'inflammation se propage au bulbe rachidien. »

Nécroscopies.

Si la mort a été prompte, traces de congestion sanguine dans l'arachnoïde et la pie-mère, échymoses dans la substance grise, la substance blanche consistante, fort injectée, sablée de goutelettes de sang ; quelquefois des caillots entre les circonvolutions, surtout si le malade n'a pas été saigné; s'il l'a été, raison pour laquelle la maladie peut avoir eu plus de durée, les vaisseaux en sont turgescents, les capillaires ne sont plus injectés, et, à la place du sang, on trouve de la sérosité entre les circonvolutions, qui sont comprimées, aplaties; sérosité plus ou moins teinte de sang, plus ou moins gélatineuse et albumineuse. Cela s'observe surtout quand la méningite a été consécutive à une autre phlegmasie, à laquelle on a opposé les antiphlogistiques, et qu'elle s'est prolongée. C'est quand elle a été très-intense, et a régné d'une manière toujours prédominante, qu'on trouve une exsudation purulente et gélatineuse, des couennes, des fausses membranes, des élevures, des végétations sur l'arachnoïde cérébrale, et quelquefois même sur le feuillet qui recouvre la dure-mère; des congestions sanguines dans les sinus, leur phlogose; une injection plus ou moins forte du cerveau, qui est sablé, endurci ou ramolli, selon la durée de la maladie. Quelquefois on cherche en vain des exsudations, quand il n'en existe pas, ce qui prouve que celles-ci ne sont pas une conséquence nécessaire de l'arachnitis.

Quelquefois, lorsque l'inflammation a occupé la base, le névrilème des nerfs y participe, ce qui explique les vives douleurs et l'état convulsif. Suivant les complications formées avant ou après la *périphérite* développée, on trouve la *gastrite* ou d'autres complications; mais celles-ci ne l'accompagnent pas nécessairement.

Pronostic.

Quand la *méningite* persiste pendant la durée des phlegmasies que nous avons étudiées, nous avons vu que c'était un mauvais signe; elle est toujours grave, quand elle complique les gastro-entérites aiguës profondes.

La *méningite* primitive traumatique offre des chances diverses, selon les désordres causés par l'instrument vulnérant et le traitement administré. Le nombre des terminaisons fâcheuses sera beaucoup moindre, si, dès le principe, l'inflammation est attaquée par des saignées générales et locales habilement combinées.

La méningite spontanée, se développant avec rapidité, peut être mortelle en quelques heures; le cerveau est alors envahi en totalité. Après ces terminaisons si promptement funestes, on trouve la substance blanche sablée de sang. C'est la nuance la plus dangereuse ; ce qu'on peut juger par l'intensité des convulsions, qui dépensent plus de force nerveuse que le délire. Ici, l'effet est analogue à celui de la foudre, et vous le concevez facilement, connaissant l'agent de toutes les irritations ; c'est au point que la mort peut être subite, et avant qu'un épanchement ou une congestion donnent naissance au *coma*.

Dans ce cas, il est probable que la moelle allongée se trouve frappée vers l'origine de la huitième paire de nerfs, et que, tout *mouvement respiratoire* cessant, la fin instantanée de la vie en est l'inévitable résultat. Car, c'est là, d'après les belles expériences de M. Flourens, que réside le principe *essentiel* et primordial de ce *mouvement respiratoire*.

Lorsque les sens sont lésés profondément, les affections et les instincts abolis, les malades insensibles à leur état, apathiques, étrangers à ce qui les entoure, le danger est excessivement grave.

Si la colère, l'irascibilité, une céphalalgie comprimante ou en bandeau, ou une gaîté folle et délirante, prédominent, il n'y a alors qu'une méningite superficielle de la voûte; le danger n'est pas très-grand si l'affection est attaquée convenablement.

Mais, si la phlegmasie occupe la base, et qu'elle sape, dès le commencement, les rapports sensitifs, moraux et affectifs ; que les malades soient en proie aux convulsions, aux secousses musculaires qui tirent la tête en arrière; qu'ils aient un délire tel qu'on ne peut distinguer ce qui vient du sentiment intérieur de ce qui résulte de la vue des objets extérieurs, le danger est grand.

Si l'état comateux survient à la suite de ces symptômes, et que les malades n'aient pas été traités convenablement, il n'en est aucun qui puisse être sauvé.

Quand l'état convulsif cède promptement aux premiers moyens, et qu'il ne reste qu'un délire gai, on a beaucoup d'espoir; mais si, l'état comateux s'y ajoutant, on observe des convulsions, de vives secousses, une sensibilité confuse dans les endroits où elle était vive, et surtout l'impossibilité de ramener, même momentanément, les malades au sentiment des rapports, la mort est inévitable.

Dans les cas heureux, lorsqu'on a dissipé les premiers symptômes de méningite, que les malades restent dans un état d'hébétement, avec perte de mémoire, et que, néanmoins, les autres fonctions se font bien, il est assez commun qu'ils guérissent après quatre ou cinq mois de faiblesse intellectuelle consécutive. *Broussais* en a vu guérir après plus de dix-huit mois ; je suis moi-même un exemple de cette vérité d'observation : à la suite d'une méningite aiguë, par insolation, en Égypte, il y a plus de quatre ans, j'ai été près de six mois sans pouvoir me livrer à aucun travail intellectuel, et près de deux ans avant de recouvrer la mémoire. Cette faculté ne revient que progressivement, et je puis encore, dans l'instant où je trace ces lignes, noter chaque jour cette progression ; je pense qu'elle serait plus rapide chez des sujets jeunes, qui rempliraient strictement les conditions de régime et d'hygiène que j'ai toujours observées.

En général, s'il n'y a point de lésion dans le système musculaire, de balbutiement, d'hébétude, de ces symptômes qui appartiennent à la démence, et si l'on remarque quelque progrès dans le retour des facultés lésées, on peut espérer que la mémoire se rétablira, même après un temps assez long.

Traitement.

En étudiant les causes qui donnent lieu au développement des signes exprimant l'inflammation périphérique du cerveau, inflammation rarement bornée à l'arachnoïde, mais s'étendant presque toujours à la dure-mère, à la pie-mère, et à la substance grise ou corticale, nous avons vu qu'elles se réduisaient à celles dites externes et à celles frappant d'abord les organes de la digestion, et, consécutivement, affectant les parties enveloppant la substance blanche ; en d'autres termes, nous avons vu que la *périphérite* était *idiopathique* ou *sympathique*, mais que celle-ci pouvait devenir *idiopathique*. Déjà je vous avais fait observer le délire, la céphalalgie, etc., concomitants des gastro-entérites graves, et pouvant laisser dans l'encéphale les mêmes traces nécroscopiques que l'inflammation primitive de cet organe. De la différence d'origine et de mode d'invasion, est résultée une confusion dans les termes qui désignaient cet état morbide, confusion qui, aux différentes époques de la science, a eu une influence considérable sur le traitement, selon les théories du temps. Ainsi, l'inflammation encéphalique, accompagnant les gastro-entérites graves, a pris le nom de *fièvre maligne*, et ce n'était qu'à la réunion des signes primitifs exprimant la lésion du cerveau qu'on appliquait la dénomination de *frénésie*. Il résultait de cette confusion un grand désavantage pour les malades qu'on soumettait à des traitements fondés sur cette doctrine. Cependant, quelques auteurs recommandables, tout en payant leur tribut aux fausses théories, avaient compris qu'il est un moment, surtout celui le plus rapproché du début, où la saignée est le moyen le plus efficace d'arrêter les progrès de cette grave maladie, même lorsqu'elle n'est que secondaire, tandis qu'un grand nombre d'autres prodiguaient, dès le principe, le camphre, le quinquina, et autres médicaments excitants. Il n'en était pas de même quand elle était primitive ; tous alors s'accordent à recommander la saignée générale au début, répétée selon les forces du malade. *Stoll* lui-même, qui voyait presque partout l'action d'une bile âcre qu'il fallait évacuer, ne négligeait pas la saignée dans le moment opportun ; s'il péchait en quelques points, c'est dans le mode d'application.

La nuance de *périphérite*, dans le traitement de laquelle il n'existe aucune dissidence sur la nécessité du prompt usage des saignées générales larges et répétées, est celle qui reconnaît une cause traumatique ; et, lors même que les signes d'inflammation ne se manifesteraient pas immédiatement, on a tant d'exemples d'accidents consécutifs souvent mortels, qu'il est toujours prudent d'y recourir, comme moyen prophylactique. A plus forte raison, doit-on insister sur la saignée coup sur coup, proportionnée toutefois au tempérament et à la force des malades. J'ai vu des accidents funestes se développer après huit, quinze jours et plus, chez des individus pour lesquels cette leçon de l'expérience n'avait pas été suivie.

En même temps que l'on pratique des évacuations sanguines générales, il faut faire marcher les locales sur les différents points, selon les indications. *Broussais* a vu réussir, comme moyen secondaire, des applications de petits groupes de sangsues, opérant une déplétion lente et continue. Si la phlegmasie, ayant d'abord occupé les organes de la digestion, a gagné le cerveau, c'est à l'épigastre que les saignées locales, qu'auront toujours précédées les générales, doivent être faites de préférence.

Je n'ai pas besoin d'ajouter que, si la frénésie est *primitive*, quoique sa cause ne puisse être attribuée à une lésion externe, les saignées générales et locales répétées sont encore le premier moyen auquel on doive avoir recours.

Il est d'observation que les applications froides, et même la glace pilée contenue dans une vessie, ont produit de bons effets; mais toujours après les saignées.

Si, cependant, le malade était faible, s'il toussait, cette médication pourrait produire des effets fâcheux; une pneumonite mortelle a quelquefois suivi l'emploi des épithèmes froids; si la maladie n'est pas commençante, que le sujet soit épuisé; s'il a des mouvements convulsifs et du délire, les saignées ne conviennent plus; on en a vu périr, dans ce cas, sous la lancette. Ce précepte est applicable aux personnes affaiblies par l'usage habituel des liqueurs fortes et spiritueuses, ou qui prennent ordinairement des narcotiques, ainsi que cela se rencontre fréquemment en Égypte et dans tous les pays de l'islamisme, où ces substances sont d'un usage habituel et très-souvent abusif.

La saignée réussit mal aussi chez les malades qui étaient atteints antérieurement d'affections profondes du cerveau, qu'avaient suivies l'hémiplégie, l'épilepsie, ou des convulsions en général.

Ce n'est pas sans danger qu'on use des révulsifs dans la

périphérite aiguë. Le système nerveux, disposé à recueillir l'irritation, la renvoie si facilement au cerveau, que des convulsions peuvent être le résultat de cette conduite. Par la même raison, les vomitifs et les purgatifs doivent être évités.

Tout le traitement de la *méningite aiguë*, qu'elle soit pépériphérique ou ventriculaire, qu'elle ait ou non envahi la substance blanche, se réduit donc à des saignées générales et locales, hardiment employées, mais pourtant avec discernement.

Lorsqu'il n'y a pas complication de gastro-entérite, il est inutile de gorger les malades de boissons, qui, dans tous les cas, devront être délayantes.

Avant de permettre des aliments, il faut s'assurer que l'estomac et le cerveau sont totalement exempts d'irritation; un abus de régime pourrait réveiller de graves accidents, et donner à la maladie une récrudescence funeste, au moment où l'on concevait les plus flatteuses espérances.

DE L'INFLAMMATION SUB-AIGUË DE LA PÉRIPHÉRIE DU CERVEAU.

La maladie que nous allons étudier a reçu différents noms, selon l'idée que s'en faisaient les auteurs qui ont traité ce sujet; ainsi, on l'a désignée sous ceux de *méningite sub-aiguë*, d'*arachnitis sub-aiguë*, d'*aliénation mentale*, de *folie*, de *manie*. Les uns ont prétendu que cette affection se rattachait à la classe des phlegmasies; d'autres, qu'il pouvait y avoir folie sans que le cerveau et ses membranes fussent le siége d'une inflammation. Certes, les hommes graves qui ont cherché la solution de cette question importante, ont basé leur opinion sur des faits qu'ils ont crus concluants; essayons de répandre quelque lumière sur cette dissidence plus apparente que réelle. Nous avons vu que les différents organes offraient, dans leurs états morbides, des nuances bien tranchées, et pouvaient passer, de la simple névrose, par des degrés divers que nous avons qualifiés, en la suivant dans ses nuances, d'irritation, d'inflammation, de dégénérescences, et de retour à la névrose ou à l'irritation chronique. Il en est de même des maladies du cerveau. *Broussais*, examinant les ouvrages qui l'avaient précédé, s'aidant des découvertes phrénologiques de *Gall* et *Spurzheim*, et des recherches d'*Esquirol*, *Bayle*, Georget et autres *manigraphes*, a, je pense, rallié avec bonheur les différentes espèces de folies aux principes éternels dont nous avons fait l'application aux maladies que déjà nous avons fait passer sous vos yeux.

L'opinion du célèbre physiologiste est résumée dans cette phrase que je lui emprunte : « La folie est-elle toujours une « inflammation ? Non, surtout dans son début et dans ses « nuances préparatoires. Elle n'en est pas une, quand elle « est intermittente ; mais elle devient toujours une inflam- « mation dans son plus haut degré et dans plusieurs nuances « de l'état chronique. De là, la nécessité du mot *irritation*, « qui représente le premier degré de l'état morbide non « encore inflammatoire, pouvant le devenir dans les nerfs « comme dans les autres tissus, dans la substance de l'en- « céphale comme dans celle des autres organes ».

Causes.

Il est rare qu'une méningite aiguë, tombant à un degré inférieur d'inflammation, soit cause de la folie. Cependant, on en a vu des exemples ; *Stoll* en rapporte plusieurs, j'en ai moi-même observé, et c'était toujours quand la maladie avait été mal attaquée ou négligée à son début ; alors l'inflammation, aiguë d'abord, était tombée à l'état sub-aigu. *Broussais* admet la possibilité de cette transition, et l'avait constatée. Les causes traumatiques peuvent aussi avoir ce résultat.

Les plus communes de la folie spontanée sont celles dépendantes de l'exercice intellectuel et affectif, et par cette raison nommées causes *morales*. Elles agissent sur la fibre blanche nerveuse, quoique les principaux désordres inflammatoires se rencontrent dans la substance grise. L'irritation méningienne est secondaire ; non inflammatoire, elle peut exister long-temps sans produire les désordres auxquels donne lieu l'inflammation, exemples les folies qui guérissent tout-à-coup et celles qui sont intermittentes. Ainsi, l'irritation de la substance blanche est le phénomène essentiel de la *folie*, et les stimulations de cette substance en sont les causes les plus immédiates ; ce sont les passions, portées à l'excès, qui développent dans le cerveau une sur-action, d'abord toute nerveuse, ensuite inflammatoire.

Les stimulations partant des autres organes peuvent devenir cause de la folie. Les passions ont leur siége dans le cerveau, de même que la pensée ; mais les viscères exercent sur cet organe une influence qui n'avait point échappé aux observateurs, tant anciens que modernes, et, parmi ces derniers, à *Cabanis;* il attribuait aux stimulations qu'ils lui envoyent la dépravation des instincts et des sentiments primitifs. L'appétit vénérien, l'attachement affectueux, l'amour-propre, la circonspection, le courage, changent au premier signal des viscères enflammés. Il en est de même de tous les sentiments moraux qui élèvent l'homme au-dessus de la brute. Les irritations viscérales sont donc des causes puissantes d'aberration mentale ; il faut toutefois tenir compte des prédispositions, car, parmi les cerveaux soumis à ces irritations, il en est qui résistent et d'autres qui fléchissent. De tous les viscères, ce sont ceux de la digestion qui agissent le plus fortement sur le cerveau.

De la disposition du grand-sympathique, il résulte que ses nerfs, qui communiquent avec la moelle épinière, ne sont point soumis à la volonté. Scarpa a donné de cette disposition la véritable signification : c'est que les nerfs splanchniques ne communiquent qu'avec la partie postérieure de la moelle épinière destinée au sentiment, et point avec l'antérieure destinée au mouvement. Il suit dès-lors que toute stimulation venant de l'appareil nerveux splanchnique, et réciproquement, s'il y a une stimulation dans l'appareil splanchnique, la volonté ne peut l'empêcher de remonter au cerveau.

Par conséquent, un courant continuel de stimulations doit être conçu se répandant de l'appareil splanchnique dans l'appareil cérébro-spinal ; et la plus grande partie du système nerveux ganglionnaire étant dans les viscères de la digestion, ces viscères doivent être placés en première ligne comme source féconde des perturbations cérébrales quand ils sont irrités.

Ce fait anatomique, signalé par *Scarpa*, n'avait jusqu'à *Broussais* reçu aucune application; c'est au célèbre physiologiste que nous devons de l'avoir fait servir à éclairer ces questions. Voilà pourquoi il y a plus de délire dans les phlegmasies gastro-intestinales que dans les autres.

Les stimulations morbides de l'appareil génital, mais seulement dans la nuance chronique, sont aussi quelquefois cause de la folie. Le cœur, le poumon, les autres tissus intérieurs ou extérieurs, quelqu'irrités qu'on les suppose, ne produisent point la manie; ils n'ont qu'une influence modificatrice du moral, qui, toute seule, ne va pas jusqu'à ce résultat.

Nous avons vu, en traitant des maladies que nous avons étudiées jusqu'à présent, qu'une prédisposition à les contracter doit être admise; sous les mêmes influences, les uns éprouvent une maladie, les autres en éprouvent une autre; les uns y échappent une fois, deux fois et plus, les autres toujours.

La *folie* a aussi sa prédisposition qui consiste plutôt dans l'activité extrême de l'appareil *encéphalique*, que dans son plus ou moins de volume. On voit des fous parmi les têtes les mieux conformées et les mieux développées; leur petitesse relative produirait plutôt l'*idiotisme*.

Si le développement vicieux du crâne et la réduction du cerveau à de petites dimensions est un signe constant des bornes étroites de l'intelligence chez les idiots, et si tout le monde convient de cette vérité de fait, pourquoi n'admettrait-on pas qu'une disposition contraire est une présomption favorable au développement des facultés intellectuelles? c'est l'opinion générale, même celle des personnes dont les remarques vulgaires n'ont aucun but médical ni philosophique. Or, il est constant que de belles proportions du cerveau font préjuger l'exercice de facultés intellectuelles remarquables. N'est-il pas raisonnable de croire que le développement plus considérable, de quelques parties de l'organe de la pensée, correspond à certaine prédominance de sentiments affectifs et d'activité intellectuelle?

Avant que *Gall* et *Spurzheim* aient fait, dans ce sens, les recherches dont ils ont enrichi la science, *Camper* et *Lawater* avaient tiré, de leurs observations physiognomoniques, des conséquences générales sanctionnées par l'expérience.

On a remarqué que des personnes, sans être malades, sont taciturnes, aiment la solitude, passent facilement de la tristesse à des saillies imprévues de gaieté, ont des passions violentes, et que cet état moral coïncidait avec une forme de tête en rapport avec la tournure de leur esprit. Certaines parties du cerveau, étant prédominantes en volume et suractives chez elles à force d'être exercées, s'irritent, et, s'il survient une stimulation organique qui tende à produire la folie, les fonctions intellectuelles perdent l'équilibre, et les parties prédominantes agissent seules et irrésistiblement.

Mais, à part cette prédisposition organique qui sert à expliquer les monomanies, il est certain que les travaux intellectuels outrés peuvent aboutir à la folie. On voit souvent des hommes trop studieux tomber dans l'imbécillité ou la démence, s'ils ont conservé leurs habitudes jusque dans la vieillesse; c'est encore ici une phlegmasie, mais chronique, de la périphérie du cerveau.

Telles sont à-peu-près les causes ordinaires de la folie chez les sujets plus ou moins prédisposés; car, n'oublions pas qu'il faut que cette prédisposition existe pour que cette maladie éclate.

Signes diagnostics.

Nous comprendrons, parmi les signes de la folie, ceux qu'on a encore nommés signes d'*incubation*, c'est-à-dire assoupis et n'attendant que l'occasion du réveil.

Si l'incubation a lieu dans les organes digestifs, les malades sont tristes, moroses, exagèrent leurs souffrances, perçoivent des sensations viscérales dont ils affirment la réalité. S'ils doivent devenir fous, on voit leurs singularités augmenter : ils disent qu'ils ne sont plus maîtres de leur raison, qu'ils éprouvent des sensations extraordinaires dans l'estomac, à une certaine époque de la digestion; ils ne peuvent définir ces sensations, il leur semble que leurs idées viennent de l'épigastre, où elles sont arrêtées. Ils disent avoir des suggestions auxquelles ils ne peuvent résister; à celles-ci se rattachent les accès de mélancolie qui en portent plusieurs au suicide, et les font chercher la solitude pour exécuter leur fatal projet.

Les femmes *hystériques* offrent à-peu-près les mêmes symptômes que les *hypocondriaques* dont nous venons de parler; sous l'influence des organes sexuels, de l'utérus, des ovaires, d'une puberté violente, on voit leur raison chanceler, mais plus difficilement que sous l'influence des phlegmasies du canal digestif. J'ai vu ces symptômes se manifester chez des femmes accouchées depuis quelques semaines, et chez lesquelles un travail long et pénible avait laissé subsister une sub-inflammation utérine et de ses annexes. Ces femmes, ordinairement très-pudiques, tenaient alors les propos les plus obscènes; ce qui vient à l'appui de ce que nous vous avons dit de l'influence exercée sur le cerveau par les organes de la génération.

Quand la cause a son siége dans l'encéphale lui-même, il y a altération des instincts ou des facultés intellectuelles qui constituent la raison; alors la partie du cerveau qui préside à tel instinct ou à telle faculté est le siége d'une irritation, d'où résulte l'exagération de son action et la manifestation de penchants ou de passions. Le malade sent qu'il fait des combinaisons extraordinaires et qu'il raisonne faux; il s'efforce de résister, il veut mesurer ce qu'il a à dire; il a pendant la nuit des pensées et des rêves qui le tiennent dans l'agitation, dont il ne peut sortir que lorsqu'il est éveillé, qu'il se raisonne ou qu'il est distrait de son état.

Enfin, vient le moment où la raison succombe. Pendant cette lutte, la digestion, qui n'est pas, dans ce cas, primitivement affectée, se dérange; il survient des vents, des renvois, des bouffées de chaleur, des appétits singuliers, des troubles bilieux. La circulation aussi est troublée, le cœur bat avec force, pousse violemment le sang vers la tête, et favorise ainsi l'exaltation mentale. Il y a une disposition aux spasmes, aux crampes, aux convulsions; si la passion intéresse l'acte générateur, il se déclare un priapisme ou une nymphomanie qui sont ici secondaires à l'excitation cérébrale. Les malades restent plus ou moins long-temps dans cet état; après quoi la folie éclate par des actes extravagants de colère, d'emportement, d'incohérence d'idées, de babil, d'irascibilité, qui les portent à briser, à frapper, à détruire. Quelquefois, avant d'être considérés comme fous, ils ont fait des entreprises insolites, des marchés onéreux, des achats exorbitants; ou bien ils ont commis des actes répréhensibles, des assassinats, et l'on a été obligé de réprimer leur fureur. Ils sont alors dans le plus haut degré d'excitation, dite *manie aiguë*.

Sous le rapport intellectuel, l'aliéné, en état d'agitation, a toujours en tête un sujet faux quelconque, une idée fixe; il parle avec précipitation, opiniâtreté, sans souffrir de contradiction. Le plus souvent, il est orgueilleux parce qu'il sent sa force accrue.

Outre son idée fixe, il éprouve des hallucinations qui lui font voir ou entendre des objets qui n'existent pas, supposer des faits faux dont il parle avec volubilité et colère. Il a des visions, dans lesquelles il se représente des scènes qui ont ou n'ont pas de rapport à son délire. Cependant, il reconnaît les personnes qui lui rendent visite. Ses perceptions sont presque toujours vraies, il n'y a que son jugement qui soit faux.

Les fous tendent d'ordinaire à des actes violents et nuisibles à la société, et pour lesquels on est obligé de les réprimer. De là, un motif de mécontentement, de fureur, de ressentiment contre ceux qui les privent de leur liberté, contre leurs parents qui les font renfermer, et les médecins auxquels on les confie. Tous méconnaissent les soins qu'on leur donne, sont ingrats et méchants, vindicatifs. Un des premiers signes de guérison, est le retour, chez eux, de la reconnaissance.

Dans la manie furieuse, le délire est général, et roule sur des suppositions ou des souvenirs, sur des visions ou sur tout confusément. Tous les fous sont offensés, indignés, outrés des traitements qu'on leur fait éprouver, et chacun agit suivant son caractère contre les auteurs de sa détention et de sa répression. Ils cherchent à briser, à tuer; ils crient, vocifèrent, frappent des poings, grincent des dents, déchirent et mettent en pièces leurs vêtements et tout ce qu'ils ont sous la main, se blessent sans le sentir, oublient leurs besoins; ils ont les yeux brillants, étincelants, tout le corps tremblant et dans un état convulsif.

Les degrés inférieurs à celui-là peuvent être comparés à une espèce d'ivresse.

Le pouls est petit, à peine sensible; les muscles frémissants, le visage hagard, la voix enrouée, la soif brûlante, la gorge douloureuse à force de crier.

On voit des accès durer trois ou quatre mois et plus sans rien perdre de leur intensité; ensuite les malades tombent dans le collapsus, et éprouvent tous les troubles qui appartiennent à un commencement d'état inflammatoire.

Au bout d'un certain temps, les accès perdent de leur violence, et, l'agitation tombée, les malades sont dans un état de folie chronique. Cet état, dans lequel ils vont, viennent, mangent et s'acquittent de leurs fonctions; dans lequel on les prendrait souvent pour des personnes raisonnables et dont on espère la guérison, est de temps en temps interrompu par des accès d'agitation plus ou moins violents, mais rarement aussi forts que ceux du début.

En analysant leurs facultés, vous trouvez que les fous calmes sont tous plus ou moins monomaniaques, qu'ils ont tous en tête une illusion, un roman, une idée fixe.

Les principaux manigraphes se sont contentés de décrire les symptômes que nous venons de rapporter, sans y rattacher aucune idée physiologique. *Gall* et *Spurzheim*, en assignant aux instincts et aux facultés morales et intellectuelles un siége dans telle ou telle partie de l'encéphale, ont ouvert aux médecins une carrière plus philosophique. En effet, s'il est admis par tous les observateurs que nos sens, par exemple, ne sont impressionnables que par l'action de principes déterminés; si la lumière n'affecte que la rétine; les sons, le nerf auditif; les objets physiques en général, le toucher, par leurs propriétés tactiles, etc.; n'est-il pas aussi raisonnable d'admettre que la masse cérébrale, qui porte partout la sensibilité si diverse dans ses nuances, a des points distincts qui envoient ces impressions? D'où il résulterait que la science phrénologique a une base aussi solide que toutes les sciences physiques. *Broussais*, méditant les travaux des deux *cranologistes*, a, le premier, donné l'explication physiologique des phénomènes instinctifs et intellectuels qui résultent de l'irritation de tel ou tel organe cérébral, et porté sur la théorie de la folie une lumière jusqu'alors ignorée. Nous renverrons à ses écrits sur cette matière, pour des développements qui dépasseraient les bornes d'un cours de pathologie clinique, et nous allons passer à l'examen des résultats nécroscopiques des cerveaux d'aliénés.

Autopsies cadavériques.

Les altérations que décèlent les ouvertures de cadavres des aliénés varient selon la nature *aiguë*, *sub-aiguë* ou *chronique*, de la maladie. Dans les cas qui se rapprochent de la méningite aiguë, on trouve de fortes injections sanguines dans la *pie-mère*, l'arachnoïde et le cerveau, de la sérosité épanchée dans l'intervalle des circonvolutions, et quelquefois, dit *Broussais*, des échymoses dans lesquelles la substance grise est confondue avec la blanche. Ceux qui meurent de congestions accidentelles ont les traces de ces congestions. Il en est de même de ceux qui périssent d'apoplexie avec paralysie partielle; ils offrent les altérations propres aux hémorragies cérébrales. Les maniaques qui meurent au fort de la folie, par excès d'innervation, quand cet état a duré long-temps, ont le cerveau dense, contracté, moins volumineux que dans l'état naturel, et souvent le crâne épaissi, éburné, quelquefois injecté de sang.

Morgagni (8e lettre) rapporte des exemples de cet endurcissement du cerveau dans les folies chroniques. Le sujet du n° 6, adonné à l'ivrognerie, mourut subitement sous l'influence de l'action d'un froid rigoureux; on ne trouva de remarquable, dans la poitrine, qu'une adhérence complète du péricarde au cœur, exprimant bien évidemment une péricardite ancienne; rien dans l'abdomen; mais ce qui fixa son attention fut la consistance insolite et extraordinaire de la masse cérébrale ; à la face postérieure du corps calleux, deux sillons profondément creusés, et un épanchement de sérosité sous l'arachnoïde. Cette dernière circonstance explique la mort subite ; suite d'une arachnitis récente, due au voisinage de l'inflammation chronique de la pulpe, d'où mort apoplectique.

Le n° 9 offre également l'exemple d'induration du cerveau, résultat d'une folie continue depuis neuf ans, chez une femme qui succomba à une affection de poitrine. Il ne dit point à quelle espèce de phlegmasie pectorale elle succomba, mais l'altération de l'arachnoïde, plus récente, avec épanchement et dégagement de bulles d'air, ferait présumer qu'il y avait eu pleurite, et, si l'on se rappelle la coïncidence d'affection des membranes séreuses, on sera porté à croire qu'encore ici l'arachnitis a été consécutive à l'inflammation chronique qu'exprimait l'endurcissement du cerveau ; sa substance médullaire avait perdu de sa blancheur naturelle et était brunâtre, peut-être, dit *Morgagni*, à cause de l'engorgement des vaisseaux sanguins ; car plus on s'éloignait de la substance corticale, moins la substance blanche affectait cette coloration ; mais les vaisseaux des plexus étaient rouges, et il y avait adhérence d'une matière brune à la partie antérieure de la glande pinéale, qui ressemblait à une collection de calculs sans en avoir la consistance.

La substance cérébrale était d'une dureté inaccoutumée ; la substance corticale avait aussi plus de consistance : le cervelet avait perdu de la sienne, excepté dans le voisinage des pédoncules, où la portion correspondante du cervelet était plus consistante.

Le 12e numéro de la même lettre, qui a rapport à un sujet dont la folie avait également été continue et eu de la durée, a aussi offert, à l'autopsie, un endurcissement de la substance cérébrale, avec ramollissement du cervelet ; mais il y avait épanchement de sérosité sous les méninges, quoiqu'il n'y en eût pas dans les ventricules latéraux et entre les lamelles du septum-lucidum. Cette autopsie, faite le cinquième ou le sixième jour après la mort, fit voir les lobes cérébraux endurcis et le cervelet ramolli. *Morgagni* observe que ce malade, apporté à l'hôpital pour une *fièvre* à laquelle il n'assigne aucun caractère, y mourut après un assez long séjour. N'est-il pas clair, d'après ce que nous avons déjà vu, que l'arachnoïdite et le ramollissement du cervelet ont été amenés par l'état pathologique du cerveau induré, et que c'est à cette nouvelle phlegmasie, ou sub-inflammation, qu'a été due la terminaison funeste?

Cette remarque est applicable aux nos 11 et 12 de la même lettre, dont *Morgagni* ne rapporte que l'autopsie. Ici, le cerveau était endurci, et il y avait ramollissement de la voûte, de la glande pinéale, et épanchement notable de sérosité sous l'arachnoïde, qui ne put être détaché du cerveau, du cervelet, ni de la moelle allongée.

L'induration paraît donc être le principal signe nécroscopique de la folie ancienne; mais une nouvelle inflammation, ou sub-inflammation, née de cette cause, donne lieu à tous les désordres qu'offrent les cerveaux des aliénés dont la maladie a eu quelque durée, et a été ou est devenue continue. En résumé donc, on trouve, à l'inspection du cerveau des aliénés, des traces de la méningite de la périphérie; la tuméfaction, la rougeur, l'injection, la couleur brune ou noirâtre de la substance corticale, ordinairement recouverte d'une exsudation superficielle; l'injection, les échymoses, les taches et les plaques noirâtres de la substance blanche; la rétraction et la condensation, à divers degrés, du parenchyme cérébral.

Pronostic.

La folie, suite d'une méningite aiguë ou d'une blessure, qui n'a pas été préparée par des causes morales innervatrices, offre plus de chance de guérison que les folies spontanées; et, notamment, celles qui ont débuté sans prodrômes, guérissent plus facilement que celles qui ont offert de longs combats avec la raison avant de se confirmer. Les folies qui surviennent consécutivement à une affection de la substance centrale, à une apoplexie, à un corps étranger dans le cerveau, sont très-graves; mais elles ne sont pas alors les causes immédiates du danger.

Le pronostic de la folie qui se prolonge après l'état inflammatoire, varie suivant la cause de celle-ci, l'intensité d'action, la constitution du sujet et l'hérédité.

La folie intermittente peut durer long-temps, mais l'expérience prouve qu'elle offre moins de danger.

Le passage de cette maladie à la fureur, à l'agitation, n'est pas toujours un mauvais signe, pourvu que cette récrudescence ne soit pas trop longue; car, si ces accès durent quatre-vingts jours, cent jours, ils se terminent par l'épuisement nerveux. C'est alors qu'on trouve le cerveau induré, racorni, fibreux, réduit à un moindre volume. Ces cas sont presque toujours mortels.

Si les blessures que se font les aliénés tendent à la gangrène, c'est un mauvais signe.

Quand l'épilepsie existe avant le début, ou qu'elle accompagne la durée de la folie, le cas est ordinairement incurable.

Les monomanies qui passent facilement à l'état aigu sont graves; elles laissent craindre les hémorragies, les congestions de la substance centrale, d'où les paralysies.

Les folies qui dépassent deux ans sont réputées incurables. Cependant, on en a vu guérir après vingt ans de durée, ce qui prouve qu'elles peuvent être long-temps nerveuses, de même que les intermittentes; mais, quand celles-ci deviennent continues, elles sont, par cette raison, plus graves qu'avant.

Lorsqu'il survient des raideurs, des convulsions, des accidents paralytiques des sens ou des muscles, la cécité, la surdité, l'hémiplégie, il ne reste aucun espoir. Ces signes annoncent qu'il s'est opéré, dans la substance blanche cérébrale, une désorganisation quelconque.

Si la démence est consécutive à la folie, mais sans balbutiement ni faiblesse musculaire, elle peut durer long-temps et laisse quelque espoir; mais, quand les malades parlent comme s'ils étaient ivres, le mal est sans ressource. L'intelligence peut rester obtuse pendant plusieurs années, sans démence, ni paralysie, et les malades guérir.

Les complications avec l'inflammation des grands viscères

rendent le pronostic très-grave. Cependant, quand les maniaques sont encore forts et robustes, on peut guérir ces malades par les moyens que nous avons recommandés en traitant d'une manière spéciale de ces phlegmasies.

Le délire général agité, chez un sujet sain, est d'un bon augure ; il est même favorable chez ceux qui étaient tombés dans une espèce d'engourdissement intellectuel; au contraire, la stupeur qui suit une longue agitation est un très-mauvais signe.

Lorsque le malade a de la force, le délire stupide avec torpeur n'est pas un signe très-grave, s'il est primitif.

Si le délire est accompagné d'une chute considérable de forces, le malade peut périr sans paralysie générale ou partielle.

Les délires purement intellectuels, sans dépravation des instincts, dénotant que peu de substance cérébrale est atteinte, sont compatibles avec une existence assez longue. J'ai connu un homme, jeune encore, qui s'imaginait que sa tête avait acquis un volume considérable, et qui, avec cette idée bizarre, jouissait d'une assez bonne santé. Il en est, parmi ceux-ci, qui croient avoir une jambe de verre, une tête de bois.

Mais, lorsqu'on voit les malades se traîner dans la boue, se salir avec leurs excréments, manger les choses les plus dégoûtantes ou qui ne peuvent servir à l'alimentation, se livrer à la masturbation, on est certain qu'une quantité plus grande de substance cérébrale est altérée, et, sous ce rapport, le pronostic est très-fâcheux. J'ai vu cependant un chirurgien qui, pendant plusieurs années, avait une telle dépravation d'appétit, que les mets qu'il préférait étaient les excréments récents; et, pour le satisfaire, il guettait, dans la campagne, ceux qui obéissaient à un besoin, saisissait l'occasion et faisait son dégoûtant repas. J'ai connu une femme qui préférait aux meilleurs aliments le chanvre, le lin, le vieux linge; c'était au point que, si elle voulait se distraire en raccommodant une chemise, elle la dévorait. On conçoit que, pour peu que dure une telle dépravation du goût, les organes de la digestion se détériorent, et ces malades meurent des suites d'une gastro-entérite chronique.

Les appétits bizarres des femmes, pendant la grossesse, ont de l'analogie avec cet état, et dépendent, bien évidemment, de l'irritation sympatique d'une région du cerveau réagissant sur les organes de la digestion; le point de départ de l'irritation, dans ce cas, est l'utérus. Ce fait ne peut être, cependant, rapporté à la folie, mais il aide à expliquer les phénomènes permanents qui dépendent de cette maladie. En général, les polyphages obscènes finissent par avoir des désorganisations de la membrane muqueuse de l'estomac, du duodénum et des intestins; une diarrhée qui les épuise vient mettre fin à ce hideux spectacle.

La durée des démences est proportionnée à la conservation des instincts individuels. J'ai eu l'occasion, plusieurs fois, d'observer de ces hommes ayant perdu la mémoire, mais conservant de bons instincts, se nourrissant bien, mangeant même beaucoup, engraissant, et disposés à l'apoplexie, à laquelle ils succombaient, si on ne suivait avec attention leur état de santé, et si on ne remédiait à cette prédisposition par les moyens connus et appliqués avec le discernement que requiert l'état actuel des malades.

Ainsi, les délires des aliénés sont *intellectuels*, *moraux* ou *instinctifs*; leur passage de la première de ces variétés aux autres, jusqu'aux derniers, indique la gradation du danger, qui ne devient sans remède et sans espoir, que lorsque les symptômes de paralysie générale ou partielle annoncent une rupture des fibres cérébrales.

Traitement.

Des détails dans lesquels nous sommes entrés, et que nous avons, en grande partie, puisés dans les leçons et dans les ouvrages de *Broussais*, il résulte que chaque époque, chaque nuance de la folie, exprimant les divers états d'altération des membranes et de la masse cérébrale, le traitement devra varier selon ces circonstances.

Le traitement des prodrômes, ou de l'incubation de la folie, celui de la *manie aiguë*, de l'état *chronique*, des *folies intermittentes*, des *imminences* de *démence* ou de *paralysie générale*, requièrent des moyens thérapeutiques diversement modifiés.

Si l'incubation de la *folie* reconnaît pour cause une *méningite* aiguë incomplètement résolue, le traitement antiphlogistique, proportionné toutefois aux forces du malade, convient seul. Ici, le médecin a besoin de toute sa sagacité pour ne pas porter trop loin les évacuations sanguines, soit générales, soit locales, et pourtant les faire suffisantes. Ce moyen devra être aidé des révulsifs, tant internes qu'externes, si la folie peut être attribuée à une métastase, n'oubliant jamais d'apprécier l'état des organes digestifs avant d'avoir recours aux purgatifs violents. C'est dans le cas d'absence de toute irritation de cet appareil, que les anciens obtenaient des succès avec l'ellébore, remède employé presque exclusivement par eux et dont l'application était toute empirique.

La *folie aiguë* réclame impérieusement l'emploi des saignées générales et locales, les applications froides sur la tête, la diète, le repos absolu, les exutoires, les synapismes, l'isolement et la répression.

On doit aussi soustraire ces malades à la vue des personnes de leur connaissance, à l'impression des objets de leur fureur, à celle de la lumière et du bruit, et prendre en leur présence un maintien calme et ferme.

On ne doit avoir recours aux opiacées, pour calmer l'agitation qui survivrait aux saignées, qu'avec la plus grande circonspection, et se rappeler toujours l'action spéciale de l'opium sur le cerveau.

Dans la *folie chronique*, il faut avoir égard aux complications, les faire disparaître par une médication convenable, se reportant aux principes généraux que nous avons déjà établis. Un régime adoucissant est de rigueur, ainsi que l'isolement qu'on devra porter jusqu'à *l'ennui*. Lorsque cette disposition morale est observée, les idées extraordinaires qu'entretenait l'excitation cérébrale ont disparu, le souvenir de la vérité occupe l'esprit de l'aliéné, il est désabusé de ses rêves. On conseille alors avec succès les distractions, l'exercice, les occupations *physiques*. On peut essayer, mais avec précaution, la révulsion morale, intellectuelle et affective, et permettre un régime doux qui ne laisse craindre aucun retour d'excitation viscérale, dont la réflexion sur l'encéphale ressusciterait un point inflammatoire, qu'on se trouverait dans l'obligation d'attaquer de nouveau par les antiphlogistiques, les révulsifs et les autres moyens déjà cités.

Il faut éviter soigneusement l'action du froid; en un mot, faire à ces malheureux l'application des lois de l'hygiène que nous avons suffisamment établies dans les chapitres précédents.

Le traitement de la folie *intermittente* ne diffère pas de celui de l'*aiguë;* au début et pendant le paroxisme d'exaspération, la saignée doit en former la base. Je rapporterai, à cette occasion, un fait assez remarquable et que nous chercherons à interpréter. Une dame, devenue folle à la suite de chagrins vifs et répétés, avait tous les ans un accés qui durait plusieurs mois, après lequel le calme renaissait; j'étais dans l'usage de la saigner au début des accès; un jour qu'elle était plus agitée que de coutume, pendant que je plongeais la lame de la lancette dans la veine qui rampe sur l'artère brachiale, la malade fit un mouvement brusque dont je ne m'étais pas assez méfié, et je vis jaillir le sang artériel; je le laissai couler abondamment, ensuite, prolongeant l'incision pendant qu'une compression était exercée, je liai l'artère et fis un pansement convenable: il ne survint point d'accidents locaux remarquables, la malade guérit et put bientôt se servir de son bras.

Cet accès cessa promptement, et n'a été suivi d'aucun autre. Cependant, elle fit une perte très-sensible, celle de son mari, qu'elle aimait beaucoup; ce malheur n'eut aucune influence grave sur son état moral.

Cette cure peut aussi justement être attribuée à l'impression que dut produire chez cette malade l'exécution de l'opération consécutive à la saignée, qu'à l'évacuation sanguine artérielle; mais peut-être aussi cette dernière n'est-elle pas tout-à-fait étrangère au succès que j'obtins.

On sait qu'un maniaque à folie intermittente peut en être

délivré par un accident moral, par une maladie, une diarrhée, mais aussi par une hémorragie. Ces deux causes me sont-elles venues en aide dans le fait que je viens de rapporter?

Dans les imminences de démence et de paralysie générale, le mal étant consommé, il ne reste au médecin d'autre devoir à remplir que de remédier aux congestions et régler les soins hygiëniques.

En traitant de la méningite aiguë et sub-aiguë, l'impossibilité où nous nous sommes trouvé d'isoler absolument ces affections de l'encéphalite aiguë, sub-aiguë ou chronique, prouve que les divisions des pathologistes sont purement arbitraires, et que la nature vient rarement sanctionner leurs classifications. D'ailleurs, quelle que soit l'étendue de l'inflammation à l'état aigu, et son siége, le traitement étant le même, il serait fastidieux de suivre leur exemple. La sub-inflammation, ou la *folie*, a dû fixer plus spécialement notre attention, afin de nous rendre compte des phénomènes qui caractérisent cette triste maladie, et d'exposer les ressources que l'art nous offre ou nous refuse dans ces diverses nuances de *manie*. Nous avons vu qu'en définitive le passage à l'état chronique, soit de l'inflammation aiguë, soit de la sub-aiguë, avait pour résultat la perte de mouvements ou de facultés plus ou moins nombreux, jusqu'à la dégradation morale, qu'on nomme démence. Nous avons, en passant, parlé des diverses complications possibles de ces états, et des traitements qu'ils réclament en général. Nous ne pourrions, sans tomber dans des répétitions au moins inutiles, traiter ici spécialement de la *périphérite* et de l'*encéphalite* chroniques. *Broussais* lui-même, adoptant cette division, n'a pu échapper à cet inconvénient; aussi, voulant traiter de la marche et des terminaisons de l'encéphalite médullaire chronique, il est obligé de convenir de cette vérité : « L'encé« phalite médullaire, dit-il, n'a rien d'absolu dans son « mode d'invasion; elle peut survenir à la suite de l'une « des affections que nous avons étudiées ».

« On a pu remarquer, ajoute *Broussais*, que le délire « des deux espèces d'encéphalites dépend de la proximité

« et de la communication de la substance grise et de la « blanche, et que les convulsions se mêlent au délire, *et* « *vice versâ*, parce que l'irritation s'étend facilement de la « substance pulpeuse du sentiment aux fibres nerveuses du « mouvement ; remarques qui, si elles étaient prises en « considération, jetteraient un grand jour sur les phéno- « mènes de l'instinct et de l'intelligence. »

PHLEGMASIES DU CERVELET ET DE LA PROTUBÉRANCE CÉRÉBRALE.

Nous ne traiterons pas en détail des phlegmasies du cervelet et de la protubérance cérébrale, dont les signes, le pronostic et le traitement ne diffèrent pas essentiellement de ceux du cerveau ; nous nous contenterons de signaler quelques particularités qu'on a cru appartenir à l'inflammation cérébelleuse.

On a pensé, et c'est l'opinion de *Broussais*, que cette inflammation lançait dans les viscères des irradiations plus violentes et plus profondes que celle du cerveau. La phlegmasie cérébelleuse aurait cela de commun avec celle de la moelle épinière. C'est une croyance commune qu'elle a une influence directe sur les organes de la génération, d'où l'érection et la masturbation et les troubles violents du cœur. Par la proximité du cervelet de l'origine des nerfs, on a admis son action sur ceux qui vont aux muscles de la face, du nez, de la langue, des yeux, du cou, comme les phlegmasies ventriculaires agissent sur les nerfs optiques et olfactifs ; et on a expliqué les grimaces, la difficulté de parler et de prononcer, le balbutiement, le renversement de la tête en arrière, les spasmes. La même action, sur la protubérance annulaire et le bulbe rachidien, sur l'origine des innervations, empêche l'exercice libre des hémisphères cérébraux et embrouille les idées.

Dans les nuances légères et chroniques, la phlegmasie cérébelleuse fait marcher de travers, à reculons et tomber en arrière. La désharmonie, dans les mouvements, est en raison directe de la profondeur d'altération cérébelleuse; elle augmente ou diminue la tendance à l'acte génital.

L'inflammation du centre de la protubérance cérébrale irrite violemment tous les muscles. Si elle est intense, la vie ne peut durer; le malade succombe dans un état convulsif effrayant des membres et du tronc, avec une agitation excessive des muscles de la face et des sens, des grimaces multipliées, un marmottement continuel. Si cette inflammation est superficielle, elle peut produire des convulsions extraordinaires; je ne puis attribuer à d'autre cause un fait très-remarquable que je vais rapporter le plus brièvement possible.

Une jeune fille, de dix à douze ans, éprouvait de telles convulsions des muscles en général, que, indépendamment des convulsions grimaçantes des muscles de la face, quelquefois ses membres inférieurs se tordaient ensemble comme les deux portions d'une même corde, et, par intervalles, ses quatre membres prenant un point d'appui simultané sur le lit, elle exécutait en l'air un bond à une hauteur vraiment surprenante. L'absence du délire était la preuve que le cerveau ne participait point à cette affection. J'ai combattu cette singulière maladie par les saignées générales et locales, etc. La jeune personne a guéri, mais a eu une puberté laborieuse; elle est maintenant mariée et se porte bien.

Il est une circonstance qui rend l'inflammation de la protubérance cérébrale très-grave, et peut la rendre instantanément mortelle, c'est lorsqu'elle intéresse l'insertion des nerfs *pneumo-gastriques* (cessation de la respiration); ce point central du système nerveux, indiqué par *Lorry*, mieux déterminé par *Legallois*, et dont enfin M. *Flourens* a plus rigoureusement assigné le siége: c'est là que finit la moelle épinière et commence la moelle allongée. « Ce point se trouve à l'origine même de la huitième paire, origine qu'il comprend dans son étendue, commençant *avec* elle, et finissant *un peu au-dessous*. »

Un état apoplectique général peut être le résultat d'une congestion dans le centre de la protubérance cérébrale. S'il s'y fait une rupture par ramollissement ou extravasation du sang, elle abolit tout mouvement; et, en comprimant en même temps la pulpe postérieure, elle abolit tout sentiment. Si cette pulpe elle-même est déchirée et qu'un épanchement se fasse dans le quatrième ventricule, ce sont d'horribles douleurs, avec des convulsions et des cris, avant la perte du sentiment. C'est l'opinion de M. *Ollivier* d'Angers, que partout où il y a rupture des fibres nerveuses du sentiment, d'affreuses douleurs se font sentir; tandis que la rupture n'intéressant que les fibres nerveuses du mouvement, il n'y a que des convulsions sans douleur.

A l'état chronique et sub-inflammatoire, les signes de l'inflammation de la protubérance cérébrale, ne pouvant y persister qu'à un léger degré, ne diffèrent pas de la phlegmasie chronique des points centraux et de la périphérie. Elle y produit aussi l'épilepsie et tous les genres de convulsions.

Se rappelant que le progrès de l'inflammation de la protubérance cérébrale peut gagner le pont de *Varole*, confluence de tous les courants de sensibilité, et l'insertion des nerfs de la huitième paire qui préside à la respiration, on concevra que le pronostic de cette affection est toujours grave.

Quant au traitement, il ne diffère pas de celui que nous avons conseillé d'opposer aux phlegmasies du cerveau, excepté qu'il doit être d'autant plus actif et plus prompt que le danger est plus grand.

Une dame, ayant été atteinte, il y a plusieurs années, d'une gastro-entérite devenue chronique, éprouvait dans les derniers temps, par intervalle, une grande difficulté de respirer, des digestions de plus en plus pénibles, accidents revenant par accès plus ou moins irréguliers et bien évidemment sous l'influence de certaines causes occasionnelles, physiques ou morales. On avait toujours considéré ces symptômes comme purement nerveux, et on les avait résumés dans le mot *spasme*.

La durée de cet état ayant affaibli la malade, on avait prononcé celui de *chlorose*. Fondé sur ce faux diagnostic, on avait prodigué les toniques de toute espèce et les ferrugineux, jusqu'à ce qu'enfin cette dame, ayant éprouvé une chute à la renverse, d'un baudet sur lequel elle était montée tenant son enfant dans ses bras, le choc fut d'autant plus rude, que, voulant garantir l'enfant, elle n'y opposa pour elle-même aucun moyen.

Une céphalalgie violente, surtout à la partie postérieure, mais gagnant les lobes antérieurs du cerveau, se fit sentir, et réveilla plus graves et plus fortement dessinés les prétendus *spasmes*, auxquels on opposa *deux sangsues* aux jambes, *une à chaque pied!!!*

Enfin, le mal faisant des progrès, cette dame se trouva dans un état d'anxiété tel, la dyspnée était si grande et la suffocation si imminente, qu'elle courut le plus grand danger.

La malade s'agitait, ne pouvait rester assise; elle perdait l'équilibre, avait de la disposition à tomber dans tous les sens où l'emportait le poids de sa tête, qu'elle ne pouvait tenir relevée (congestion cérébelleuse).

Il y avait des moments où elle ne voyait plus; d'autres où elle ne voyait que d'un œil, signes d'irritation congestive des tubercules quadrijumeaux.

L'origine des pneumo-gastriques, anciennement irritée, n'avait pu être étrangère à la commotion générale du cerveau, ce qui explique l'extrême difficulté de respirer à laquelle la malade était en proie.

Rassemblant rapidement toutes ces circonstances, je pratiquai une large saignée du bras, que je fis suivre d'une application immédiate de sangsues à l'épigastre; celles-ci donnaient encore, quand je revins, le même jour, à la saignée du bras portée jusqu'à la syncope.

Le surlendemain, une douleur épigastrique vive et de la pesanteur de tête survivant aux premiers accidents, de petits groupes de sangsues se succédèrent, observant toujours l'état des forces. Cependant, la céphalalgie et l'insomnie continuant d'être opiniâtres, et les saignées n'étant plus indiquées, je dus avoir recours à l'emploi de l'électromoteur. Cet instrument, dès la première application sur la région frontale, qui ne dura qu'une heure, produisit un mieux sensible. Le sommeil eut lieu pendant la seconde application; j'avais recommandé de ne pas l'interrompre.

A partir de ce moment, le mieux devint plus prononcé; nous pûmes donner des boissons gommeuses et un peu de lait d'ânesse.

Les lavements émollients apportèrent un notable soulagement, en procurant l'évacuation de matières endurcies, amassées en quantité considérable et depuis long-temps.

Si, comme le médecin ordinaire, j'avais résumé tous les accidents graves rapportés, dans le *mot banal* de *spasme*, espèce d'échappatoire de l'ignorance présomptueuse, que je n'eusse pas interprété physiologiquement les symptômes graves dont j'étais témoin, la malade était perdue.

Il me restait une direction nouvelle à donner au traitement désormais plus rationnel, ainsi qu'au régime alimentaire; c'est ce dont je m'occupais au moment où je traçais ces lignes.

PHLEGMASIES DE LA MOELLE ÉPINIÈRE.

Comme le cerveau, la moelle épinière est formée de substance blanche et de substance grise, l'une destinée au sentiment et au mouvement, l'autre à mettre le sang en rapport avec celle-ci. Elle a aussi des membranes pour la soutenir et fournir à chaque nerf un conduit jusqu'au trou de conjugaison. Elle ne ressemble pourtant pas en tout point au cerveau; elle n'a point d'appareils pour les opérations instinctives et intellectuelles; elle n'opère de troubles dans ces fonctions que pendant ses maladies, pourvu que sa communication avec le cerveau ne soit pas interrompue.

C'est par la voie de la moelle épinière que le cerveau influe sur les mouvements des membres et des muscles respirateurs; elle lui transmet toutes les stimulations des parties où elle envoie des nerfs, mais ne détermine par elle-même ni sentiment ni mouvement.

Il résulte de cette disposition, que, selon la partie de la moelle épinière qui est lésée, on observe des phénomènes pathologiques différents.

La lésion de sa partie supérieure, à l'insertion des pneumo-gastriques, fait cesser instantanément la respiration.

Cette fonction est moins complétement altérée, si la lésion est au point d'origine des nerfs diaphragmatiques, à la région cervicale.

La lésion de la région dorsale supprime le mouvement des intercostaux; mais la respiration peut continuer sous l'influence des diaphragmatiques.

La paralysie des sphincters de la vessie, du rectum et celle des membres inférieurs, sont la suite de la lésion de la région lombaire.

Cependant, selon *Broussais*, pour la paralysie des sphincters, il faut tenir compte de l'action conservée du diaphragme et des muscles abdominaux, qui ont plus d'influence qu'on ne croit sur le mouvement des matières contenues dans les organes creux de l'abdomen et du bassin. Bien que dans l'état naturel ils ne soient qu'auxiliaires, ils peuvent, lors des lésions de la région lombaire, suffire seuls à l'expulsion de ces matières, et l'inverse peut s'observer. Cette région lombaire étant saine et la dorsale lésée, la suspension d'action du diaphragme et des muscles abdominaux, qui en résulte, peut produire la rétention d'urine, la constipation, la difficulté d'accoucher. Il faut donc, dit *Broussais*, accorder à la part d'action des muscles auxiliaires plus d'influence qu'on ne lui en prête ordinairement.

Quant à la paralysie complète du canal digestif dans les lésions de la moelle épinière, qui ne font pas cesser immédiatement la vie, il ne la croit pas possible, attendu que le cervelet, tant qu'il demeure intact, exerce une influence sur ce canal par le pneumo-gastrique.

M. *Ollivier*, après avoir rapporté les opinions des médecins qui ont étudié les fonctions de la moelle épinière, depuis Hippocrate jusqu'aux physiologistes de nos jours, résume ainsi sa discussion : la partie supérieure de la moelle, le bulbe rachidien, est en quelque sorte le foyer de la vie chez les animaux supérieurs et chez l'homme. C'est dans cette portion de l'axe cérébro-spinal que se trouvent concentrées toutes les forces dont l'existence de l'individu dépend directement. Là, en effet, sont réunis les nerfs qui animent le cœur, les poumons, l'estomac, le larynx, ceux qui associent au jeu de ces organes les muscles extérieurs de la respiration. On conçoit qu'une cause désorganisatrice ne peut frapper à la fois tous ces agents sans anéantir aussitôt les sources de la vie ; aussi, la destruction d'aucun autre point du corps ne peut déterminer aussi subitement la mort.

Ici, elle a lieu avec une rapidité effrayante, et l'on ne distingue, dans celui qui succombe, aucune altération des traits ; on n'entend pas un soupir, un mot, un effort qui puisse indiquer la douleur. Il est inutile de répéter ici que, lorsque cet effet a lieu, le point *central*, que nous avons signalé plus haut, est lésé.

Quant à son opinion sur l'altération produite par la lésion des autres régions de la moelle épinière, elle ne diffère pas de celle que nous avons citée plus haut ; ou plutôt c'est elle que *Broussais* adopte et que nous avons rapportée.

Il est un signe remarquable dans les parties paralysées, et qui, depuis la découverte de l'agent de l'innervation, ne peut plus laisser de doutes sur sa cause ; nous voulons parler de l'abaissement de température de ces parties. Dans la myélite chronique, par exemple, avec perte de sentiment et de mouvement, cet abaissement de température est sensible au malade qui se plaint constamment du froid, quoiqu'il ne soit pas appréciable extérieurement. Les nerfs étant les seuls conducteurs de cette flamme de la vie qu'on nomme *fluide électrique*, l'explication que cherchèrent en vain les prédécesseurs de MM. *Fozembas* et *Coudret*, vient tout naturellement compléter l'*étiologie* de ce phénomène. M. *Ollivier* avait insisté sur ce fait, que la *calorification* était particulièrement *liée* à l'intégrité du système nerveux, et, sous ce rapport, n'est pas étranger aux progrès qu'a faits la science physiologique dans ces derniers temps.

La même influence est exercée sur les *fonctions assimilatrices* et les *sécrétions en général*, et se trouve expliquée par les liaisons multipliées de la moelle épinière avec les nerfs de la *vie végétative*, ou le *trisplanchnique*. Ces communications sont telles, que *Legallois* n'a pas hésité à affirmer que ce nerf a ses racines dans la *moelle* ; c'est-à-dire qu'il y puise la cause d'action qui lui est propre; et les observations de *Weber*, en prouvant que le développement du grand-sympathique est toujours en raison directe de celui de la moelle épinière, servent d'appui à cette vérité, justifiée par les résultats qu'ont fournis la pathologie et les expériences sur les animaux vivants. Si les sécrétions ordinaires et la transpiration cutanée sont suspendues dans certains cas de destruction ou de désorganisation du centre nerveux rachidien, et dans d'autres éprouvent seulement quelques modifications, n'est-il pas logique d'attribuer à leur simple irritation celles qu'on observe dans les maladies aiguës des organes digestifs, et même le développement d'accidents plus graves favorisé par une médication tardive ou empirique? Ces rapports des deux systèmes nerveux expliquent aussi les sympathies, d'après M. *Flourens*; c'est, en effet, la raison la plus satisfaisante qu'on puisse donner de ce phénomène et des métastases : il ne s'agit point ici de ces hypothèses qui se sont succédées tour-à-tour, et dont la durée éphémère attestait le peu de solidité, mais bien d'un fait incontestable.

Si on ne peut se refuser d'admettre que la désorganisation dont on a pu suivre la marche doit être attribuée à l'inflammation, n'est-il pas aussi logique d'imputer, à l'action du principe irritant sur la moelle épinière, le développement des productions morbides trouvées dans l'épaisseur de sa substance ou dans ses membranes, productions que, depuis *Laënnec* surtout, on a appelées *tissus sans analogues*, *fungus*, tumeurs *encéphaloïdes*, tubercules, etc.? Je n'en excepte pas même les *hydatides* ou *acéphalocystes*. En effet, qui de nous peut assigner à la nature des bornes dans sa puissance de formation ou de transformation? Si le plus communément, l'action plus ou moins instantanée du principe électrique sur nos parties produit des altérations, des dégénérescences variées, ce principe de vie ne peut-il pas donner à la matière animale des formes diverses, et l'animer pour créer les *hydatides*, les ténia, les lombrics, les *ascarides* vermiculaires, etc., dont la présence, moins dangereuse dans le tube digestif, devient une cause de mort dans le cerveau, la moelle épinière et tous les organes sans issue?

Que deviennent alors les raisonnements des anatomo-pathologistes sur les causes des épilepsies, des convulsions en général, aiguës ou chroniques, continues ou intermittentes? L'*irritation*, depuis sa nuance la plus légère jusqu'aux altérations les plus profondes qu'elle aura produites par sa persistance, n'explique-t-elle pas tous ces phénomènes variés, mais dépendants d'une même cause, dont, suivant le langage de *Broussais*, on a fait autant d'entités?

Ces considérations physiologiques, comme vous le voyez, doivent être d'une grande importance, non-seulement sous le rapport des *causes*, mais encore du pronostic et du traitement des maladies de la moelle épinière.

Plaies et contusions.

Les signes qui expriment la gravité plus ou moins considérable des plaies ou des contusions de la moelle épinière, sont toujours relatifs à la nature de la cause vulnérante, à la profondeur et à l'étendue de la lésion. En général, l'abolition de la sensibilité et du mouvement, dans les parties situées au-dessous de celles-ci, est le premier signe observé; quelquefois l'anéantissement de ces deux propriétés n'existe d'abord que dans l'un des deux membres, et s'étend graduellement à l'autre, ou bien reste borné à un seul côté. Dans quelques cas rares, dit M. *Ollivier*, il peut exister des mouvements volontaires. La paralysie peut aussi présenter quelques modifications, suivant que les faisceaux antérieurs ou postérieurs ont été plus ou moins lésés, ainsi que ceux de la substance grise centrale. De là, disparition complète ou incomplète du sentiment seul, ou bien du mouvement, ou des deux à la fois. Enfin, quand la paralysie n'occupe qu'un côté du corps, qu'un membre, et qu'elle dépend d'une lésion de la moelle, elle existe ordinairement du même côté que cette lésion.

Si le corps vulnérant est resté enfoncé dans la moelle, l'irritation incessante qui en résulte produit des convulsions plus ou moins étendues; c'est aussi ce qu'on observe quand une esquille est repoussée dans le canal vertébral, à la suite d'une fracture du rachis. Cependant, on a vu ces accidents cesser malgré l'existence d'un corps étranger dans la moelle.

La paralysie de la vessie existe toujours, et se manifeste d'abord par la rétention d'urine, à laquelle succède l'incontinence, qui a lieu par regorgement. *Desault* pourtant rapporte un fait où les fonctions de cet organe n'étaient nullement dérangées, ce qui est très-rare.

L'écoulement involontaire de l'urine peut ne dépendre que de la paralysie du col de la vessie, et, dans ce cas, elle succéderait à celle du corps de l'organe ; c'était l'opinion de *Gallien*, de *Sœmering*, confirmée par la 18e observation de M. *Ollivier*, qui trouva la vessie entièrement contractée, n'offrant aucune espèce d'altération : cependant, il avait existé une incontinence d'urine. Cet effet, observe M. *Ollivier*, résulta-t-il de l'inflammation qui survint, dans les derniers temps, dans le renflement des nerfs lombaires, ou admettrait-t-on, avec M. *Bellingeri*, que ce phénomène eut lieu parce que les cordons rachidiens antérieurs étaient altérés ?

La paralysie du rectum n'existe pas toujours ; la constipation peut aussi persister jusqu'à la mort. M. *Ollivier* pense que, dans quelques cas, la rétention des matières fécales est due à la paralysie d'une partie du tube intestinal, par exemple lorsqu'il y a eu violente commotion du tronc. D'autres fois, au contraire, les déjections involontaires surviennent immédiatement après l'accident. Cependant, le plus souvent, c'est lorsque le malade survit un peu long-temps à la blessure, que l'on voit, dans les dernières semaines, les évacuations alvines involontaires et continuelles succéder à la constipation opiniâtre qui avait existé jusque-là.

En général, les facultés intellectuelles ne sont pas troublées ; seulement, il peut exister une perte momentanée de connaissance, s'il y a eu commotion du cerveau. L'état du pouls varie suivant les diverses complications qui accompagnent la lésion. Dans les cas ordinaires, le pouls est régulier, sans fréquence ou ralentissement notable.

Si la blessure est à la région cervicale, parole difficile ou impossible ; le malade ne peut parler que lorsque la lésion est située un peu inférieurement; la déglutition difficile, parfois impossible. La respiration est constamment altérée, et d'autant plus gênée que la blessure ou la compression de la moelle existe plus haut. Nous avons déjà dit que, vis-à-vis de l'articulation *atloïdo-occipitale*, la lésion est subitement mortelle, point correspondant à l'insertion du *pneumo-gastrique*, dont nous avons déterminé la position. Un peu au-dessous, vous avez vu par quelle puissance la respiration s'opère encore.

Quand la lésion est supérieure à la cinquième et à la sixième vertèbres cervicales, paralysie complète des membres supérieurs.

Un phénomène très-remarquable, et qu'on observe fréquemment dans ces lésions de la moelle, c'est l'érection du pénis. Ce fait, constaté depuis long-temps par *Dupuytren*, s'est présenté dans la plupart des cas rapportés par M. *Ollivier*, ce qui démontrerait que le cervelet n'est pas le seul organe dont l'altération détermine un pareil symptôme, ou qu'il existe entre lui et la moelle une connexion telle, que l'un ne peut être lésé sans que l'autre y participe.

S'il y a lésion vers la première vertèbre dorsale, les membres supérieurs peuvent encore être affectés de paralysie incomplète du sentiment et du mouvement, ou des deux à la fois. Mais, lorsque son siége est vis-à-vis la deuxième dorsale, la sensibilité et les mouvements ne sont nullement altérés.

Plus la lésion se rapproche de la partie inférieure de la région dorsale, moins la dyspnée est grande. L'érection du pénis est moins fréquente que dans les lésions de la portion cervicale.

Les symptômes sont à-peu-près les mêmes quand la lésion existe dans la région lombaire. *Dupuytren* a remarqué que, dans ce cas, les sondes fixées dans la vessie se recouvrent plus souvent et plus promptement d'incrustations salines. C'est alors aussi qu'on voit se former rapidement des escarres à la région du sacrum, escarres dont la chute est bientôt suivie d'accidents généraux qui augmentent d'intensité jusqu'à la mort.

Pronostic.

Toutes les lésions de la moelle, qui consistent dans une destruction brusque et complète de cet organe, sont constamment mortelles, et la cause de cette triste vérité est facile à saisir. D'un autre côté, on peut conclure, des faits rapportés par M. *Ollivier*, que les piqûres, ou les plaies superficielles de la moelle, sans complication grave, sont susceptibles de guérison. La 17e observation de cet auteur offre même un exemple bien remarquable, que les compressions brusques et permanentes, assez fortes pour déterminer une paralysie générale, peuvent avoir aussi une heureuse issue. Cependant, comme l'observation que nous citons est la seule que l'on connaisse, on doit toujours considérer les plaies contuses et les compressions brusques de la portion cervicale de la moelle, comme des blessures à la suite desquelles le blessé succombe le plus souvent.

Quant aux plaies d'armes à feu, elles causent la mort constamment et rapidement, quelle que soit la hauteur à laquelle elles soient faites.

Les observations de *Félix Plater*, de *Bohn*, et une de *Schenck*, prouveraient qu'il y a pourtant quelques exceptions ; le blessé dont parle *Schenck* ne mourut que le quinzième jour. *Job Meckren* a vu un blessé survivre quatorze semaines à un coup de feu qui brisa la troisième et la quatrième vertèbres lombaires ; la balle comprimait, plus haut, la moitié gauche de la moelle épinière : cette observation est citée par *Morgagni*.

Je n'ai pas besoin d'ajouter que les lésions du bulbe rachidien, vis-à-vis la première et la deuxième vertèbres cervicales, sont instantanément mortelles.

Les lésions de la moelle épinière, produites par les fractures ou les luxations des vertèbres, sont presque constamment mortelles ; cependant, *Casper* cite des exemples de guérison après de semblables accidents. Mais, comme le fait judicieusement observer M. *Ollivier*, il reste à prouver que les symptômes observés dans ces différents cas aient été causés par la contusion ou la compression de la moelle :

souvent, dit l'auteur français dont nous analysons les opinions, rien n'a démontré qu'il existât une luxation véritable des vertèbres, et, plus d'une fois, on a pris l'écartement assez grand qu'il y a entre les lames des vertèbres cervicales supérieures, pour un déplacement qui n'existait réellement pas. En outre, on a quelquefois rapporté au centre nerveux rachidien des accidents qui résultaient d'une commotion cérébrale. Quoi qu'il en soit, poursuit M. *Ollivier*, on peut admettre, avec *Casper*, que les déplacements des vertèbres dorsales ou lombaires, sans complication fâcheuse, ne sont pas absolument mortelles.

Traitement.

La première indication à remplir est d'extraire le corps vulnérant, ou des fragments d'os restés enfoncés dans la plaie, s'ils irritent superficiellement la moelle. Il nous semble que lors même que l'instrument vulnérant pénètre plus ou moins avant dans la moelle, la même conduite doit être tenue, et le plus promptement possible; car la présence de ce corps dans un semblable organe n'est pas compatible avec la vie : le moins qu'on ait à craindre est une méningite rachidienne, ou une myélite, et l'extension de la phlegmasie au cerveau.

Les exemples de corps étrangers ayant séjourné, même plusieurs années, à la partie postérieure du tronc, ne prouvent rien contre ce principe, et la seule conclusion qu'on en puisse tirer, c'est que ces corps ne pénétraient point jusqu'à la moelle épinière.

Quand la contusion ou la compression brusque de la moelle est produite par l'enfoncement des lames d'une ou plusieurs vertèbres, la première indication serait de les relever; mais, si l'on a des exemples de succès après la trépanation du crâne, les annales de l'art n'en contiennent aucun à la suite de celle du rachis. Deux chirurgiens anglais, MM. *Cline* et *Tyrel*, l'ont pratiquée : le malade du premier mourut le deuxième jour, celui du second survécut quinze jours, après avoir ressenti tous les symptômes d'une entéropéritonite très-intense. La moelle ne fut pas inspectée, parce qu'on destinait cette pièce pathologique au cabinet anatomique.

Pour que ces deux observations soient concluantes, il manque le traitement général employé ; on ignore si les saignées ont été portées assez loin pour s'opposer au progrès de l'inflammation consécutive, surtout chez le second malade, qui avait donné beaucoup d'espérance au commencement.

Quoi qu'il en soit, dans les cas de cette espèce, il est toujours urgent de tirer beaucoup de sang, proportionnant toutefois cette évacuation, répétée coup sur coup, aux forces du malade et à la gravité des accidents actuels.

Les applications d'eau froide sur le lieu de la contusion au moyen de compresses souvent renouvelées, et un repos absolu, la diète, des boissons délayantes, des lavements, tels sont les moyens secondaires auxquels on doit se borner. Une sonde doit être passée dans la vessie, à demeure et souvent renouvelée, pour éviter les incrustations salines, qui rendent son séjour douloureux et s'opposent à sa sortie facile.

DE LA COMPRESSION LENTE DE LA MOELLE ÉPINIÈRE.

Les causes les plus fréquentes de la compression lente de la moelle épinière, sont les altérations du rachis, altérations que les auteurs qui se sont succédés ont attribuées, sans examen plus approfondi, à de prétendus vices *scrofuleux, rachitique, syphilitique*, dont il est impossible de déterminer la nature, et dont l'effet, en définitive, est une phlegmasie chronique ou lente du tissu osseux, qui modifie celui-ci, y produit la carie, quelquefois un simple gonflement ou exostose. On conçoit que la perte de substance d'une partie du corps d'une ou de plusieurs vertèbres, dont la courbure de l'épine est le résultat nécessaire ; que l'exostose du canal rachidien dans une étendue plus ou moins considérable, ont pour effet la compression de la moelle épinière ; mais, comme cette action est lente, les symptômes qui l'expriment n'ont pas la marche rapide et promptement mortelle de la compression brusque que nous venons d'étudier, ainsi que nous le verrons mieux par l'exposition des signes qui caractérisent cette affection.

La compression mécanique lente peut aussi devenir, à la longue, la cause d'une inflammation chronique des méninges et de la moelle elle-même, de leur ramollissement, ou d'un épanchement de sérosité, comme on en trouve des exemples dans les ouvrages des anatomo-pathologistes.

Cependant, des observations bien faites tendraient à prouver, selon l'opinion de M. *Ollivier* et celles de beaucoup d'écrivains dont il invoque l'autorité, que le *rachitis* n'est pas une maladie essentielle, mais coïncide toujours avec l'état inflammatoire d'un autre organe. Or, si l'on analyse les symptômes du *rachitis vertébral*, on voit qu'il existe *le plus souvent* des phénomènes dus à l'irritation du système nerveux, en même temps que ceux dépendant de l'altération des os. On rencontre quelquefois une myélite chronique; dans d'autres cas, le tissu nerveux est endurci. M. *Bellingeri* pense aussi que l'altération du tissu osseux n'est que secondaire et dépend d'une autre maladie.

Cependant, les compressions lentes de la moelle épinière, à la suite de la carie des vertèbres, ne sont pas rares, et, dans ce cas, la compression de la moelle ne commence que lorsque la gibbosité est très-marquée, et elle augmente à mesure que cette dernière se prononce davantage. Pourtant, dit M. *Ollivier*, il peut exister une saillie très-prononcée d'une ou plusieurs vertèbres, sans que la moelle soit comprimée; mais alors la difformité extérieure consiste dans un gonflement ou toute autre altération des lames et de l'apophyse épineuse de la vertèbre, sans chevauchement de son corps sur celui de la vertèbre voisine, de sorte que le canal vertébral conserve ses dimensions naturelles.

Cet auteur a observé un fait semblable à l'hôpital militaire du Val-de-Grâce, à Paris ; la sensibilité et le mouvement du tronc et des membres étaient intacts.

Quelquefois, un mouvement brusque du malade détermine un déplacement subit des os cariés, qui produit alors tous les effets de la compression rapide, sans qu'on ait observé jusque-là de lésion dans le sentiment et le mouvement ; j'ai eu l'occasion, il y a quelques années, d'observer un cas semblable. Le plus souvent, cependant, le malade éprouvait auparavant de la douleur et de l'engourdissement dans les membres, avec une gêne plus ou moins considérable dans les mouvements.

Lorsque l'altération a son siége dans les articulations des vertèbres cervicales, cette luxation subite peut occasionner instantanément la mort, comme dans le cas de luxation primitive. M. *Ollivier* rapporte plusieurs observations à l'appui de cette assertion, qui, d'ailleurs, trouve son explication dans l'accident lui-même.

Le développement d'une tumeur anévrysmale, qui a usé une ou plusieurs vertèbres, peut donner lieu à la compression de la moelle ; cependant, cette compression étant moins résistante, moins dure, et la présence de la moelle épinière, sa consistance moins ferme que celle d'une courbure osseuse, si elle n'a pas été la suite de cette disposition de manière à produire une forte compression, les signes de celle-ci peuvent manquer ; M. *Ollivier* cite plusieurs cas de cette espèce.

Signes diagnostics.

Pott, qui a traité spécialement des déviations chroniques de l'épine, ou gibbosités, raison pour laquelle on a assigné à cette maladie le nom, admis par beaucoup de pathologistes, de *mal vertébral de Pott*, établit une différence entre la paralysie proprement dite, et celle qui résulte de la compression lente dont nous parlons.

Dans la véritable paralysie, dit l'auteur anglais, et sans courbure de l'épine à laquelle on puisse l'attribuer, les muscles des membres affectés sont mous, flasques, non contractiles ; ils peuvent être placés dans toutes les positions possibles. Si on les élève en l'air et qu'ils tombent, il n'est pas au pouvoir du malade d'en empêcher, ni même d'en retarder la chute ; les articulations sont parfaitement mobiles en toutes directions. Si l'affection existe aux membres inférieurs, les articulations de la hanche, du genou, du coude-pied, n'ont ni raideur, ni tension; elles permettent au membre d'être dirigé en tout sens.

Dans le cas, au contraire, de compression lente de la moelle épinière, les muscles sont, à la vérité, amoindris, mais ils sont raides, ou toujours au moins dans un état de demi-contraction; les genoux, le coude-pied offrent une certaine résistance qu'il est difficile de surmonter; et, si alors les jambes du malade sont tenues droites et étendues, il faut une force considérable pour fléchir les genoux; ou bien, par l'action des muscles qui conservent de la sensibilité et du mouvement, elles sont tirées en travers l'une et l'autre, de telle sorte qu'il en faut autant pour les séparer.

Quelquefois la raideur de l'articulation du coude-pied, jointe à la contraction des gastrocnémiens, fait que les orteils se dirigent en bas, de sorte que le malade ne peut porter son pied à plat par terre, ce qui, selon *Pott*, forme un des caractères les plus distinctifs de cette maladie.

Cette différence, sur laquelle insiste *Pott*, dépend bien évidemment de ce que la paralysie dont il parle est la suite, ordinairement, d'une attaque d'apoplexie, qui a détruit toute sensibilité dans un des points de la masse cérébrale ou vers la protubérance annulaire, tandis que, dans la pression lente par courbure de l'épine, le sentiment ne diminue que graduellement, ce qui est toujours précédé de douleurs plus ou moins caractéristiques de la gêne qu'éprouve la moelle; mais, si celle-ci est détruite par les progrès de la maladie, on observe les mêmes signes au-dessous de l'endroit lésé et dans les parties qui en reçoivent leurs nerfs. On voit donc que cette différence est subordonnée à la cause qui produit ce signe et à sa manière d'agir.

La plupart de ceux qui en sont affectés sont des enfants ou des jeunes gens, quoique les adultes n'en soient pas exempts. *Pott* ne l'a jamais vue au-delà de quarante ans, et *Barynton* ne l'a observée que trois fois chez des sujets qui approchassent de cet âge.

C'est en interrogeant les adultes qui ont été affectés de courbure de l'épine, que *Pott* a pu rassembler les signes qui font reconnaître cette maladie, et leur assigner l'ordre dans lequel ils s'offrent à l'observation. Un adulte, dit-il, qui ne se rappelle d'avoir éprouvé aucune violence extérieure, rapporte toujours que la première chose qu'il ait ressentie est de la faiblesse dans la colonne vertébrale, accompagnée de ce qu'il appelle une douleur sourde, pesante, et une lassitude qui rend le moindre exercice fatigant; signes bientôt suivis d'un sentiment de froid dans les jambes, qui n'est pas en rapport avec la température environnante, et d'une diminution progressive de sensibilité. Un peu plus tard, les jambes ont fréquemment éprouvé des convulsions et des contractions involontaires, surtout pendant la nuit. Bientôt après, il devient incapable de marcher, il perd en grande partie la faculté de retenir ou d'expulser les *feces* et les urines; le pénis devient incapable d'érection. Il éprouve de graves dérangements dans les fonctions digestives et respiratoires, se plaint constamment de douleur et de serrement d'estomac (ce qui fait présumer la lésion de l'origine du pneumo-gastrique).

Il est des cas, dit *Brodie*, où les symptômes qui précèdent la courbure de l'épine sont si légers, qu'avant d'avoir reconnu celle-ci on ne l'avait pas soupçonnée.

Dans cette maladie, la déviation de l'épine a ordinairement une forme particulière qui ne peut résulter que de la destruction du corps d'une ou de deux vertèbres. Elle se courbe en avant de manière à former un angle en arrière; et, quoique la destruction soit toujours semblable, la courbure est moins évidente dans certaines parties que dans d'autres, ce qui est subordonné à la longueur des apophyses épineuses des diverses régions de la colonne vertébrale.

Il y a donc une grande différence entre l'état de ces malades et celui des sujets dont la faiblesse des muscles qui redressent l'épine, permet à celle-ci d'affecter des courbures arrondies, graduelles, jamais anguleuses, le plus souvent latérales, et dont la cause est bien évidemment dans l'absence d'innervation suffisante des parties charnues. Cette cause de faiblesse musculaire, qui n'a rien de commun avec l'affection des os, et qui n'est là que pour leur imprimer une direction vicieuse, a sa source à l'origine des nerfs qui portent la vie à ces muscles. Une congestion, une inflammation, une sub-inflammation de la pulpe cérébrale, a dû produire cette paralysie incomplète et quelquefois complète, comme j'en ai vu plusieurs exemples. C'est, pour le dire en passant, dans ce cas de faiblesse musculaire, quand elle n'est pas portée trop loin, et jusqu'à la paralysie, qu'on a vu réussir l'action des lits mécaniques, des longues béquilles qui suspendent le poids de tout le corps, de manière à forcer la colonne à se redresser par cette traction douce et continue; c'est, dis-je, dans ce cas seulement qu'on a vu réussir les moyens mécaniques unis à un régime convenable et à des soins d'hygiène appropriés.

La carie des vertèbres, quand elle a été la suite de la maladie que nous venons de décrire, donne lieu à la formation d'abcès qui ordinairement viennent saillir à la région inguinale, quelquefois aux lombes ou plus haut.

Traitement.

Nécessairement, pour qu'il se forme de la suppuration aux dépens du corps des vertèbres et de leurs lames détruites, il faut qu'il y ait un travail inflammatoire ou sub-inflammatoire pendant le développement de tous les signes rapportés. Dès que le médecin est consulté, pour de jeunes sujets surtout, il ne doit donc négliger aucune circonstance; et, quand bien même la courbure de l'épine d'avant en arrière ne serait pas encore apparente, il doit la craindre et combattre la douleur, quelque supportable qu'elle paraisse. Les saignées locales sont le meilleur moyen auquel on puisse avoir recours au commencement; elles doivent même être répétées suivant l'opiniâtreté de la douleur et des autres signes généraux qui peuvent survenir. Ce n'est qu'après avoir rempli cette première indication, qu'on emploie avec avantage les cautères, dont on entretient la suppuration aussi long-temps qu'on le juge nécessaire. Quand la courbure est opérée, on a la certitude qu'il y a déjà perte de substance d'une ou plusieurs vertèbres; le temps des saignées locales est passé, il faut s'en tenir aux exutoires. On conseille ordinairement de pratiquer quatre cautères autour de la saillie osseuse, ou dans le lieu où elle semble disposée à s'opérer. Le traitement intérieur et le régime doivent être réglés d'après l'état général de la santé du malade.

Un repos absolu est de rigueur, ce qui établit, comme on le voit, une grande différence entre cette affection et la courbure de l'épine par faiblesse musculaire, qui réclame l'exercice, des frictions sèches, une alimentation tonique et succulente; tous moyens contr'indiqués par l'état des voies digestives dans le premier cas.

En résumant ce que nous avons exposé avec assez de détail sur la pression lente de la moelle épinière, on doit être convaincu que les désordres qui précèdent la mort dépendent, bien évidemment et en définitive, de la lésion de cette moelle due à la courbure de la colonne à l'endroit où les vertèbres sont devenues malades. Le mal de *Pott* n'est donc qu'une des causes qui conduisent à ces graves résultats. Il faut cependant faire la part d'influence qu'exerce la résorption de la suppuration; elle suffirait seule pour donner lieu à une issue funeste, mais qui se ferait attendre plus longtemps, ainsi que cela s'observe dans l'affection de l'articulation coxo-fémorale, terminée par l'altération de la cavité cotyloïde, de la tête du fémur, du ligament rond, et la destruction de toutes ces parties, qui, lors de l'état de gonflement du fibro-cartilage de l'articulation, a chassé le fémur de sa place et donné lieu à ce qu'on appelle la luxation spontanée. Nous traiterons ailleurs de cette dernière affection, facile à guérir quand elle reconnaît pour origine une contusion de l'articulation par une chute violente sur les genoux, par exemple, mais présentant les mêmes dangers que le mal vertébral de *Pott*, lorsqu'elle survient spontanément à un sujet d'un tempérament lymphatique, offrant à l'observation tous les caractères que les pathologistes sont convenus d'accorder à la disposition dite *scrofuleuse*.

DE LA COMMOTION DE LA MOELLE ÉPINIÈRE.

Causes.

Elle peut être la suite d'une chute sur le dos, sur les fesses, sur les pieds, ou d'un coup porté sur un point de l'étendue du rachis. L'ébranlement subit qui en résulte dans la moelle épinière, est d'autant plus considérable que l'action de cette cause a été plus violente.

Signes diagnostics.

Les signes qui suivent cet accident sont à-peu-près les mêmes que ceux que nous avons décrits en parlant des plaies et compressions brusques de cet organe. La paralysie plus ou moins complète du sentiment et du mouvement, ou des deux à la fois, l'excrétion involontaire, ou la rétention des matières fécales et de l'urine, sont les symptômes les plus ordinaires. D'après les observations de *Stoll* et *Bellingeri*, des convulsions, le tétanos, le hoquet, peuvent se joindre aux signes précédents.

Quelquefois, la paralysie, bornée aux membres inférieurs, remonte insensiblement et détermine la mort lorsque l'état du malade commence à donner l'espoir d'une guérison. Quand la commotion, au contraire, a été beaucoup moins forte, les accidents diminuent graduellement, la sensibilité et le mouvement reparaissent peu à peu; tantôt la sensibilité seule d'abord, puis les fonctions nerveuse et musculaire reviennent ainsi à leur intégrité première. Cependant, l'excrétion des *feces* et de l'urine peut rester involontaire. On peut observer aussi un abaissement dans la température des parties paralysées, ainsi que la cessation de toute transpiration. Je dois arrêter un moment votre attention sur cette diminution de température, qui est le signe le plus certain de la lésion profonde du cordon nerveux rachidien ou de sa compression; car l'électricité, source unique de la chaleur animale, n'étant plus transmise, soit qu'il y ait altération de la moelle, soit qu'elle éprouve une forte compression, ce signe exprime toujours que là est le désordre, et devient une indication précieuse tant pour le pronostic que pour le traitement. L'absence de toute érection est aussi un signe important, il annonce que la totalité de la moelle épinière participe à la lésion. Nous avons vu que, quand elle était partielle ou qu'une portion n'était qu'irritée, tandis que le reste était le siége d'une désorganisation, l'érection était un signe assez ordinaire. Toutes ces nuances, dans le diagnostic, trouvent une explication naturelle depuis que l'on connaît la cause de la *chaleur* et de la sensibilité, de la *vie* en un mot.

On doit s'assurer, après une inspection scrupuleuse de la partie postérieure du dos, s'il n'y a pas fracture d'une ou plusieurs vertèbres, afin de ne pas attribuer à la commotion simple ce qui pourrait dépendre de la compression occasionnée par la fracture d'une ou plusieurs vertèbres (d'où compression).

Autopsies cadavériques.

Tantôt on trouve un épanchement de sang plus ou moins fluide et abondant entre le canal osseux, formé par les vertèbres, et la dure-mère rachidienne; quelquefois le sang est infiltré dans le tissu cellulaire lâche qui recouvre cette membrane, et il forme des plaques plus ou moins épaisses et nombreuses. Lorsque la commotion résulte d'un coup porté sur la colonne vertébrale, il peut n'y avoir qu'une seule masse de sang coagulé qui déprime la dure-mère dans la partie correspondante à l'endroit qui a été frappé; cependant, ne serait-on pas autorisé à supposer qu'une commotion peut être mortelle sans traces cadavériques appréciables après la mort? je le pense. Tantôt la pie-mère de la moelle est rompue dans un ou plusieurs points, quelquefois la dure-mère l'est aussi, et par conséquent l'arachnoïde. Alors la substance de la moelle fait hernie par l'ouverture accidentelle de ses enveloppes, et forme des plaques arrondies et ovales plus ou moins épaisses qui semblent appliquées à leur surface. Il peut même arriver que les trois membranes se rompent en même temps dans la même direction et dans le même point de leur étendue; alors la portion de substance nerveuse, qui sort par la rupture de la pie-mère, franchit en même temps celle de l'arachnoïde et de la dure-mère, et s'étale à la face externe de cette dernière. On trouve aussi des épanchements de sang dans la cavité des méninges et à l'extérieur de ces membranes, lorsque la commotion a donné lieu à la rupture de quelques vaisseaux. Enfin, quand la moelle a été altérée dans sa substance, elle est ordinairement plus molle, sans aucune autre désorganisation apparente : mais, si le malade a vécu pendant quelque temps, la portion ramollie devient plus fluide, altération produite par l'inflammation qui résulte de la compression; sa couleur est d'un gris jaunâtre, les deux substances de la moelle n'y sont plus distinctes. Je crois que la commotion seule peut produire tous ces phénomènes cadavériques, sans qu'il soit besoin d'invoquer comme cause la compression : on voit quelquefois aussi des capillaires injectés qui la traversent. Les vaisseaux qui rampent à la surface de la pie-mère, dans le point correspondant, sont plus remplis de sang.

Pronostic.

La commotion de la moelle épinière n'est pas aussi constamment suivie de la mort que la compression; on a des exemples assez nombreux de guérison complète, dans des cas où la chute qui avait causé la commotion avait eu lieu d'un endroit très-élevé, tandis qu'on a vu, au contraire, la mort en être la suite, dans des circonstances où l'individu était tombé seulement de sa hauteur sur le derrière. J'ai plusieurs fois observé ces différences, dont la cause réside dans le degré du désordre opéré par la chute, degré qu'il est impossible de déterminer; ce qui rendra toujours le pronostic de ces accidents fort obscur. En effet, les ouvertures de cadavres ont quelquefois décélé des désordres considérables à la suite de cas, dont la marche, après les premiers soins, avait laissé quelque espérance de guérison. On peut donc dire qu'en général la commotion de la moelle épinière est souvent mortelle, mais que pourtant le petit nombre de succès heureux cités par les auteurs, autorise à ne pas toujours désespérer du salut des malades. Il arrive même quelquefois que la paralysie incomplète des membres persiste, le malade continuant de vivre.

Traitement.

Les saignées répétées, et d'autant plus rapprochées que le malade est robuste, auxquelles on fait succéder les saignées locales, au moyen de sangsues ou de ventouses scarifiées, telle est la principale médication qu'on doit mettre en usage. Les liniments irritants, les ventouses sèches, les rubéfiants, ne peuvent, à mon avis, remplacer dans aucun cas les saignées.

On ne doit y recourir que si, après avoir suffisamment évacué de sang, les accidents continuent. S'il y a rétention d'urine, il faut sonder le malade, et, s'il existe de la constipation, on administre qnelques lavements légèrement purgatifs. La diète doit être absolue; on ne permettra que des boissons délayantes. Cest dans les cas de cette espèce qu'on pourrait tenter l'emploi de la noix vomique, mais on n'a pas d'exemple qu'elle ait, dans l'affection qui nous occupe, produit la moindre amélioration. Cependant, on devrait l'essayer, si l'on pouvait supposer que la paralysie n'est pas la suite d'un ramollissement consécutif de la moelle, mais seulement quand la santé du malade paraît bonne.

DES CONGESTIONS SANGUINES ET ÉPANCHEMENTS RACHIDIENS.

Parmi les causes de paralysie incomplètes ou complètes, sans lésion des facultés intellectuelles, M. *Ollivier* place les congestions sanguines et épanchements rachidiens; mais il admet aussi la lenteur de la circulation veineuse rachidienne, chez les vieillards surtout, et même chez de jeunes sujets où l'inspection cadavérique n'a nullement démontré cette congestion. Il prétend qu'alors l'état cadavérique l'avait fait disparaître, et fonde la raison de sa préexistence sur l'analogie des symptômes avec ceux observés chez d'autres, où ces congestions ou épanchements ont été rencontrés. Cette comparaison est loin d'être concluante.

En effet, de ce que le tissu de la moelle épinière, ou ses membranes, ne sont pas profondément altérés, et que l'anatomie pathologique n'y découvre pas de ces grands désordres qui frappent les sens, ne peut-on concevoir que son irritation, quelque légère qu'on en suppose la nuance, a dû précéder la congestion, surtout chez les jeunes sujets dont il rapporte les observations? Quant aux vieillards chez lesquels on trouve les vaisseaux de la pie-mère dilatés et comme variqueux, est-il bien prouvé que cette cause suffise pour produire l'engourdissement et la paralysie, même incomplète, en comprimant la moelle? Cela est fort douteux.

Quoiqu'il en soit, dès qu'aucun signe n'exprime la congestion ou l'inflammation cérébrale, il est naturel d'en conclure que la lésion, quelle qu'elle soit, est bornée à une région de la moelle épinière.

Le pronostic est ordinairement moins grave que dans le cas de lésion du cerveau, et le traitement doit être le même. C'est aussi la conclusion que tire M. *Ollivier* de toutes les observations qu'il rapporte.

Or, ici, les saignées, tant générales que locales, occupent le premier rang parmi les moyens appropriés; les frictions, les liniments, etc., et le régime dont nous avons déjà parlé, trouvent ici leur application.

DE LA MÉNINGITE RACHIDIENNE.

M. *Ollivier*, lorsqu'il écrivit son livre, d'ailleurs très-remarquable par la bonne foi dont il est empreint et le vif intérêt que font naître les observations nombreuses qu'il contient, a obéi à l'impulsion de l'époque, et, à force de vouloir localiser, a été conduit à une espèce de confusion que tous ses efforts n'ont pu lui faire éviter. Il dit pourtant qu'il est rare de trouver l'inflammation des enveloppes de la moelle bornée à la seule étendue du canal rachidien; le plus souvent, on voit en même temps les membranes du cerveau plus ou moins enflammées, il aurait pu ajouter *toujours*, et que la moelle elle-même était aussi le siége d'une irritation plus ou moins considérable, exprimée par des mouvements convulsifs.

La méningite rachidienne, et la myélite elle-même, ne se présentent peut-être jamais isolées de toute complication cérébrale. Presque toujours elles existent ensemble, et l'une et l'autre sont une extension de l'*encéphalite*, quand elles sont primitives.

Ce que nous dirions ici ne serait donc qu'une répétition de ce qui précède, sur les lésions traumatiques de ces organes; et d'ailleurs, symptômes, pronostic, indications curatives, sont les mêmes.

Quant aux traces nécroscopiques, si elles offrent à l'observation des nuances diverses, elles dépendent bien évidemment de la manière dont la maladie a été attaquée à son début; condition qui, comme dans toutes les maladies aiguës, a une influence absolue sur la profondeur et l'étendue des traces cadavériques; et, parmi les observations citées par notre auteur, il n'en est pas une seule qui, soumise à une analyse sévère, soit exempte de complication encéphalique ou d'irritation de la moelle épinière elle-même. Comment expliquer un des symptômes qu'il donne comme *pathognomonique*, la contraction générale des muscles de la partie postérieure du tronc, véritable *opisthotonos*, sans admettre au moins l'irritation morbide de la moelle, que ses rapports avec les méninges rachidiennes expliquent d'une manière satisfaisante? Nous n'admettons donc pas, avec ce savant médecin, que ce symptôme soit l'expression positive de la phlegmasie de la pie-mère de la moelle seulement, ou du tissu cellulaire qui est à sa surface.

Cette contraction tétanique se manifeste surtout lorsqu'on veut imprimer quelque mouvement aux malades; il arrive même qu'elle n'existe pas quand le corps est dans un état de repos complet. Cette remarque de M. *Ollivier* vient fortifier la mienne; car ce ne sont pas le tissu cellulaire ni les membranes qui portent la sensibilité aux muscles dorsaux et lombaires, il faut bien que la matière nerveuse qui anime ceux-ci soit le siége principal de ces convulsions. Si l'arachnoïde méningienne était enflammée, il existerait une douleur aiguë très-vive, si l'on a égard à l'analogie des signes de l'inflammation des membranes séreuses en général, *phénomène* que nous avons signalé ailleurs, en parlant de la coïncidence inflammatoire de ces membranes. Dans ces phlegmasies, le sang est toujours *couenneux*; la seule saignée qui ait été faite, à l'un des malades cités, n'offrait point ce caractère. On n'avait point observé les douleurs aiguës propres aux *arachnitis*; ce serait donc dans la pie-mère qu'aurait commencé l'inflammation. Les quatre ventricules étaient le siége d'un épanchement considérable, qui devait au moins comprimer le cerveau. N'y avait-il pas assez de motifs pour comprendre l'étiologie des convulsions, soit que *l'excitation cérébro-spinale* ait été seulement due à la compression exercée par le liquide, ou à la transmission de l'irritation méningienne à la pulpe cérébro-spinale.

Les autopsies cadavériques, que rapporte M. *Ollivier*, auraient pu être plus favorables à son système, si les malades qui en font le sujet eussent été autrement traités ; mais un seul a été saigné, et, excepté quelques sangsues placées à des intervalles trop longs et en trop petit nombre, pour les autres malades, on a insisté sur les excitants les plus violents, tels que l'émétique, les purgatifs, la strichnine, etc. Est-il étonnant que la maladie ait pris la physionomie convulsive, qu'eût pu faire éviter un traitement plus rationnel? Il était impossible, la méningite eût-elle apparu dans son état de plus grande simplicité, qu'elle conservât cette physionomie. Aussi, on peut affirmer que nous n'avons réellement pas une sbservation de méningite rachidienne exempte de complication ou d'extension aux régions et aux organes voisins.

Le second symptôme, que M. *Ollivier* donne comme spécial, est une douleur plus ou moins vive dans la région du dos ; elle semble partir du point où l'inflammation a le plus d'intensité, et là aussi elle est toujours plus aiguë. Comme la rigidité musculaire, elle offre des rémissions ; quelquefois même, elle disparaît, pour se manifester de nouveau, présentant également des intermittences irrégulières. (L'intermittence n'est point un caractère de la phlegmasie aiguë des membranes séreuses.)

La douleur violente, suivant la longueur du rachis, est un symptôme constant, dit M. *Ollivier*, de la méningite spinale; quelquefois elle se propage, par élancements rapides, du point primitivement douloureux à toute l'étendue du dos; ses irradiations se prolongent dans les membres, et la pression la plus légère fait jeter des cris aux malades, circonstance, dit M. *Ollivier*, bien propre à faire distinguer cette inflammation de la *myélite*, accompagnée, ajoute l'auteur, de l'abolition plus ou moins complète de la sensibilité. Oui, lorsqu'il y a déjà commencement de désorganisation de la moelle, ou au moins compression considérable résultant de son gonflement dans le canal osseux; enfin, la raideur et la douleur des membres, le trismus; quelquefois, les convulsions.

Si nous nous rappelons que la sensibilité et le mouvement supposent l'action de la matière nerveuse qui préside à ces deux phénomènes de la vie et de la maladie, nous conviendrons que les méninges, qui en sont pénétrées comme les autres tissus des corps vivants, peuvent être le siége d'une exaltation de sensibilité; les membranes séreuses en fournissent un exemple frappant. Mais appliquer aux méninges, fussent-elles même seules enflammées, tous les symptômes graves qui caractérisent la méningite rachidienne de M. *Ollivier*, me semble peu logique; le voisinage de la moelle, l'irritabilité exquise dont elle est le conducteur principal, me forcent de conclure qu'à l'exaltation seule de la sensibilité doivent être attribués tous les phénomènes morbides que nous avons décrits. Quand cette irritabilité disparaît, et que la paralysie lui succède, c'est que la moelle est profondément altérée ou comprimée.

DE LA MÉNINGITE RACHIDIENNE ET DE LA MYÉLITE AIGUE.

Que l'inflammation ait débuté par les méninges ou par la moelle elle-même, lorsque celle-ci est profondément frappée, les premiers signes qui l'annoncent sont un engourdissement des doigts ou des orteils, accompagné de gêne dans les mouvements, et parfois d'un sentiment de froid désagréable. Ces symptômes se manifestent successivement dans la totalité des membres et s'étendent au tronc; quelquefois, des convulsions partielles ou générales se développent dès le début, sans qu'il y ait de fourmillement incommode avec difficulté des mouvements, signe qui ferait présumer que la désorganisation de la moelle n'est pas consommée. En même temps, ou peu après, douleur profonde, plus ou moins vive, dans un point de la longueur du rachis, qui correspond à la partie du centre nerveux où siége l'inflammation. Cette douleur peut se propager dans toute la longueur du dos, est exaspérée par les mouvements, ce qui prouverait qu'alors la désorganisation n'est pas complète. M. *Ollivier* prétend que, dans ce cas, on a pris une méningite rachidienne pour une myélite, et il était tout simple qu'il eût cette opinion. D'après ce qui précède, ne pourrait-on pas, avec plus de raison, affirmer que si, dans les méningites rapportées par l'auteur, il existait de la douleur, c'est parce que l'altération de la moelle n'était que superficielle ou n'avait que le caractère de l'irritation.

Après avoir affirmé que la *douleur* est un signe exclusif de la méningite, comment se fait-il que cet auteur conseille, pour reconnaître le point de l'épine qui est le siége de la phlegmasie, de porter successivement un ou deux doigts sur toutes les apophyses épineuses, pour que la *douleur* que produit cette pression devienne l'indice que là est le siége de la myélite? C'est même un mode d'investigation qui sert, dit-il, à faire distinguer la maladie dont nous parlons d'une douleur rhumatismale. Deux pages plus loin, il ajoute même, que chez un individu qu'il a eu l'occasion d'observer, et qui n'offrit aucun signe de méningite, *le plus léger contact* exaspérait les douleurs à un point extrême, de sorte qu'étant couché il ne pouvait même supporter le drap qui le couvrait.

Tantôt la paralysie suit une marche ascendante, gagne successivement la partie supérieure du tronc, les membres supérieurs, et, en montant ainsi graduellement, détermine la cessation de la respiration et la mort par asphyxie; tantôt, au contraire, on voit ces accidents suivre une marche opposée et se propager de haut en bas; dans certains cas, la paralysie du mouvement existe sans altération de la sensibilité; d'autres fois, mais plus rarement, la sensibilité seule est abolie. Ces différences dépendent de la partie de la moelle qui est le siége de l'altération; d'où paralysie seulement d'un côté ou des deux à la fois. Il en est de même des fonctions de l'intestin et de la vessie, qui sont toujours plus ou moins lésées, soit qu'il y ait rétention ou incontinence.

Dans la période d'acuité, le pouls est ordinairement fréquent, irrégulier, tumultueux. Cet état fébrile offre quelquefois des paroxismes; la respiration est gênée et fréquente. Indépendamment de ces signes généraux, les communications, si multipliées, de la moelle épinière avec les appareils organiques, font naître des phénomènes sympathiques, selon que l'inflammation a son siége dans la portion crânienne de la moelle épinière, ou dans les régions cervicale, dorsale et lombaire.

1° La lésion des facultés intellectuelles est observée dans le cas où la phlegmasie occupe le bulbe céphalique de la moelle et ses prolongements.

2° *Portion supérieure* ou *crânienne :* trouble des sens, délire furieux, trismus, grincement des dents; langue rouge, sèche, déglutition difficile, parole impossible; mouvements de la respiration pressés, tumultueux; vomissements, quelquefois symptômes d'hydrophobie; puis hémiplégie plus ou moins subite, suivie de paralysie générale ou d'hémiplégie seule, suivant que le ramollissement occupe un seul cordon ou les deux cordons antérieurs de la moelle; si la sensibilité générale reste intacte, c'est que les cordons postérieurs ne sont pas lésés.

3° *Portion cervicale :* douleur vive à la nuque et dans la partie postérieure du cou; rigidité des muscles de cette région et des membres supérieurs, qui sont quelquefois agités de mouvements convulsifs, d'autres fois, paralysés; respiration très-pénible, diaphragmatique; quelquefois cette myélite est précédée d'un sentiment de gêne dans la déglutition, et autres signes d'une angine; fourmillement dans les doigts de l'une et l'autre main, paralysie des membres, dyspnée, mort.

Arrêtons un moment notre attention sur cette *angine*, précédant la *myélite*, qui se termine par l'apoplexie et la mort, et concluons, de cette terminaison fâcheuse, de l'importance des saignées dans le traitement de la *première* maladie. J'ai insisté déjà sur la facilité avec laquelle se propageait l'irritation; vous avez vu surtout la gastro-entérite produire l'encéphalite, je vous montrerai l'ophtalmie, trop souvent traitée comme une affection toujours locale, donnant les mêmes résultats et la mort; je vous ferai envisager les dangers de l'otite aiguë, quand elle n'est pas attaquée convenablement; et vous acquerrez de plus en plus la conviction qu'il est peu de maladies simples à l'état aigu, ou qui ne laissent craindre de complications.

4° *Partie inférieure de la portion dorsale et la lombaire*, ou mieux *le renflement crural de la moelle :* paralysie des membres inférieurs, écoulement involontaire, ou rétention des matières fécales et de l'urine; douleur profonde bornée à la région des lombes; quelquefois, coliques vives, contractions, convulsions des parois de l'abdomen, sensation d'un serrement pénible dans cette région.

Phlegmasie chronique : mêmes symptômes généraux, seulement se développant lentement; long-temps avant aucun symptôme de paralysie, état douloureux des membres, leur pression pénible; douleur plus ou moins circonscrite dans la longueur du rachis. Lorsque la paralysie existe depuis quelque temps, membres devenant peu à peu raides; leur rétraction, contracture permanente difficile à surmonter; quelquefois, agitation, comme des secousses galvaniques, lorsqu'on passe la main sur le trajet des nerfs principaux qui s'y rendent. Diminution notable de température, absence de toute transpiration cutanée, ce qui rend la peau sèche, furfuracée; œdème plus ou moins prononcé des membres, principalement de la face dorsale des pieds et des mains. Quelquefois, douleur lombaire analogue au lumbago, sentiment de malaise et d'engourdissement, courbure de l'épine en avant.

En général, intégrité des facultés intellectuelles dans la myélite chronique; symptômes cérébraux, s'il en survient, passagers.

Pronostic.

La myélite aiguë se termine le plus souvent par la mort, qui arrive du troisième au quatrième jour; cette terminaison est surtout rapide, quand la maladie occupe la région dorsale. La raison qu'on en donne est l'étroitesse du canal rachidien dans cette région, que la moelle, enflammée et gonflée ainsi que ses membranes, ne tardent pas à remplir. Selon M. *Latour*, cette phlegmasie est susceptible de guérison quand elle se prolonge pendant un ou plusieurs mois; il en a rapporté d'assez nombreux exemples, pris dans les Mémoires de la Société médicale d'émulation.

La *myélite chronique*, dit M. *Ollivier*, n'a point de durée bien déterminée; les malades qui en sont affectés peuvent vivre quinze ou vingt ans paralysés plus ou moins des quatre membres, en conservant toute l'intégrité de leurs facultés intellectuelles; cependant, le terme ordinaire est de deux, trois ou quatre ans. Le développement d'une escarre large au sacrum est le prélude d'une mort prochaine.

En général, cette phlegmasie présentant beaucoup d'obscurité dans son commencement, et étant presque toujours prise pour une douleur rhumatismale, on ne peut savoir au juste ce qu'a duré la maladie, que lorsqu'elle prend un caractère mieux dessiné.

Dans quelques cas, on voit les accidents disparaître sous l'influence d'un traitement convenablement dirigé, lors même qu'ils existent depuis plusieurs années. On en trouve un bel exemple dans les Annales de la médecine physiologique (août 1826).

Traitement.

Le traitement de la myélite aiguë doit être essentiellement antiphlogistique. Les saignées générales et locales répétées, ces dernières sur le trajet du rachis; des bains tièdes disposés de manière à ce que les malades, qu'on y transportera avec beaucoup de précaution, de peur d'imprimer des secousses à l'épine, y soient couchés sur un drap tendu au moyen de ses bords retenus sous le poids de la baignoire; une diète sévère, des boissons délayantes, des lavements émollients. M. *Ollivier* ajoute, au traitement antiphlogistique et délayant, des lavements purgatifs; mais, d'après ce qu'il a observé lui-même, ne craint-il pas que ce moyen irritant n'aggrave le mal au lieu de le calmer, puisqu'on a vu la paralysie compliquer de graves gastro-entérites?

Dans mon Mémoire sur la peste, je rapporte une observation de paraplégie et de symptômes encéphaliques graves au début d'un cas de peste: les saignées répétées et l'eau pure pour boisson firent disparaître tous ces accidents. Puisque les liaisons de la moelle épinière sont si étroites avec le pneumo-gastrique et le grand-sympathique en général, n'est-il pas prudent de ne jamais avoir recours à ce moyen dans le cas de myélite aiguë? C'est mon avis.

On conseille encore les douches salées, au bout d'un mois, de six semaines, quand tous les phénomènes d'excitation sont calmés. Ce moyen a réussi entre les mains de M. *Latour*: mais je préférerais le réserver pour la myélite décidément chronique, en prolongeant l'usage des bains; ou commencer par de simples affusions tièdes, auxquelles je ferais succéder les froides.

Les douches s'administrent, à une température de 32 ou 34 degrés, sur la longueur du rachis, à l'aide d'un conduit mobile adapté à un bassin élevé de six à huit pieds, suivant la force qu'on veut donner au jet de la douche. L'ouverture du tuyau doit varier d'un demi-pouce à un pouce de diamètre. M. Ollivier conseille d'appliquer, à la même époque, deux cautères sur les côtés des apophyses épineuses où le malade perçoit de la douleur. M. Latour se loue de l'emploi de ce moyen, qui lui a réussi. Je pense cependant que l'application de ces exutoires est trop rapprochée de l'état aigu, qu'elle peut réveiller.

Dans la myélite chronique, on emploie avec avantage un

traitement antiphlogistique modéré, mais continué pendant plus ou moins long-temps, lorsqu'il y a des douleurs aiguës, des congestions cérébrales assez fréquentes. Si cette dernière circonstance existe, je crois que l'usage des saignées générales serait avantageux. Quant, au contraire, il n'y a qu'une paralysie sans douleur et aucuns phénomènes d'excitation, il faut employer les révulsifs sous différentes formes, dont on augmente l'énergie, observant toujours si le retour de l'état aigu n'est pas à craindre. On a vu, dit-on, les purgatifs répétés produire d'heureux effets; ici se trouve applicable la recommandation que je faisais tout-à-l'heure: il faut surveiller leur action. A l'extérieur, on commence par des frictions sèches fréquemment renouvelées, après lesquelles on applique, sur toute la longueur du rachis, un morceau de flanelle recouvert de taffetas ciré, afin d'entretenir une moiteur continuelle dans cette région. On peut encore ici placer les douches, et les substituer au dernier moyen dont nous venons de parler. On a encore conseillé les moxas, les sétons, les cautères, dont on entretient la suppuration par les procédés connus. On peut aussi essayer d'incorporer la strichnine à la pommade épispastique, ou mieux à celle de garou, afin d'éviter l'action irritante des cantharides sur les voies urinaires. On sonde le malade s'il y a rétention d'urine, ou on place à demeure une sonde fermée ou un urinal, s'il y a incontinence. Enfin, on remédie à la constipation par les lavements purgatifs. Nous ne devons pas terminer ce qui a rapport aux maladies de la moelle épinière, sans dire notre opinion sur les diverses altérations ou dégénérescences qu'on rencontre quelquefois dans le canal rachidien, et dont aucun signe spécial n'avait annoncé la présence ou le développement, au moins en ce qui a rapport à la nature précise de ces productions. Ainsi, on a trouvé des plaques cartilagineuses de l'arachnoïde rachidienne, des ossifications, des fungus, et des tumeurs encéphaloïdes de la dure-mère rachidienne; à l'extérieur de la pie-mère et sous l'arachnoïde, des tubercules dans les membranes de la moelle; enfin diverses productions morbides développées dans la substance même de la moelle, telles que la dégénérescence encéphaloïde, des tubercules, et même des acéphalocystes.

Nous vous avons dit déjà que les altérations de cet organe, trouvées assez souvent après la mort d'épileptiques, jetaient une grande lumière sur la cause des maladies convulsives en général, telles que la *chorée* ou *danse de Saint-Guy*, le *tétanos*, le *trismus* des nouveau-nés, l'*hydrophobie* et l'*asthme convulsif*.

Qu'il me suffise de vous rappeler qu'avant d'arriver à ces états divers de dégénérescences, les parties ont dû éprouver les différentes nuances d'irritation. Celle-ci a pu être longtemps intermittente, et, si la mort survenait par un accident fortuit, on ne trouvait, dans le tissu encéphalo-rachidien et les nerfs, rien qui expliquât l'épilepsie, par exemple : c'est aussi ce qui arrive dans les fièvres intermittentes proprement dites; ce n'est que par leur longue durée et la répétition des accès, que les tissus, à force de devenir le siége de congestions, s'altèrent d'une manière durable et chronique.

En lisant avec attention les observations complètes de toutes les affections qui ont eu une de ces terminaisons, les altérations ou les dégénérescences que nous ne faisons que rappeler, on reste convaincu que la marche qu'elles ont suivie peut se traduire ainsi : irritation, sub-inflammation, dégénérescences; d'où l'importance de ne négliger aucun signe dont la présence peut exprimer une des lésions de la moelle épinière et de ses membranes. Attaquée dès le début, quelque peu importante qu'elle paraisse, on évitera peut-être une maladie chronique incurable.

Une chute sur le dos, ou un coup reçu sur cette région auparavant, ne donne d'abord lieu qu'à des douleurs très-variées qui ne caractérisent aucune maladie connue. Le malade garde le lit; arrive la nécessité de se coucher sur le dos, une fièvre lente est observée, l'urine est rendue involontairement, la paralysie des membres inférieurs survient. Le traitement antiphlogistique à cette époque est tardif, le mal est consommé, le malade meurt, et, à l'autopsie, on trouve des désordres dans les vertèbres et la moelle épinière, que plus d'attention eût pu faire éviter.

Quelquefois, les douleurs se font sentir d'abord dans le

leur voisinage réciproque le rend fort rare. Le plus souvent, soit que la cause soit très-active, le sujet jeune et fort, soit que le traitement convenable ait été négligé, plusieurs sont frappées simultanément, et cette circonstance doit être prise en sérieuse considération, comme vous l'avez compris par ce qui précède, et vous l'apprécierez mieux encore quand nous examinerons les moyens à opposer à cette maladie.

Les écrivains qui se sont occupés spécialement de cette branche de la pathologie, ont divisé cette phlegmasie en *aiguë* et *chronique*, l'aiguë en forte ou légère, division qui n'est pas de la plus grande exactitude, en ce sens que l'aspect offert par l'ophtalmie récente peut encore être sub-inflammatoire et primitive, se développant lentement sans vives douleurs, et n'affectant ordinairement que la conjonctive; elle peut être légère, mais apparaître tout-à-coup, et parcourir ses périodes plus rapidement que la sub-inflammatoire.

La *chronique* est un état consécutif à l'état plus ou moins aigu, ou sub-inflammatoire négligé, ou mal traité, caractérisée par des signes que nous ferons connaître. Je dois ajouter, pour compléter la définition de l'ophtalmie, que cette maladie, quel que soit l'aspect, aigu ou sub-inflammatoire, sous lequel elle s'offre à l'observation, est la source commune de toutes les altérations de l'organe de la vision, qu'on a désignées sous les noms spéciaux de *flux palpébral puriforme*, de tumeur, de fistule lacrymale, de nuage de la cornée, d'hypopion, de cataracte, de procidence de l'iris, de staphylôme, de cancer, d'hydropisie de l'œil, d'amaurose, d'héméralopie ou de nyctalopie, etc., etc.

Ces affections, que nous ne faisons qu'indiquer, et qui, pour la plupart, rentrent dans le domaine du médecin oculiste proprement dit, sont plutôt des terminaisons variées de l'ophtalmie aiguë ou sub-inflammatoire que des maladies particulières. Elles ne diffèrent réellement que sous le rapport des opérations que quelques-unes requièrent, et de la thérapeutique, qui ne peut plus être la même qu'à l'état aigu.

Causes.

Tous les corps étrangers introduits sous les paupières, à

la surface sensible de la conjonctive, les gaz excitants, les coups, les blessures, déterminent une ophtalmie proportionnée à l'intensité de leur action ; les rayons solaires du climat africain, trop vifs, surtout pour des yeux européens, sont une cause fréquente d'ophtalmie plus ou moins profonde, selon l'intensité avec laquelle ils se font sentir. On a, je crois, trop accordé à l'influence du sable tenu en suspension par les vents, à une certaine époque de l'année, en Égypte surtout. J'ai observé, dans cette contrée, que l'ophtalmie devenait épidémique pendant le temps de l'inondation, surtout depuis le mois de septembre, époque où toutes les campagnes sont couvertes d'eau à une grande distance. Cette maladie sévit sur les habitants des rues étroites du Caire, où une température, chaude et humide, devenant plus froide pendant la nuit, règne constamment; tandis que les habitants du désert, les Bédouins, en sont ordinairement exempts. J'ai contracté deux ophtalmies pendant mon séjour en Égypte, et c'est toujours dans des voyages sur le Nil, où je fus exposé à ces variations de chaleur le jour, et d'humidité froide pendant la nuit. Je conçois, cependant, que l'action seule d'un soleil brûlant peut donner naissance à l'ophtalmie. Lorsque cette maladie règne épidémiquement, son existence peut être expliquée par ces causes sévissant sur un grand nombre d'individus, qui négligent toute précaution d'hygiène ou se trouvent placés dans des circonstances qui ne permettent pas de s'en garantir, sans qu'on soit obligé de recourir à des hypothèses qui ne satisfont que les esprits superficiels. Il est certain qu'il existe chez beaucoup de sujets une plus grande prédisposition que chez d'autres, et que ceux-là doivent être frappés les premiers.

On a fait aussi figurer, parmi les causes de l'ophtalmie, les prétendus vices scrofuleux, dartreux, vénérien, dont personne, comme je vous l'ai déjà dit, n'a encore déterminé la nature intime. Certes, l'existence de ces maladies apporte à l'ophtalmie des modifications, qui dérivent de l'influence qu'elles ont eu sur la constitution individuelle.

Signes diagnostics.

Les signes caractéristiques de toute inflammation, la douleur, la rougeur, la tension, la chaleur, sont observés aussi dans l'ophtalmie, et leur intensité est proportionnée à l'étendue ou à la profondeur des parties de l'œil qui sont envahies ; de là, les divisions nombreuses des auteurs dont nous avons déjà parlé. La profondeur et la vivacité de la douleur déterminent toujours la fièvre, et ce signe est d'une assez grande valeur pour diriger le médecin dans la prescription des moyens thérapeutiques, sans qu'il soit nécessaire de préciser les parties atteintes de l'organe.

Nous ne croyons pouvoir mieux faire que de rapporter ici la description de *Vetch*, médecin anglais, à cause de sa conformité avec le résultat de nos propres observations. Vous verrez qu'elle correspond à l'ophtalmie purulente de *Beer*, écrivain allemand, qui s'est occupé d'une manière spéciale de cette maladie.

Les malades croient sentir du sable ou de la poussière rouler dans leurs yeux, symptôme qui réclame une grande attention. J'ai éprouvé sur moi-même que cette sensation d'ordure, très-douloureuse et très-incommode au début, ne contr'indique pas toujours l'emploi d'un collyre résolutif; j'ai fait avorter ma première ophtalmie avec le collyre de Luxor, très-rapproché; la première application fit disparaître cette sensation de poussière, une deuxième fut suffisante pour que la maladie prît la voie de la résolution. Je ne fus pas aussi heureux la seconde fois, et je dus avoir recours aux saignées répétées; car le topique avait plutôt aggravé que diminué les accidents.

C'est, dit *Vetch*, un signe certain (sensation d'une ordure) que l'affection est dans sa période d'accroissement. Elle est sujette à des exacerbations et à des rémissions, et les attaques arrivent toujours le soir ou le matin de très-bonne heure. La première période peut être caractérisée par la rougeur largement et uniformément répandue, il y a impossibilité de supporter la lumière. Il existe une tuméfaction, dans le tissu cellulaire, qui se trouve entre la conjonctive et le globe de l'œil, qui, quelquefois, augmente subitement; le boursouflement s'approche graduellement de la cornée; l'œdème s'avance au-dessous des téguments des paupières. Cette énorme tuméfaction coïncide ordinairement avec la formation complète du *chémosis*; l'*ectropion* est produit, les deux paupières, se rencontrant, laissent entre elles un sillon profond. Lorsque la tuméfaction externe commence, l'écoulement, qui était d'abord médiocre, et simulant un liquide mêlé à un peu de pus, devient un pus jaune, qui, délayé par la sécrétion muqueuse, excède en quantité celui que fournirait une gonorrhée. La tuméfaction peut être plus avancée dans un œil que dans l'autre; elle arrive ordinairement à son *summum* dans les deux à la fois. Alors, douleur insupportable dans l'œil, souvent précédée d'une sensation accidentelle d'aiguilles qu'on enfoncerait dans l'organe; le battement des artères temporales se fait vivement sentir; un accès de douleur horrible est quelquefois remplacé par un calme parfait. La douleur passe d'un œil dans l'autre, et les occupe rarement au même degré tous les deux. D'autres fois, un point circonscrit de la tête est seul le siége de la souffrance, signe certain de la progression de la phlegmasie vers le cerveau. Enfin, si la maladie a été abandonnée à elle-même, la rupture de la cornée s'opère et l'œil se vide.

Pronostic.

L'importance de l'organe de la vision, la délicatesse de ses parties et l'extrême sensibilité dont elles sont douées, rend le pronostic de son inflammation d'autant plus grave, que celle-ci est plus aiguë et plus profonde, et que, par son voisinage du cerveau ou ses sympathies, elle donne naissance à des complications quelquefois mortelles, comme j'ai eu l'occasion de l'observer en Égypte. Ces fâcheuses terminaisons reconnaissaient pour cause ordinaire un traitement tardif ou peu convenable.

Autopsies cadavériques.

On trouve, dans *Morgagni*, les traces d'ophtalmies qui

avaient laissé après elles l'œil réduit en putrilage, des adhérences de l'iris à la cornée, de la choroïde à la sclérotique, la rétine couleur de sang; et, à la suite d'ophtalmies chroniques, des ossifications, le cristallin adhérent à la cornée, l'humeur vitrée réduite en un liquide aqueux; le nerf optique considérablement diminué de volume, de couleur cendrée, sa substance ramollie ou endurcie, creusée et remplie d'humeur trouble, quelquefois sanguinolente, d'autres fois ayant pris un aspect charnu.

Dans quelques-uns de ces cas, des symptômes exprimant la lésion cérébrale n'ont pu manquer d'être observés, et, sous ce rapport, ces observations sont incomplètes.

Traitement.

D'après le tableau que nous en avons fait, l'ophtalmie est bien évidemment une inflammation dangereuse, même dans sa nuance la plus légère, à plus forte raison quand elle revêt le caractère de l'ophtalmie la plus intense.

On doit toujours se rappeler que, même légère, si elle est mal attaquée, elle laisse souvent sur la cornée des traces de son passage, dont l'altération de la vision est une conséquence. Mais son état le plus aigu traîne après lui bien d'autres dangers, la perte de l'œil ou de tous les deux, quelquefois la mort, comme j'en ai vu des exemples encore cette année, chez des sujets apportés des salles d'ophtalmiques dans celles de ma clinique, pour y périr d'une encéphalite.

Il faut convenir, cependant, qu'il est une nuance légère de l'ophtalmie, sans élévation du pouls, avec absence de douleur oculaire profonde et récente, qu'on voit céder quelquefois assez promptement à l'action de quelques gouttes d'un collyre astringent dont l'usage a eu lieu dès le début. Mais, on peut le dire, ce n'est pas toujours avec discernement qu'on a recours à ce moyen; et malheureusement il est, dans les mains de quelques médecins d'Égypte, une espèce de *panacée* qu'ils prodiguent constamment et quelle que soit l'intensité de l'inflammation.

Si donc celle-ci, bornée à la conjonctive, légère et à son début, n'est accompagnée ni de douleurs profondes et lancinantes de l'organe, ni de céphalalgie avec fièvre, on peut essayer du collyre astringent, dans la composition duquel entrent les sulfates de zinc et d'alumine; mais je ne pense pas qu'il soit nécessaire de faire la dissolution aussi rapprochée qu'on l'emploie communément ici. Ce remède, qu'on a décoré du nom de *Luxor*, se compose d'après la formule suivante : eau clarifiée, une once, sulfate de zinc, sulfate d'alumine, *aa* ¼ once. Dans le traitement des ophtalmies légères, où cependant il y a boursouflement de la conjonctive sans douleur profonde, mais seulement avec la sensation d'une ordure dans l'œil, j'ai vu quelques gouttes de ce collyre faire disparaître promptement le sentiment d'un corps étranger, et ramener, en deux ou trois jours au plus, l'œil à son état naturel. Mais, si ce premier essai n'est pas suivi de succès, que la douleur, au lieu de cesser ou de diminuer, prenne de l'intensité; si le pouls s'élève, que la céphalalgie survienne, la maladie deviendra grave, et, s'en tenir à ce topique, serait compromettre l'organe.

Ici, se présente une remarque fort intéressante que je ne dois pas omettre, et qui prouverait que les nerfs optiques ne finissent pas aux couches optiques, mais se prolongent jusqu'à la jonction de la moelle épinière avec la protubérance annulaire. Si on enfonce un stylet entre la première vertèbre et l'occipital, on produit des mouvements convulsifs généraux et dans les yeux; au bout de trois jours, la vue se trouble, parce qu'il *survient des ulcères à la cornée* et *que tout l'œil se détruit*. On trouve, dans cette expérience que nous devons à *Cockburn*, la raison de l'issue fâcheuse de ces ophtalmies, qui, en Égypte surtout, sont si promptement suivies de la destruction de l'organe. Quelquefois cependant l'œil ne tombe pas en suppuration; mais toutes ses parties cessent d'être transparentes et l'œil reste convulsif. Un cas de cette nature s'est offert dernièrement à mon observation : les humeurs de l'œil droit avaient perdu tout-à-fait leur transparence, cet organe était le siége d'une douleur continuelle profonde; et des mouvements convulsifs, des ulcérations anciennes, consécutives à une ophtalmie, existaient sur les deux cornées transparentes.

Cette circonstance, fréquente en Égypte comme je le disais, est un motif puissant pour déterminer le médecin, si on l'appelle au début; dans toute espèce d'ophtalmie aiguë avec fièvre, il ne doit pas hésiter à saigner abondamment. Il faut donc, sans balancer, avoir recours aux saignées générales répétées coup sur coup, les porter d'autant plus loin et les faire d'autant plus abondantes, que le sujet est jeune et robuste. On fait en même temps concourir les évacuations sanguines locales. Pendant le stade aigu, je n'ai jamais employé d'autre collyre que l'eau du Nil bien clarifiée; c'est, à mon avis, le meilleur, car il m'a toujours réussi : et je n'ai pas besoin d'ajouter que, plus la phlegmasie est étendue et profonde, plus elle occasionne d'accidents locaux ou sympathiques, plus le sang doit être versé hardiment.

Comme dans toutes les maladies graves, la diète sera sévère. On prescrira des boissons délayantes, des lavements, des applications de cataplasmes chauds sur les pieds.

Lorsque le stade inflammatoire est calmé, que la douleur a disparu, qu'il ne reste que de la rougeur dépendante de l'injection des petits vaisseaux de la conjonctive, et que l'apyrexie est complète, il faut rendre les lotions plus résolutives, et, pour atteindre ce but, l'eau de Goulard m'a toujours réussi. Cependant, si le relâchement de la conjonctive était opiniâtre, il y aurait indication de moyens plus résolutifs; le collyre de Luxor modifié et beaucoup affaibli suffirait.

Les exutoires ne deviennent utiles, comme auxiliaires de ces derniers moyens, que dans le cas de passage de l'ophtalmie à l'état chronique; et l'expérience a prouvé que le séton à la nuque méritait la préférence. Cependant j'ai vu, dans un grand nombre de circonstances, le vésicatoire être suffisant.

Nous bornerons ici ce qui a rapport à la partie médicale de l'ophtalmie, renvoyant à la chirurgie les terminaisons que nous avons signalées comme possibles, et dont la cause la plus fréquente est une conduite timide ou empirique.

DE L'OTITE AIGUË.

Le seul ouvrage remarquable que l'on ait sur les maladies de l'oreille, mais pourtant incomplet, est celui d'*Itard*. Cette monographie laisse beaucoup à désirer sous le rapport des théories qui y sont professées, notamment celle relative au mode de production des désorganisations profondes, et de progression qu'il assigne à l'inflammation; car, comme le dit le professeur Lallemand, si les inflammations chroniques du cerveau sont souvent produites par une carie des os du crâne, celle du temporal, qui renferme l'organe de l'*ouïe*, est la plus constante dans sa marche et donne lieu aux accidents les plus graves. « On n'a pas, ajoute le professeur de Montpellier, encore étudié d'une manière convenable les maladies de l'oreille dans leurs rapports avec les affections cérébrales. » L'autorité de ce savant médecin, celle d'*Itard* lui-même et du célèbre *Morgagni*, viennent étayer cette assertion importante, et nous font une loi de ne pas séparer les maladies de l'oreille de l'étude de celle du cerveau et de son prolongement, d'autant plus que ces derniers ont admis sur plusieurs points des opinions qui paraissent peu fondées. M. Lallemand, dans son excellent ouvrage, établit les liaisons qui existent entre ces deux maladies; il fait parcourir au lecteur toutes leurs nuances, depuis les degrés les plus simples jusqu'aux désorganisations les plus étendues et les plus compliquées. Il rapporte des exemples d'otite aiguë accompagnée d'inflammation récente du cerveau, et arrête spécialement l'attention du lecteur sur la liaison des maladies de l'oreille avec celles de cet organe.

On trouve aussi, dans les recueils d'observations et les journaux de médecine, des exemples d'otites aiguës ou chroniques qui se sont terminées promptement par la mort, après avoir offert des symptômes d'affection cérébrale. A l'ouverture du crâne, on a quelquefois trouvé la cavité du tympan pleine de pus, le rocher carié, la dure-mère enflammée, épaissie, injectée, ramollie, détachée de la surface de l'os, etc.; et l'on n'a observé dans le cerveau aucune altération capable de rendre compte des symptômes cérébraux. En général (dit le professeur Lallemand), on n'a pas attaché assez d'importance à des changements de couleur et de densité, qui aujourd'hui seraient la preuve du passage de l'inflammation. Et, en supposant qu'il n'ait existé, dans le cerveau, aucune altération appréciable, les observations qu'il rapporte suffisent pour convaincre que cet organe a participé à l'inflammation de la dure-mère, qui elle-même avait sa source dans l'oreille interne, et qu'elle a été trop promptement suivie de la mort pour avoir pu laisser de traces de son existence. On trouve des exemples semblables dans le journal de *Corvisard* et dans l'ouvrage d'*Abercrombie*.

Il est donc bien établi que, passer à l'étude des maladies de l'oreille après celle de l'ophtalmie, à cause des liaisons nerveuses qui existent entre ces organes, le cerveau et son prolongement, est une marche naturelle, considérée sous le double rapport anatomique et pathologique.

L'organe auditif, composé d'un grand nombre de parties, a été divisé en oreille externe et en oreille interne. Elles sont séparées par la membrane du tympan, qui participe, par ses deux faces, à leur formation. Cette membrane est une condition de la transmission de l'onde sonore, qui, perçue par le nerf acoustique, donne la conscience des différents tons. De même que nous avons comparé l'œil à un instrument d'optique, l'oreille peut l'être à l'instrument nommé caisse militaire ou tambour. La trompe d'Eustachi, qui a son orifice ovale de bas en haut, à la partie latérale et supérieure de la cavité du pharynx, immédiatement derrière la narine postérieure, est en partie *osseuse* et *cartilagineuse*, la première, creusée dans le temporal; la deuxième, partant de celui-ci, présente, sous la forme d'un pavillon évasé, bordé d'un bourrelet très-saillant, l'orifice guttural de la trompe d'*Eustachi*.

Une membrane muqueuse revêt toutes ces parties; cette membrane, après avoir formé une espèce de bourrelet ou *pavillon*, diminue d'épaisseur en avançant dans la trompe, devient plus consistante, et peu à peu prend les caractères du périoste du tympan avec lequel elle se continue.

Le tympan, ou la caisse, est une cavité cylindroïde située dans le rocher. C'est dans le tympan qu'on trouve différentes ouvertures, auxquelles on a donné des noms analogues à leurs formes, tels que *fenêtre ovale*, *fenêtre ronde*. C'est à la parois inférieure de la caisse qu'est la scissure glénoïdale, dans laquelle sont l'apophyse du marteau, le muscle antétérieur de cet osselet et des vaisseaux sanguins.

D'autres objets, tels que la *pyramide*, au-dessus de celle-ci un orifice triangulaire communiquant par un canal court avec les cellules mastoïdiennes, les osselets, le marteau, l'enclume, le lenticulaire et l'étrier, s'articulant ensemble, se trouvent aussi dans la caisse du tympan.

Enfin, on a donné le nom de labyrinthe à la réunion du vestibule et de son aqueduc, du limaçon et son aqueduc, et des trois canaux demi-circulaires.

Une membrane très-fine, et fortement adhérente aux os, tapisse toutes les cavités du labyrinthe, et se prolonge jusque dans les aqueducs, où elle se termine en cul-de-sac (*Cloquet*). Outre cette membrane, on trouve encore dans le vestibule deux sacs membraneux, dont l'un communique avec trois tubes de même nature, situés dans les canaux demi-circulaires, tandis que l'autre forme une cavité globuleuse sans ouverture.

Le sac ressemble à une petite bulle d'air, et les tubes à des vaisseaux lymphatiques. La membrane qui les forme est mince, transparente, et distincte du périoste des cavités labyrintiques par l'interposition d'un tissu cellulaire rare, très-lâche.

Le limaçon, les deux sacs du vestibule, les tubes des canaux demi-circulaires, contiennent une sérosité limpide, dont *Cotugno* et *Meckel* ont prétendu qu'ils étaient remplis.

Il existe à la face postérieure du rocher, un peu au-dessous du trou déchiré, un enfoncement conique, qu'on a nommé conduit auditif interne ; là est l'orifice interne de l'aqueduc de *Fallope*. D'autres trous s'ouvrent dans le labyrinte : c'est le conduit auditif interne et les autres petits canaux qui livrent passage au nerf acoustique et à ses ramifications. L'aqueduc de *Fallope* est parcouru par le nerf facial.

De toutes les surfaces que nous n'avons fait qu'indiquer, part de la matière nerveuse se transformant en fibrilles, et devenant nerf labyrinthique, se rendant au nerf facial, au nerf maxillaire supérieur, au plexus cervical supérieur et au ganglion sphéno-palatin.

De la membrane qui revêt la trompe d'Eustachi et la caisse, viennent des filets se rendant au ganglion sphéno-palatin.

Les artères de l'organe auditif proviennent toutes des branches de la carotide externe, excepté une seule fournie par la carotide interne. Les veines suivent à peu près la disposition des artères.

Il existe probablement aussi des vaisseaux lymphatiques dans l'organe de l'ouïe; mais les travaux des anatomistes ne les ont pas encore démontrés, ce qui, au reste, est fort peu important pour le pathologiste.

Nous nous abstiendrons de rapporter toutes les théories qui se sont succédées depuis *Galien*, pour expliquer le mécanisme de l'audition; nous dirons, avec *Itard*, que l'état de la science, sur la physiologie de l'organe de l'ouïe, est à peu près le même qu'au temps du médecin de *Pergame*, et que le tout se réduit à trois points :

Vibrations ondulatoires de l'air agité par le mouvement total ou partiel d'un corps; *transmission* des ondes aériennes jusqu'aux filets du nerf auditif;

Impression produite par les ondes sur le nerf.

Le reste rentre dans la perception et la conscience des impressions exercées sur la matière nerveuse.

Causes.

L'otite aiguë, tant externe qu'interne, peut être la suite ou concomitante d'une affection cutanée ou d'une phlegmasie de la membrane muqueuse de l'arrière-bouche. Mais ordinairement l'impression de l'air froid, ou la transition d'une température chaude à une moins élevée, produit cette maladie. Elle se développe surtout sous l'influence d'une température froide et humide, par l'exposition de la tête nue à un courant d'air rapide, l'extension ou la métastase d'une ophtalmie ou d'un coryza, une gastro-entérite grave prenant de l'extension; on sait qu'il n'est pas rare d'observer la surdité dans les maladies qu'autrefois on désignait sous le nom banal de *fièvres de mauvais caractère*. La présence d'un corps étranger dans le conduit auditif, les injections irritantes, donnent quelquefois le même résultat. *Itard* place au nombre des causes de l'otite l'emploi de l'électricité, dans certaines surdités sans doute, et cette cause est d'autant plus naturelle que, dans tous les cas où il y a phlegmasie, on ne peut plus désormais en reconnaître d'autre, développée, sans le secours d'un appareil électrique, sous l'influence de tous les agents irritants.

Signes diagnostics.

Les signes qui caractérisent l'otite aiguë diffèrent d'intensité, et se groupent en plus ou moins grand nombre, suivant que l'inflammation a d'étendue, de profondeur, et détermine ou non des accidents sympathiques. Ils diffèrent aussi selon qu'ils sont observés au début, ou quand la maladie a déjà marché plusieurs jours; car telle otite externe simple, mais aiguë, qu'on aurait pu enrayer en la combattant au début, prend de l'accroissement, pénètre dans l'oreille interne, dans les cellules mastoïdiennes, la trompe d'*Eustachi*, et, en suivant les rameaux nerveux que nous avons désignés, peut envahir toutes les parties où ils se rendent, et parvenir au cerveau lui-même. Une description générale de l'otite servira donc toujours au médecin attentif, à lui faire distinguer ces diverses nuances, s'il se rappelle ou s'il connaît le *cri de douleur* de chacune de ces parties; il reconnaîtra également à quel stade de la maladie appartiennent les signes qui s'offrent à son observation, formera facilement son pronostic, et déduira tout naturellement de ces notions le traitement le plus convenable.

Dans la description générale que nous allons donner, se trouveront donc comprises les divisions adoptées par *Itard*, divisions qui reposent sur une base accidentelle et fugitive. Ainsi disparaîtront les désignations d'*otite ex-*

terne, interne, catharrale, purulente, épithètes ne changeant rien à la nature intime de la maladie, car la *catharrale* et la *purulente* ne sont que des terminaisons de l'*aiguë* mal traitée ou négligée, et qui n'admettent de modifications dans le traitement qu'en arrivant à l'état chronique : encore la chronicité devient souvent le point de départ d'une nouvelle phlegmasie aiguë se propageant au cerveau, comme nous le verrons bientôt et comme déjà nous l'avons fait pressentir.

Début.

Sorte d'anxiété dans le conduit auditif, laquelle se change bientôt en une douleur, tantôt aiguë, tantôt supportable, accompagnée de sifflement, de bourdonnement, et d'une lésion quelconque dans l'audition. Si, à la lumière d'un rayon solaire dirigé dans l'intérieur du conduit, on examine la membrane qui le revêt, on la trouve rouge et gonflée. Ce mode d'investigation n'est pas toujours possible, à cause de la sensibilité de cette membrane. Si, à cet état, la maladie n'a pas été combattue, quelquefois au bout d'un temps très-court, d'autres fois dans l'espace de trois ou quatre jours, il survient un écoulement jaunâtre, puriforme, très-fétide et fort abondant, si la douleur a été très-vive, et, dans ce cas, précédé d'un suintement séreux quelquefois sanguinolent.

Dans la plus haute période, en examinant le conduit auditif, on le trouve boursouflé, spongieux, comme toutes les membranes muqueuses phlogosées. La consistance de la matière de l'écoulement varie selon les exacerbations de l'inflammation, subordonnées aux influences locales, à celles de tempérament, de régime et de traitement.

Si la maladie n'a pas été enlevée par un traitement antiphlogistique actif, et qu'elle soit pour ainsi dire abandonnée à elle-même, dans la nuance la moins élevée et la moins généralisée de l'*otite*, quand celle-ci s'est bornée au conduit auditif externe, et a conservé le caractère du catharre des auteurs, la matière excrétée devient plus épaisse et présente l'aspect d'une substance *caséeuse*. Quand cet écoulement tarit, il est remplacé par une abondante sécrétion de matière cérumineuse.

Mais l'otite aiguë externe ne se termine pas toujours aussi heureusement, elle devient souvent chronique, ou même, avant de se borner à cet état, l'inflammation traverse la membrane du tympan qui augmente d'épaisseur, envahit celle de la caisse; c'est alors que se dessinent les symptômes de l'*otite interne* d'*Itard*; l'inflammation gagne la trompe d'*Eustachi*; le gonflement de la membrane qui la revêt en rétrécit le diamètre, sans qu'il soit besoin, pour expliquer ce rétrécissement, de l'attribuer à la présence des mucosités épaissies, car, dans la vive inflammation, il n'y a pas de sécrétion à la première période; c'est quand déjà l'irritation diminue que la présence des mucosités a lieu : mais la résolution continuant, la sécrétion cesse, et l'excrétion par la gorge, ou la résorbtion, s'opèrent. Quand cet effet n'a pas lieu, que l'inflammation n'a pas été arrêtée, non-seulement elle occupe la trompe d'*Eustachi*, mais les cellules mastoïdiennes et le labyrinthe. Elle se propage au nerf facial, confondu avec le filet tympanique dans l'aqueduc de *Fallope*, au nerf auditif auquel il est accolé dans le conduit auditif interne, et enfin de là au cerveau et au cervelet.

L'inflammation, par sa durée et son opiniâtreté, envahit l'apohyse mastoïde, où la carie se développe après des douleurs excessives; mais nous ne pouvons admettre, sur l'étiologie de ces désordres, ce que professe *Itard*. Il croit que la présence de la matière sécrétée provoque les douleurs et la carie *par ses qualités irritantes*. Cette erreur physiologique est trop facile à saisir pour qu'il soit nécessaire que j'y insiste davantage. Reportez-vous aux principes que j'ai posés ailleurs, sur la vraie nature de l'irritation, et sa propriété de frapper tous les tissus, de les enflammer, de les désorganiser, etc.

Lorsque le stade aigu de l'otite interne n'a pas cédé aux moyens employés, ou que ceux-ci ont été inefficaces; ou bien encore lorsque l'inflammation ne s'est pas propagée au cerveau, il se fait une sécrétion *muqueuse* ou *purulente*. *Itard* a assigné les noms d'otite interne *catharrale* à l'une, et d'otite interne *purulente* à l'autre. Cette dernière ne diffère de l'autre que par la carie, qui serait la source de la suppuration; mais, à l'état encore aigu, elles ne diffèrent réellement pas l'une de l'autre, quoique la matière de la sécrétion, dans ces deux cas, ne soit pas en tout semblable, différence que l'on peut raisonnablement, et par analogie, rapporter à des nuances diverses de phlegmasie. Mais quand, à l'ouverture des cadavres, on trouve la carie des parties osseuses, avec ulcération de la membrane muqueuse, la source du pus ne laisse aucun doute, et, nous le répétons, nous ne croyons pas, avec *Itard,* que la carie soit un effet de l'action d'un pus irritant; nous ne pouvons trop signaler ce contre-sens physiologique.

Au reste, quand la première de ces terminaisons a lieu, et qu'il n'existe encore que la nuance qu'*Itard* a nommée catharrale, voici les signes observés : douleur tensive dans l'intérieur de l'oreille, augmentant par la perception des bruits et par la mastication; bourdonnement ou hémi-crânie; sifflements douloureux; céphalalgie, qui fait dire au malade qu'il a un dépôt dans la tête; perte du repos et du sommeil si l'inflammation est intense; pouls dur, fréquent et vite; yeux rouges, sensibles à une vive lumière; quelquefois, démangeaison incommode dans le fond de la gorge, vers l'orifice de la trompe d'*Eustachi, engorgement des amygdales,* crachats épais, desséchés, quelquefois sanguinolents et détachés avec beaucoup de peine de l'arrière-bouche; toujours sécheresse de la membrane muqueuse, et ordinairement surdité complète. Le conduit auditif externe (quand il ne participe pas à l'inflammation) paraît dans *son état naturel.* La durée de la douleur se prolonge davantage que dans l'externe, et la raison de cette différence est facile à saisir: dans le premier cas, l'écoulement de la sécrétion maladive est facile; dans le second, la rupture de la membrane du tympan est une condition sans laquelle il ne peut se faire. Cette rupture est suivie de l'issue d'une matière liée, mêlée de stries sanguinolentes. D'autres fois, la matière sécrétée prend son issue par la trompe, soit peu à peu et au fur et à mesure *qu'elle se forme,* soit tout-à-coup et par une sorte d'irruption. Dans le premier mode d'écoulement, il y a un crachotement continuel de matière muqueuse, quelquefois d'un *goût désagréable*, et souvent assez tenace, surtout le matin, pour ne se détacher du fond de la gorge qu'avec beaucoup de peine et par une *sorte de reniflement.*

En général, rien n'est *moins ordinaire* que l'évacuation *de la totalité* de la matière contenue dans la caisse; et, pour une fois qu'*Itard* l'a vue s'opérer par cette voie, il a observé plus de dix fois le mucus se faire jour par le conduit auditif, à travers la membrane du tympan. Il n'est pas rare de voir le produit soit purulent, soit muqueux de l'otite interne, se faire jour au dehors par la perforation de l'*apophyse* mastoïde, usée par la carie.

Lorsque ce désordre a lieu, la maladie est chronique; et c'est à cette terminaison de l'*otite* qu'*Itard* a donné le nom d'*otorrhée purulente*. C'est proprement l'*otite chronique*, sujet que nous traiterons après avoir fini ce qui a rapport à l'*otite aiguë*.

Pronostic.

L'otite aiguë, bornée à l'oreille externe, devient rarement grave si les soins du médecin sont réclamés dès l'invasion de la maladie, et qu'elle soit convenablement traitée, quelle que soit d'ailleurs la cause à laquelle on l'attribue. Il n'en est pas de même si la phlegmasie s'étend à l'oreille interne, ou si elle y débute. Le danger peut cependant être conjuré, si le traitement est bien conduit. Dans le cas contraire, la terminaison est presque toujours fâcheuse; la phlegmasie, gagnant le cerveau, comme je vous ai fait pressentir que cela était possible, et comme on en trouve des exemples dans les ouvrages et les journaux de médecine, occasionne très-promptement la mort. Lors même que ce fâcheux résultat n'a pas lieu, une otorrhée incurable, purulente, et dont les progrés sont toujours graves, est surtout à craindre; c'est ce que je vous démontrerai plus amplement en traitant de l'otite chronique. Dans la nuance même la moins grave de l'otite externe, l'altération de la membrane du tympan, son épaississement, peut léser l'audition.

Traitement.

« Le traitement de l'*otite*, dit *Itard*, est celui de toutes les phlegmasies. Lors même, ajoute ce praticien, que la douleur est peu vive, et qu'on juge l'inflammation modérée, il ne faut pas s'en tenir aux moyens locaux, et l'on doit, par la saignée, tenter la résolution de l'inflammation aussitôt qu'elle se manifeste. Ce moyen est des plus efficaces, et *l'on espérerait en vain de le remplacer par d'autres*, même par l'application des sangsues aux tempes et derrière les oreilles. *L'effet des saignées locales n'est qu'instantané*; après quelques moments de calme, les douleurs se font sentir plus vives qu'auparavant. » Cette décision d'un praticien aussi distingué, ou plutôt cet *aphorisme*, devrait être sans cesse présent à la mémoire des médecins qui ont des otites aiguës à traiter. Malheureusement, la monographie si importante que nous aimons à citer n'est pas entre les mains de tout le monde : nous avons acquis la preuve dernièrement, au Caire, qu'elle était non-seulement ignorée de plusieurs, mais que même des hommes, à qui leur position dans la hiérarchie médicale permet de supposer de l'instruction, ignoraient complètement l'existence du *Traité des maladies de l'oreille et de l'audition*; ou qu'ils n'avaient point passé à le méditer un temps qu'ils croient mieux employé dans une conduite obséquieuse près des grands, ou un vil calcul de faux honneurs et d'intérêt personnel.

Une demoiselle de dix-huit ans éprouva tous les signes de l'otite aiguë; le médecin appelé fit faire une saignée locale, ne put continuer ses visites, et fut remplacé par un *semi-homéopathe*, qui varia les petits moyens, tout en blâmant la saignée locale, à laquelle la violence des douleurs le força de revenir lui-même, malgré sa foi dans les *infinitésimaux*. Enfin, un mois ou cinq semaines étaient écoulés quand je fus mandé. C'était bien tard, et le désordre de l'oreille interne pouvait déjà être irremédiable; néanmoins, je tentai une saignée locale abondante, à laquelle je fis aussitôt succéder les saignées générales répétées, et proportionnées toutefois aux forces de la malade. Chacune de ces évacuations sanguines fut suivie d'un mieux dont la durée se soutint quelquefois deux jours, mais fut bientôt moins longue et la douleur continue. Je dois faire observer que, jusque-là, il ne s'était manifesté aucun signe d'inflammation dans le conduit auditif externe, et, d'après les renseignements que je pus obtenir, cette otite interne reconnaissait pour cause l'exposition de la tête à un vent froid.

La persistance des douleurs avec des paroxysmes assez réguliers, et qui arrachaient des cris continuels à la malade, me portèrent à penser qu'une collection muqueuse ou purulente existait dans la caisse du tympan. Ce diagnostic était autorisé par le progrès qu'avait fait l'inflammation ; en franchissant la trompe d'*Eustachi*, elle avait envahi la membrane muqueuse de toute l'arrière-bouche, et une odeur très-fétide caractérisait les crachats que la malade expulsait avec peine. Ce signe cependant prouvait que la trompe d'*Eustachi* n'était pas complétement oblitérée, et d'ailleurs la malade disait entendre, mais comme si les voix étaient dans le lointain. J'avais multiplié les saignées, fait des scarifications aux environs de l'orifice de la trompe. Les douleurs continuant, il restait à perforer la membrane du tympan : je proposai cette opération ; mon avis n'étant pas goûté, je dus me retirer.

On s'obstina à ne voir que le gonflement de la muqueuse *gutturo-buccale*. La douleur de l'oreille, transmise au nerf maxillaire supérieur, n'éclaira pas davantage : on fit l'extraction de deux molaires, on tailla la gorge ; enfin, on fit l'ablation d'une portion de la membrane muqueuse, qui, échappant à l'opérateur, tomba dans le larynx, accident qui fut suivi de suffocation!!! Apparemment qu'on perdit la tête, car on ne songea pas même à pratiquer la laryngotomie, qui eût sauvé la vie à la malade. Je vous ai cité un exemple de succès dans une circonstance analogue (chapitre du Croup, coup de feu à la partie supérieure du cou). Cette observation est incomplète, puisque l'autopsie fut refusée, par la famille désolée, à ceux qu'elle appelait avec raison les bourreaux de son enfant. Mais ce fait peut utilement figurer ici, pour vous apprendre à quelles erreurs de thérapeutique peut conduire l'ignorance présomptueuse.

Itard rapporte des cas où fut observé cet envahissement de l'arrière-bouche, des amygdales, des ganglions lymphatiques cervicaux ; de ces odontalgies qui ne sont qu'une extension de l'irritation au nerf dentaire, dont vous connaissez la distribution et les liaisons avec le maxillaire supérieur. Pour compléter cette histoire, qui doit figurer parmi les traits caractéristiques de l'ignorance dangereuse, je dois ajouter qu'un prétendu vice scrofuleux fut accusé de tout le mal qu'avait causé une inconcevable idée préconçue!

Si l'otite est externe, on peut avoir recours, comme à un moyen très-secondaire, aux applications et aux injections émollientes. Ces applications sont inutiles si l'otite est interne, les douleurs persistant autant que la matière muqueuse ou purulente ne se fera pas jour au dehors par la rupture de la membrane du tympan, ou par la trompe d'*Eustachi*, comme *Itard* l'a vu quelquefois, mais rarement. Des gargarismes fortement agités sont conseillés dans ce cas pour favoriser l'issue du produit de l'inflammation. Le même praticien recommande aussi l'action du tabac en fumée, que le malade soutire d'une pipe et qu'on lui fait expirer tout-à-coup avec force.

Mais, si l'on se rappelle la facilité avec laquelle l'irritation chemine sous l'influence des excitants en général, ce moyen paraîtra contradictoire aux principes d'une saine physiologie et du praticien même dont nous examinons l'opinion. Il en est de même de l'usage des sternutatoires, tels que les poudres de muguet, de bétoine et de celle dite *Saint-Ange*, mêlées avec du tabac et prises en assez grande quantité pour produire un *coryza violent*. Mais ce coryza, par son voisinage avec l'ouverture gutturale de la trompe d'*Eustachi*, pouvant devenir une cause d'otite interne, il suffit de vous rappeler cette disposition pour vous rendre circonspects dans l'emploi d'un pareil moyen, et même pour vous y faire renoncer tout-à-fait. Il en est de même des injections astringentes et des eaux de *Barrèges* artificielles. Je n'ai pas plus de confiance dans l'usage intérieur des antiscrofuleux, antidartreux, etc., pour combattre de prétendus virus dont l'existence est problématique. Si la maladie résiste, des injections émollientes, secondées par l'application de quelques sangsues, seront utiles; mais, s'il y a carie du conduit auditif ou de la caisse, l'affection alors est chronique et prend le nom d'otorrhée, dont nous allons nous occuper.

DE L'OTORRHÉE.

L'otorrhée, ou l'écoulement chronique du conduit auditif, dit *Itard*, est une maladie des plus fréquentes, des plus graves, et des plus connues de l'organe auditif. Elle est remarquable par sa durée interminable, la difficulté et *le danger qu'offre même sa guérison dans quelques cas*. La division en externe et interne, applicable à l'otite, ne l'est pas à l'*otorrhée*, qui occupe en même temps le conduit auditif et la caisse. Mais nous n'admettons pas, avec *Itard*, que ce soit la *nature du pus* qui enflamme la membrane du tambour. C'est en suivant les communications nerveuses que l'irritation chemine et enflamme toutes ces parties, et jusqu'au tissu osseux, d'où résultent ces écoulements opiniâtres qui caractérisent l'*otorrhée*. La matière de l'*otite chronique* externe se mêle à celle de l'interne, parce que l'inflammation, d'après les lois invariables qu'elle suit dans tous les tissus, a détruit la membrane tympanique, en procédant de dehors en dedans; on conçoit aussi que l'otite, commençant par la trompe d'*Eustachi*, se communiquant à la face interne de la membrane tympanique, amène le même résultat.

Nous ne devons pas aller plus loin sans arrêter votre attention sur la définition qu'*Itard* donne de l'*otorrhée*.

Il s'y trouve une assertion au moins hasardée, ou déduite d'observations mal interprétées ; nous convenons de la difficulté de la guérison de l'otorrhée, mais non du danger de cette guérison. Je m'explique. *Itard* dit avoir vu des accidents cérébraux mortels succéder à la guérison, ou plutôt à la suppression de l'*otorrhée*, véritable métastase de l'irritation, et c'est sur ces faits qu'il a fondé son principe ; mais, avant de l'admettre, faisons-lui subir un simple examen. Si nous lisons avec attention les observateurs, nous serons conduits à conclure de ces catastrophes, ou que l'inflammation de l'oreille, en se propageant lentement au cerveau, y a déterminé des accidents quelquefois promptement mortels, ou qu'une phlegmasie récente, survenue à un organe important et devenue funeste, avait provoqué la suppression de l'otorrhée. On voit qu'ici *Itard* a pris l'effet pour la cause; il s'est opéré une métastase ou une révulsion, dont la suppression de l'otorrhée a été la conséquence : mais cette guérison de l'otorrhée a été consécutive et non antérieure à la nouvelle maladie; en d'autres termes, une nouvelle inflammation a fait cesser l'ancienne affection.

La division, que propose *Itard, de l'otorrhée,* en *idiopathique* et en *symptomatique,* n'est donc pas fondée.

La désignation d'*otorrhée symptomatique* n'est pas applicable à celle qui est bien évidemment née d'un abcès formé dans le voisinage de l'oreille externe, des glandes en suppuration, ou de la carie de la face externe de la portion écailleuse du temporal, fournissant un pus qui fuse par l'oreille, et ne font que simuler l'otorrhée.

Avant d'exposer les *causes* de l'*otorrhée purulente,* je dois relever une erreur d'*Itard.* Ce praticien admet une otorrhée cérébrale, qu'il divise en deux espèces, l'une *primitive,* dont il suppose la formation dans le cerveau, et qu'il regarde comme la terminaison *critique* d'une phlegmasie dans l'encéphale; l'autre *symptomatique,* qu'il considère comme la suite d'une *congestion purulente,* qui s'est formée lentement dans le crâne par suite d'une phlegmasie chronique du cerveau.

Dans ces deux cas, suivant lui, le pus, venant de l'encéphale ou de ses membranes, peut s'ouvrir un chemin à travers le plus épais et le plus dur des os, supposé sain auparavant!

Cette erreur physiologique est une suite de l'idée qu'on s'était autrefois formée de l'action corrosive du pus. Je ne m'arrêterai pas à réfuter cette opinion, au moins singulière à notre époque. On sait aujourd'hui que la *carie* est la cause et non l'effet de l'abcès qu'on trouve dans la caisse du tympan. Il est donc naturel d'attribuer à la maladie de l'oreille le développement de celle du cerveau et de ses membranes.

Causes.

Presque toujours l'*otorrhée* est le résultat d'une prédisposition individuelle quand elle succède à une *otite aiguë*, surtout quand celle-ci a été mal attaquée. La constitution dite lymphatique, la présence d'affections cutanées chroniques, telles que dartres, teigne, croûtes laiteuses, disposent les sujets qui en sont atteints à voir l'*otite* se convertir en *otorrhée*; à plus forte raison quand la première est concomitante d'une éruption de petite vérole, de rougeole, d'une scarlatine, etc.

Aussi, voit-on rarement ce résultat chez les sujets d'un tempérament sanguin et robuste.

Lors même que l'écoulement aurait diminué ou disparu sous l'influence de la chaleur, de la sécheresse, de l'exercice, d'un régime sévère, et que, dans les cas les plus simples, l'écoulement aurait repris peu à peu les caractères du cérumen, il reparaît ou il augmente sous l'influence du froid humide et par l'introduction de l'eau dans le conduit auditif. Les travaux intellectuels poussés trop loin, les excès de table, sont aussi des causes très-puissantes de rechute ou d'exaspération de l'*otorrhée*.

Signes diagnostics.

Membrane muqueuse boursouflée, rouge, quelquefois saignante; cavité du conduit rétrécie; membrane du tympan détruite et perforée; issue bruyante de l'air à travers cette ouverture, quand le malade fait effort pour se moucher; odeur, couleur, consistance et quantité de l'écoulement, très-variables.

Quelquefois, suppression de l'écoulement, parce qu'un travail important s'opère dans l'économie, tel que l'époque de la puberté, l'état de grossesse, une fluxion pathologique sur un autre organe, comme rhumatisme, catarrhe de la vessie, flueurs blanches.

Après avoir commencé d'une manière bénigne, l'écoulement, négligé ou mal traité, devient plus abondant, plus constant et *sanieux*. L'otorrhée muqueuse subit ces changements d'une manière lente et pour ainsi dire inappréciable.

Quand le caractère *sanieux* existe, il dépend toujours de la carie. Cette *sanie* puriforme, dans ce cas, est plus liquide que le pus du phlegmon, grisâtre, sanguinolente ou mêlée de stries de sang pur. Elle a une *odeur propre* à la matière de la carie, facile à distinguer de l'odeur forte de presque tous les écoulements de l'oreille. Cette matière colore en brun plus ou moins foncé ou violacé les instruments d'argent. L'action de l'air et la température locale augmentée, font subir à cette *sanie* une espèce de travail vraiment chimique, qui la rend âcre au point d'irriter la peau du lobule et du pavillon de l'oreille, et d'y déterminer des excoriations et un gonflement habituel. Il y a de temps en temps sortie de particules d'os cariés, qu'il ne faut pas confondre avec les osselets de l'ouïe, quelquefois entraînés par la suppuration, à la suite des otites aiguës, sans qu'il y ait carie.

Un signe fort intéressant, qui se présente quelquefois dans l'*otorrhée* par suite de carie, c'est l'issue de la matière sanieuse ou purulente par la trompe d'*Eustachi*, et déglutition de la portion qui n'est pas rendue par les crachats. M. Lallemand rapporte une semblable observation dont le sujet est un danseur, qui, au bout de neuf mois seulement d'un coup reçu à la tempe, éprouva des accidents cérébraux mortels, précédés de faiblesse du bras droit et de diminution de la sensibilité; délire violent, loquacité incohérente, voix éclatante, agitation extrême, efforts considérables pour rompre ses entraves, face rouge, animée, conjonctives injectées, langue sèche et rugueuse à son centre, humide sur les bords; ventre dur et contracté, mais paraissant insensible à la plus forte pression; réponses parfois justes et raisonnables. Le dix-huitième jour de la maladie, augmentation du délire, puis assoupissement profond; retour du délire, de l'agitation, qui se calment dans la nuit. Enfin, après vingt-deux jours d'alternatives dans les diverses modifications des fonctions cérébrales, mort. Ce fait exceptionnel prouve seulement que la matière de l'*otorrhée* peut trouver une issue par la trompe d'*Eustachi*, comme nous l'avons vu de l'otite aiguë, mais n'infirme pas la règle générale que toujours c'est par l'orifice externe qu'a lieu cet écoulement de l'*otite chronique* spontanée, et qui n'est pas la suite d'une violence extérieure ayant développé très-profondément le point d'irritation, qui, s'agrandissant, altère le rocher, etc.

Autopsies.

Chez un sujet jeune, qui, pendant l'existence de douleurs très-vives de l'oreille, fut pris d'une odontalgie pour laquelle on fit l'extraction d'une dent, après laquelle les douleurs augmentèrent et furent suivies d'une *otorrhée*, qui, compliquée plus tard d'accidents cérébraux, devint mortelle, on trouva les désordres que nous allons rapporter.

Je choisis de préférence cette observation, à cause de son analogie avec celle que j'ai citée en parlant de l'otite aiguë, et dont je n'ai pu vous donner les résultats cadavériques. Elle complète jusqu'à un certain point ce fait, et vous laissera une idée suffisante des désordres que laisse après elle l'*otorrhée* purulente devenue mortelle.

La dure-mère était extrêmement adhérente à la membrane arachnoïde par des *points blancs* ressemblant à des grains de millet, principalement vers le *sinus longitudinal supérieur*, qui était à sec, ainsi que les sinus latéraux. Le cerveau, dépouillé de ses membranes, présentait, dans toute sa cavité, une quantité de petits tubercules remplis de matière purulente; en coupant sa substance par tranches, on y apercevait des sillons de même nature. Le plexus choroïde, qui se trouve dans les ventricules supérieurs, était tout rempli de vésicules aussi purulentes. Le cervelet n'était point exempt de cette matière. La septième paire de nerfs du côté droit, tant la portion molle que la portion dure, était tombée en suppuration et presque totalement détruite; du pus était amassé à l'entrée du conduit auditif. Le canal vertical postérieur et l'horizontal étaient pleins d'une humeur purulente, ainsi que la rampe inférieure du limaçon et le vestibule. La membrane de la fenêtre ronde était détruite, de façon qu'il y avait dans la caisse beaucoup de pus, ayant la liberté de sortir au dehors au moyen d'une ouverture située au tympan.

Le simple exposé de cette inspection cadavérique prouve que la maladie avait commencé dans l'oreille interne, où se trouvaient les plus grands désordres et la collection du pus, tandis que le cerveau n'offrait que des altérations secondaires, et bien évidemment produit de l'extension de la phlegmasie, dont le point de départ n'a pu être ailleurs que là où existaient les dégénérescences les plus avancées.

Cette nécropsie réunit donc le double résultat de l'otorrhée et de sa complication avec une encéphalite, et suffit à notre objet. Celles que je pourrais emprunter aux auteurs ajouteraient peu à celle-ci, qui, à mon avis, est suffisante pour vous donner une idée complète de l'état pathologique des parties, après une *otorrhée* devenue mortelle. Elle vous montre aussi avec quelle rapidité l'otite aiguë, non arrêtée, peut altérer le tissu osseux et s'étendre au cerveau.

Pronostic.

Il est rare que l'otorrhée *sanieuse* se termine favorablement; les détails dans lesquels je suis entré établissent cette triste vérité. Elle est tenace et dangereuse à cause de ses terminaisons fréquentes par la carie des os, l'inflammation de la dure-mère, de l'arachnoïde et du cerveau, extensions les plus communes et les plus fâcheuses.

Cependant, on cite des exemples de guérison; mais il est remarquable que ce sont les cas où l'*otorrhée* avait été consécutive à une violence extérieure, chez des sujets exempts de cette constitution, dite *lymphathique*, qui prédispose aux sub-inflammations passant facilement à l'état chronique. On voit le malade languir et résister à des céphalées atroces, éprouver même de longues rémissions dans ses souffrances, et traîner ainsi, pendant des mois et des années, une existence misérable qui s'éteint dans le marasme ou se termine par une mort subite, quelquefois *précédée* de *convulsions*. Il est probable que les *otorrhées chroniques*, dont on cite des guérisons, appartenaient à cette variété qu'on a désignée sous l'épithète de *muqueuse*, facile à distinguer de la *sanieuse*, par l'action de celle-ci sur les instruments d'argent qu'elle *brunit*. Cette expérience ne doit pas être négligée, quand bien même l'odeur du pus serait assez tranchée pour servir de base au *pronostic*.

Traitement.

Itard range dans la même section le traitement des diverses espèces d'otorrhées, parce que, dit-il, les indications qui leur sont communes sont beaucoup plus nombreuses que celles qui sont applicables à chacune d'elles ; aussi, conseille-t-il, pour les unes comme pour les autres, l'emploi des drastiques avec les toniques. Le mode d'action de ces moyens étant une irritation permanente sur le tube digestif, si on obtient des succès, c'est par une révulsion que son état actuel ne permet pas toujours au médecin prudent de tenter; surtout quand cette médication doit durer trois, quatre, ou même six mois, comme le prescrit l'auteur, quoiqu'il ne porte les évacuations qu'à deux ou trois, au moyen des *pilules toniques de Bacher*. On conçoit, cependant, qu'agissant sur une membrane digestive exempte d'*irritation* ou d'*altérations chroniques*, on peut expliquer *les succès marqués* qu'*Itard* a obtenus, probablement dans les *otorrhées muqueuses*, quoiqu'il y eût souvent des maux de tête. Il fait précéder les drastiques de l'usage des sucs d'herbes, et, pendant celui des drastiques, il donne pour boisson une infusion de chicorée rendue laxative par l'addition d'une demi-once de crême de tartre, qu'il remplace par une infusion à froid de deux gros de quinquina dans deux livres et demie de liquide.

Ce n'est qu'après trois, quatre ou six mois d'un pareil traitement, qu'il y joint les moyens locaux suivants :

1° Raser la tête, la faire frictionner, et la tenir enveloppée dans une calotte de taffetas gommé ;

2° Pratiquer un séton à la nuque, et l'entretenir tant que dure l'écoulement, et quatre ou cinq mois après qu'on est parvenu à le faire tarir ;

3° Porter des liquides médicamenteux dans l'intérieur de l'oreille.

Quelque respectable que soit l'autorité du praticien célèbre dont nous aimons à consulter la grande expérience, jetons un coup-d'œil critique sur quelques observations, et voyons si, en interrogeant sa pratique même, elle n'est pas susceptible de modifications importantes.

Et d'abord, pour vous faire mieux saisir le danger du traitement idiopathique *excitant*, dans le cas même d'*otorrhée muqueuse*, variété la moins grave, il suffit d'emprunter à *Itard lui-même* sa treizième observation.

Le sujet est un jeune militaire de vingt-quatre ans, qui, à la suite d'une *fièvre putride* (gastro-entérite typhoïque), avait conservé un léger suintement de l'oreille droite; augmentation de ce suintement, qui prend plus de consistance et devient sanguinolent. Le malade, s'étant échappé de l'hôpital, y fut rapporté dans un état d'ivresse complet.

Céphalalgie vive, suppression de l'écoulement; fumigations et injections émollientes inutilement employées, dans la vue de rappeler l'otorrhée; alors solution de *sublimé corrosif*, qui n'eut d'autre effet que de *phlogoser* tout le *conduit auditif*. Persistance de la céphalalgie, dégoût, langueur, *fièvre continue*, avec exacerbation le soir, nausées permanentes, *insomnie*, *anxiété*, *rougeur* de la *conjonctive*, *délire* turbulent, nocturne d'abord, ensuite continuel.

Large vésicatoire sur la tête, émétique à doses répétées, délire tranquille (commencement d'épanchement), pouls dur, fréquent; *immobilité* du *tronc* et des *extrémités*; mouvement perpétuel de tête; selles involontaires, liquides, fréquentes; figure pâle et comme luisante, tiraillements *convulsif* des *muscles du nez* et des *lèvres*; *mort*, après cinq jours de cet état précédé de *convulsions générales*.

Autopsie.

Rien de *remarquable* dans les organes *gastro-hépatiques*; (*crâne*) *sinus gorgés* de sang, *dure-mère* détachée des os dans toute l'étendue de la fosse temporale droite et une partie de la fosse occipitale, où se trouvait environ une cuillerée de *sérosité jaunâtre*. Cette même portion de la *dure-mère*, recouverte d'une couche d'un pus très-consistant, et simulant une fausse membrane ; l'*arachnoïde très-épaissie* et très-distincte de la pie-mère, qui était recouverte aussi d'une matière *puriforme* à moitié solide ; dans le ventricule latéral gauche, épanchement d'une once de sérosité trouble.

Dans tout l'appareil auditif, nulle autre lésion apparente que la destruction de la membrane tympanique, et beaucoup de mucus épaissi dans les cellules mastoïdiennes.

Evidemment, l'excès auquel s'était livré ce militaire, en déterminant une irritation cérébrale, ou y rappelant l'ancienne maladie, éteinte si l'on veut, y avait occasionné une métastase, d'où la cessation de l'*otorrhée*. Il fallait combattre les accidents cérébraux par les saignées, sans s'occuper de rappeler l'écoulement auriculaire. Si vous connaissez la sympathie qui existe entre l'estomac et le cerveau, vous ne serez pas surpris que l'action de l'émétique ait augmenté les accidents au lieu de les diminuer. *L'indication apparente* de rappeler l'écoulement, a produit tout le mal ; on a perdu un temps précieux qui eût pu être mieux employé. Ce fait, auquel je pourrais en ajouter d'autres extraits de différents ouvrages, vous apprend encore que les gastro-entérites graves, mal attaquées, portent l'inflammation dans l'oreille interne, manifestée par la surdité, les tintements, les bourdonnements ; l'étend au cerveau, d'où délire, convulsions, épanchements, mort.

J'ai insisté à dessein sur les diverses circonstances de cette observation, pour vous faire voir où conduit une théorie fausse. Le médecin, persuadé que la matière de l'otorrhée, transportée, donne lieu à tous les symptômes graves, ne voit d'autre indication à remplir que de la rappeler dans l'oreille interne. Oubliant que de nombreuses expansions nerveuses sont frappées par son injection de sublimé corrosif, que l'action de celui-ci sera aussitôt ressentie par le cerveau, il n'en insiste pas moins sur ce moyen dangereux, malgré le développement d'une méningite aiguë.

Si vous étiez appelés à traiter un cas semblable, il faudrait répéter les saignées générales et locales, sans vous embarrasser de l'otorrhée, dont le retour ne serait pour vous qu'un signe annonçant la résolution de l'inflammation méningo-cérébrale.

On trouve, dans l'ouvrage d'*Itard*, plusieurs observations d'*otorrhées* purulentes, suivies de gastro-entérites graves, qui, comme dans le cas que nous venons de rapporter, sont devenues le point de départ d'encéphalites mortelles, parce qu'on s'est borné à tenter le rappel de l'otorrhée, sans songer à combattre l'inflammation du cerveau ou de ses membranes. De cette erreur dépend, sans doute, le pronostic fâcheux de l'otorrhée purulente en général, d'après l'avis de l'auteur; pronostic que nous nous sommes contentés de citer, sans y joindre de réflexions, nous réservant d'y revenir en parlant du traitement.

Ainsi, toutes les fois que des symptômes cérébraux se manifestent pendant l'existence d'une otorrhée purulente, quelle que soit son origine probable ou supposée, il faut les combattre par des saignées générales et locales, répétées comme s'il n'y avait pas eu d'*otorrhée*.

Lors même qu'il ne s'offre à l'observation aucun signe grave d'affection cérébrale, si la céphalalgie est opiniâtre, les évacuations sanguines générales ou locales, suivant le tempérament, la force du malade et l'intensité de la douleur, sont encore le meilleur moyen de la prévenir.

Je viens de fixer votre attention sur une des terminaisons de la gastro-entérite grave; je vous ai dit que les phlegmasies cutanées, épidémiques surtout, pouvaient avoir pour résultat et laissaient souvent après elles l'otorrhée muqueuse et quelquefois purulente. J'avais déjà assigné la même origine aux angines épidémiques, et il doit vous être démontré maintenant que l'inflammation, partant de l'otite aiguë ou de l'otorrhée, peut s'étendre au cerveau, et est une de leurs terminaisons la plus redoutable, et toujours invincible, attaquée par d'autres moyens que les émissions sanguines.

La syphilis, qui n'est autre chose encore qu'une inflammation, et d'autant plus difficile à guérir qu'elle est plus ancienne, peut sévir aussi, et sévit de préférence sur les membranes muqueuses, d'où elle s'étend aux os; si c'est l'oreille interne, vous aurez une *otorrhée* dite *syphilitique*.

Toutes les fois que la *syphilis aiguë* sévit sur les organes de la génération, on peut, comme toutes les autres phlegmasies, la faire avorter par les saignées, la diète et les boissons délayantes. Des observations multipliées, tant en France qu'en Suède surtout, prouvent la vérité de cette assertion; mais, devenue chronique par une cause quelconque, le traitement doit être modifié. Si elle sévit sur les os ou sur des organes dont la vie est peu active, ce qui établit l'imminence des dégénérescences, il est nécessaire d'y faire naître un travail résolutif. L'expérience a prouvé que le remède le plus efficace était le mercure et ses diverses préparations. On sait avec quelle facilité ce médicament pénètre nos tissus; c'est à cette propriété vraiment *homéopathique* que sont dus les résultats merveilleux obtenus par son usage. Les bois *sudorifiques*, lorsque l'effet produit répond à sa véritable acception, ouvrent une autre voie d'élimination. Quel que soit d'ailleurs le fait physiologique qui s'accomplit dans cette occasion, l'expérience a prouvé que, dans les otorrhées chroniques qui ont succédé à une affection vénérienne antérieure et non guérie, le traitement mercuriel coopérait efficacement à la cure radicale.

La surveillance à apporter au régime, dans toutes les maladies chroniques, trouve ici son application; il serait donc superflu d'entrer dans de plus grands détails à ce sujet.

DE LA PERFORATION DE LA MEMBRANE DU TYMPAN.

Je vous ai rapporté une observation d'otite aiguë, qui, d'après tous les signes commémoratifs, était due à l'action de l'air froid, et dont l'invasion s'était faite par la trompe d'*Eustachi*, avait gagné la caisse, et probablement toute l'oreille interne, si l'on doit en juger par les douleurs atroces qu'avait endurées la malade. Je vous ai dit que j'avais proposé l'ouverture de la membrane du tympan pour donner issue aux matières sans doute amassées dans cette cavité, ou au moins pour y porter quelques lotions d'eau tiède. La description de cette petite opération, à laquelle les consultants ne consentirent pas, quoiqu'elle fût indiquée, doit trouver ici sa place. Non-seulement elle était utile dans le fait rapporté, mais il arrive qu'à la suite d'otite interne, surtout quand l'inflammation a porté son action sur la trompe d'*Eustachi*, celle-ci s'obstrue, et que même après la guérison le malade est sourd. On s'assure que la *cophose* est due à cette cause, en faisant *souffler* le malade et exécuter l'action de se moucher. S'il n'est sourd que d'un côté, l'air du côté sain va frapper le tympan, et y détermine une sorte de tension; rien de semblable n'a lieu du côté opposé. S'il y a double surdité par la même cause, l'effet de l'air poussé n'est aperçu ni à droite ni à gauche.

Il y a plus de deux siècles que *Riolan*, fondé sur ce qu'un sourd-muet recouvra l'ouïe après s'être par hasard rompu la membrane du tympan, conseilla d'avoir recours à ce procédé. La même opinion fut professée par *Cheselden* et *Busson*. M. *Himly* a donné une description de ce moyen; mais c'est *Cowper* qui le premier, en 1800, a tenté la perforation de la membrane tympanique. Cette opération a depuis été exécutée tant en France qu'en Allemagne.

Nous nous abstiendrons de faire l'histoire du *trocart* et de l'*emporte-pièce* proposés par les chirurgiens anglais; nous nous bornerons à rapporter le procédé d'*Itard*; il a sur les autres l'avantage d'une plus grande simplicité.

L'opération consiste à faire une piqûre à la partie *antérieure* et *inférieure* de la membrane.

D'une main on redresse le conduit auditif en tirant fortement l'oreille en haut et en arrière, et de l'autre on dirige, dans le fond du méat auditif exposé à la lumière du soleil, un stylet d'écaille avec lequel on exécute la perforation dans le lieu d'*élection*. Un bruit semblable à celui qui résulte de la piqûre du *parchemin* se fait entendre; si cette espèce de *craquement* n'était pas perçu, il faudrait s'assurer si la caisse n'est pas engouée de quelque matière plus ou moins consistante.

Quand la membrane est perforée, il faut s'opposer, aussi long-temps qu'il en est besoin, à son oblitération, qui arrive souvent en très-peu de temps ; d'où il résulte que la crainte de laisser inutilement une ouverture à la membrane est illusoire et sans fondement, que par conséquent l'opération, dût-elle n'être suivie d'aucun succès, peut toujours être tentée sans danger.

DU CORYZA (RHINITE, RHUME DE CERVEAU, CATARRHE NASAL).

Le corysa est une inflammation de la membrane muqueuse des fosses nasales.

Considérée dans sa nuance la plus simple, cette maladie fixe à peine l'attention des médecins ; mais, si l'on réfléchit que la matière nerveuse, dont la membrane est pénétrée, se réunit en un grand nombre de filets formant le nerf olfactif (première paire), qui, reposant à la face supérieure du *sphénoïde* et sur une portion de la lame criblée de l'ethmoïde, se rendant sous les lobes antérieurs du cerveau ; si, dis-je, on réfléchit à cette disposition, on comprendra que, cette *voie* étant, avec l'*œil* et l'*oreille interne*, une des plus courtes que puisse suivre l'irritation pour être transmise au cerveau, les phlegmasies de cet organe important devront souvent leur développement à ce moyen de transmission.

Indépendamment des accidents cérébraux, qu'une attention plus réfléchie leur attribuerait dans le cours des maladies aiguës, il est plusieurs affections chroniques des fosses nasales qui n'ont pas d'autre origine, telles sont les polypes, ces ulcères qui, après avoir détruit la membrane, altèrent les os pour créer l'*ozène*, infirmité à charge à tous ceux qui approchent le malheureux qui en est atteint, presqu'autant qu'à lui-même.

L'éternuement répété et opiniâtre, un des signes du coryza, pouvant provoquer une attaque d'apoplexie et une mort prompte chez les personnes prédisposées ; la récidive des coryzas, leur chronicité, et conséquemment l'altération plus ou moins profonde qui en est la suite, pouvant être cause d'hémorragies nasales graves, quelquefois incoërcibles; cette maladie, quoique le plus souvent moins grave, n'en mérite pas moins d'attention. Eh! qui sait si, à force d'observer, on ne découvrira pas que la maladie, qu'on nomme communément *fièvre cérébrale*, n'a pas, plus souvent qu'on ne le pense, un coryza pour prodrome.

Voilà donc bien des motifs pour ne pas négliger cette maladie, quelque légère qu'elle soit en apparence dans la plupart des cas.

Causes.

La cause la plus fréquente du coryza est, comme celle de l'inflammation de toutes les membranes muqueuses respiratoires ou digestives, l'action du froid sur la peau, celle des poudres et des gaz irritants sur la surface muqueuse elle-même. L'existence des phlegmasies cutanées y fait toujours participer la membrane muqueuse des fosses nasales, comme celles des yeux, des oreilles. Quoi qu'il en soit de la connexion des phlegmasies entr'elles et de la vanité de nos prétentions en voulant leur assigner des limites, les cantonner, pour ainsi dire, comme si la nature devait être asservie à nos étroites spéculations, voici les signes auxquels on reconnaît le coryza.

Signes diagnostics.

Sécheresse, gonflement, rougeur de la membrane muqueuse des fosses nasales, éternuement, enchifrenement; perte du sens de l'odorat; douleur et pesanteur à la racine du nez.

La membrane muqueuse s'humecte bientôt d'un liquide clair, bien évidemment altéré, car il irrite les parties sur lesquelles il passe; il est salé; c'est à cette dernière cause qu'il doit, sans doute, la propriété de produire des érosions aux narines et à la lèvre supérieure : à mesure que l'inflammation diminue, cette sécrétion devient plus épaisse; d'abord blanche, elle change de couleur, est jaune, verdâtre et moins abondante. Mais le coryza ne suit pas toujours cette marche simple; la phlegmasie peut être violente, la douleur se fait sentir dans les sinus frontaux, il y a pesanteur de tête, somnolence, quelquefois même délire. La face est gonflée; les fosses nasales sont totalement obstruées; le malade est obligé de respirer par la bouche. L'inflammation s'étend, gagne la conjonctive, la trompe d'Eustachi et l'oreille interne; d'où bourdonnements, tintements d'oreilles, surdité. Mais la direction que prend le plus souvent l'inflammation de la membrane muqueuse des fosses nasales, en s'agrandissant, est celle des bronches. Ainsi, un simple rhume de cerveau peut devenir une bronchite, et vous savez avec quelle promptitude celle-ci s'étend au tissu pulmonaire et jusqu'à la plèvre. Comme nous avons décrit les signes qui caractérisent cette triple combinaison, nous n'y reviendrons pas ici.

Le coryza affecte aussi quelquefois les enfants à la mamelle; il ne diffère de celui des adultes que par l'obstacle qu'il apporte à la succion pendant laquelle l'enfant, ne pouvant respirer, est obligé de quitter le mamelon pour satisfaire à ce besoin; cette circonstance le jette dans une agitation, une anxiété, qui forcent à remplacer le sein par la cuiller, jusqu'à ce que l'air puisse traverser les fosses nasales pour arriver aux bronches.

Pronostic.

En insistant sur les divers aspects sous lesquels peut être observé le coryza, j'en ai presque indiqué le pronostic. En effet, simple, sans réaction, bornée aux fosses nasales, quand bien même quelques bourdonnements se manifesteraient à cause du voisinage de l'orifice de la trompe d'Eustachi, cette maladie n'offre aucun danger, et se termine ordinairement en trois ou quatre jours; rarement alors le médecin est réclamé. Dans les complications ou les combinaisons possibles que nous avons signalées, l'issue, bien souvent, dépend du traitement qu'on oppose à cette affection. S'il a été tardif, ou mal déduit des signes existants, le pronostic sera plus ou moins fâcheux, comme celui des maladies en lesquelles il se transforme et que déjà nous avons traitées.

Traitement.

Dans la nuance la moins grave du coryza, des bains de pieds, des lotions émollientes tièdes, un régime doux, l'abstinence des boissons excitantes, du tabac en poudre, et même de la pipe, si on en a l'habitude, sont les précautions simples qui suffisent ordinairement pour amener une prompte résolution. Mais, s'il y a fièvre, céphalalgie, etc., en un mot les signes qui expriment ou font craindre les complications graves dont nous avons parlé, il faut pratiquer des saignées et suivre les principes sur lesquels nous avons insisté ailleurs.

On a aussi conseillé de révulser sur l'intestin dans quelques cas ; mais, la saignée remplissant plus sûrement toutes les indications, nous la préférons.

Lorsque le coryza, en passant à l'état chronique, a laissé des dégénérescences, telles que le *polype*, on doit en pratiquer la ligature ou l'arrachement, opérations que nous renvoyons à la chirurgie. L'ozène est encore une terminaison possible du coryza, qui n'a point été convenablement traité pendant le stade inflammatoire; cette degoûtante maladie est ordinairement incurable. Cependant j'ai dans ma pratique quelques cas de guérison au moyen de lotions par le reniflement de l'eau miellée pyrothonidée, dont j'ai déjà parlé en traitant de l'angine épidémique. Ce moyen, employé de bonne heure, peut aussi empêcher le développement des polypes, comme je l'ai observé.

DE LA PETITE VÉROLE.

C'est en vain qu'on chercherait dans les écrits des anciens médecins l'histoire d'une maladie qui ait de l'analogie avec la petite vérole, quant à son aspect physique extérieur; car je dois dire à l'avance, qu'à part la forme de l'exanthème, les symptômes généraux qui précèdent ou accompagnent son éruption ne diffèrent en rien de ceux des gastro-entérites simples ou compliquées, sporadiques ou épidémiques, que j'ai fait passer sous vos yeux.

Ce serait une recherche plus curieuse qu'utile, que celle qui aurait pour but de déterminer à quelles causes générales ou spéciales fut due la première apparition de cette phlegmasie; pourquoi *le plus communément* elle n'affecte le même individu qu'une fois, comme la *fièvre jaune*, la rougeole, la scarlatine; pourquoi elle règne toujours épidémiquement, et jouit du privilége de pouvoir être transmise par *inoculation*. Car, s'il est prouvé que, lors d'une épidémie de variole, les individus qui ne l'ont pas eue y sont particulièrement exposés, il ne l'est pas également que le contact immédiat soit la cause de sa propagation. En effet, on peut soustraire, par l'isolement, les sujets qui n'ont pas eu la petite vérole, et pourtant, quand elle règne épidémiquement, elle frappera ceux qui sont prédisposés. Cette condition est tellement indispensable, qu'il n'est pas rare de voir des personnes qui, ayant traversé impunément un grand nombre d'épidémies, sont atteintes dans un âge très-avancé. Notre *Lacépède* en est un triste et mémorable exemple, et j'ai, dans ma longue pratique, pu faire plusieurs observations semblables.

Quoi qu'il en soit, ce fut dans le 12e siècle de notre ère, que parut la première description de la variole. Nous la devons aux médecins arabes *Avicenne, Mesue, Rhasis*, etc. Le tableau qu'ils en ont fait, reproduit par *Sydenham, Morton, Martin Lister, Antoine Sidobre*, et tous les écrivains qui les ont suivis, est toujours le même. Il résulte bien évidemment, de la lecture attentive de ces ouvrages, que la petite vérole n'est qu'une éruption ajoutée à une gastro-entérite épidémique et qui en augmente la gravité. Ou plutôt, *cet incendie* a son point de départ dans la matière nerveuse dont la membrane muqueuse gastrique reçoit sa sensibilité, de là s'étend plus ou moins rapidement dans toutes les directions, et donne lieu aux symptômes, tant idiopathiques que sympathiques, que nous ferons connaître; peut même devenir général, ainsi que cela est attesté par les désordres profonds et étendus que la variole laisse après elle. Anticipant sur ce qui doit suivre, nous dirons cependant que ces accidents graves, ces désorganisations effrayantes, qui en sont le résultat, ne seraient peut-être jamais observés, si une médication plus rationnelle, surtout plus physiologique, était appliquée à cette grave maladie. Je vous prouverai qu'attaquée, *au début*, par des évacuations sanguines hardiment répétées, on peut la faire *avorter*, comme une autre phlegmasie, sans crainte de rétrocession ou de métastases, que nos prédécesseurs redoutaient et dont ils nous ont tant effrayés.

Signes diagnostics.

En supposant une petite vérole épidémique abandonnée à elle-même, et parcourant toutes les phases que lui ont assignées les auteurs, voici l'ordre dans lequel se présentent les signes qui la caractérisent.

On a observé qu'en Europe, les petites véroles épidémiques, lorsqu'elles commencent vers l'équinoxe du printemps, sont, en général, régulières et bénignes; mais que, si elles débutaient dès le mois de janvier, ou dans l'hiver, elles frappaient une plus grande quantité de personnes, des familles entières, et n'épargnaient que celles qui avaient déjà eu cette maladie. Vous comprenez cette différence, et vous reconnaissez l'influence de la température froide sur la périphérie du corps, repoussant vers les organes intérieurs le *fluide électrique*, qui s'accumule de préférence sur les viscères qu'une cause d'irritation quelconque a prédisposés à faire cet appel.

Par une raison opposée, les fonctions de la peau étant favorisées par une température plus douce ou plus élevée, les concentrations viscérales seront nulles ou peu fréquentes, et dues seulement à quelque accident d'hygiène ou de régime.

Dans l'hiver, vous aurez les varioles graves, compliquées et irrégulières; dans le printemps, les petites véroles régulières et bénignes.

On a encore appelé ces dernières *discrètes;* elles commencent par un sentiment de froid qui devient bientôt un frisson, suivi d'une grande chaleur; alors, céphalalgie violente, douleur dorsale considérable, nausées, vomissements, moiteur de la peau, disposition à suer, particulièrement chez les adultes; car ce signe s'observe si rarement chez les enfants, que *Sydenham* ne l'a jamais remarqué. Douleur épigastrique rendue plus sensible par la pression; assoupissement, surtout chez les enfants; quelquefois même, accès épileptiques, indice certain de l'irritation du cerveau et de son prolongement. Si le travail de la dentition ne peut être supposé la cause de ces accidents, et qu'il règne une épidémie de petite vérole, elle paraît ordinairement quelques heures après ces prodromes. *Sydenham*, ayant vu, dans les épidémies du printemps, ce signe précéder l'éruption de gros boutons séparés, avait considéré ces convulsions comme avantageuses, et il en tirait un pronostic favorable; dans ce cas, l'*Hippocrate* anglais prenait l'effet pour la cause, car la difficulté passagère du travail occasionnait les convulsions, l'éruption les faisait cesser, et la maladie marchait ensuite régulièrement : voilà l'explication physiologique de ce phénomène. Cela est si vrai que, si un accident, un refroidissement, par exemple, venait arrêter cette opération, la petite vérole deviendrait confluente, ou l'éruption serait arrêtée, et une dangereuse métastase aurait lieu, quoique la maladie ait commencé sous les meilleurs auspices. Avant que la physiologie eût porté son flambeau sur ce fait, on en était réduit à des observations purement empiriques.

Chez les sujets lymphatiques, peu vigoureux, l'éruption se fait souvent et presque toujours sans orage, d'une manière insensible et par degrés.

Les signes précurseurs de l'éruption durent ordinairement de trois à quatre jours, y comprenant le premier. C'est alors que, les sueurs paraissant chez les adultes, les symptômes de gastro-entérite diminuent beaucoup; quelquefois, ils cessent tout-à-fait. Les malades n'éprouvent alors d'autre incommodité que celle de la sueur, dont on ne peut les garantir, quelque légèrement qu'ils soient couverts. Cette disposition à suer cesse d'elle-même, quand les pustules sont parvenues à leur maturité.

Marche de l'éruption.

D'abord, au visage, très-petites pustules rougeâtres, paraissant successivement au col et à la poitrine, enfin sur toutes les parties du corps. Douleurs de gorge augmentant à mesure que les pustules se développent; gonflement de la peau et des parties sous-cutanées; rougeur, douleur tensive et lancinante augmentant toujours. Les paupières, subissant le même effet, sont quelquefois chargées de pustules si grosses et leur tissu cellulaire est tellement engorgé, qu'il y a impossibilité de les ouvrir. Les mains deviennent le siége du même travail inflammatoire et de la même tuméfaction.

Le huitième jour, les boutons du visage, après avoir été rouges et polis, deviennent blanchâtres et rudes, premier signe que la suppuration commence; ils rendent un liquide jaune analogue au miel. C'est à cette époque que l'intervalle des pustules est d'un rouge vif. A mesure qu'elles mûrissent, elles deviennent plus rudes et plus jaunes à la face. Celles des mains et du corps, au contraire, deviennent chaque jour moins rudes et plus blanches.

Le onzième jour, diminution sensible de l'enflure et de l'inflammation du visage, puis du reste du corps; commencement de dessication, desquammation, puis disparution totale le quatorzième jour; durée plus opiniâtre des pustules des mains, qui, au lieu de s'en aller par écailles, se crèvent. Quelquefois, après la chute de celles du visage, il reste une dépression au lieu qu'occupaient les boutons : ces dépressions persistent plus ou moins long-temps et finissent par s'effacer; car il est rare que la petite vérole *discrète* laisse des traces de son passage, tandis que la *confluente* en laisse toujours. Les signes de la petite vérole *confluente* sont les mêmes que ceux de la *discrète*, ils n'en diffèrent que par la violence. La fièvre, l'anxiété, l'agitation, les nausées, sont plus considérables. C'est par ces signes, dit *Sydenham*, qu'un médecin habile reconnaît, même avant l'éruption, qu'une petite vérole sera *confluente*. La sueur est moindre que dans la *discrète*. La diarrhée précède quelquefois d'un ou deux jours l'éruption, ce qu'on n'observe pas quand la variole doit être *discrète*.

L'éruption de la *confluente* se fait ordinairement le troisième jour, quelquefois avant, presque jamais après; et on a remarqué que plus l'éruption était hâtive, plus elle était abondante. Cependant, le contraire arrive lorsque la *gastrite* est très-aiguë et très-douloureuse, quand l'inflammation frappe en même temps la *plèvre*, le *poumon*, les *reins*, les muscles lombaires ou ceux des membres.

L'apparition de la petite vérole confluente a quelquefois de l'analogie avec l'érysipèle ou la rougeole. Lorsque la maladie fait des progrès, les pustules, au lieu de s'élever comme dans la discrète, sont pressées les unes contre les autres, et ressemblent d'abord à une vésicule rouge qui couvre la face et la tuméfie; cette pellicule s'affaisse, devient blanche et étendue à la surface de la peau, qu'elle surpasse très-peu en élévation.

Au bout de huit jours, la pellicule blanche devient rude, brune, et non pas jaune comme dans la discrète; enfin, elle tombe par grandes écailles, très-tard quand la maladie a été violente. Après la chute de cette espèce d'écaille desséchée, il se fait une seconde desquammation qui laisse à découvert la profondeur des traces qui survivront à la maladie, et rappelleront toute la vie son passage.

Deux symptômes graves, ordinairement concomitants de la variole confluente, sont la *salivation* et la *diarrhée*; l'inflammation a envahi les glandes salivaires et le gros intestin.

Dans les petites véroles discrètes ou confluentes, la fièvre est toujours plus considérable avant l'éruption, fait très-important qui doit diriger le médecin dans l'application du traitement.

Autopsies cadavériques.

On chercherait en vain, dans les écrits des auteurs des derniers siècles, des résultats nécroscopiques qui puissent faire jaillir quelque lumière sur la nature de la variole. *Broussais* est à mon avis le premier qui, dans son Cours de pathologie générale, ait rassemblé les diverses nuances d'altérations que laisse après elle cette maladie, suivant l'époque de celle-ci où les malades ont succombé, et aussi selon ses diverses complications. Il a vu des varioleux se suicider dans les prodromes, ou succomber à une congestion cérébrale ou pulmonaire, suite de l'action subite du froid, ou à quelques phlegmasies viscérales; il en a vu mourir d'affections chroniques, et de la consomption qui en est la conséquence.

Si la mort survient pendant l'incubation, on trouve une gastro-entérite *rouge* très-vive, sans traces de phlegmasie dans les autres organes; preuve, dit-il avec raison, que la fièvre du début n'était pas entretenue par d'autre cause. Outre la rougeur inflammatoire de la membrane muqueuse gastro-intestinale, on voit encore, sur cette membrane, des boutons qui doivent être considérés comme des follicules muqueux gonflés plutôt que comme des boutons varioleux. Ceux-ci ne peuvent être bien constatés que dans la bouche et sur la langue; cependant *Broussais* a vu un cas où ces boutons existaient, non-seulement dans le canal digestif, mais encore dans les bronches, et offraient le même aspect que les boutons naissants de la bouche. Dans tous les cas, cette circonstance ne changerait rien au vrai caractère de l'affection.

Dans un état plus avancé et lorsque les symptômes typhoïques ont persisté, on trouve les altérations propres à cette variété. Il en est de même des complications de pleurite, de pneumonite, de péricardite et des terminaisons par entérite chronique. Enfin, les altérations les plus profondes occupent toujours les organes qui ont été les plus violemment frappés, soit primitivement, en même temps, ou consécutivement à une métastase, et, dans ce cas, il faut toujours que la phlegmasie viscérale ait été plus intense que la cutanée, comme je vous l'ai déjà prouvé; sans cette condition, il n'y a pas de métastases possibles.

Pronostic.

Vous avez vu que la saison a une influence marquée sur le caractère de la petite vérole; le pronostic sera donc en général plus fâcheux dans l'hiver ou pendant un été très-chaud qu'au printemps. Je vous ai fait remarquer aussi l'influence du tempérament et de l'âge sur le développement de l'éruption, et sur sa marche plus ou moins aiguë; je veux dire, quand le progrès est plus rapide, la phlegmasie s'étend plus facilement aux organes voisins, et à ceux qui sympathisent avec la peau et la membrane muqueuse gastro-intestinale. La faiblesse, lorsqu'elle n'est pas portée trop loin, n'est pas d'un mauvais augure; mais il ne faut pas confondre la véritable inertie avec l'*adynamie* qui résulterait d'une *congestion cérébrale* exprimée par la somnolence : ces deux cas sont bien différents quand ils doivent servir de base au pronostic.

Les vomissements incoërcibles et continuels, l'extrême anxiété de la région précordiale; les douleurs abdominales, lombaires vives; les urines claires ou sanguinolentes, expriment une inflammation considérable de ces parties et rendent le pronostic fâcheux. Les convulsions deviennent un signe grave, ainsi que je vous l'ai fait déjà pressentir, quand le cerveau et son prolongement sont présumés frappés d'inflammation plus ou moins profondément. On a la preuve qu'elles n'étaient que sympathiques, quand l'inflammation cutanée marchant sans entraves, les mouvements convulsifs cessent. Je vous ai déjà dit comment ce fait avait été faussement interprété; il en sera toujours ainsi quand la physiologie n'éclairera pas le *pronostic*. L'hémorragie nasale, qui survient avant l'éruption, est salutaire; c'est une précieuse indication dont l'application n'a pas été faite avec assez de hardiesse au traitement de la petite vérole : mais elle est funeste si elle arrive à une époque plus avancée de la maladie. Nous dirons la même chose du pissement et du crachement de sang.

La diarrhée est en général un symptôme grave; non-seulement elle abat les forces du malade, mais elle est la preuve que l'inflammation a son siége dans le gros intestin, qui, par cette raison, se trouve profondément altéré : cette cause enraye la marche de l'éruption et lui donne un caractère dangereux. Lors même que la variole paraît bénigne à son début, si, par une des causes que nous avons signalées, ces symptômes surviennent, le pronostic est également fâcheux. En général, cependant, l'éruption de la petite vérole suspend les irritations antérieures à son développement, les chroniques surtout; à moins que l'impulsion donnée au principe irritant, notamment chez les sujets forts et d'un tempérament sanguin, ne soit assez violente pour que plusieurs viscères importants soient envahis à la fois.

La peau contenant une grande quantité de matière nerveuse, je n'ai pas besoin de vous dire pourquoi la petite vérole confluente, qui n'est pour ainsi dire qu'un vaste érysipèle, et cette matière se transformant en de nombreuses irradiations nerveuses, le délire et les autres accidents cérébraux étant une suite nécessaire de cette disposition, je n'ai, dis-je, pas besoin d'insister pour vous faire comprendre le danger que court le malade dans ce cas. Par la même raison, la *cutite* générale de la poitrine et du ventre existant plus ou moins, lors même que les accidents de la tête présenteraient moins d'intensité et s'amenderaient sensiblement, toutes les craintes ne sont pas dissipées.

Traitement.

Hippocrate, *Galien*, *Celse*, et aucun des médecins de l'antiquité, tant grecs que latins, n'ayant parlé de la petite vérole, n'ont pu avoir d'opinion sur le traitement d'une maladie dont ils ont ignoré l'existence, ainsi que celle de la *rougeole*.

Les médecins arabes prescrivaient la saignée au début de la maladie; *Avenzoard* même l'employait plus hardiment qu'*Avicennes*, car il conseillait de la porter jusqu'à la syncope. Avicennes voulait cependant qu'elle fût répétée suivant la nécessité, qu'il subordonnait à la force et à la jeunesse du sujet; pour tout médicament, il prescrivait une solution de gomme adragant, de la décoction de lentilles, etc. Le silence qu'ils gardent sur les purgatifs, les vomitifs, prouverait qu'ils n'y avaient pas recours. Dans les siècles suivants, la science, au lieu de progresser, fit d'immenses pas en arrière, au grand détriment de l'humanité. L'idée d'un virus, qu'il était important d'appeler à la peau pour purifier le sang et les humeurs, prit la place de ce traitement simple, seul convenable, et donna naissance aux médicaments incendiaires de toute sorte, jusqu'à ce que *Sydenham*, voyant dans les symptômes de la petite vérole une *inflammation du sang*, employât avec succès la saignée, proscrivît tous les échauffants et même recommandât de ne pas trop couvrir les malades dans leur lit, rendît le régime plus tenu, quoiqu'encore trop substantiel; enfin, à part les cordiaux, qu'il réserva pour une époque plus avancée de la maladie, ou pour des circonstances particulières, revînt à la thérapeutique des Arabes. Les succès nombreux qu'obtint le célèbre anglais, comparés aux résultats des autres traitements, firent bientôt adopter sa méthode, qui n'était autre que celle des médecins arabes du 12e siècle. Aussi, depuis *Sydenham*, les différents ouvrages qui parurent sur la petite vérole, quoique empreints encore des théories du temps, conseillent de meilleures règles de traitement, dont la saignée forme la base. Nous devons en excepter cependant *Morton* et *Martin Lister*, qui, à l'exemple du vulgaire, se fondant sur la nécessité de pousser à la peau de prétendues *matières vénéneuses*, avaient adopté le régime chaud.

Nous ne nous arrêterons point à réfuter ces hypothèses; les événements funestes qui en ont été la conséquence ont assez prouvé le danger de leur application à la pratique, et, excepté les vieilles femmes et quelques guérisseurs routiniers ou stationnaires, il est peu de médecins, dignes de cet honorable titre, qui, maintenant, ne classent la petite vérole parmi les phlegmasies, et ne lui appliquent le traitement antiphlogistique avec plus ou moins de hardiesse et de succès.

De l'examen rapide que nous venons de faire des opinions des auteurs qui ont traité le sujet qui nous occupe, on est en droit de conclure que la petite vérole étant une maladie inflammatoire, la saignée générale surtout, et répétée suivant l'opportunité, est le moyen le plus efficace qu'on puisse opposer aux accidents de cette maladie.

Il ne faut plus, à l'exemple des écrivains même qui partagent notre opinion, temporiser pendant les trois ou quatre jours qui précèdent son éruption, afin de s'assurer que c'est bien elle; ce serait un temps précieux inutilement perdu.

La petite vérole, débutant toujours par les signes d'une *gastro-entérite*, il faut, dès qu'ils apparaissent, pratiquer largement des saignées. L'épidémie régnante est un motif de plus pour encourager à tenir cette conduite, et quand bien même la variole ne devrait pas se développer chez un individu qui offre tous les symptômes d'une gastrite aiguë, ce serait encore le procédé auquel on devrait avoir recours, comme je vous l'ai démontré en traitant spécialement de cette dernière affection. Mais ce qui doit encourager à adopter cette médication, c'est l'effet merveilleux que produisent les évacuations sanguines placées à propos. L'expérience m'a prouvé qu'on peut ainsi faire *avorter* la petite vérole, et même *arrêter* la marche de l'éruption déjà commencée. J'ai eu plusieurs fois l'occasion, dans mon cours de clinique, de prouver la vérité de cette assertion, fait important, qui rend presque dérisoire la division de la marche de la petite vérole en périodes, si méthodiquement tracées par nos prédécesseurs.

Des considérations qui précèdent, naît une réflexion aussi curieuse qu'intéressante, c'est qu'on pourrait induire de ces succès que la petite vérole n'est qu'une *gastro-entérite* s'étendant à la peau, où se manifeste une éruption *sui generis* accidentelle, et dépendante d'une *influence météorologique spéciale*, n'ayant pas toujours existé, mais ayant pris naissance dans les révolutions continuelles dont le globe et l'atmosphère qui l'entoure, sont le théâtre. Ne peut-on pas croire cette hypothèse fondée, quand nous avons été témoins de l'extension du choléra-morbus épidémique au monde entier, lui qui paraissait être limité à l'*Inde*? Cette manière d'envisager la question ne peut d'ailleurs qu'être avantageuse et à la fois consolante; elle nous apprend que la *vaccination*, qui n'est que l'inoculation d'une maladie analogue prise sur un autre mammifère que la femme, n'est pas d'une nécessité absolue pour éviter les ravages que font les épidémies de petite vérole. Je ne prétends pas induire de là qu'il faille négliger ce bienfait que nous devons à *Jenner*; mais que, pour ceux qui n'ont pas eu recours à ce moyen prophylactique, il existe une ressource certaine d'éviter les accidents qui accompagnent ordinairement la variole, c'est la saignée.

Toutes les modifications à apporter au traitement dans les gastro-entérites graves, simples ou compliquées, trouvent ici leur application ; nous sommes donc dispensés d'y revenir. Il en est de même en ce qui a rapport à la manière de régler le régime.

Nous ne devons pas terminer sans parler des moyens qu'on a crus utiles pour modérer l'inflammation extérieure et la fixer à la peau ; telles que les fomentations émollientes et les onctions huileuses, qui quelquefois ont réussi. M. *Robert*, aide de clinique de *Broussais*, au *Val-de-Grâce*, les a employées avec avantage, et a fait insérer dans les journaux de médecine plusieurs observations qui autorisent à recommander ces moyens quand la petite vérole, n'ayant pas été attaquée à temps et convenablement, a parcouru toutes les périodes décrites par les auteurs. Les onctions huileuses ont encore l'avantage de calmer les démangeaisons considérables de la peau. Il faut avoir la précaution, avant de les mettre en usage, d'évacuer le pus des boutons et des petits abcès.

Puisque la saignée, pratiquée de bonne heure, peut faire avorter la petite vérole, ou en borner considérablement le progrès, il est inutile, pour atteindre le même but, d'avoir recours à la cautérisation, qui a l'inconvénient d'augmenter quelquefois l'inflammation, et dont l'application est longue, difficile, souvent dangereuse, soit qu'on emploie le nitrate d'argent fondu à l'état solide ou en solution.

DE LA VACCINE.

Frappés de la gravité de la petite vérole abandonnée à elle-même, et des désordres physiques qu'elle laisse après elle, lors même qu'elle n'a pas été mortelle, les *Tartares*, les *Circassiens*, les *Géorgiens* et quelques autres peuples de l'Asie, imaginèrent *l'inoculation*. On ne peut assigner l'époque à laquelle cette invention remonte, et il fallait qu'elle fût très-ancienne lorsqu'elle fut introduite à Constantinople.

C'est en décembre 1713, qu'une lettre, adressée de cette ville, par *Emmanuel Timonius*, au docteur Woodwood, à Londres, fit la première fois connaître ce procédé aux médecins anglais. Il y avait alors quarante ans qu'il était usité dans la capitale de la Turquie. A peu près un siècle plus tard, la vaccination, ou l'inoculation de la petite vérole des vaches succéda à la première, d'abord en Angleterre, où le hasard fit découvrir ce nouveau mode d'insertion.

Depuis l'introduction de l'inoculation dans les Trois-Royaumes, des médecins étaient spécialement préposés à la propagation de cette méthode.

Jenner s'étant aperçu que, chez un certain nombre de sujets, cette opération était sans résultat, voulut en rechercher la cause. Il découvrit que les occasions n'étaient pas rares où de jeunes sujets, chargés de traire les vaches, voyaient se développer à leurs doigts des boutons dont l'analogie avec ceux de la petite vérole était frappante. Dès lors, examinant les mamelles de ces animaux, il ne tarda pas à y observer une éruption semblable dans quelques cas. Ce fut pour lui un trait de lumière qui le conduisit, après des épreuves et des contr'épreuves multipliées, à la conviction que la petite vérole des vaches ou *cowpox* était de nature identique à celle de la variole humaine; mais un grand avantage résultait de cette découverte, c'est que le liquide vaccin, transporté avec certaines précautions entre deux plaques de verre ou dans des tubes hermétiquement fermés, pouvait être employé à toutes les époques de l'année et transporté à de grandes distances, tandis que jusqu'alors on n'avait inoculé que pendant la durée d'une épidémie de petite vérole. La vaccination est généralement adoptée aujourd'hui, et son mode d'insertion est devenu si simple et si familier, que les mères, les nourrices, dans plusieurs régions de l'Europe, la pratiquent elles-mêmes, ainsi que cela se faisait dans l'Orient pour l'inoculation, au rapport des écrivains et des voyageurs. Il suffit de charger légèrement l'extrémité d'une lancette ou d'une aiguille cannelée, ou même d'une aiguille ordinaire, et de l'introduire sous l'épiderme pour y déposer le fluide.

Il est important d'observer le sujet vacciné, afin de s'assurer que le bouton qui se développe a le caractère de la vaccine *vraie;* car je dois dire que quelquefois, après avoir pratiqué cette petite opération, on voit se développer un bouton dont l'éruption est plus prompte, la forme différente de la pustule préservatrice. C'est à cette circonstance qu'il faut attribuer, en grande partie, les dissidences d'opinion qui ont divisé les médecins à la première époque de cette découverte. Quelques sujets vaccinés, et chez lesquels des boutons de fausse vaccine s'étaient développés, n'ayant pas échappé à une épidémie de petite vérole, on s'en est fait une arme pour combattre ce nouveau moyen, et un motif pour révoquer en doute son efficacité. Un examen plus attentif a fixé les caractères de ces deux éruptions, et appris à distinguer la vraie vaccine de la fausse. Alors se sont trouvées expliquées les différences de réussite dans ces deux cas.

Marche de la vaccine vraie.

Du troisième au cinquième jour, il se fait un léger travail inflammatoire; une petite rougeur élevée paraît et augmente jusqu'au sixième jour. Le bouton prend de l'accroissement le septième, et devient de couleur argentée avec une dépression au centre; sa portion circulaire, formée de petites cellules séparées, est remplie d'un liquide clair. Ce liquide, quand on pique le bouton, ne s'écoule qu'en raison du nombre de cellules ouvertes, tandis que le pus du faux vaccin sort en totalité par la première incision. Ce caractère seul, indépendamment de la rapidité du développement et de la forme pointue, suffirait pour établir la distinction entre le bouton préservateur et celui qui ne l'est pas.

Le bouton vaccin est entouré, à cette époque, d'un petit cercle rouge. Le huitième jour, la base devient tendue, le cercle prend de l'extension, la partie se gonfle quelquefois assez pour rendre le bras très-douloureux; alors le pouls s'élève, s'accélère, la peau devient chaude, la quantité de matière augmente: cet état dure le neuvième et le dixième jour. Le onzième, diminution de la rougeur. Le douzième, couleur noire de la dépression; le bouton devient d'un gris jaunâtre et contient une matière puriforme. Le treizième jour, dessication du bouton, qui se transforme en une croûte dure, brune et enfin noirâtre, qui tombe du vingtième au vingt-cinquième jour.

Le travail de la fausse vaccine commence, comme nous l'avons dit, le lendemain de l'insertion, quelquefois le jour même; il est accompagné de démangeaison, de dureté à l'endroit des piqûres, s'étendant et se recouvrant d'une rougeur pâle et vergetée. C'est du deuxième au cinquième ou sixième jour qu'il se développe un bouton s'élevant en pointe et de forme irrégulière. La matière jaunâtre qu'il contient prend, par la dessication, l'aspect de la gomme.

Si l'on se sert, pour vacciner, de fluide trop avancé, on peut donner lieu à la fausse vaccine; quelquefois cependant elle se développe sans cause appréciable.

C'est ordinairement aux bras qu'on pratique la vaccination; il suffit de faire deux ou trois piqûres à chacun. Une seule suffirait si on était certain que le travail aura lieu; mais souvent le vaccin conservé peut manquer son effet à plusieurs des piqûres, surtout celui placé entre des verres plats, et qui, se trouvant desséché, a besoin d'être un peu liquéfié par l'addition d'une goutte d'eau.

On observe quelquefois, mais rarement, quelques anomalies dans la marche et le développement des boutons de vraie vaccine; j'ai vu, et d'autres l'ont observé comme moi, une partie des piqûres donner naissance à des boutons réguliers, et, au moment où ceux-ci arrivaient au stade de dessication, les autres commencer leur développement. Pendant une épidémie de petite vérole, on voit quelquefois la vaccine et la variole marcher simultanément chez le même individu.

Cette maladie, communiquée, est ordinairement si simple et exempte de complications, qu'elle ne réclame aucun soin particulier. On conçoit cependant que cela peut arriver; alors le médecin doit se conduire suivant les circonstances. La présence de la vaccine n'apporte aucunes modifications au traitement que requiert l'affection survenue.

DE LA ROUGEOLE.

Les Arabes, qui nous ont donné la description de la petite vérole, sont aussi les premiers à qui nous devons celle de la rougeole, sur laquelle les médecins antérieurs au 12e siècle, depuis *Hippocrate*, ont gardé le silence. Des causes générales, dont il est inutile de rechercher la nature, ont donc sévi sur l'humanité depuis cette époque, et continué de donner lieu au développement de la maladie que nous étudions.

Parmi les médecins du 17e siècle qui ont traité ce sujet, il faut distinguer *Sydenham*, *Morton*; et, chose remarquable, ce dernier, homme de génie qui, après *Vanhelmont*, avait deviné qu'une cause unique entretenait la vie chez les animaux et présidait aux grands phénomènes de la nature en général, fait de cette vérité, démontrée par les modernes, une application fausse à la théorie des maladies. Pour lui, *les esprits animaux* sont altérés par un *venin*, d'où les symptômes observés. S'il eût accordé à ces *esprits*, qui ne sont autres que *l'électricité* animale, une action immédiate sur les parties où l'irritation les appelle, il se fût trouvé dans le vrai. Mais nous verrons que le traitement, qu'il propose comme conséquence de sa théorie, est entaché du même vice, et que cette médication dangereuse dût être souvent funeste dans les cas graves.

Sydenham, avec son hypothèse de l'*inflammation du sang*, donnait une explication plus éloignée du système de l'irritation qui désormais doit servir de base à toute bonne médecine pratique; mais la conséquence qu'il en tirait, appliquée au traitement, avait pour résultat une médication dont l'expérience a consacré l'efficacité, au moins en ce qui a rapport à l'emploi des antiphlogistiques. *Stoll*, vers la fin du 18e siècle, toujours préoccupé du rôle qu'il fait jouer à la bile dans la production des inflammations, ne reconnaît pas d'autre cause aux signes propres à la rougeole. *Quarin*, successeur de ce dernier, s'est éloigné de la route tracée, et a professé que cette maladie était une inflammation. Ces diverses opinions, sur les causes de la rougeole, se sont partagé les médecins du 19e siècle; de manière que les uns, imbus des erreurs de la *polycholie*, les autres, adoptant les vérités proclamées par *Broussais*, ont tour à tour prodigué les vomitifs, les purgatifs, ou administré les saignées. Cette dissidence doit disparaître devant l'évidence des faits, et désormais tout médecin raisonnable n'aura plus de choix à faire. Pour lui, la rougeole reconnaîtra pour causes toutes celles qui peuvent produire la phlegmasie de la peau et de la membrane muqueuse qui tapisse l'arrière-bouche, les yeux, les fosses nasales, les bronches, etc. Or, la nature intime de ces causes restera toujours obscure, comme celles des épidémies que nous avons déjà étudiées; cependant, comme dans cette dernière circonstance, les vicissitudes atmosphériques semblent jouer le premier rôle. L'existence de miasmes, que le célèbre *Broussais* lui-même admettait comme cause, n'est plus une thèse soutenable; elle est d'ailleurs inutile pour diriger le praticien, puisqu'en définitive, quelle que soit la cause, elle produit une inflammation qui ne requiert aucun moyen spécial.

Signes diagnostics.

Les épidémies de rougeole sont observées vers le commencement de l'hiver et durent jusqu'au milieu de l'été, c'est-à-dire de janvier en juillet, comme la peste en Égypte; d'où on est en droit de conclure que cette maladie est, comme cette dernière, *épidémique*, et qu'il n'est pas nécessaire d'admettre la contagion pour expliquer sa propagation. Ce qui exclut toute idée de contagion, est la régularité de sa marche pendant le même temps de l'année, et sa cessation nécessaire à une époque fixe.

Sydenham, que nous avons cité pour la fidélité du tableau qu'il a fait de la petite vérole, est également recommandable par la description qu'il nous a laissée de la rougeole. Il distingue cette maladie en celle qui affecte une marche simple et régulière, et celle où les imprudences, le mauvais régime, un traitement déduit de principes erronés, font naître de graves complications.

Dans une épidémie ordinaire de rougeole, voici ce qu'on observe : elle attaque les enfants, sans qu'aucun d'une ville où elle se manifeste en soit exempt. Premier jour, sentiment de froid auquel succède la chaleur; le lendemain, fièvre, anxiété, soif, dégoût, langue blanche, petite toux, pesanteur de tête et des yeux, somnolence continuelle; écoulement de sérosité du nez et des yeux, signe certain de la prochaine éruption de la rougeole. Il paraît des pustules au visage, tandis qu'à la poitrine ce sont des taches larges et rouges qui conservent le niveau de la peau. L'irritation, dont la membrane muqueuse des fosses nasales est le siége ainsi que celle qui occupe la conjonctive, détermine le larmoiement et l'éternuement, les paupières se gonflent un peu avant l'éruption, vomissement : des déjections verdâtres diarrhéiques sont observées chez les enfants qui font des dents.

Tous ces symptômes prennent de l'intensité jusqu'au quatrième jour. Ce n'est quelquefois que le cinquième qu'il paraît au front, et sur le reste du visage, de petites taches rouges semblables à des morsures de puces, qui, devenant plus grandes et plus nombreuses, se serrent en forme de grappes et sont de différentes figures. Ces taches rouges sont composées de petites pustules de même couleur, situées les unes près des autres, s'élevant tant soit peu à la surface de la peau, et dont le toucher mieux que la vue sert à constater la saillie, surtout à une certaine distance. Après avoir occupé primitivement le visage, elles s'étendent à la poitrine, au ventre, puis sur les cuisses et les jambes, où leur saillie n'est pas appréciable. Ce qui prouverait que le vomissement n'était que sympathique de l'inflammation de la peau, c'est qu'il est le seul symptôme qui disparaisse après l'éruption, tandis que les autres prennent une intensité plus grande, et qu'il s'y joint même de la dyspnée, en raison du progrès de l'inflammation dans le canal aérien.

Vers le sixième jour, la peau du visage devient rude à mesure que ces pustules s'évanouissent et que l'épiderme se fendille ; alors les plaques du reste du corps sont très-grandes et très-rouges. Le huitième jour, il n'y a plus de taches au visage, et elles ont beaucoup diminué sur le reste du corps. Le neuvième jour, tout a disparu, la desquammation commence. La durée de la rougeole est donc moins longue que celle de la petite vérole.

Si une bronchite ou une pneumonite avait compliqué la rougeole, et que celle-ci, abandonnée mal à propos à elle-même, eût été le point de départ de cette complication, on verrait alors la pneumonite survivre à la première maladie, non parce qu'il y aurait eu métastase, mais parce que l'inflammation, en prenant de l'extension, aurait envahi la poitrine. Ces accidents graves sont dus souvent à l'imprudent usage d'un traitement et d'un régime échauffants. La même cause peut donner naissance à une gastro-entérite et à une encéphalite consécutive; quand l'affection s'est compliquée de gastro-entérite et que la phlegmasie s'étend au gros intestin, elle détermine la diarrhée.

Nécroscopies.

Lorsque la rougeole a été négligée, ou le malade soumis à un régime échauffant et à un traitement peu rationnel, les complications que nous avons signalées deviennent alors cause de la mort, et l'on trouve, à l'ouverture, des inflammations, des congestions, des épanchements sanguins, des œdèmes. Quand les poumons ont été particulièrement envahis par l'inflammation, il arrive assez souvent qu'elle passe à l'état chronique, et les malades offrent, à l'autopsie, tous les désordres de la pneumonite chronique avec ou sans tubercules; car, nous vous l'avons déjà dit, l'existence de ces derniers n'est pas une condition inévitable de la phthisie. *Broussais* a vu plus de soixante cas de phthisiques morts à la suite de la rougeole, sans tubercules.

Pronostic.

La rougeole à marche régulière, simple et sans complication, est rarement mortelle. Elle se termine favorablement dans le plus grand nombre des cas; mais il n'en est pas de même quand la phlegmasie s'est étendue aux bronches, au poumon, aux voies digestives, au cerveau.

La diarrhée, qui survient lorsque l'inflammation s'étend au gros intestin, est quelquefois opiniâtre et met les jours du malade en danger.

Nous répéterons, en ce qui a rapport à la rougeole, ce que nous avons déjà plusieurs fois exprimé en traçant le pronostic des autres maladies aiguës; il est presque toujours subordonné au traitement, appliqué de bonne heure et convenablement, négligé ou déduit de principes erronés.

Traitement.

Il est d'observation que la rougeole, marchant simplement et sans complication grave, peut guérir spontanément, en suivant les périodes que nous avons tracées; mais il n'en est pas toujours ainsi, et cette affection, pouvant avoir des terminaisons quelquefois promptement, d'autres fois lentement funestes, on sent la nécessité d'être sur ses gardes. Quant à moi, je pense qu'il est toujours prudent, lorsqu'il règne une épidémie de rougeole, et pour peu que l'affection offre un début orageux, de saigner les malades selon leurs forces et leur tempérament. Et comme il arrive très-souvent, de l'aveu même de *Sydenham*, qu'après la rougeole et quand on ne soupçonne plus aucun danger, une péripneumonie grave éclate tout-à-coup, il est plus utile de la prévenir que d'attendre son développement.

Lorsqu'on a cet accident à combattre, quelle que soit la cause à laquelle il soit dû, il faut, sans hésiter, employer la saignée générale; les évacuations sanguines locales seraient insuffisantes pour faire cesser l'inflammation du parenchyme pulmonaire.

Sydenham combattait aussi, par la saignée, la diarrhée qui succède à la rougeole; en un mot, toutes les complications inflammatoires.

« Qu'on ne soit pas surpris, dit ce célèbre praticien, si je recommande la saignée pour les plus petits enfants, l'expérience m'a appris qu'on peut les saigner avec autant de sécurité que les adultes. La saignée, ajoute-t-il, leur est même si nécessaire, qu'il est impossible, *sans elle*, de remédier à la péripneumonie et à quelques autres symptômes.

Si *Mortón* avait imité son contemporain pendant l'épidémie de 1670, il ne nous eût pas laissé de cette maladie un tableau aussi effrayant que celui qu'il a consigné dans ses ouvrages; et le pronostic qu'il porte des rougeoles, qu'il nomme malignes et même *pestilentielles*, n'eût pas été une véritable nécrologie. Mais, au lieu de recommander la saignée, il dit expressément qu'il faut *religieusement s'en abstenir.* Cette différence, dans l'opinion de ces deux médecins célèbres, sur le vrai caractère de la rougeole, et dans les traitements qui résultaient de leur manière de voir si opposée, explique les succès de *Sydenham* et les revers nombreux de *Morton.*

Stoll, ne rapportant que deux ou trois observations de *rougeoles* qu'il nomme bilieuses, maladies sans gravité et qui eussent guéri sans le concours de son émétique, on ne peut tirer aucune conclusion en faveur de cette médication. Les voies digestives n'étant, dans l'état de simplicité de cette maladie, qu'affectées sympathiquement, les évacuations produites par ce moyen ont pu devenir un utile auxiliaire en opérant une révulsion. Mais, *assurément*, dans les complications graves dont nous avons décrit les signes, ce moyen serait nuisible, ne fût-ce qu'en faisant perdre un temps précieux. *Stoll* alors en eût été quitte pour attribuer ses revers à la *malignité* de l'affection, expression qui ne peint que l'impuissance de la médecine dans le traitement des maladies mal définies.

Quarin avait déjà modifié le traitement recommandé par *Stoll*; et prescrivait la saignée au commencement des rougeoles très-aiguës, surtout quand la *pneumonite*, l'*encéphalite* et la phlegmasie des viscères importants étaient imminentes.

Tous les écrivains des siècles derniers offrent entr'eux la même incohérence. Cette versatilité chez les uns, l'aveuglement des autres, et leur opiniâtreté à persévérer dans la mauvaise voie qu'ils s'étaient choisie, ne sont pas le trait le moins saillant de la marche de l'esprit humain. Vous voyez combien d'essais plus ou moins heureux ou funestes, selon la tournure d'esprit de leurs auteurs ou la fatalité qui les guidait, combien, dis-je, d'essais ont dû être tentés avant d'arriver à une thérapeutique rationnelle, déduite de principes désormais invariables.

Si l'on est appelé trop tard, et quand une ou plusieurs complications sont passées à l'état chronique, il ne reste d'autres ressources que les révulsifs, tels que cautères, vésicatoires, sétons, moxas, et les moyens généraux que nous avons désignés en traitant spécialement de ces maladies.

Nous renvoyons de même aux chapitres précédents pour ce qui concerne le régime à prescrire, tant après le stade aigu que pendant l'état chronique.

DE LA SCARLATINE.

Cette maladie offre peu de différence avec la *rougeole* : comme celle-ci, elle est ordinairement épidémique; mais l'on croit que le même sujet peut en être atteint plus d'une fois, ce que je ne pourrais pas affirmer. Au reste, c'est ordinairement à la fin de l'été que cette affection attaque principalement les jeunes gens.

Les causes qui déterminent l'éruption de la scarlatine ne sont pas plus faciles à apprécier que celles de la rougeole; il est à présumer qu'elles sont générales comme les premières.

Signes diagnostics.

Les signes qui caractérisent cette maladie diffèrent en intensité et en gravité, ce qui a porté les auteurs à la distinguer en simple et en maligne. Il est des scarlatines si bénignes, que les prodromes n'ont rien d'alarmant et se bornent à la prostration des forces, à des frissons, à de l'anxiété, de la chaleur et de la fièvre. Le troisième et le quatrième jour, il paraît à la peau des taches beaucoup plus rouges, plus larges et plus nombreuses que dans la rougeole. Elles se manifestent d'abord à la figure, au cou et à la poitrine; puis sur le dos, sur le ventre et sur les membres. Leur teinte est moins claire, moins vive que dans la rougeole ; on l'a comparée à celle du vin rouge. Elle dure ainsi pendant quelques jours, et, vers le huitième ou le neuvième, la fièvre et la rougeur disparaissent entièrement, l'épiderme se lève par écailles. Quelquefois, il se fait une seconde et même une troisième éruption, fait qui exclut une parfaite similitude avec la rougeole, qu'on n'a ordinairement qu'une fois, comme la variole.

Mais la scarlatine n'affecte pas toujours cette marche simple et bénigne, particulière ordinairement à la sporadique.

L'épidémique règne surtout vers l'équinoxe du printemps, attaque un grand nombre d'individus, ce qui l'a fait regarder par tous les auteurs comme contagieuse.

Les signes qui ont fait donner à la scarlatine l'épithète de *maligne*, sont tous ceux que nous avons vus caractériser la rougeole compliquée de gastrite, d'angine, de bronchite et de pneumonite. Les accidents qui résultent de ces complications sont les mêmes pour la scarlatine ; il y a cependant un signe plus spécial dans celle-ci, c'est la formation d'une exsudation couenneuse qui recouvre les tonsilles, le voile du palais, peut envahir la trachée-artère et les bronches, et, par cette raison, se rapprocher d'autant plus de la *diphtérite* de M. *Brétonneau*, que, dans ce cas aussi, la scarlatine a débuté par une gastro-entérite. C'est la raison pour laquelle j'ai professé cette opinion dans mon *Traité pratique du croup*. Il ne sera pas inutile de rapporter ici le passage où j'établissais ces analogies.

« La scarlatine, ai-je dit, a évidemment sa cause ou son « début dans l'estomac : c'est là que commence l'inflamma- « tion ; elle se propage vers les tonsilles, la muqueuse des « yeux, quelquefois de l'oreille interne, du canal nasal ; elle « peut envahir le larynx, la trachée et les bronches, et s'ac- « compagner du croup, comme quelques auteurs en citent « des exemples. J'ai vu plusieurs fois la gastro-entérite « aiguë produire la *stomacace*, etc. »

La scarlatine, dite maligne, n'est donc autre chose que l'ensemble de toutes ou d'une partie de ces complications.

Autopsies cadavériques.

Si la mort arrive à la suite d'une congestion cérébrale rapide, on trouve le cerveau et ses membranes inondées de sang, quelquefois un état gangréneux de la peau. Quand la bronchite est devenue chronique, a duré trois ou quatre mois, on observe une induration rouge, des tubercules ou de simples ulcérations.

Lorsque la mort a été précédée d'une diffusion sanguine dans le tissu cellulaire sous-cutané, et la peau dont les vaisseaux lymphatiques semblent se transformer en vaisseaux sanguins, le sang ruissèle à chaque incision; et l'on trouve les traces d'une gastro-entérite.

Selon les organes dont l'inflammation est venue compliquer la scarlatine, on observe les désordres que déjà nous avons signalés en traitant de la rougeole.

Pronostic.

Ce que nous avons dit de l'état simple ou compliqué de la scarlatine, des accidents et du danger liés à ces complications, suffit pour établir le pronostic, qui d'ailleurs est le même, à peu de chose près, que dans la rougeole; ce serait donc tomber dans des répétitions sans utilité que d'y revenir ici.

Traitement.

Tous les médecins qui ont observé la marche de la scarlatine à son état de simplicité, savent que, *sporadique* et se terminant le plus souvent d'une manière régulière, il est rare que les soins du médecin soient réclamés.

Cependant, si la diète sévère, des boissons délayantes, la soustraction à une atmosphère très-froide ou trop chaude, suffisent pour obtenir une terminaison favorable, il est des circonstances où cette maladie peut s'offrir sous un aspect assez aigu pour menacer d'autres organes. Pourquoi ne pas suivre alors les préceptes dont nous avons fait l'application au traitement de la variole et de la rougeole? Quant à moi, dans tous les cas, je prescris au début les saignées générales ou locales, selon l'âge, la force des sujets et l'intensité de l'affection.

A plus forte raison, quand elle est épidémique, et qu'on a à redouter les complications dont nous avons parlé, est-il indispensable d'insister sur les saignées générales et locales, suivant l'âge et la vigueur des individus. Nous ne pouvons que rappeler ici ce que nous avons dit aux chapitres de la variole et de la rougeole.

Stoll lui-même, préoccupé de l'influence d'une matière *pituiteuse* à laquelle il attribuait la nature de l'angine concomitante, conseillait pourtant la saignée au début, *mais peu abondante*. Il faisait succéder à ce moyen les sels purgatifs et les vomitifs répétés, moyens toujours superflus quand ils n'étaient pas nuisibles ; mais qui le devenaient moins parce que la saignée avait diminué l'inflammation, et que les évacuations obtenues achevaient, le plus souvent, de ramener la maladie à une marche régulière.

Quand l'angine ne cédait pas, il avait recours à un large vésicatoire sur la région gutturale ; mais toujours après la saignée.

On ne sera jamais forcé de recourir à tous ces tâtonnements, si on évacue du sang largement au début de la scarlatine, quand elle règne épidémiquement.

Huxham et tous les praticiens recommandables donnent le même conseil. On n'est pas peu surpris de voir *Quarin* négliger cette indication, et borner ses conseils à l'usage de boissons délayantes acidulées, des sels neutres, et d'un synapisme à la plante des pieds ; aussi a-t-il eu, dans sa pratique, trop d'occasions de voir la *scarlatine maligne*, c'est-à-dire l'inflammation s'étendre aux principaux organes et donner lieu aux symptômes les plus graves.

De cette théorie fautive, il concluait que les remèdes applicables à ce cas étaient ce qu'il appelait les fortifiants, les antiputrides, parmi lesquels il recommandait le *quinquina*, le camphre, l'esprit de corne de cerf, le musc, en un mot tout ce qu'il croyait utile dans la *fièvre putride maligne*, qui, comme je vous l'ai démontré, n'est qu'une extension de la phlegmasie des voies digestives.

Lors même que les malades survivaient à un traitement aussi peu physiologique, après une guérison apparente, on les voyait souvent dépérir, enfler; leurs urines devenaient rares et quelquefois sanguinolentes. C'est en hiver, le plus communément, que cette terminaison fâcheuse est observée. *Vieusseux*, de Genève, est l'auteur d'un ouvrage remarquable sur cet anasarque à la suite de la scarlatine.

Attaquez franchement l'inflammation dès qu'elle se manifeste, et vous ne verrez jamais la scarlatine prendre cette tournure fâcheuse.

Si vous êtes appelés pour réparer cette faute qu'un autre aurait commise, il ne vous reste d'espoir que dans les révulsifs à la peau, les diurétiques, avec beaucoup de circonspection; interrogeant toujours la sensibilité des organes digestifs.

Des aliments doux, peu abondants, le laitage seul, suffiraient au commencement, si l'estomac s'en accommode; les solutions gommeuses s'il y a de la toux : tels sont les moyens généraux dans l'emploi desquels doit se renfermer le médecin prudent.

DES NÉVROSES.

Les considérations sur lesquelles nous avons insisté en nous livrant à l'étude des maladies *inflammatoires*, *sub-inflammatoires*, *chroniques*, suivies ou non de dégénérescences, nous ont fait voir le fluide électrique en action produisant, suivant l'intensité de celle-ci, diverses modifications des tissus et de la sensibilité, toujours proportionnées à la force et à la durée de cette action.

Jusqu'ici, le système de l'irritation, qui sert de base à notre enseignement, se tient par un lien continu, et les déductions physiologiques qui en découlent sont rendues plus rigoureuses encore par les succès constants, jamais équivoques, obtenus du traitement que nous avons appliqué aux cas divers. Il existe encore un état des organes de l'innervation, offrant lui-même des modifications nombreuses, traduites par des symptômes qui, groupés, représentent des maladies que les auteurs ont désignées sous le nom général de *névroses*.

Ici, l'invasion est moins prévue ; elle est quelquefois brusque et sans prodromes, au moins en apparence ; offrant des intervalles plus ou moins longs entre les accès qui les caractérisent, et se rapprochant des maladies connues sous le nom vulgaire de *fièvres intermittentes*, mais ayant moins souvent la même régularité de retour, ce qui ne constitue pas une différence essentielle ; aboutissant, comme celles-ci, à des dégénérescences qui attestent que l'inflammation a passé par là.

Si la mort surprend, par une cause étrangère à la *névrose*, cette affection peut n'avoir encore imprimé aucune trace matérielle qui explique les signes auxquels on est convenu de la reconnaître, et qui lui ont mérité une dénomination. Mais avec le temps, comme dans les fièvres intermittentes de longue durée, l'irritation, devenant habituelle, altère les tissus ; et c'est alors que les nécroscopies viennent confirmer l'assertion que j'avançais plus haut, qu'il n'existe qu'une cause de toutes les maladies que nous avons déjà étudiées, et de celles qui vont nous occuper, et que les différences qui frappent nos sens ne portent que sur le mode d'action de cette cause.

En effet, c'est toujours la douleur et ses variétés, l'exaltation des instincts et des sentiments, leurs aberrations sans folie, des convulsions, des spasmes, les lésions des sécrétions. Mais, si cette similitude est incontestable, il faut convenir que les groupes de symptômes, dans les névroses, ont une physionomie moins mobile, d'où résulte cette uniformité dans les descriptions qui nous ont été transmises depuis la plus haute antiquité. Cette identité cesse à l'inspection des cadavres, et vous concevez que cela devait être et se réduit à une question de durée et d'intensité ; d'où l'absence ou l'existence des désordres consignés dans les ouvrages des anatomo-pathologistes.

A la question d'intensité et de durée vient se réunir celle de l'*idiosyncrasie* ou de tempérament, ce qui sert à nous faire comprendre pourquoi l'irritation, frappant divers individus, deviendra, chez les uns une phlegmasie aiguë ou une sub-inflammation, chez les autres une *névrose*. La phlegmasie, imparfaitement détruite, se convertira ou descendra à la même nuance.

Les névroses étant exprimées par des groupes de symptômes assez bien tranchés, nous les étudierons successivement dans les centres nerveux ou sensitifs ; dans les viscères des cavités pectorale, abdominale, dans les organes sexuels, et lorsque plusieurs régions ou toutes souffrent à la fois, ce qui constitue la *névropathie*.

Dans les névroses des centres nerveux, nous avons à étudier, pour la tête, la migraine, l'épilepsie ; pour le rachis, le tétanos, la chorée, les tremblements habituels.

DE LA MIGRAINE (HÉMICRANIE).

Causes.

Broussais admet que la migraine, ou l'*hémicranie*, peut avoir pour *cause* un point d'irritation organique ayant différents siéges, tels que le *cerveau* lui-même, le *tube digestif* ou l'*utérus*. Il regarde comme causes prédisposantes, le *travail intellectuel* et la *pléthore*. Mais, si l'on a égard aux observations recueillies récemment, et aux succès obtenus par l'application de l'appareil électro-moteur du docteur *Coudret*, on sera en droit de conclure que cette affection peut bien être compliquée de gastro-entérite, de métrite ou d'hystérie, mais que son siége et sa cause sont le plus souvent, pour ne pas dire toujours, idiopathiques. Comme, dans l'étude de toutes les maladies, un médecin attentif ne doit négliger aucunes complications, nous verrons même que, pour réussir dans le traitement local, il faut auparavant faire disparaître les accidents accessoires ; mais il n'en restera pas moins démontré pour nous, que, dans tous les accès de migraine, c'est le cerveau qui souffre idiopathiquement. L'irritation d'un organe, avec lequel le cerveau entretient des sympathies, peut bien réveiller un accès de migraine, mais elle n'en sera pas la cause originelle. Une phlegmasie circonscrite du pourtour du cerveau, dans la substance grise ou dans les méninges, provoquée par un coup, une chute, est quelquefois la cause de la migraine; cette distinction est utile pour ne pas attribuer la maladie à la lésion qui ne serait que consécutive à cette dernière, et, par conséquent, effet et non cause.

Signes diagnostics.

Douleur de tête quelquefois très-forte, souvent d'un seul côté, raison pour laquelle on a donné à la migraine le nom d'*hémicranie;* cette douleur est précédée ou non de nausées, de vomissements, de fatigue et de courbature. La douleur, pouvant varier dans un nombre infini de nuances, est quelquefois atroce, et si vive, que les cheveux semblent être douloureux quand on les touche et qu'elle peut occasionner du trouble dans les idées. Il est des malades qui éprouvent du soulagement en comprimant la tête, d'autres en se faisant des applications froides. Ils se roulent sur le sol et le lit, ou restent dans un état d'immobilité telle, qu'on les croirait morts si déjà on n'avait été témoin de semblables accès. Les symptômes gastriques, ordinairement sympathiques, sont en proportion de la violence des douleurs de tête. Un fait qui vient étayer cette assertion, c'est qu'après l'accès il ne reste qu'un peu de fatigue; le retour de l'appétit et de la santé est complet.

Pendant l'accès, le pouls est ordinairement accéléré, la peau est en sueur; il y a une perturbation considérable de toutes les fonctions. La durée est d'un jour, mais les accès reviennent à des intervalles plus ou moins éloignés, quelquefois périodiques. Il y a des femmes qui les éprouvent avant ou après leurs règles; mais, en général, elles y sont moins sujettes que les hommes.

Autopsies cadavériques.

Comme on ne meurt pas d'une migraine tant qu'elle est exempte de complications, on ne trouve donc dans les auteurs aucun signe nécroscopique qui puisse jeter quelque lumière sur la nature de cette maladie. Nous sommes réduits, par conséquent, à recourir aux symptômes qui la caractérisent pour leur assigner une place dans un cadre nosologique; car, ainsi que je vous l'ai dit, quand des complications ont été concomitantes, soit qu'elles aient précédé ou suivi l'*hémicranie*, il n'est possible d'en tirer aucune induction certaine. Que le rachis soit le siége de lésions fréquentes, d'après l'opinion d'*Esquirol*, chez les sujets affectés d'hémicranie; qu'un ganglion ou un nerf soit profondément altéré; qu'il ait existé une gastrite partielle, exprimée par l'altération de l'estomac, on n'en peut absolument rien conclure, puisque, presque toujours, ces signes manquent chez les individus qu'une mort accidentelle aura surpris. C'est là, comme l'affirme *Broussais* avec raison, l'attribut des *névroses*, elles n'ont point de nécroscopie spéciale et ne peuvent aller constamment avec les mêmes modes d'altération.

Pronostic.

Il est des personnes, et même des médecins, qui regardent l'interruption de la migraine comme un signe de l'altération de la santé; il faudrait retourner la proposition, et dire que, la phlegmasie ou l'irritation grave d'un organe important venant à se développer, la migraine cesse. Le danger attaché à cette circonstance a pu justifier cet aphorisme; mais ici encore, je vous l'ai déjà dit ailleurs, on a pris l'effet pour la cause. C'est donc à tort qu'on se croirait à l'abri d'autres maladies, parce qu'on a une *hémicranie*.

L'intensité augmentée de celle-ci, sa plus grande fréquence, peuvent supprimer les règles, les hémorroïdes habituelles; elles peuvent même être l'avant-coureur d'une phlegmasie cérébrale très-grave, qui détermine ces suppressions. Vous voyez combien sont peu fondés les causes et les signes pronostics que vous trouverez dans tous les livres, dont les auteurs n'ont fait que se copier, sans réfléchir qu'ils faisaient un contre-sens.

Traitement.

Le grand nombre de moyens essayés ou employés contre la migraine, avec des succès variés et des réussites rares, atteste les différentes opinions qu'on s'est formées de cette maladie, et souvent l'impuissance de l'art. Saignées générales et locales, vomitifs, purgatifs, sulfate de quinine, café, opium, électricité, ont eu leurs prôneurs et leurs détracteurs. Ce n'est que dans ces derniers temps, que, faisant l'application de la physiologie au traitement de cette maladie, on est parvenu à obtenir des guérisons durables. M. *Coudret*, présumant que l'hémicranie n'était qu'une irritation passagère, ou plutôt n'était que la fixation, avec des retours plus ou moins périodiques, sur un point de l'encéphale ou de ses membranes, du fluide électrique, et dont la présence donnait lieu aux phénomènes que nous avons décrits, a fait, avec un avantage jusque-là inespéré, l'emploi d'*électro-moteurs* sur la région douloureuse.

Nous croyons inutile de répéter ici les conseils à suivre pour combattre les complications qui offriraient des indications spéciales. C'est après ce traitement préliminaire, quand il devient indispensable ou lorsque la migraine existe seule, que l'électro-moteur doit être employé de suite. L'ancienneté de la maladie n'est point une contr'indication. M. *Coudret* cite des exemples de migraines guéries après avoir résisté, pendant un grand nombre d'années, à toutes les médications empiriques.

Mais l'emploi de ce procédé doit être continué longtemps et avec persévérance ; un appareil seul n'est pas toujours suffisant : on doit en multiplier le nombre et prolonger la durée de l'application selon les circonstances. On trouve, dans l'ouvrage déjà cité, dix observations qui résument toutes les nuances d'intensité, d'ancienneté, d'opiniâtreté possibles, et indiquent les modifications à apporter dans l'usage de cet instrument. En suivant attentivement les effets produits, l'homme, doué de sagacité et d'un bon jugement, saura toujours bien modifier le nombre d'appareils utiles, la durée de leur action et l'insistance qu'il devra mettre dans leur application. (Voir les observations dans l'ouvrage de M. *Coudret*, notamment la 42e.)

DE L'ÉPILEPSIE (OU MAL SACRÉ, MAL CADUC).

L'épilepsie, dont le siége est bien évidemment dans les organes de l'innervation, a de tous temps existé ; elle est inhérente à la constitution de l'homme, à son organisation. Si l'on consulte *Hippocrate*, on voit que, bien long-temps avant lui, elle avait été connue et exploitée par ces hommes qui, dans tous les siècles, ont profité des terreurs et de la crédulité du vulgaire ; et comme ces charlatans de l'antiquité voyaient cette affection constamment réfractaire aux moyens qu'on lui opposait, ils trouvèrent commode, pour voiler leur ignorance, dit le père de la médecine, de proclamer son origine *sacrée*, et de s'attribuer le privilége exclusif d'être consultés par ceux qui en étaient atteints.

Les expiations et les enchantements étaient les premiers moyens qu'ils employaient.

L'usage des bains était interdit, ainsi que celui de certains poissons, de certaines viandes, de quelques oiseaux. Ils défendaient les vêtements noirs et ceux faits de peau de chèvre. On trouve pourtant, au milieu de ces superstitions, quelques conseils hygiéniques salutaires ; ils défendaient tout traitement. Ils ne prescrivaient aucun médicament, pour se trouver tout-à-fait hors de cause, et qu'on imputât la mort à la volonté des dieux. Si les malades n'obtenaient pas d'amélioration dans leur état, s'il s'aggravait au contraire, et se terminait par la mort, comme cela arrive le plus souvent, on attribuait l'événement à quelque infraction de régime; si, au contraire, ils guérissaient, les prêtres en recueillaient toute la gloire.

Causes.

La cause de l'épilepsie, en résumant les faits rapportés par les écrivains qui ont traité ce sujet, est bien évidemment un point d'irritation se réveillant sous certaines influences, et donnant lieu au développement des signes qui caractérisent cette maladie. Si l'irritabilité locale est dans un point éloigné du cerveau, cette vérité devient évidente, puisqu'en pratiquant une ligature et interceptant toute communication entre cette partie et le cerveau, l'accès qui était imminent n'a pas lieu ou est prévenu. *Ramazzini* avait vu prévenir ainsi des accès d'épilepsie, lorsque le point de départ était au pied, en liant la jambe. Comme l'observe judicieusement *Morgagni*, si l'irritation eût été au cerveau, ce succès n'eût pas été obtenu ; en effet, ce moyen a été tenté toujours en vain dans cette dernière circonstance.

Des exemples puisés, tant dans les anciens que dans les modernes, confirment cette assertion. Ce fait est d'autant plus intéressant que, suivant la remarque de *Vanswieten*, chez chaque épileptique, le prodrome (*aura epileptica*) s'observe toujours dans *la même partie*, et non dans plusieurs. *Tulpius* rapproche des exemples concluants de cette localisation ; dans les cas où l'*aura epileptica* semblait partir du *pied* ou d'un *pouce*, si on appliquait à temps un lien sur ce membre, l'accès n'avait pas lieu ; chez un sujet dont le point de départ de l'*aura epileptica* était la rate, si on pressait cette région, on provoquait un accès, parce qu'ici une ligature immédiate était impossible. L'étincelle qui détermine la commotion convulsive peut donc partir d'un point quelconque de l'arbre cérébro-spinal ou de ses rameaux. A mesure que les accès sont plus fréquents, l'habitude devient plus invincible, en raison de la tendance qu'ont les organes à la répétition des mêmes actes ; mais cette irritation, dont les traces sont d'abord fugitives, peut devenir assez intense pour déterminer une encéphalite, un épanchement ou un ramollissement plus ou moins promptement mortel. Les désordres que nous montrent alors les nécroscopies des épileptiques n'existaient pas pendant la durée antérieure de la maladie ; ils sont la conséquence de la progression qu'elle a suivie. Ainsi, quelles que soient les causes physiques ou morales de la première impulsion, la marche est la même, les conséquences identiques. Aussi trouverez-vous dans les livres l'énumération de causes qui peuvent appartenir à toutes les affections, et n'éclairent nullement l'étiologie de l'épilepsie : tels sont la pléthore, la colère, la frayeur, un chagrin profond, ou toute autre cause morale, à la suite, vous ditou, de la suppression des règles ou de quelque exanthème. Je vous ai déjà prouvé que ces circonstances étaient des résultats et non des *causes*. La présence des vers dans le tube digestif, par l'irritation irrégulière qu'elle produit, peut plutôt être admise, comme cause, que les précédentes ; et les cures obtenues par les anthelminthiques, dans quelques cas, viennent étayer cette assertion.

L'*hérédité* doit être comptée parmi les causes de l'épilepsie ; on voit souvent des parents épileptiques transmettre à leurs enfants ce fâcheux héritage.

La dentition, la migraine, l'apoplexie, la folie, un épanchement imparfaitement résorbé, le développement d'un ganglion sur le trajet d'un nerf, un point de phlegmasie chronique de la moelle épinière, une luxation, une dureté, une déviation de la colonne vertébrale, l'affection organique d'un viscère, sont aussi quelquefois causes de l'irruption de l'épilepsie.

Broussais croyait que l'*aura epileptica* n'est pas une raison suffisante de croire que le premier point d'irritation est dans l'endroit d'où elle part ; il prétendait que le travail local d'irritation, ou le désordre, peut être dans le cerveau lui-même, dont l'irritation va retentir dans une extrémité nerveuse ou dans un point sensible, avant de produire les phénomènes épileptiques ; nous avons vu que cependant on ne manque pas d'exemples qui prouvent que l'assertion du célèbre professeur est par trop exclusive. Cela n'infirmerait point l'opinion qu'il émettait dès ce temps-là, qu'il y a deux appareils nerveux, l'un intra-cérébral, l'autre extra-cérébral ; les faits que nous avons puisés dans différents pathologistes, et que nous avons rappelés plus haut, ceux de la ligature au-dessus de l'*aura*, prouveraient, au contraire, que le point d'irritation, quel que soit son siége, a besoin de retentir dans l'encéphale pour que les symptômes épileptiques soient produits.

On peut conclure, de l'examen des causes de l'épilepsie et de la discussion à laquelle nous nous sommes livrés, que parmi les points d'irritation qui produisent l'épilepsie, les uns sont évidents, d'autres obscurs et douteux. Cette affection est plus fréquente chez l'enfant et l'adolescent que chez l'adulte ; cela devait être, et je me crois dispensé d'insister sur la raison physiologique de cette différence.

Signes diagnostics.

De la pluralité des points d'irritation qui peuvent provoquer le retour de l'accès épileptique, résultent des symptômes différents, selon la lenteur ou l'instantanéité de l'invasion, la vivacité d'irritation du point de départ et son siége; d'où des degrés légers ou intenses, avec ou sans prodromes.

Les prodromes qui précèdent l'attaque sont du malaise, de la céphalalgie, de l'embarras dans les idées ; quelquefois l'*aura epileptica*, qui consiste dans la sensation d'une flamme ou d'un vent froid, d'un trait ou d'une flèche, d'un fourmillement. Cette *aura* part d'un point quelconque du corps, non altéré en apparence ou malade, d'une ancienne blessure ou d'une plaie, d'une fracture ; de l'un des hypocondres, d'un membre, d'un doigt qui se tend et reste contracté ; elle passe rapidement au cerveau : c'est alors que le malade tombe et que l'attaque a lieu. D'autres fois, il n'y a point de prodrome ; les malades éprouvent un vertige, un éblouissement, poussent un cri et tombent à terre, perdent connaissance et ont des convulsions variant en durée et en intensité.

On peut voir l'accès se borner à un simple vertige ; les malades perdent un moment la vue des objets qui les entourent ; quelques-uns éprouvent une petite convulsion de la face, du cou, ont un torticolis ou un trismus, avec *perte de connaissance ;* signe *pathognomonique* de l'épilepsie.

Broussais a divisé l'accès à degrés intenses en deux variétés, qu'il a nommées *forme hystérique* et *forme apoplectique*.

La première s'annonce par une sensation insolite qui s'élève tout-à-coup de l'abdomen ou du cœur ; les malades poussent des cris perçants, ont des convulsions violentes, la respiration agitée, le cœur bondissant dans la poitrine, des secousses précipitées du corps et des membres, mais n'ont point d'écume à la bouche. La *forme apoplectique* débute souvent par le vertige ou la céphalalgie ; la face devient rouge, puis noirâtre en un clin d'œil; les malades se raidissent et tombent à terre, *immobiles*, noirs ou livides, l'œil vitré, la prunelle cachée sous la paupière supérieure, le blanc des yeux seul visible, une écume sanguinolente à la bouche sortant quelquefois par les narines, les mâchoires serrées, un côté du corps en convulsion tandis que l'autre est immobile et paralysé, les poings fermés, un membre agité et convulsif pendant que l'autre est comme paralysé; quelquefois *opisthotonos*, respiration bruyante, râlante, stertoreuse; le malade soufflant une écume avec les joues gonflées, se frappant la poitrine, se blessant sans le sentir. Quelques individus sont en érection, et rendent involontairement le sperme et les urines.

Quelquefois, ces épileptiques sont *mobiles* et se roulent, mais plus rarement que dans la forme *hystérique*.

Ils sortent de cet état après y être restés quelques minutes, reprennent leurs fonctions, mais avec abattement, somnolence, sentiment d'accablement et de brisement; ignorance de ce qui s'est passé. Ils sentent les blessures qu'ils se sont faites; souvent ils se sont mordu la langue, échimosé les paupières, blessé les parties sur lesquelles ils sont tombés, brisé la mâchoire, fracturé un membre, etc. Quand ils se réveillent définitivement, ils ignorent comment ces accidents leur sont arrivés.

La durée des accès, que nous avons dit n'être que de quelques minutes, peut quelquefois s'étendre à une demi-heure.

Leur retour, plus fréquent et irrégulier, peut être provoqué par toutes les causes déterminantes des maladies irritatives; à l'occasion du coït, de la masturbation, d'un accès de colère, de chagrin, de travail intellectuel; en un mot, de toutes les causes qui peuvent porter l'excitation dans le système nerveux.

Le plus rarement, ces accès sont réguliers et reviennent, sans cause appréciable, tous les ans, tous les six mois, trois mois; ensuite ils se rapprochent, et finissent par revenir régulièrement toutes les semaines, tous les deux jours, plusieurs fois par jour.

Quand cette maladie a duré pendant des années, les facultés mentales s'affaiblissent, la mémoire et l'attention s'émoussent et finissent par se perdre. Enfin, arrivent la démence et la paralysie générale, qui, elles-mêmes, peuvent être primitives et se compliquer d'épilepsie. Il en est de même de toutes les maladies du système de l'innervation; ou, pour parler plus régulièrement, elles ne diffèrent que par la forme. C'est sur la variété des symptômes produits qu'on a basé les classifications des névroses, et pourtant il n'y a ici qu'une question d'âge, de sexe, de tempérament; l'identité de toutes ces maladies est incontestable.

Nécroscopies.

D'après ce que j'ai dit sur les causes qui peuvent donner lieu à l'épilepsie, on conçoit qu'à une certaine époque de la maladie, lorsqu'elle est due à une cause morale et que sa durée n'a pas été assez longue pour développer dans le cerveau, ou dans les autres viscères, une sub-inflammation avec ses conséquences anatomiques, il est possible qu'on ne trouve aucune trace qui puisse éclairer sur la nature intime de cette affection. Les caractères auxquels on la reconnaît, sont d'ailleurs suffisants pour éclairer sur son siége. Et surtout, depuis les nouvelles découvertes sur le rôle que joue le fluide électrique dans les phénomènes de la vie, il n'est plus permis de douter que les nombreux symptômes de l'épilepsie ne soient que des modifications de l'action de ce principe sur la matière nerveuse. *Broussais* a eu l'occasion d'ouvrir un jeune épileptique qui mourut dans un accès; quelque attention qu'il apportât à l'examen du système nerveux et des viscères, il ne trouva absolument rien d'anormal.

Quand la répétition des accès amène une dégénérescence, elle ne diffère pas de celles que nous avons signalées chez les sujets qui ont succombé à une phlegmasie aiguë ou chronique des viscères dont nous avons étudié les maladies.

Ce sont toujours des altérations à la périphérie du cerveau, dans la substance grise et les méninges, dans la substance blanche, le mésocéphale, la moelle allongée et la moelle épinière; des injections sanguines, des indurations, des ramollissements, des suppurations, des kystes, des hydatides, des tubercules ; en un mot, toutes les formes possibles des désordres inflammatoires et sub-inflammatoires des centres nerveux; des tumeurs, des ganglions, des squirres, des érosions, des traces de gastrite ou d'entérite chronique, des hypertrophies du cœur, des ulcères, des cancers de l'estomac, du duodénum, etc.

Aussi, adoptons-nous sans restriction la conclusion que tire *Broussais* de l'inspection cadavérique chez les épileptiques. « Il n'est, dit-il, aucune lésion connue qui n'ait été « rencontrée à la suite des morts par épilepsie; et comme, « d'un autre côté, il n'est aucune lésion qui ne puisse exis- « ter sans elle, il s'en suit qu'elle n'est point explicable par « les lésions anatomiques. » Nous ajouterons que l'explication que nous avons donnée est la seule satisfaisante, au point où en est la physiologie, enrichie des travaux des physiciens modernes dont nous avons fait connaître les découvertes.

Pronostic.

En réfléchissant aux causes multiples qui, en éveillant la sensibilité des centres nerveux, peuvent produire l'épilepsie, on en conclut naturellement qu'il n'est point de maladie dont le pronostic soit plus douteux.

Cependant, nous avons déjà fait pressentir que l'épilepsie due au travail de la dentition, ou produisant la suppression de quelque évacuation sanguine, naturelle ou habituelle, celle due à la présence des vers, n'étaient pas au-dessus des moyens que l'art met à notre disposition. Si elle dépend d'un ganglion placé sur le trajet d'un nerf accessible aux procédés chirurgicaux, en enlevant cette tumeur, il est possible que l'épilepsie disparaisse sans retour. En s'opposant, par la compression, à la transmission au cerveau, de l'*aura epileptica*, on peut empêcher les effets ultérieurs sur cet organe.

Mais quand il est le point de départ de la commotion, le pronostic est d'autant plus fâcheux que la maladie est ancienne, et que déjà des dégénérescences s'opèrent ou sont avancées.

Quand l'épilepsie affecte une certaine régularité dans le retour de ses accès, on a vu quelquefois réussir avec le sulfate de quinine.

La réapparition de la maladie, après avoir cessé pendant plusieurs années, est d'un très-mauvais augure.

Quand elle est invétérée, rarement elle est curable.

Les hommes pléthoriques peuvent périr d'apoplexie pendant un accès.

L'épilepsie peut durer un grand nombre d'années; mais, quand l'imbécillité, la démence sont observées, le terme fatal approche et ne dépasse guère plus de deux ou trois ans.

Traitement.

Il n'est point de maladie qui ait plus exercé l'imagination des médecins, et à laquelle on ait opposé un plus grand nombre de remèdes. La plupart de ces tentatives n'étaient basées sur aucun principe; d'où il est résulté que les générations qui se sont succédées, en imitant leurs prédécesseurs, se sont à peu près bornées à répéter ces essais empiriques. Il est pourtant quelques exceptions à cette assertion générale, et, depuis *Valsalva* et *Morgagni* surtout, les cadavres ont été interrogés pour découvrir, s'il se pouvait, la cause de l'épilepsie, et vous avez vu qu'en définitive c'est encore l'irritation qui, depuis ses nuances les plus fugitives jusqu'aux désorganisations les plus profondes, joue le seul rôle qui doive fixer l'attention du praticien : le traitement doit donc être basé sur cette donnée.

S'il s'agit de porter des secours pendant l'accès *présent*, quelle qu'en soit la cause probable, il faut prendre des précautions telles que le malade ne puisse se blesser; l'asperger d'un peu d'eau froide, ce qui est préférable à l'usage où l'on est de faire respirer l'ammoniaque liquide ou des acides concentrés : car l'action de ces substances, sur la matière nerveuse des fosses nasales, peut augmenter l'irritation cérébrale et aggraver les accidents. Cette assertion vous paraîtra fondée, si vous vous rappelez que je vous ai fait voir un violent coryza être le point de départ d'une cérébrite. Lorsque la cause est *idiopathique*, le sujet fort, sanguin, exposé aux congestions cérébrales, on doit pratiquer une saignée même pendant l'accès, surtout quand les veines sont gonflées, le visage violet, le cœur bondissant ou immobile ; car l'épanchement cérébral ou la rupture du cœur sont à craindre. On conseille aussi d'injecter un peu d'eau froide ou d'oxycrat dans le rectum.

L'accès passé, si le sujet est pléthorique, il faut combattre cette disposition par des saignées générales ; c'est le moyen de rétablir les évacuations sanguines supprimées, parce qu'ainsi on diminue ou on détruit l'irritation éloignée qui détournait le sang de sa destination. C'est peut-être ici le lieu d'expliquer ma théorie, et de citer les faits sur lesquels elle repose.

Supposons une femme sujette à des céphalalgies habituelles, à une ophtalmie aiguë, et dont les règles sont supprimées ou peu abondantes, si l'affection est combattue par l'électro-moteur dans quelques cas où son emploi n'a pas dû être précédé de saignées générales, on voit presque toujours, à mesure que le fluide électrique, accumulé dans la partie enflammée, est éliminé ou neutralisé par le conducteur, on voit, dis-je, presque toujours une hémorragie utérine survenir. Ce n'est certes pas parce qu'on a agi sur l'utérus, mais parce que l'irritation de l'organe enflammé cessant, l'état normal se rétablit. Ce n'était donc pas la suppression des règles qui avait causé l'irritation ; elle avait au contraire été une conséquence de celle-ci, qui, en cessant, permet à la fonction de se rétablir.

Partant de ce principe, si le point d'irritation d'où jaillit l'*aura epileptica* est connu, c'est là qu'il faut pratiquer des *saignées locales*, si on n'a pas affaire à un sujet pléthorique ; car alors on devrait commencer par la saignée générale plus ou moins souvent répétée.

Si on soupçonne la présence des vers dans le tube digestif et que le malade ne soit pas fort, comme cela arrive chez ceux qui ont cette prédisposition, les saignées locales devront précéder l'emploi des anthelminthiques.

Broussais disait, avec raison, que, si l'on mettait plus de célérité dans l'emploi des moyens convenables et de sévérité dans l'exécution des lois de l'hygiène, on aurait beaucoup moins d'exemples de prolongation de l'épilepsie; c'est toujours un malheur, pour celui qui en est affecté, d'avoir deux ou plusieurs accès, parce qu'il en contracte l'*habitude*. C'est le traitement de cette habitude convulsive qui fait la plus grande difficulté de l'art.

On place, au nombre des moyens les plus efficaces, les modifications morales, la volonté. On prétend que des personnes, douées d'une volonté énergique, ont pu empêcher leurs accès quand elles les ont senti venir. *Boussais* a connu des sujets qui ont eu cette puissance; mais cela est rare, et ne peut avoir lieu que pour ceux qui sentent venir l'accès.

On s'est donc adressé aux antispasmodiques, aux stimulants énergiques, fixes ou diffusibles; on a essayé les astringents, les antipériodiques, les sédatifs, les irritants les plus forts.

La valériane jouit depuis long-temps d'une grande réputation; on la prescrit en teinture, surtout en poudre, à la dose d'un gros et demi à deux, trois gros et plus. Il est certain qu'elle ralentit les accès et les supprime quelquefois entièrement; mais on ne peut la prescrire pour peu qu'il y ait *gastrite* ou *pléthore*; car cette substance est fétide, amère et *irritante*. Avant de l'employer, il serait donc important de faire disparaître, par les saignées et le régime, les complications qui peuvent exister.

Joseph Quarin, après avoir passé en revue les remèdes vantés contre l'épilepsie, tels que le phosphore, le gui de chêne, les feuilles d'oranger, la jusquiame, le stramonium, la belladone, le sulfure de cuivre, le fiel de taureau épaissi, le musc, l'huile animale de *Dippel*, ajoute : mais un remède beaucoup plus efficace que tous ceux-là, et avec lequel j'ai guéri un grand nombre d'épileptiques, est la racine de valériane sauvage donnée à la dose de deux dragmes jusqu'à cinq par jour, et continuée pendant long-temps. Si elle a manqué quelquefois son effet, dit encore le médecin de *Vienne*, il n'en faut peut-être accuser que les erreurs de régime et l'inconduite des malades.

Il veut qu'on donne cette racine en substance plutôt qu'en

extrait ou en décoction. Il faut, dit-il, qu'elle soit cueillie avant la poussée des feuilles. Il a guéri deux enfants à la mamelle en faisant prendre, à leur nourrice, une bonne quantité de cette racine. Il la combinait quelquefois avec le castoréum, l'assa-fœtida, le musc, lorsqu'il croyait les nerfs très-irritables. Dans l'épilepsie périodique à retours réguliers, il combinait le quinquina avec la valériane. Il ajoutait à celle-ci l'*assa-fœtida*, lorsqu'il avait à traiter des femmes hystériques éprouvant des accès d'épilepsie. Cependant, il considérait cette médication comme nuisible, si ces femmes, extrêmement mobiles, se plaignaient de douleurs de tête, d'une grande chaleur et de vertiges.

Mais un moyen qu'on a peut-être trop négligé est la *musique*. L'auteur, que nous venons de citer, rapporte l'observation fort remarquable d'une jeune fille très-irritable, qui, à la moindre affection vive de l'âme, avait une attaque d'épilepsie. Un jour qu'elle éprouvait les signes précurseurs d'un accès, elle entendit par hasard de la musique, qu'elle aimait beaucoup, et l'accès n'eut pas lieu. Instruit par cet heureux succès, on faisait de la musique à la malade toutes les fois que les prodromes annonçaient une prochaine attaque; en continuant ainsi quelque temps, l'épilepsie disparut. Cette puissance de l'*harmonie* fut connue des anciens; son effet entrait pour beaucoup dans leurs *enchantements*. C'est d'ailleurs un moyen fort agréable d'interrompre les habitudes nerveuses contractées par le retour plus ou moins fréquent des accès.

Il serait impuissant lorsqu'il y a disposition apoplectique, si la saignée n'avait précédé; et lorsqu'aucun prodrome n'annonce le paroxysme.

S'il y a dégénérescence de quelque point de l'arbre cérébro-spinal, si une tumeur est développée, soit osseuse, soit d'une nature quelconque dont l'existence n'a pas été constatée, ou dont la position la soustrait aux moyens chirurgicaux; si l'une de ces causes, dis-je, s'est développée avec le temps, tous les remèdes vantés contre l'épilepsie seront en vain essayés. Quelques personnes ont été jusqu'à proposer la cautérisation du crâne avec un fer rouge, procédé dangereux et même pouvant devenir mortel, d'après les expériences de *Dehaen*.

L'usage du tabac, suivant *Lorry*, est une des causes des maladies nerveuses. Ce qu'il y a de certain, c'est que *Greding* a observé que l'abus de cette poudre rendait les accès plus fréquents et aggravait la maladie.

On a porté l'audace de l'empirisme jusqu'à prescrire la *pierre infernale* à l'intérieur; ce remède a même eu une grande vogue. C'est un irritant des plus violents, qui peut produire les plus graves désordres : la surface muqueuse de l'estomac, après la mort, ressemble quelquefois à celle d'un vésicatoire suppurant. Comme la susceptibilité n'est pas la même chez tous les individus, il ne produit pas toujours cet effet. *Broussais* l'a vu quelquefois diminuer les accès; mais, dans le plus grand nombre des cas, l'estomac s'y refuse et on est obligé de l'interrompre. Depuis l'introduction du système d'*Hankmann*, on l'a administré à des doses très-fractionnées : mais il faut bien que les *homéopathes* n'aient pas réussi; car la renommée s'est tue sur leurs succès.

Les nouvelles notions acquises sur l'électricité animale, l'examen plus attentif des phénomènes physiologiques chez l'homme, laissent espérer, qu'ainsi que les maladies, à l'étude desquelles nous nous sommes appliqués, l'épilepsie cessera d'être couverte d'un voile impénétrable.

De retour en France, je poursuivrai mes travaux dont je compte bien vous communiquer les résultats.

DE LA CATALEPSIE ET DE L'EXTASE.

La *catalepsie* est, comme l'épilepsie, une névrose soporeuse. *Broussais* l'a définie un état de suspension des phénomènes intellectuels et affectifs, avec une disposition particulière de l'action musculaire telle, que les malades gardent la position que l'on donne à leurs membres, sans que pour cela leurs muscles respirateurs cessent de se mouvoir régulièrement. Je crois que le terme de *suspension* des phénomènes intellectuels est trop *absolu*, si j'en juge par ce que j'ai pu observer moi-même, sur de jeunes soldats, pendant la retraite de Russie (décembre 1812). Quelques-uns étaient trouvés dans l'attitude de la prière; si on donnait à leurs bras une autre direction, ils la conservaient. La face était rouge et congestée comme dans l'apoplexie. Certes, il n'y avait pas là suspension complète des facultés intellectuelles; seulement, l'*attention* était exclusivement fixée sur une circonstance grave, et toutes les autres semblaient paralysées; ou, pour parler le langage de *Gall*, il y avait action augmentée de l'*organe* qui préside à cette faculté; irritation, qui, selon son intensité ou sa durée, peut déterminer la congestion, l'apoplexie, ou l'inflammation et ses conséquences.

L'*extase*, autre affection soporeuse qui reconnaît pour cause une contemplation outrée des êtres abstraits réalisés, lorsqu'elle est prolongée et portée à l'excès, peut produire le même résultat.

L'une, la *catalepsie*, est ordinairement l'effet d'affections morales qui concentrent l'attention sur des objets ou des événements tristes; l'autre, l'*extase*, est particulière aux sujets dominés ou entraînés par des idées religieuses, ou la poésie, la méditation scientifique, sentiments qui ont entr'eux un rapport intime.

Ces deux affections, ou plutôt *ces deux nuances* de la même névrose, peuvent se manifester par des accès plus ou moins rapprochés, plus ou moins violents. Toutes les deux, bien traitées, peuvent guérir ou se terminer par un état chronique, et aboutir à la mort ou à la folie.

Signes de la catalepsie.

Une personne jeune et nerveuse, de l'un ou l'autre sexe, devient immobile, taciturne, ne répond plus, a la physionomie sans expression. Si elle est surprise dans une position, elle ne la quitte pas; si l'on déplace un membre, il garde la position qu'on lui donne, au moins pendant quelque temps.

La durée de cette névrose n'est d'ordinaire que de quelques minutes, mais reparaissant souvent. Une observation de *Sarlandière*, rapportée dans le *Bulletin de la Société médicale d'émulation*, 1816, prouve que la durée des accès peut se prolonger plusieurs mois, pendant lesquels le malade n'entend rien, même la détonation des armes à feu, et a besoin, pour continuer d'exister, qu'on lui ingère des aliments que l'instinct ou l'attention, réveillés par intervalle, lui permettent d'avaler.

Signes de l'extase.

L'extase est un état propre aux visionnaires. Les personnes qui l'éprouvent sont insensibles aux stimulations extérieures; on peut les pincer, les piquer, elles ne le sentent pas. Pendant l'accès, il y a bien évidemment un travail intellectuel, dépravé à la vérité, et dont la direction est vicieuse et exclusive; mais, lorsqu'elles en sortent, elles racontent les sensations qu'elles ont éprouvées, les merveilles qu'elles ont vues.

Cet état ne prend un caractère morbide décidé que lorsqu'il passe au délire. Avant cette terminaison, qui exprime l'inflammation, il suspend seulement les innervations sensitives, locomotrices et organiques; il fait languir toutes les fontions comme la catalepsie, et tend à détériorer la constitution. On n'observe pas un état convulsif comme dans la catalepsie; mais quelquefois ces deux caractères se compliquent : point de rapprochement ou de similitude qu'il est essentiel de noter.

Autopsies cadavériques.

On ne meurt pas ordinairement de la *catalepsie* ou de *l'extase* dégagées de complications. Dans cette dernière supposition, si les récidives fréquentes des accès finissent par altérer le cerveau et les autres organes, ces malades devenant souvent aliénés, on trouverait les lésions que présente la folie.

Pronostic.

La *catalepsie* et l'*extase*, si des affections concomitantes ne viennent les compliquer, ont rarement un résultat grave

Mais, comme la catalepsie, surtout, simule quelquefois la mort à des yeux inattentifs et pourrait donner lieu à un enterrement prématuré, il est toujours important, quand une personne, pendant sa vie, a été sujette à une névrose soporeuse quelconque, de bien s'assurer que tous les signes de la mort existent. C'est pour cette raison que les inhumations précipitées sont dangereuses.

Traitement.

D'après ce qui précède, on doit conclure, qu'à moins de complications, le traitement consiste à imprimer à l'innervation une autre direction. Ainsi, les voyages, les distractions, la gymnastique, sont les moyens qui ont quelquefois réussi.

DU SOMNAMBULISME.

Le somnambulisme est la névrose la plus soporeuse. Une personne endormie se lève, marche, va, vient, exécute des choses extraordinaires, quelquefois parle, rentre dans son lit, et, quand elle s'éveille, ne se rappelle pas ce qui s'est passé; il en est pourtant qui s'en souviennent, mais cela est rare. *Broussais* ne voit là qu'un rêve réalisé, ce qui suppose une grande activité du cerveau et un sommeil vicieux.

La jeunesse seule fournit des exemples de cet état, surtout les jeunes gens doués d'une constitution nerveuse ou nervoso-sanguine, qui ont des passions vives, exercent fortement leur intelligence, et ceux aussi qui boivent avec excès des liqueurs alcoholiques. Les excitations extérieures favorisent cette *névrose active;* les contrariétés, les disputes de la journée, les réunions sont de ce nombre; le cerveau se monte au degré qui produit le somnambulisme.

Comme les névroses qui précèdent, si le somnambulisme dure long-temps, et s'il est poussé loin, il peut conduire à la manie; mais, le plus souvent, cette disposition vicieuse du système nerveux se dissipe avec l'âge, et ne s'observe guère passé quarante ans; quand les impressions perdent de leur vivacité.

Traitement.

La cause du somnambulisme étant une excitation anormale du cerveau, où vont retentir, pendant le sommeil, les passions prédominantes chez le jeune sujet qui en est atteint; ou plutôt, suivant les phrénologistes, les portions du cerveau, siége des différents sentiments traduits par des actes pendant un rêve, étant irritées, l'indication à remplir est de combattre cette disposition. Il faut condamner au repos l'*organe* cérébral prédominant, réveiller l'action d'autres *organes* par les distractions et les voyages, faire taire s'il se peut les passions, les illusions de l'amour-propre, et réprimer le goût pour les liqueurs fortes et irritantes; éloigner le somnambule des sociétés où ces sentiments et ces goûts, déjà trop exaltés, trouvent un nouvel aliment. Si l'estomac participe à l'irritation ou s'il l'entretient, on doit y remédier par les médications que nous avons fait connaître. Pour ce qui a rapport aux soins que réclame le somnambule pendant l'accès, un point essentiel est de ne pas l'éveiller brusquement, surtout s'il est dans une position dangereuse. En général, il faut le faire sortir de son rêve avec ménagement et douceur. Le meilleur moyen est de siffler à ses oreilles.

Les saignées de temps en temps sont indispensables, si le sujet est fort. On doit y joindre les affusions, sur la tête, d'eau à la température de 10 degrés, pendant que le bain, dans lequel est plongé le malade, est à 25 degrés *Réaumur.*

Ce n'est qu'après les évacuations sanguines et ces soins préliminaires, qu'on peut donner avec avantage l'*acétate de morphine*, les opiacés en général, depuis un quart de grain, à doses réfractées, dans un véhicule quelconque, ou appliquer l'*acétate* ou l'*hydrochlorate de morphine* sur la plaie d'un vésicatoire à la nuque.

DU SOMNAMBULISME MAGNÉTIQUE.

J'assistais, il y a huit ans à peu près, à la savante leçon de *Broussais* sur le somnambulisme dit *magnétique* ou *magnétisme animal.* La lumière déjà très-grande que le célèbre physiologiste répandait sur ce sujet en apparence obscur, reçoit une nouvelle vivacité des découvertes faites dans la physique générale, et de celles appliquées à l'homme et aux animaux par M. Coudret. Les lacunes que laissait le premier, ou qu'il ne remplissait que par une hypothèse ou une induction réalisée depuis, viennent d'être comblées; et, non-seulement, comme je vous l'ai déjà démontré, l'accumulation ou l'action du fluide électrique explique les phénomènes phlegmasiques dont l'origine est toujours dans l'irritation primitivement augmentée du système nerveux, d'où les symptômes qui caractérisent l'inflammation, mais encore rend raison des névroses que nous venons d'étudier.

Le somnambulisme, ou *magnétisme animal*, ne peut être soustrait à ce principe. Essayons d'analyser les faits rassemblés par *Broussais*.

Le *magnétisme animal*, ou le *somnambulisme magnétique*, doit s'entendre de l'*influence* qu'exerce un homme sur un autre par sa seule *présence* ou par certains *procédés*.

Cette influence est réelle, d'après des expériences faites par de nombreux médecins de bonne foi et *Broussais* lui-même, tant en France qu'en Italie.

Il est très-sûr, dit celui-ci, qu'un homme, au moyen de *passes*, de frictions telles que les pratiquent les magnétiseurs, ou seulement par quelques gestes, et en se tenant près d'un autre homme avec lequel il se met en contact par les pieds et par les genoux, ou de toute autre manière, qu'il regarde fixement, et qui se tient immobile devant lui dans un état négatif, peut l'influencer d'une manière puissante; mais certaines conditions sont indispensables pour cela.

1° Il faut que l'influençant soit plus fort que l'influencé. Le premier alors pourra endormir le second malgré sa résistance.

2° Si l'influencé est un peu malade, et si quelque point de phlegmasie chronique ou de *sub-inflammation modifie* son système nerveux et augmente sa *susceptibilité*, l'influence du magnétiseur est beaucoup plus forte.

3° Si la personne qui magnétise est moins forte que celle

qui est soumise à l'expérience, elle n'exerce aucune influence, à moins que cette dernière n'ait été affaiblie par une maladie et sa sensibilité augmentée pour cette raison.

4° Si l'âge du *magnétiseur* est trop avancé, il n'exerce *aucune* influence; de même si, étant jeune, il agit sur une personne âgée, à moins qu'elle n'ait été malade et conserve un reste de jeunesse.

5° Si, toutes choses égales d'ailleurs, le sexe *masculin* agit sur le *féminin*, il exerce plus d'influence que sur son propre sexe. Pour avoir un bon sujet *somnambule*, il faut que sa constitution se rapproche de celle de la femme; autrement on réussit mal.

Ces conditions étant données, beaucoup d'individus tombent dans un état soporeux, quand ils sont soumis aux *passes*, aux *frictions*, aux *gestes* des magnétiseurs. Ce fait incontestable prouve l'influence d'un homme sur un homme, déjà démontrée par le phénomène des convulsions (imitation), et certes le mode de communication entre les systèmes nerveux de deux hommes ne peut être que l'électricité; et toujours il résulte, de ces rapports, la domination du fort sur le faible, du *sain* sur le malade.

Un autre fait intéressant, et dont la médecine opératoire a quelquefois tiré parti, c'est que le *somnambulisme magnétique* n'est pas seulement le sommeil, mais la sensibilité suspendue, comme dans l'extase et la catalepsie, autre analogie entre toutes ces névroses. Ce sommeil, ou cette *extase*, est telle, que les incisions, les brûlures, les piqûres, ne sont pas senties; l'ablation d'un membre a été faite, il y a quelques années, à Paris, chez une femme, sans qu'elle manifestât de douleur. On avait eu soin de la plonger dans cet état de somnambulisme ou d'*extase*, avant l'opération. Ne croyons pas cependant que ce fait puisse se reproduire chez tous les sujets indistinctement; il ne s'observe que chez les personnes affaiblies et d'une organisation analogue à celle des extatiques, sur lesquelles le magnétiseur exerce une grande influence.

Toutes les fois que le magnétiseur exerce une influence très-forte sur le magnétisé, s'il ne l'endort pas, il le rend souffrant, il le met en convulsions, état qui peut durer longtemps. La même chose a lieu si le magnétisé éprouve pour l'opérateur de l'antipathie. Cet effet n'est-il pas dû au mode d'électricité relative des deux individus? Tout le prouverait; car, à part quelques intérêts de corporations, il faudra bien reconnaître que ce qui se passe dans la société, sans qu'on y pense ni qu'on s'en doute, tient à cette cause physique universelle; et cette unique source des phénomènes physiques et des phénomènes moraux ne donne-t-elle pas une idée plus sublime encore de l'ordonnateur de toutes choses. Si l'homme n'était porté à ramener tout aux étroites limites de ses conceptions, il se contenterait d'admirer, et croirait ce qui frappe ses sens, puisque les découvertes modernes nous permettent de tout expliquer et de tout prouver. Un homme, a dit *Broussais*, en domine un autre, le trouble et le paralyse par sa seule présence, ou bien l'enthousiasme et l'électrise. Il y a mille circonstances dans lesquelles les hommes, non-seulement cèdent à l'imitation, mais encore obéissent passivement à l'influence cérébrale d'un autre homme. Les convulsions par imitation sont encore un exemple de l'influence du système nerveux d'un individu sur celui d'un autre.

Par quelles voies ces influences s'exercent-elles? Les sens paraissent en être les introducteurs. Ici se trouve la plus frappante analogie avec les lois de l'*affinité*, de l'*attraction*, qui ne sont encore, pour certains esprits, que des termes *abstraits*, de vains sons.

Si nous résumons ce qui se passe dans l'ordre moral, nous serons bien forcés d'admettre la cause dont nous parlons, l'*électricité*. Lorsque *Broussais* examinait cette question, avant que le docteur *Coudret*, son élève, n'eût complété ses recherches sur la physique générale, il s'exprimait ainsi, toujours avec cette voix puissante et *prophétique* que nous nous plaisons à signaler à votre attention : « Si vous songez « aux attractions, aux sympathies et aux répugnances que « nous éprouvons pour certains individus de notre espèce, « lors même que nous les voyons pour la première fois; si « vous vous rappelez l'ascendant d'un homme sur ses sem-

« blables, la fascination de l'animal carnassier sur sa « proie (1), le trouble, l'accablement, l'oppression, le « tremblement universel qui saisit celle-ci, et ne lui permet « pas toujours de réagir par la fuite; si vous considérez « l'effet des gestes menaçants et perturbateurs sur les en- « fants au berceau, le malaise, les cris, l'agitation et les « convulsions qui peuvent en résulter; si vous faites atten- « tion aux effets de la déclamation et de tous les mouve- « ments de la musique théâtrale sur des spectateurs qui as- « sistent à une scène tragique, et qui s'identifient avec l'ac- « teur en action devant eux; aux émotions produites sur « un auditoire de femmes, par un prédicateur fanatique qui « leur parle d'une voix tonnante, avec des yeux étincelants « et des gestes énergiques, etc., etc., vous serez portés à « croire que des émanations extrêmement puissantes ont « lieu dans tous ces phénomènes ».

Eh! quelles émanations assez rapides peuvent expliquer ces faits admirables, si ce n'est le *fluide électrique?*

Broussais l'a su avant d'être enlevé à la science; mais, souffrant depuis long-temps, il n'a pu faire à cette découverte les fécondes applications qu'on attendait de son génie.

Conclusion.

1° L'influence d'un homme sur un autre peut produire le sommeil, avec un sentiment de *bien-être* ou de *malaise*, suivant la disposition où se trouve l'influencé. S'il est plus faible que l'influençant, bénévole, immobile, s'il se prête à son action, s'il n'a pas trop mangé, et s'il n'est pas trop excité, il s'endormira d'une manière calme.

2° La même influence peut produire des impressions gênantes, des angoisses, des douleurs d'entrailles ou de tête, des altérations sécrétoires, des convulsions. Si le patient est mal disposé, s'il résiste, s'il éprouve de la répugnance pour celui qui le magnétise, ou un point d'irritation viscérale

(1) Intention du Créateur pour soustraire la victime aux souffrances de la mort.

vive, ou une phlegmasie qui exalte la sensibilité de ses viscères; dans ces cas, le malade peut être *tué*.

3° Par la répétition du magnétisme sur une personne bien disposée, mais faible par rapport au magnétiseur, on en épuise l'effet; en d'autres termes, lorsqu'on a plusieurs fois endormi une personne par le *magnétisme*, au lieu d'un sommeil profond, il ne lui vient plus par ce moyen qu'un état somnolent, imparfait, qu'un demi-sommeil, dans lequel le patient jouit à peu près de toutes ses facultés intellectuelles et affectives; c'est alors qu'on dit que la personne est somnambule; et, comme elle peut parler jusqu'à un certain point, de même qu'une personne à moitié endormie, on lui suppose de la lucidité. Ce sont ordinairement des femmes que l'on soumet à ces expériences, et qui tombent dans cet état. Alors on en fait des devineresses, des pythonisses, des sybilles, des espèces de divinités.

Ici, s'écrie *Broussais*, commencent l'imposture, la spéculation et la jonglerie.

Toutes les personnes magnétisées qui parlent, toutes, sans exception, sont accoutumées au magnétisme qui n'agit plus assez sur elles pour les plonger dans le sommeil, et qui les met dans un état de calme et de recueillement; alors elles emploient la ruse pour tirer parti de leur position, et il est impossible de voir clair dans leur conduite.

Il est pourtant certain que plusieurs *patients* ou *patientes*, qui sont faibles et d'une mauvaise constitution, ne peuvent résister au sommeil, et n'en sortent que par la volonté de leur magnétiseur, qui, pour les réveiller, agit dans un sens inverse de celui qu'il a employé pour les endormir; c'est-à-dire qu'ayant exercé les frictions, ou plutôt les passes, de haut en bas, pour produire le sommeil, il les exerce de bas en haut, et de la ligne médiane vers les côtés, pour opérer le réveil.

Dans toutes ces variétés de l'état magnétique, le cerveau du *magnétisé* est dans un état analogue à celui où se trouve celui du *cataleptique* et de l'*extatique*; il n'est plus en rapport avec les sens, et ne perçoit plus les stimulations qu'ils éprouvent.

Lorsqu'un magnétisé lit les yeux fermés, il n'y a là qu'exagération d'un phénomène commun; nous distinguons la lumière des ténèbres à travers nos paupières; nous voyons même un corps promené devant nos yeux. Admettez, chez le magnétisé, un degré de sensibilité visuelle double, triple du vôtre, et vous concevrez qu'il puisse lire dans la condition dont nous parlons.

Une foule de faits, plus ou moins incroyables, ont été mis sur le compte du *magnétisme animal;* mais toutes les fois qu'il peut y avoir connivence, un fait doit être considéré comme nul, jusqu'à ce que de nouvelles expériences, dans lesquelles règne la bonne foi, soient venues le confirmer. Cependant, je ne doute pas que le rayon *électrique*, en passant à travers des corps jusqu'ici réputés opaques, ne porte à l'œil de quelques sujets éminemment nerveux, la sensation des objets qui sont du côté opposé à celui où tombe le *rayon visuel.* J'ai été témoin d'un fait analogue chez une jeune personne *hystérique*, maintenant mariée. Elle voyait et désignait les objets à travers le mur qui séparait deux chambres.

Ces faits sont extraordinaires, mais deviendront peut-être simples par la suite, à mesure qu'on étudiera mieux le système nerveux, le cerveau et le fluide dont ils sont le véhicule. Alors les assertions de *Pétetin*, de Lyon, pourront paraître moins étonnantes; je veux parler de la transposition des sens, de façon que quelques malades voient et entendent par l'épigastre ou par une autre partie.

J'ai connu un homme qui éprouvait à la vessie les sensations de plaisir ou de peine que les autres sentent à l'épigastre.

Avant de nier tous ces faits, étudions-les; mais portons dans cette étude le zèle et la bonne foi. Ce n'est que d'hier que nous connaissons bien le rôle important et même exclusif que joue le fluide électrique dans le phénomène de la vie; poursuivons ces recherches, et bientôt de prétendus miracles deviendront des phénomènes naturels.

DES NÉVROSES CONVULSIVES.

DU TÉTANOS.

Le tétanos est une maladie partielle ou générale, qui, suivant les parties qu'elle occupe et la direction convulsive que reçoivent les diverses régions du corps, a reçu les noms de *trismus*, *opisthotonos*, *emprosthotonos*, *pleurothotonos* ou *tétanos latéral*; enfin toutes ces nuances réunies forment le tétanos général.

On le divise encore en spontané et traumatique.

Causes.

Quels que soient la localisation ou l'envahissement général des parties musculaires, par la convulsion tétanique, il n'est pas possible de douter qu'ils ne soient le résultat d'une violente irritation d'un point plus ou moins restreint, ou de toute l'étendue de la moelle épinière, depuis le bulbe jusqu'à l'extrémité inférieure. Le tétanos peut naître sous certaines influences atmosphériques ou de température, ou être la suite d'une blessure quelquefois assez légère en apparence, surtout aux extrémités nerveuses épanouies à la périphérie, aux pieds, aux mains; là où le système nerveux est plus développé et plus sensible que dans les nerfs pendant leur trajet.

A part les causes traumatiques, le plus fréquemment, il est impossible de lui assigner une cause, et, même après la mort, aucune trace nécroscopique ne vient éclairer l'étiologie du tétanos; raison pour laquelle on l'a placé parmi les névroses.

Les causes auxquelles les auteurs attribuent le tétanos se réduisent aux suivantes, dont quelques-unes pourraient être contestées, au moins celles du tétanos dit *spontané* :

1° La méningite rachidienne ou cérébro-rachidienne aiguë, s'étendant à la *moelle*;

2° L'impression du froid sur la peau d'un individu actuellement en sueur, surtout chez les jeunes sujets, plus disposés aux convulsions que les adultes;

3° Certaines irritations douloureuses du système nerveux de la muqueuse digestive, par les vins blancs falsifiés, et les alcoholiques en général, la noix vomique, la strichnine, les vers intestinaux;

4° Une irritation, dont l'origine n'est pas appréciable, peut frapper la moelle épinière, et occasionner la disparition d'une affection cutanée. On a dit alors que le tétanos était dû à une rétrocession de cette dermatose. Vous pouvez appliquer ici ce que je vous ai dit de ces prétendues métastases, auxquelles *Broussais* lui-même n'a pas réfléchi, car il n'aurait pas consacré cette erreur physiologique dans ses écrits;

5° Les plaies contuses, déchirées, douloureuses, surtout des extrémités nerveuses;

6° La blessure, le déchirement d'un nerf, une esquille enfoncée dans un tronc nerveux; on a aussi mis au nombre des causes du tétanos la ligature d'un nerf. Il faut distinguer ici la ligature dans laquelle la constriction du rameau nerveux est forte ou incomplète; je crois bien que, dans cette dernière supposition, le tétanos pourrait se développer; mais je puis affirmer que toutes les fois que j'ai fait des amputations de membres, fondé sur les observations de *Callisen*, j'ai souvent lié des nerfs avec l'artère, et jamais, pendant un long séjour que j'ai fait aux armées, je n'ai vu le tétanos être la suite de cette pratique.

Quelles que soient d'ailleurs les différences de ces causes par leur mode d'action primitif, elles sont identiques par leurs effets : c'est toujours l'exaspération du système nerveux moteur, portant la sensibilité à l'appareil musculaire.

Signes diagnostics.

Le développement des signes du tétanos varie beaucoup en rapidité; quelquefois les symptômes sont si intenses et leur marche si prompte, la raideur convulsive si générale et si rapide, que le malade peut mourir dans très-peu d'instants, d'après le fait suivant, rapporté par le docteur *Robinson*, d'Édimbourg : un nègre s'écorcha le pouce avec un morceau de porcelaine, et mourut du tétanos dans l'espace d'un quart d'heure.

Ordinairement, cependant, les symptômes affectent une espèce de succession qui prolonge la durée de l'accès. Il s'annonce par un sentiment de raideur dans le cou, d'où mouvements de la tête de plus en plus douloureux; sensation pénible vers la base de la langue; difficulté, impossibilité complète de la déglutition et de la mastication. Les efforts que fait le malade pour avaler sont convulsifs et tellement douloureux, qu'il refuse d'ingérer, surtout les liquides. L'aversion qu'il éprouve pour l'eau ou toute autre boisson, renouvelle les accès, si on lui en présente; et c'est un point de contact assez remarquable entre cette maladie et l'*hydrophobie;* la contraction convulsive des masseters, ou le trismus, est concomitant des symptômes ci-dessus, et presque toujours les précède; mais les arcades dentaires peuvent encore être séparées jusqu'à un certain point.

Lorsque le diaphragme participe à l'état convulsif, une douleur aiguë se fait sentir au bas du sternum et s'étend à la colonne vertébrale. C'est surtout quand apparaît cette douleur, que les convulsions des muscles cervicaux deviennent très-violentes; elles occupent plus souvent les postérieurs que leurs antagonistes; il en est de même de ceux du tronc: aussi l'*opisthotonos* est-il plus fréquent que l'*emprosthotonos*, celui-ci plus que le *pleurothotonos* ou *latéral*.

L'*opisthotonos* peut être porté si loin que le corps s'élève en forme d'arc, dont la tête et les pieds, seuls appuyés, forment les deux extrémités. Les muscles masseters, convulsés les premiers, le sont tellement alors, que les mâchoires sont rapprochées d'une manière fixe et inséparable. *Boyer* considérait ce signe comme pathognomonique du tétanos; souvent, en effet, la maladie n'offre que ce seul symptôme accompagné de la rigidité du tronc; et, quelque extension qu'elle prenne, il ne manque jamais. Si on n'est point parvenu, par un traitement convenable, à arrêter sa marche fâcheuse, que l'affection ait été abandonnée à elle-même ou aggravée par les médications empiriques, qui, encore de nos jours, lui sont opposées, les paroxismes se rapprochent de plus en plus; le spasme du diaphragme s'accroît: quand il cesse pour dix minutes ou un quart d'heure, une forte rétraction de la tête, la raideur des muscles du dos, de ceux des extrémités inférieures, lui succèdent. Quelquefois, la convulsion des muscles abdominaux est si violente, que le ventre est dur et tendu comme une planche et qu'on a vu les muscles droits se rompre.

Dans la période la plus élevée de cette terrible affection, les fléchisseurs acquièrent une puissance égale à celle des extenseurs du tronc, qui, alors, prend une rectitude et une fixité invariables. Les bras, les jambes, partagent bientôt la convulsion générale, à l'exception des doigts, qui conservent leur mobilité jusqu'à la fin. Les mouvements de la langue, qui avaient subsisté long-temps au milieu de ce désordre, sont interrompus; une violente convulsion s'en empare, la pousse entre les dents, qui la déchirent. Les mouvements volontaires, surtout ceux des muscles de la face, sont impossibles. Le front s'élève et se ride; les yeux, quelquefois convulsés, sont le plus ordinairement fixes et immobiles dans leurs orbites; le nez et les joues sont rétractés, l'un en haut, les autres vers les oreilles; il en résulte un aspect affreux de la physionomie. Quand le tétanos est arrivé à ce point, une violente convulsion met fin à cette scène épouvantable.

La convulsion étant générale et violente, le pouls est serré, fréquent, irrégulier; les mêmes changements s'opèrent dans le rythme de la respiration; celle-ci et la circulation reprennent leur état normal pendant les courts intervalles de calme ou de rémission. En général, la chaleur n'est pas augmentée, une sueur froide recouvre tout le corps; cependant, quand les convulsions laissent peu de repos, le pouls devient fort et accéléré, la face vultueuse et la sueur brûlante. A ce degré extrême de la maladie, mais seulement alors, quelquefois on observe du trouble dans les idées; une congestion s'est faite vers le cerveau, qui a fini par recevoir l'irritation.

Autopsies cadavériques.

L'absence de lésions spéciales au tétanos, dans toutes les ouvertures de cadavres rapportées par les auteurs, dépend sans doute de la rapidité qu'affecte cette maladie dans sa marche. C'est un caractère des affections du système nerveux à l'état aigu, de ne laisser après elles aucune trace. Ce n'est qu'en passant à l'état chronique, comme nous l'avons vu pour l'épilepsie, que l'irritation altère le tissu même des nerfs. Vous avez pu remarquer aussi que la plus grande fréquence du retour des accès épileptiques, établit la présomption et presque la certitude que cette altération s'est opérée.

La différence qui existe entre ces deux maladies est donc encore une question de durée et de localisation. Dans l'une, à la vérité, il y a constamment perte de connaissance, parce que l'irritation porte son action sur le cerveau de quelque point que jaillisse l'étincelle ; dans le tétanos, au contraire, la convulsion a son point de départ au bulbe rachidien, et chemine toujours inférieurement (double courant électrique). La différence consisterait-elle seulement dans celle du courant que suit le fluide selon le point irrité ? (Voir le chapitre des Maladies de la moelle épinière.)

Cette hypothèse est d'autant plus probable, que l'on voit quelquefois le tétanos se compliquer d'épilepsie ou en prendre la forme.

Comme il n'y a pas de tétanos chronique dans toute la vérité de l'acception, et cette forme, admise par Larrey, ne l'étant pas à proprement parler, le tétanos ne peut donc laisser aucune trace qui éclaire sur sa nature intime.

Mais l'induction ici est tellement forte, que le médecin physiologiste, dépourvu du secours du scalpel, n'en assigne pas moins à cette maladie son véritable caractère. Et cela est si positif, que le seul traitement applicable aux irritations graves, *névroses* ou *phlegmasies*, est aussi celui qui convient au tétanos *spontané* ou *traumatique*, indifféremment.

Broussais pensait que le tétanos était souvent, mais non toujours, une *méningite rachidienne* plus ou moins compliquée de *myélite*, ou du moins de congestion *myélique*. Si cela était, disait-il, la question serait bien simplifiée et se réduirait à la proposition suivante : les irritations du système nerveux, par une plaie, une esquille ou une piqûre, etc., qui amènent à leur suite le groupe de symptômes du tétanos, le déterminent en produisant la méningite rachidienne; mais malheureusement on ne trouve pas toujours, ou du moins on a cru jusqu'à présent n'avoir pas toujours trouvé cette méningite chez les sujets qui ont succombé au *tétanos*. Il présumait qu'on doit toujours trouver une *hyperhémie méningo-rachidienne*.

Quelquefois, ajoutait-il, les désordres ne sont pas assez intenses pour qu'on ose dire qu'il y a méningite ou myélite; mais au moins il doit y avoir *hyperhémie*.

Toutefois, il observait qu'il parlait d'après les auteurs, et que l'on peut se demander s'ils ont bien vu dans leur temps, et si l'on verrait comme eux aujourd'hui.

L'anatomie pathologique, telle qu'on la cultive de nos jours, précisera sans doute beaucoup mieux cette question.

Mais, si nous nous rappelons la nature du fluide dont l'action ou l'accumulation peut produire depuis la névrose jusqu'à la phlegmasie qui désorganise, si nous remarquons que les convulsions sont plus ou moins intermittentes ou rémittentes dans le tétanos, on concevra sans peine que cette matière de la foudre, dont les effets sont si variés, peut ne laisser, chez les sujets morts dans un accès de tétanos, aucun vestige de son action. L'étiologie de cette affection me semble assez claire pour guider le médecin physiologiste sans le secours des traces cadavériques.

Pronostic.

Le pronostic du *tétanos* se tire du nombre et de l'intensité des symptômes que nous avons décrits. Si les muscles de la respiration sont vivement frappés, principalement le diaphragme, le danger est grand; si cette circonstance n'existe pas ou qu'elle cesse, qu'en même temps le trismus se dissipe, et que le cerveau n'ait point été envahi par l'irritation, on peut concevoir de l'espérance.

En général, et sous l'influence d'un traitement plus physiologique, on doit voir s'adoucir les traits de l'effrayant tableau que nous avons tracé d'après les écrivains qui ont traité plus spécialement ce sujet. Je suis convaincu que les procédés empiriques mis en usage ont contribué, plus que la cause même de la maladie, à lui donner la physionomie hideuse que nous avons reproduite.

Traitement.

Depuis *Hippocrate* jusqu'à notre époque, si l'on interroge les auteurs qui ont parlé du *tétanos*, on acquiert la preuve que le plus déplorable empirisme a présidé au traitement de cette grave maladie. Les onctions, les lavements chargés de médicaments auxquels on attribuait des vertus qu'ils n'ont pas, les potions antispasmodiques, opiacées, quand la déglutition était possible, les bains tièdes ou froids; tels étaient les moyens qu'on opposait au tétanos, et le médecin expérimentait, s'agitait sans succès dans ce cercle étroit : aucune donnée physiologique ne le dirigeait. Si la saignée était quelquefois administrée, c'est qu'un accident, une chute avec lésion des organes ou fracture comminutive, avaient précédé le développement du *tétanos*. C'était pour ces désordres qu'on avait recours aux évacuations sanguines; mais, pendant la durée des convulsions, jamais.

On est étonné de voir *Stoll*, reconnaissant qu'il n'a pas assez saigné dans une fracture comminutive et une contusion profonde de la poitrine, cause à laquelle il attribue le développement du *tétanos*; on est, dis-je, étonné de voir ce célèbre praticien ne pas profiter, dans deux autres cas, de l'erreur qu'il avoue avec tant de modestie.

De deux autres malades qu'il ne saigne pas, une femme enceinte, qui, dans la vigueur des convulsions tétaniques, *accouche*, guérit. D'après ce que nous démontrerons, il sera tout naturel de conclure que le sang fourni par l'utérus, toujours abondant après un accouchement prématuré, a, sans aucun doute, sauvé la malade. Je ne ferai qu'indiquer ici les tentatives impuissantes faites pendant la durée du tétanos. La valériane, l'opium, l'éther, le mercure à l'intérieur, quand la déglutition est encore possible, ou appliqués sur la plaie, ne peuvent revendiquer aucune réussite bien constatée. *L'amputation* a réussi une fois ou deux dans l'espèce de tétanos que *Larrey* nomme *chronique*. Mais lisez tout ce que contiennent les archives de l'art, vous ne trouverez rien qui étaye cette opinion.

Le tétanos n'est pas aussi fréquent en Egypte que l'a prétendu l'*Archiâtre* français, au moins le spontané ou sans cause appréciable. Pendant un séjour de cinq ans dans cette contrée, je ne l'ai observé qu'une fois (mars 1841). Le malade, âgé de vingt-ans à peine, fut apporté dans ma salle de clinique; je profitai de cette occasion pour faire aux élèves une leçon sur cette maladie.

Je leur fis remarquer tous les symptômes qui la font reconnaître, rigidité du cou, trismus, difficulté considérable de respirer, mouvements convulsifs opisthotoniques, etc.; pouls petit et serré. Le trismus était si considérable, que je ne songeai même pas à introduire de remède dans l'estomac.

Fondé sur les principes que je professe et que j'exposai de nouveau pour rendre plus concluant le résultat que j'attendais, je fis placer d'abord un grand nombre de ventouses scarifiées sur tout le trajet de la colonne vertébrale, depuis le trou occipital jusqu'au sacrum. J'espérais qu'après cette saignée locale, l'irritation rachidienne diminuant, la circulation reviendrait vers son état normal ainsi que la chaleur. Mon espoir ne fut pas trompé, le pouls s'éleva; il y eut un peu d'amendement dans les symptômes. Je fis aussitôt pratiquer deux saignées générales *coup sur coup*, c'est-à-dire dans l'espace de quelques heures. Tous les accidents diminuèrent et cessèrent très-promptement; le troisième jour, le malade voulait manger et sortir, il était parfaitement guéri.

J'engage les médecins de bonne foi, lorsqu'ils en trouveront l'occasion, à adopter la même conduite; je suis convaincu que des résultats heureux viendront couronner cette pratique déduite de principes incontestables.

DE LA CHORÉE (DANSE DE SAINT-GUY).

Les auteurs qui se sont spécialement occupés de cette maladie sont *Félix Plater*, *Sennert*, *Sydenham*, et, parmi les modernes, le docteur *Bouteille*, qui fit paraître, il y a trente ans (1810), une excellente monographie, jugée la meilleure que nous possédions sur cette matière. On a encore donné à cette affection le nom de *danse de Saint-Guy* ou de *Saint-Wit*, de celui d'une chapelle près d'*Ulm*, où ceux qui en étaient atteints allaient, conduits par leurs parents, demandant des miracles au saint. On dit qu'un des moyens qu'employaient les prêtres était de faire danser les malades en compagnie.

Causes.

Tout ce qui peut irriter le cerveau et la moelle épinière; nous disons le cerveau, car, indépendamment des mouvements convulsifs qui résultent bien évidemment d'une irritation du prolongement rachidien, il existe ordinairement, ou le plus souvent, de la stupeur intellectuelle, qu'on ne peut rapporter qu'à l'excitation congestive de l'organe cérébral.

La chorée peut être consécutive à une affection gastro-intestinale; et les liaisons nerveuses des organes de la digestion avec le cerveau et la moelle épinière, expliquent ce fait, qui n'est pas très-rare.

Comme les autres affections nerveuses dont nous avons déjà parlé, elle peut être le produit de l'irritation.

On la voit quelquefois survenir pendant les efforts de l'accroissement, surtout quand il est prompt. Ici, c'est sur la moelle épinière que se fait l'accumulation électrique que nous avons vue, à la même époque de l'âge, frapper le cœur, d'autres fois les organes digestifs. Il arrive aussi quelquefois qu'en même temps qu'on observe la chorée, les organes que nous venons de signaler sont simultanément atteints; fâcheuse complication, de laquelle on ne peut trop surveiller le développement. Quelques auteurs ont regardé la présence des vers comme une des causes de la chorée; mais, en admettant qu'un certain nombre de ceux-ci soient expulsés, cela rentre dans les irritations gastro-intestinales, considérées comme cause possible de la chorée.

Ainsi, hypertrophie du cœur, nuance de phlegmasie pulmonaire ou gastrique, ou une *myélite;* en un mot, tout ce qui appelle l'*électricité* dans l'appareil nerveux cérébro-spinal, peut produire la chorée.

Signes diagnostics.

Cette maladie commence, dit *Sydenham*, par la faiblesse d'une jambe que le malade traîne, comme font les *idiots;* ensuite elle attaque le bras du même côté. Le bras appliqué sur la poitrine ou ailleurs, le malade ne saurait le retenir un moment dans la même situation, quelque effort qu'il fasse pour y parvenir. Il y a agitation involontaire et convulsive des muscles de la parole et de la locomotion; souvent un léger degré de stupeur intellectuelle.

Cette maladie, non traitée ou mal appréciée, peut amener des contractures musculaires, des déformations osseuses, se transformer en épilepsie ou s'en compliquer; point de similitude que je vous engage à saisir, et qui doit éclairer la thérapeutique de la *chorée*. C'est par ces rapprochements que l'étude de la médecine se simplifie, en même temps que ce coup d'œil d'ensemble fait sentir la nécessité d'une réforme dans la nomenclature médicale en général.

Nécroscopies.

Comme cette maladie, prise de bonne heure, guérit assez facilement, les nécroscopies qui décéleraient des phlegmasies viscérales, du cerveau, du bas-ventre, ou même du rachis, ne jetteraient aucune lumière nouvelle sur sa nature intime, assez manifeste par les symptômes qui la caractérisent.

Pronostic.

La longue durée de la maladie, et les complications dont nous avons parlé, peuvent seules rendre le pronostic fâcheux; car, à part cette circonstance, on la guérit le plus communément.

Traitement.

Sydenham conseillait la saignée, suivie de l'usage des purgatifs, contre la danse de *Saint-Guy*. Il aurait pu s'en tenir au premier moyen, et ses succès n'eussent pas été moins certains.

Stoll, qui ne voyait partout que de la bile à évacuer, prescrivait les purgatifs, qui ont eu aussi quelques résultats favorables ; mais, pour les expliquer, il faut se rendre compte de la manière d'agir de ces médicaments. Quand ils procurent des évacuations copieuses, ils agissent comme antiphlogistiques ; l'abondante sécrétion des liquides que fournit la surface muqueuse intestinale remplit ici les mêmes indications que les saignées : c'est toujours le *fluide électrique* qui s'échappe par cette voie, et tend à se mettre en équilibre dans le point irrité. Mais, si cette irritation est déjà considérable dans les points sur lesquels le purgatif exerce son action, il la transforme en phlegmasie, et les accidents sont aggravés, parce que les sécrétions sur lesquelles on comptait n'ont pas lieu, et sont au contraire empêchées. Les saignées ne laissent rien à redouter de cet inconvénient, leur effet est toujours certain ; elles doivent donc être préférées.

Les antispasmodiques à odeur forte, vantés contre l'épilepsie, comme la valériane, la gomme ammoniaque, l'assafœtida, la pivoine, ont été employés, mais sans succès, quand ils l'étaient au commencement du traitement ; *Stoll* convient lui-même de cette vérité thérapeutique.

Il résulte de cette comparaison, mais surtout de la connaissance du vrai caractère de la chorée, que les saignées générales ou locales, selon les circonstances d'âge, de force, de tempérament, qu'il appartient au médecin d'apprécier, sont préférables, sont même les seuls moyens qu'on doive opposer à cette maladie.

« Commencez, dit Broussais, par analyser les fonctions de votre sujet, saisissez de bonne heure le point principal d'irritation, attaquez-le convenablement, et vous guérirez. »

Or, le moyen préférable, le seul, comme je le disais tout à l'heure, est la saignée en général. Ce n'est qu'après l'emploi de celle-ci, et lorsqu'on est certain d'avoir fait cesser l'irritation intestinale, qu'on peut sans danger donner l'huile d'amande douce combinée à égale partie de sirop de guimauve ou à un acide.

Si, après les premières saignées, il restait de la stupeur, des signes de congestion cérébrale, on parvient à les dissiper par quelques sangsues au cou. On pourrait également en placer sur le rachis, si l'on connaissait le point précis de l'irritation. Il est un moyen d'exploration qu'on ne doit pas négliger pour arriver à cette connaissance, c'est de promener, dans toute l'étendue de la colonne épinière, une éponge imbibée d'eau chaude. Ce procédé fait ressortir les points enflammés et douloureux sur lesquels on est ainsi conduit à agir directement.

Les bains tièdes doivent être conseillés, les boissons délayantes ou gommeuses; mais on évitera les préparations dites antispasmodiques, dans lesquelles entrent les eaux distillées de fleur d'oranger, de mélisse, de menthe, etc.

Cependant, lorsqu'il ne reste au malade qu'une habitude nerveuse, et qu'on croit avoir porté assez loin le traitement antiphlogistique, on peut, en le faisant avec prudence, manier les narcotiques, l'opium seul ou combiné à la jusquiame, à la belladone, à la dose d'un douzième ou d'un huitième de grain en pilules; et même, si l'estomac le permet, tenter l'emploi de la valériane, le quinquina, l'oxide blanc de bismuth.

Si le cœur était le siége d'une irritation, et qu'après les saignées, la force ou la vivacité du pouls ne pût être attribuée à d'autres causes, on conseillerait avec avantage la poudre de digitale pourprée, à la dose d'un grain d'abord, qu'on pourrait augmenter suivant les indications.

Comme soins hygiéniques, l'état de ces malades réclame de la chaleur, des vêtements de laine, des frictions, l'exercice et une alimentation sagement dirigée. Il est rare que l'idiotie ou la stupeur ne disparaisse pas aussi avec les autres accidents.

DES FORMES MULTIPLES DES NÉVROSES.

Non-seulement l'irritation développée dans la matière nerveuse, ou se manifestant, tantôt d'une manière continue, tantôt à peu près régulièrement, ou plus ou moins irrégulièrement, sous l'influence de certaines causes physiques ou morales, peut donner lieu aux névroses que nous avons déjà fait passer sous vos yeux; mais peut affecter encore diverses formes dont les pathologistes ont fait autant de maladies particulières. Ce qu'il y a de remarquable, c'est qu'en définitive, ces affections, à moins qu'elles ne soient portées jusqu'à l'état phlegmasique, facile à reconnaître, et qui alors les fait rentrer dans la catégorie des inflammations que nous avons traitées; ce qu'il y a, dis-je, de remarquable, c'est que toutes ces affections réclament le traitement et les soins hygiéniques dont nous avons parlé.

Une vérité physiologique, qu'il faut avoir toujours présente, c'est que toutes ces maladies, depuis la phlegmasie la plus aiguë jusqu'au *tremblement* des vieillards, ne sont que des modifications de la *sensibilité*; propriété inhérente à la vie, ayant son siége dans la matière nerveuse, et mise en jeu par le *fluide électrique* qui anime et remue l'univers entier, détermine les sensations physiques et morales aussi bien que les phénomènes de gravitation des corps célestes, par sa double puissance d'attirer et de repousser, suivant le mode d'électricité des corps.

Entre la phlegmasie et le tremblement des vieillards, vous concevez combien de nuances nombreuses de sensibilité sont observées; de là, les habitudes convulsives, les convulsions par imitation, les névroses des fonctions intérieures, les palpitations, l'angine pectorale ou *sterno-cardite*, les névroses de l'estomac et des intestins.

Eh bien! puisque vous connaissez déjà les phlegmasies de ces divers organes, toutes les fois que les signes qui les caractérisent n'existent pas, vous avez affaire à une névrose. Je dois vous faire remarquer en passant que, dans ces aberrations de la sensibilité, il n'y a pas toujours excès, mais constamment désordre, et même quelquefois diminution, comme dans le *tremblement* des vieillards; point de contact avec les paralysies incomplètes qui ont laissé un ou plusieurs membres affaiblis et vacillants. C'est donc en procédant par voie d'exclusion que vous arriverez à ce résultat, suffisant pour le médecin physiologiste.

Nécroscopies.

Les nécroscopies ne peuvent rien apprendre sur la nature des névroses, à moins que celles-ci, par la négligence d'un traitement convenable ou l'administration de moyens qui augmentent l'irritation, n'aient passé à l'état inflammatoire ou sub-inflammatoire, dont l'existence a eu pour conséquence l'altération des tissus. Cette transition sera toujours facile à reconnaître aux signes qui caractérisent les phlegmasies. Alors le cadavre révélera le passage constant de la névrose à la phlegmasie, quand la première n'a pas été physiologiquement combattue.

Pronostic.

Il est basé sur les mêmes considérations. En général, les névroses bien conduites ne sont point au-dessus des ressources de l'art; mais il en est quelques-unes qui, par leur retour fréquent, portent dans le mode de sentir un tel désordre, une telle perturbation, que toutes les fonctions sont dérangées. Bien évidemment alors, il y a atteinte à la matière nerveuse, espèce d'altération qui échappe à nos moyens grossiers d'investigation. Les malades maigrissent, dépérissent et tombent dans le marasme.

Traitement.

Nous avons vu que l'irritation, ou la *névrose*, était le début de toutes les phlegmasies. La congestion propre à celles-ci ne se ferait pas si l'irritation restait à la nuance *névrose*, et les désordres phlegmasiques que nous avons signalés n'existeraient pas; c'est la même maladie, moins la congestion. Chez quelques sujets, l'*irritation* ne franchit point la forme *névrose;* chez d'autres, elle la dépasse : voilà toute la différence. C'est donc, dans tous les cas, une *irritation* qu'on a à combattre.

Dans la névrose, comme dans l'inflammation, il y a accumulation du fluide électrique, action trop vive sur la matière nerveuse, et nous savons que la saignée générale ou locale, suivant les circonstances, est le meilleur moyen de rétablir son équilibre ; et si, dans la *colique saturnine*, par exemple, les purgatifs ont souvent guéri, c'est en produisant cet effet par les évacuations alvines obtenues.

Après avoir rempli cette première indication, on place avec avantage les opiacés, tels que le laudanum liquide de *Sydenham*, ou l'acétate de morphine. Les bains tièdes, les emplâtres opiacés, camphrés, dans le cas de névroses abdominales, ont souvent réussi, placés après la saignée ; car il est toujours préférable de commencer par celle-ci. Le succès est moins prompt et moins certain, quelquefois nul, si l'on débute par les autres médications.

DU SATYRIASIS.

Beaucoup d'auteurs ont confondu le *priapisme* avec le *satyriasis ;* cependant le premier est bien évidemment une inflammation pure des organes de la génération ou d'organes avec lesquels ils sympathisent, tandis que le satyriasis seul doit être considéré comme une névrose. Le premier peut affecter la marche et les terminaisons de toutes les phlegmasies, est douloureux, sans désirs vénériens et sans éjaculation ; l'autre est accompagné de plaisir, de besoin du coït et d'éjaculations fréquentes et copieuses. La ligne qui sépare ces deux maladies étant ainsi tracée il sera toujours facile de reconnaître le *satyriasis*.

Causes.

Toutes les excitations, venant de l'extérieur, qui augmentent la sécrétion du sperme et l'action de l'appareil génital ; les aliments albumineux et aromatiques, les affections chroniques de la peau, l'habitude de la masturbation, les pensées érotiques ; la lecture des ouvrages licencieux où sont reproduites des scènes de libertinage. Vous voyez que nous écartons ici toutes les causes du priapisme, auquel peut bien aboutir le satyriasis ; alors, c'est que la congestion succède à l'irritation, et d'autres signes, un autre *pronostic*, des indications plus pressantes, existent et deviennent les mêmes que dans toutes les phlegmasies aiguës ou chroniques.

Les phrénologistes admettent, comme cause du satyriasis et de l'excitation mentale et instinctive qui le détermine, un degré plus ou moins considérable d'irritation du cervelet. Si cette prédisposition organique n'existait pas, il est probable que les causes dont nous avons parlé ne seraient pas assez puissantes pour produire le satyriasis.

Cette névrose s'observe surtout chez l'adulte et chez l'adolescent, plus rarement chez celui-ci. Il est encore fréquent à l'âge moyen de la vie, époque où il s'établit une espèce de pléthore dans les viscères, favorisée par la diminution des exercices habituels et l'usage fréquent du coït.

Le satyriasis n'est point observé chez le vieillard dont la nutrition et la réparation sont en défaut; j'ai observé le *priapisme* à l'âge de quatre-vingts ans, le *satyriasis* jamais; vous en concevez la raison physiologique.

Signes diagnostics.

On reconnaît le satyriasis à un désir insatiable du coït avec faculté de le satisfaire. On a vu des hommes exécuter l'acte vénérien quarante ou cinquante fois, et déterminer, chez les femmes livrées à leur salacité, des inflammations violentes des organes génitaux en même temps qu'ils en contractaient eux-mêmes.

Il y a aberration mentale érotique, quelquefois poussée jusqu'à la folie. C'est qu'alors l'irritation a gagné l'organe de la pensée; des rêves lubriques déterminent l'érection, l'éjaculation, des visions, des extases amoureuses. Lors même que l'irritation génitale se dissipe, il peut rester l'*érotomanie* ou folie érotique pure.

Nécroscopies.

Les auteurs qui ont eu l'occasion d'ouvrir de ces malades, n'ayant point dirigé leurs recherches d'après des données physiologiques, n'ont pu rien nous apprendre à ce sujet; d'ailleurs, la mort ayant été précédée de l'état phlegmasique, les altérations, trouvées dans le cervelet ou le prolongement rachidien, n'auraient plus représenté la névrose, mais l'inflammation.

Pronostic.

Aussi long-temps que le satyriasis persiste à l'état de névrose, il est susceptible de guérison, s'il reste assez de raison et de volonté aux malades pour se soumettre au traitement que nous ferons connaître; mais, si ces conditions manquent, il passe à l'état de phlegmasie, et le pronostic repose, comme le priapisme en lequel il est converti, sur le degré d'altération que la congestion du fluide électrique aura fait subir aux organes génito-urinaires, au cervelet, au cerveau, aux viscères de la poitrine et de l'épigastre; sur l'épuisement des forces.

La maladie rentre alors dans la classe des phlegmasies, et les données générales que vous avez sur celles-ci suffiront toujours pour l'établissement du pronostic.

Traitement.

Il doit consister dans les saignées générales et locales, proportionnées aux forces du sujet, dans les ablutions d'eau froide, les infusions de guimauve, de laitue, de nymphæa, les émulsions, la limonade, l'orangeade, les bains frais, les cataplasmes froids, si la saison le permet; les lavements émollients frais, le repos, l'éloignement des femmes et de tous les objets qui puissent faire naître des idées érotiques.

Gall et *Broussais* ont observé que les sangsues et le froid, appliqués à la nuque, diminuent beaucoup le pouvoir générateur.

Il faut chercher à faire naître des diversions morales, qui favorisent le retour des bons instincts et de la raison.

Le coït doit être interdit dans l'excès de l'*érotisme;* mais, celui-ci passé, son usage modéré peut être un bon préservatif des rechutes.

DE L'HYSTÉRIE.

Causes.

Comme toutes les maladies d'*irritation*, l'*hystérie* affecte diverses nuances dans son développement et sa marche; de manière qu'elle débute aussi par la névrose, et finit, quand elle est négligée ou méconnue, par aboutir à la *phlegmasie*. Reconnaissez donc ici, à part le sexe et les désordres spéciaux qu'occasionne l'influence organique, la même cause générale que celle remarquée dans l'étude du satyriasis.

Des recherches et des expériences postérieures à celles de *Georget* et de ceux dont il avait fait revivre l'opinion, prouvent que cette maladie n'a point son siége dans le cerveau, mais bien que son point de départ est dans l'*utérus*, dont la structure est complexe, et qui, formé de tissus divers, reçoit des nerfs nombreux, qui le mettent en rapport avec ceux de l'abdomen et le grand-sympathique, avec la moelle lombaire et les nerfs des cuisses ou des muscles du bassin. Cette disposition explique la facile communication de l'irritation dans les parties où elle va se répéter ou retentir.

Cette irritation reconnaît pour causes l'accumulation du fluide électrique que détermine, dans les nerfs de l'organe, la congestion mensuelle; l'influence cérébrale et cérébelleuse, par la contemplation des objets lascifs et voluptueux, sur l'utérus. On croit avoir remarqué que l'irritation de l'estomac n'était pas toujours étrangère à celle de cet organe. Les stimulations directes de celui-ci, par la masturbation ou le coït trop souvent répété, disposent aussi à l'hystérie. Le climat chaud favorise cette disposition, et cette maladie eût été beaucoup plus fréquemment observée dans l'Orient, si l'usage de retrancher le clitoris aux jeunes filles n'eût été consacré par la loi de Mahomet. Cette espèce de circoncision enlève aux femmes la source des plaisirs et des désirs vifs, mais leur épargne les accidents de l'hystérie, de la nymphomanie, auxquels les disposent l'oisiveté, l'usage immodéré du café et des aromates, et l'abstinence ou l'insuffisance forcées de plaisirs auxquels le climat seul rend enclin.

Vous voyez que, si la circoncision n'a eu pour l'homme qu'un motif hygiénique et de propreté, elle s'étend, pour la femme, à des considérations beaucoup plus sérieuses.

Parmi les causes qui disposent à l'hystérie ou la déterminent, il ne faut pas oublier l'existence des dartres, lesquelles en parcourant la peau arrivent quelquefois à l'ouverture sexuelle, et y pénètrent, comme j'en ai vu plusieurs exemples, jusque dans l'intérieur de l'utérus. Alors, il n'existe pas seulement une *névrose*, mais une sub-inflammation, à laquelle ces signes de l'hystérie sont consécutifs.

Les causes morales que nous avons vues produire le satyriasis chez l'homme peuvent aussi déterminer le développement de l'hystérie chez la femme.

Signes diagnostics.

De la disposition anatomique et des liaisons du grand-sympathique avec les nerfs de l'encéphale, que nous avons rappelées en parlant des causes de l'hystérie, résultent des symptômes dont l'explication physiologique vous deviendra facile.

Les degrés légers de l'hystérie se bornent souvent au sentiment d'une boule ou de stricture occupant la gorge, avec quelques soupirs, disposition à pleurer ou à rire. Remarquez que ces manifestations de la joie ou du chagrin sont purement organiques. Cette gaîté apparente dépend de l'influence des viscères et de l'appareil encéphalo-rachidien sur les muscles respirateurs. La même cause explique les sanglots qui alternent avec le rire, sans cause morale connue.

Pendant l'accès, il y a éruption de gaz, le ventre est gros, les urines abondantes et claires. L'accès résulte souvent de stimulations extraordinaires, mais peut aussi correspondre à une sorte de diathèse hystérique, qui explique certaines dispositions *érotiques*, et n'accuse pas encore une affection profonde des organes.

Dans les cas plus graves, les femmes tombent presque apoplectiques ; elles sont immobiles, mais elles entendent, comme elles l'affirment après l'accès ; car, pendant sa durée, elles ne peuvent exprimer ni approbation, ni improbation, sur ce qui se passe autour d'elles. Il y a de la circulation, de la chaleur à la peau et une coloration semblable à celle de l'état normal, ce qui autorise à supposer que la portion intellectuelle du cerveau n'est point envahie par la congestion.

L'exercice du sens de l'audition, l'absence de l'écume à

la bouche, servent à distinguer ce degré d'hystérie de l'*épilepsie*, ce qui est important sous le rapport du *pronostic*. Quelquefois l'agitation convulsive existe plus fort d'un côté que de l'autre.

L'accès peut être porté assez loin pour simuler l'asphyxie ou l'apoplexie : la congestion encéphalique, partielle et modérée est devenue générale; elle oblige le médecin à agir en raison de la crainte de l'une de ces terminaisons, quoiqu'on n'en cite que très-peu d'exemples. Pour mon compte, je n'en ai pas vu, et *Broussais* déclarait ne l'avoir jamais observé non plus. C'est dans des cas de cette espèce que des inhumations prématurées ont été faites, raison puissante, qui impose au médecin l'obligation d'y apporter une grande attention.

Pronostic.

Il est toujours subordonné à la marche et au degré de la maladie. Il n'est jamais grave dans le premier degré, surtout si les accès sont réguliers et périodiques; les accès, accompagnés de grands troubles nerveux et respiratoires, peuvent le devenir, à cause des désordres qui se manifestent dans le cœur et dans les systèmes nerveux et musculaire, et de la crainte fondée qu'il n'existe un foyer d'irritation et de phlegmasie capable de porter atteinte à l'intégrité des organes : avec de l'attention, il sera toujours facile de s'en assurer, et, si cette circonstance existe, ce ne sera plus de l'hystérie qu'il s'agira, mais bien de l'état de l'organe malade. Vous avez vu que la nuance *apoplectique* de l'hystérie est beaucoup moins grave qu'on ne serait porté à le croire d'abord, et qu'elle est rarement mortelle. En général, le danger est toujours en raison des altérations des autres viscères, et concomitantes de l'hystérie.

Traitement.

Le traitement de l'hystérie doit différer, selon qu'il s'agit d'un accès pendant sa durée, que la maladie est simple et légère, grave ou compliquée. Ainsi, pendant l'accès de la nuance la moins grave, si on a affaire à de jeunes filles fortes, d'une bonne santé générale, on voit souvent l'usage des médicaments à odeurs fétides réussir. On fait prendre à la malade quelques cuillerées d'eau fraîche, on peut aussi l'administrer en lavement; si l'estomac est exempt d'irritation, il faut prescrire quelques gouttes de teinture d'assa-fœtida dans une potion qu'on fait prendre par cuillerées. On a vu la fumée de substances fétides brûlées produire du soulagement : tels sont la corne, les cheveux.

Si l'estomac ne s'accommode pas de l'assa-fœtida ou de l'arroche fétide, du castoreum, du musc, etc., on combine avec avantage l'une de ces substances à un lavement ou à un demi-lavement simple. La teinture d'assa-fœtida, à la dose d'un gros, administrée de cette manière, m'a souvent réussi.

Il faut contenir la malade de peur qu'elle ne se blesse pendant l'accès.

Si celui-ci est fort et fait craindre quelque congestion, on doit saigner du bras, ou même à la jugulaire.

Les injections dans le vagin, des antispasmodiques spéciaux, dont nous avons parlé, ne sauraient convenir à cette nuance qu'après les saignées, et conséquemment sont un moyen très-secondaire.

Lorsqu'on a à traiter un accès asphyxique, il faut se presser de ranimer l'action nerveuse par des stimulations à l'origine des muqueuses; les vapeurs stimulantes respirées par le nez, les potions excitantes, les lavements irritants, les frictions et la chaleur à la peau, les ventouses à la région du cœur. Mais il ne faut pas oublier que, cet état cessant, des signes de congestion ne manquent pas de se manifester, et qu'alors la saignée est indispensable et doit être proportionnée à la violence de la réaction.

Entre les accès, le traitement doit être basé sur la connaissance acquise de l'état de santé général des malades. Si un organe souffrant s'oppose à la régularité des règles, il faut suivre les principes physiologiques que je vous ai déjà exposés, et vous souvenir que l'état normal des fonctions de l'utérus est subordonné à la cessation de l'espèce de métastase existante. C'est l'irritation de l'organe qui en est le siége, qu'il faut combattre pour rétablir l'ordre et faire cesser les accès hystériques.

En général, l'affection, étant commençante chez une personne jeune et vive, doit être attaquée par les saignées; c'est le meilleur moyen de s'opposer au retour des accès ou d'en borner la fréquence, réservant les antispasmodiques fétides pour la présence des accidents nerveux, et revenant aux évacuations sanguines au moment de la réaction.

Si l'inflammation de l'utérus est consommée, cela rentre dans les principes que nous avons posés pour les phlegmasies; et la métrite aiguë exige impérieusement un traitement antiphlogistique très-actif.

Dans le cas où cette conduite n'aurait pas été suivie, et que des dégénérescences auraient été la suite de cette négligence, l'affection sort de la ligne des névroses et des phlegmasies aiguës, et réclame d'autres soins presque toujours infructueux.

DE LA NYMPHOMANIE OU FUREUR UTÉRINE.

Causes.

Depuis les recherches d'après lesquelles on a pu assigner à chaque portion du cerveau et au cervelet une influence spéciale dans la détermination de certains penchants, de certaines passions, au moins considérés dans les phénomènes les mieux constatés, il n'est pas douteux qu'on ne puisse attribuer à leur irritation la manifestation des symptômes de l'érotisme, nous l'avons vu pour l'*hystérie;* la même loi est applicable à la nymphomanie, qui paraît n'être qu'une exagération de la première. Mais ici les organes de la génération sont plus profondément irrités, et on pourrait dire plus primitivement. Le tempérament, des habitudes d'attouchements provoqués par la lecture de livres licencieux, ou la pléthore utérine sanguine, peuvent conduire à l'hystérie; mais il paraîtrait que, dans la nymphomanie, les ovaires, l'utérus lui-même, seraient primitivement irrités. J'ai vu plusieurs femmes devenir nymphomanes après un accouchement laborieux, ou à l'époque de leur retour d'âge, qui auparavant étaient remarquables par la décence de leur conduite et la circonspection dans leurs discours. J'en ai également observé chez lesquelles l'hystérie avait dégénéré en nymphomanie; mais c'étaient de jeunes femmes qui, au lieu de réclamer des soins contre cette disposition, obéissaient aux impulsions qu'elles recevaient de l'organe générateur, et arrivaient ainsi à la *fureur utérine*.

Ces deux maladies ne diffèrent donc réellement que par le degré; les causes qui amènent l'une peuvent disposer à l'autre. Mais vous avez vu que cependant, le plus souvent, pour que la *nymphomanie* se développe, il faut que l'*utérus*, les *ovaires* soient primitivement irrités : ici les manœuvres, les attouchements du clitoris, l'acte du coït, n'ont été un besoin que lorsque cette irritation était établie. Quand l'hystérie aboutit à la fureur utérine, l'irritation, le plus souvent, a marché de dehors en dedans. C'est pourquoi la circoncision des jeunes filles peut préserver de l'hystérie, et qu'elle ne garantit pas de la nymphomanie dont la source est profonde, c'est-à-dire dont la cause a son siége dans une lésion de la matrice et des ovaires.

J'ai vu la folie intermittente aboutir à la nymphomanie; ici, bien évidemment, l'irritation cérébrale avait gagné le cervelet, d'où manifestation de phénomènes *érotiques*. *Willis* et *Georget*, qui placent la cause de la nymphomanie exclusivement dans le cerveau, seraient réfutés par ce fait. Avant que le progrès de l'irritation vers le cervelet pût être soupçonné, la folie sans *érotisme* avait sa source dans les lobes cérébraux, puisqu'auparavant les idées n'avaient pas encore cette direction.

On a remarqué, dans les maisons d'aliénés, qu'ordinairement les *nymphomanes* avaient un cervelet très-développé; cette prédisposition existait chez la femme dont j'ai cité l'exemple, ce qui suppose une activité plus grande et plus de tendance à recevoir l'irritation. Avant que la folie fût développée, cette disposition cérébelleuse était réfrénée par l'éducation et l'usage encore possible de la raison : peut-être ces causes morales n'avaient pas permis l'influence de l'organisation; mais la manie, une fois développée, le penchant obéit sans obstacle à la cause native.

Nous ne devons pas omettre de ranger, parmi les causes de la nymphomanie, les métastases herpétiques et psoriques sur les organes profonds de la génération. Mais rappelez-vous encore ici que, pour que ce transport s'opère, il faut que les organes générateurs soient le siége d'une irritation antérieure native ou accidentelle.

Signes diagnostics.

Les signes qui annoncent l'existence de la nymphomanie ou l'imminence de son irruption, ont, comme dans les autres maladies d'irritation, des nuances qu'il est d'autant plus important de bien saisir, que, si la cause du début est appréciée, elle sert à diriger le médecin. Au reste, voici la marche la plus commune des symptômes, d'après les auteurs qui se sont spécialement livrés à l'étude de cette névrose :

Inquiétude, tristesse, isolement, provoqués par des désirs nés de l'irritation utérine exprimée par la chaleur, le prurit et la turgescence des organes génitaux; état aggravé par la satisfaction des désirs auxquels ces femmes ont d'abord résisté, mais auxquels elles ont fini par obéir. Ce besoin est tellement impérieux, que j'ai vu deux sœurs dont la nymphomanie pouvait être attribuée à une métastase *psorique;* j'ai vu, dis-je, ces jeunes filles se livrer sans mesure aux premiers hommes venus, les provoquer. Et comme elles avaient été élevées dans des sentiments d'honnêteté et de pudeur, après avoir assouvi leur salacité, je les ai vues livrées à un chagrin vif et sincère dans leurs moments lucides. L'une d'elles s'est même suicidée, prenant pour un crime qui la couvrait de déshonneur l'obéissance à une impulsion purement organique.

Quand ces femmes se trouvent dans la compagnie des hommes, le sang leur monte au visage, elles soupirent, leur raison se trouble, leurs propos et leurs gestes peignent ce qu'elles éprouvent. Enfin, elles bravent toutes les convenances, elles provoquent et vont même jusqu'à employer la violence contre les hommes qui refuseraient d'assouvir leur passion. Elles portent aux autres femmes une haine vive, et, si on essaie de les contenir, elles tombent dans un état convulsif violent. Si on observe l'appareil sexuel, il y a sensation de constriction et de chaleur comme au commencement d'une vaginite, écoulement âcre comparable à celui des femelles des quadrupèdes en rut, tant qu'elles ne sont pas fécondées. Ce signe ne s'observe pas chez les femmes aliénées dont l'irritation du cervelet, consécutive à celle du cerveau, réagit sympathiquement sur l'utérus et ses annexes. Quelquefois, les premières ont une espèce d'éjaculation spontanée à l'aspect des hommes. Le vagin se contracte avec projection simultanée d'une humeur fournie par les cryptes destinés à cet objet.

La figure est alors injectée, les lèvres colorées, turgescentes, les yeux animés, scintillants, la langue rouge et légérement muqueuse, sans que pour cela il y ait gastricité. Cependant, quelquefois l'estomac participe à l'irritation utérine, ce qui occasionne une fréquence presque fébrile du pouls. Ces femmes, par cette raison, ont ordinairement l'haleine forte.

Une ligne qui sépare la nymphomanie de l'hystérie, dans quelques cas, c'est que dans la première il y a toujours besoin, désir violent du coït; tandis que quelquefois les hystériques ont de l'aversion pour cet acte.

On voit souvent l'irritation des parties sexuelles, chez les nymphomanes, arriver à l'état de véritable inflammation se terminant par suppuration et même par gangrène. Cette terterminaison s'est offerte une fois à mon observation.

La phlegmasie peut s'étendre à d'autres organes, y être prédominante au point de se terminer par la mort, précédée de la cessation de l'érotisme; pourtant celui-ci, porté assez loin, suffit quelquefois pour la donner.

La nymphomanie n'affecte pas toujours cette gravité et cette rapidité dans sa marche. L'irritation, circonscrite dans un point du cervelet et dans l'utérus, peut persister, à un moindre degré, pendant toute la vie et jusqu'à la vieillesse. Toutes les circonstances de durée et de terminaison, sont en général soumises aux conditions de traitement et de docilité des malades.

Nécroscopies.

En ce qui a rapport aux altérations cadavériques que laisse après elle la nymphomanie, nous ne pouvons mieux faire que de rapporter ici les réflexions de *Broussais* à ce sujet ; elles sont un résumé des données physiologiques indispensables pour avoir une opinion sur cette névrose.

« On a quelquefois, dit-il, remarqué des phlegmasies « des ovaires, et l'on s'en est contenté dans les explications « qu'on a données. On a rencontré aussi des métrites du « col, des vaginites, de gros clitoris ; mais on n'a rien dit « des organes splanchniques, rien de l'encéphale et du cer- « velet. »

Cependant, cette maladie est la plus propre de toutes à faire ressortir l'importance de l'observation de l'encéphale, pour expliquer les névroses. En effet, les désordres génitaux étant identiques avec ceux des métrites accompagnées ou non d'hystérie, la différence est dans cet appareil nerveux, et elle doit être dans les centres. Or, des données nous conduisent au cervelet pour cette névrose, et au cerveau pour toutes les autres. Peut-être faudra-t-il que l'observation s'étende au prolongement rachidien, et surtout, pour ce qui regarde la nymphomanie, à la région inférieure, qui est particulièrement en rapport avec les nerfs de l'utérus.

Pronostic.

Le pronostic se tire de l'organisation de la femme confiée à vos soins ; et c'est ici que l'inspection du crâne doit vous éclairer sur la prédisposition de l'individu aux bons et aux mauvais penchants. Un cervelet très-développé, si son influence n'est pas balancée par celle des lobes cérébraux qui permet de supposer un grand développement intellectuel, autorise à porter un pronostic défavorable. Dans ce cas, on a moins de chances de faire taire l'instinct érotique par l'influence de la réflexion et d'une volonté ferme. Dans la circonstance différente, on peut opposer la force de la raison à l'impulsion instinctive, et l'espoir de la réussite est plus probable.

Si l'irritation des organes sexuels est déjà très-avancée, et réagit avec d'autant plus de violence sur le cervelet que cette action est moins atténuée par une raison faible, résultat d'un cerveau peu développé; si, dis-je, cette disposition organique résiste à tous les moyens, le pronostic est fâcheux.

Il le devient d'autant plus que le vagin, les ovaires, l'utérus, sont le siége d'une phlegmasie plus avancée. Alors les soins hygiéniques, les conseils, les médications de toute espèce, viennent échouer contre la fatalité qui entraîne la malade à sa perte.

La violence des spasmes, quelquefois convulsifs et même tétaniques, est un symptôme très-grave, et peut rendre l'accès mortel. Les jeunes sujets, dont les organes sont encore neufs et intacts, offrent plus de ressource, surtout si leur organisation cérébrale permet de mettre en jeu leur amour-propre et les autres passions honnêtes, et qu'une bonne éducation ait fortifié l'usage de la raison.

Ces avantages manquant, l'indocilité, l'entraînement irrésistible vers les penchants érotiques, rendent nuls tous les efforts du médecin pour s'opposer à la terminaison fâcheuse dont j'ai essayé d'esquisser le dégoûtant tableau.

Traitement.

Partant de la connaissance qu'on a de la sensibilité acquise dont jouit le clitoris, comme moyen d'exciter les femmes à l'amour, on a pensé que le retranchement de cet organe pouvait être utilement conseillé contre la *nymphomanie*. Mais je vous ai montré les sources ordinaires de cette maladie, et vous concevez que cette opération, utile dans les cas que j'ai signalés en traitant de l'*hystérie*, afin de prévenir les manœuvres qui y disposent ou l'entretiennent quelquefois, serait ici tout-à-fait inutile.

Le mariage a quelquefois été avantageux dans les nuances légères; mais chez certaines jeunes filles, comme je l'ai observé, il produit un effet contraire. La satisfaction incomplète de désirs violents les rend plus vifs encore ; aussi n'est-il pas rare de voir de jeunes femmes, même bien élevées, obéir d'une manière irrésistible à l'influence de leur malheureuse organisation, et périr victimes d'excès qui finissent par altérer les viscères principaux.

Nos moyens se bornent donc à prévenir ou à combattre l'état inflammatoire par les saignées générales et locales, les réfrigérants, les bains froids ; à insister sur un régime rafraîchissant, les distractions, l'exercice, la répression adroite des passions et le change donné aux penchants dépravés.

Fondés sur la certitude de l'influence cérébelleuse, les saignées locales à la région occipitale, des applications froides sur le même point, peuvent devenir utiles. On doit combattre par les sangsues, hardiment appliquées, toutes les phlegmasies imminentes locales, et notamment à l'épigastre. « Invoquer la raison, dit *Broussais*, c'est mettre en jeu la « région cérébrale affectée à cette faculté, si elle est assez « développée pour répondre à l'appel qui lui est fait ; donner le change aux passions, c'est faire agir les organes « *d'autres instincts* et d'autres sentiments, ceux surtout des « sentiments moraux, s'ils sont assez développés ; faire de « l'exercice, c'est appeler l'innervation vers l'appareil loco-« moteur, et révulser du cervelet sur les muscles. »

Rarement, l'efficacité des narcotiques et des antispasmodiques en général a été éprouvée contre la *nymphomanie ;* si quelquefois on peut les associer aux moyens cités, c'est dans des circonstances analogues à celles que nous avons signalées en traitant de l'hystérie et des autres névroses.

DU SCORBUT.

Nous avons terminé l'étude des maladies d'irritation qui sont du domaine de la médecine, mais il est des affections dont le développement est dû à une *ab-irritation*, c'est-à-dire à l'action diminuée, sur nos tissus, du principe qui y entretient la vie ; une de ces affections est le *scorbut.*

En effet, en récapitulant ce que nous avons dit de l'influence unique de l'électricité dans la production de la chaleur, *de la vie* chez les animaux ; et nous rappelant que les organes digestifs et respiratoires sont les instruments que la nature emploie pour produire ce phénomène et vivifier les diverses parties de l'animal ; ajoutant, ce qui ne peut être contesté, que l'action solaire sur la périphérie des corps vivants est la condition qui donne ce grand résultat, nous concevrons que les causes prolongées d'un effet opposé doivent le manifester par des signes exprimant la retraite ou le défaut *du principe vital*. L'abandon, par celui-ci, des parties vivantes, nous donne la raison des symptômes qui caractérisent le *scorbut*.

L'action continue du froid humide, sur des hommes mal nourris, et dont les vêtements mouillés ne peuvent les préserver de cette double influence, n'explique-t-elle pas le développement des signes du *scorbut*.

Causes.

Parmi les causes prédisposantes, il faut tenir compte de celles qui agissent sur le moral pour l'abattre, et par suite débiliter les organes, comme les positions difficiles, dangereuses, où se trouvent les marins. C'est la réflexion que suggère la lecture du voyage de lord *Georges Anson* dans les mers du Sud.

Richard Walter, qui en a publié la description, dit positivement que tout ce qui décourageait l'équipage augmentait le nombre des malades, précipitait la fin de ceux dont la maladie avait eu déjà de la durée ; et ceux qui pouvaient encore faire quelque service se mettaient au lit. Les blessures anciennement guéries se rouvraient et prenaient le caractère des ulcères scorbutiques ; le cal des anciennes fractures se détruisait, comme si elles n'eussent jamais été consolidées. Ces effets de l'influence morale ne peuvent être niés, car, si l'espoir d'une meilleure position renaît, l'affection perd de sa gravité, et les malades se rétablissent, à moins que le désordre général ne soit porté trop loin ; alors la mort est inévitable. C'est ce qui fut observé à l'île de *Juan-Fernandès*, après le débarquement. Mais ceux qui purent se traîner et sortir de leurs tentes recouvrèrent les forces et la santé très-promptement. Les matelots résistèrent mieux que les soldats de marine et les invalides, qui presque tous périrent, excepté les officiers, à bord du *Centurion*; deux invalides seulement du *Glocester* survécurent.

La malpropreté, l'action d'aliments irritants ou malsains, l'encombrement dans des lieux étroits et infects, qu'on a rangés parmi les causes du scorbut, produisent plutôt cette gastro-entérite épidémique qu'on a désignée sous le nom de *fièvre des prisons*; et, si les personnes affaiblies par cette cause, vu le défaut d'un traitement convenable, sont sujettes au scorbut, placées dans des conditions débilitantes, cela n'infirme pas le principe que nous posons, *que le scorbut est une maladie apyrétique*, véritablement *adynamique*, dont la diminution de la *vie*, dans les organes, est la *cause productrice*.

Tous les symptômes qui caractérisent le *scorbut* exprimeraient plutôt une espèce de *désorganisation putride*, dont les traits deviennent plus saillants à mesure que la vie abandonne les tissus.

Cette différence n'avait point échappé à *Lind*, qui professait l'opinion suivante : « Quels que puissent être les effets « d'un air corrompu, il est certain que le scorbut n'en est « point la suite naturelle et ordinaire. La mauvaise disposi- « tion de l'air produit en tous temps et en tous lieux *une « fièvre maligne* extrêmement *contagieuse*, connue sous le « nom de *maladie des prisons*. La même chose est observée « dans les vaisseaux remplis de soldats, sans qu'aucun soit « attaqué du scorbut ».

La maladie décrite par *Arétée*, sous le nom d'*ulcères d'Égypte et de Syrie*, a pu en imposer à quelques observateurs superficiels, à cause de la concrétion fétide qui succède à l'état inflammatoire. J'ai prouvé ailleurs qu'une gastro-entérite épidémique était toujours observée au début de cette *angine couenneuse* envahissant toute l'étendue de la membrane muqueuse buccale pharyngienne et laryngienne, quand la maladie n'était point attaquée dès son apparition par les saignées tant générales que locales. C'est cette affection, que j'ai plusieurs fois observée en Egypte, et traitée avec un succès constant par les saignées, qui a donné naissance à l'opinion que je combats, c'est-à-dire que le scorbut est *endémique* en Égypte. La maladie qui décima les soldats de saint Louis aux environs de *Mansoura* et de *Damiette*, et dont parle l'historien *Joinville*, n'était autre que l'affection dont *Arétée* nous a laissé la description.

L'ouvrage de *Prosper Alpin*, que j'ai déjà eu l'occasion de citer, ne dit pas un mot du scorbut; s'il eût été une maladie fréquente en Égypte, les médecins de cette contrée lui auraient opposé quelques moyens que l'auteur (*de Medicinâ Ægyptiorum*) n'eût pas omis d'enregistrer.

Il est reconnu, par tous les observateurs attentifs, que la cause générale du scorbut, à part les causes morales débilitantes qui y prédisposent, est l'action du froid humide et long-temps continuée; or, en Égypte, cette cause n'existe jamais.

Pendant l'inondation qui couvre les environs du fleuve dans une grande étendue, il fait une chaleur quelquefois insupportable pour des Européens, et jamais la température ne s'abaisse au point d'engourdir les individus. Les pluies ne sont observées que dans la Basse-Égypte, encore ne sont-elles pas de longue durée; au Caire, il pleut très-rarement, et dans la Haute-Egypte, *jamais*.

Aussi, d'après le témoignage de *Lind*, le scorbut ne devient épidémique que lorsque les causes que nous avons signalées sont générales et portées à un haut degré; c'est ce qui arrive souvent, dit notre auteur, dans les voyages de long cours, quelquefois dans les armées, dans les villes assiégées; mais toujours placées dans ces conditions de *froid* et d'*humidité*, frappant des individus entassés, dont le moral profondément ébranlé favorise la débilité générale.

Nous vous avons fait voir quelles étaient les épidémies qui pouvaient être raisonnablement attribuées aux transitions brusques d'une température très-élevée à une plus basse, mais *dans le même jour*; c'est-à-dire, quand à l'action d'un soleil brûlant pendant la journée succède la fraîcheur de la nuit; et nous vous avons fait comprendre la raison du développement de la peste, du typhus, de la dyssenterie, etc.; mais ici rien de semblable à l'*action permanente* du froid humide n'a lieu.

L'existence du scorbut *endémique*, dans les régions septentrionales, s'explique par cette cause. Qu'elle agisse pendant les voyages de long cours, sur les côtes maritimes ou dans des lieux qui, par leur disposition ou des circonstances particulières, soient soumis à l'influence du froid humide *continu*, les mêmes résultats seront observés, vous aurez le scorbut de *terre* ou de *mer*, dont l'identité ne peut plus être contestée.

Nous sommes disposés à croire, avec *Lister*, que la maladie qui, au rapport de *Pline* le naturaliste, attaqua subitement les soldats romains commandés par *César Germanicus* sur le rivage maritime de la Belgique, était le *scorbut*. Les privations inséparables d'une grande réunion d'hommes armés sur une plage froide et humide, ont dû, dans tous les temps, produire le même effet. Sans doute, si les descriptions de ce fléau ne se trouvent pas dans les auteurs anciens, c'est que ces grandes catastrophes ont presque toujours manqué d'historiens. Elles devaient d'ailleurs être beaucoup plus rares que depuis les voyages maritimes de long cours.

On a beaucoup trop accordé aux viandes salées comme cause du scorbut; car on a vu la maladie continuer ses ravages, quoiqu'on eût fait cesser l'usage de cet aliment dès que les premiers signes du *scorbut* se manifestaient. Et comment expliquerait-on la mortalité qui frappa les vaisseaux de l'amiral *Anson*, qui n'ont jamais manqué de viandes fraîches *et en abondance*, lorsqu'ils quittèrent la côte du Mexique?

La privation d'une nourriture végétale, considérée comme cause de l'invasion du scorbut par *Bachstrom*, ne peut pas soutenir un sérieux examen, et *Lind* a soin de relever cette erreur : « Tout le monde sait, dit-il, que des équipages demeurent plusieurs mois sur la mer sans être attaqués du scorbut ». Je me dispenserai de rapporter les faits concluants que cite l'auteur anglais pour étayer cette assertion.

Si, par la discussion à laquelle nous nous sommes livrés,

nous avons acquis la preuve qu'on a beaucoup trop multiplié les causes du scorbut, d'un autre côté on a considéré celui-ci comme *cause* d'un grand nombre de maladies, et à une époque encore peu éloignée; *Lister* a même été jusqu'à admettre l'identité du *scorbut* et de la *syphilis*, thèse insoutenable, comme nous le verrons en parlant du traitement. En cela, il avait imité *Eugalenus*, qui fait rencontrer ces deux prétendus virus, *se serrer*, *se confondre* dans leurs embrassements réciproques ! ! !

Notre *Portal* a même été jusqu'à imaginer une phthisie *scorbutique*, quoique les autopsies qu'il rapporte, pour étayer cette opinion, ne servent qu'à prouver l'action spéciale du scorbut sur la texture même du poumon; et c'est sous ce point de vue que ses observations sont intéressantes. Nous aurons soin d'en donner une où les caractères du scorbut sont tellement tranchés qu'il n'est pas possible, sans introduire la plus grande confusion, de les appliquer à la phthisie pulmonaire.

Nous pourrons revenir, en examinant les divers traitements, sur les causes supposées d'où l'on tirait les indications curatives.

Signes diagnostics.

Les signes avant-coureurs du scorbut, suivant *Lind*, dont nous empruntons la description, sont les suivants : ordinairement le malade perd sa couleur naturelle, il devient pâle et bouffi. Il a de l'aversion pour toute sorte d'exercice. Les lèvres, les caroncules lacrymales, ont une couleur verdâtre. Cependant, *il boit* et *mange de bon appétit*.

Quoique le changement de la couleur du visage ne précède pas toujours les autres symptômes, il les accompagne constamment dans la suite. La plupart des scorbutiques sont d'abord d'une couleur pâle et jaunâtre; cette couleur devient ensuite plus obscure, ou livide, suivant *Murray*; ils ont ordinairement un air triste et chagrin qui manifeste l'état de leur âme, de sorte qu'on peut regarder avec raison l'abattement de l'esprit comme une cause, et en même temps comme un symptôme du scorbut prochain.

La répugnance qu'ils avaient pour tout mouvement se convertit bientôt en une lassitude universelle, avec engourdissement et faiblesse des genoux, dès qu'ils se livrent à quelque exercice. Cette lassitude et la difficulté de respirer sont deux symptômes des plus constants de cette maladie. Nous avons donné l'explication physiologique de tous ces phénomènes.

Les malades sentent bientôt après des démangeaisons dans les gencives ; elles se tuméfient et saignent pour peu qu'on les frotte. L'haleine est alors puante, les gencives sont d'une rougeur livide, molles, spongieuses, et deviennent ensuite extrêmement fétides et fongueuses. Ils sont sujets, non-seulement à un saignement de gencives, mais encore à des hémorragies des autres parties.

Leur peau alors est sèche, ainsi que pendant tout le cours de la maladie. Elle est, chez quelques malades, extrêmement rude, surtout s'il y a fièvre. *Murray* ajoute que dans la dernière période, on observe souvent une moiteur froide et visqueuse, quand le malade tombe en défaillance.

La peau présente, chez quelques autres, l'aspect d'une peau de serpent ; mais, le plus souvent, elle est luisante et douce au toucher. Si on l'examine, on la trouve couverte de plusieurs taches rougeâtres, bleuâtres, ou plutôt noires et livides. Ces taches ne s'élèvent point au-dessus de la surface de la peau, et ressemblent à une extravasation sous l'épiderme, comme dans les contusions. Ces taches sont d'abord jaunes sur les bords, d'après *Murray ;* elles prennent ensuite par degrés une couleur plus foncée, et deviennent enfin d'un pourpre foncé et quelquefois entièrement noires. Elles sont de différentes grandeurs ; il y en a depuis la grosseur d'une lentille jusqu'à la largeur de la main, et même davantage. Ces dernières sont plus rares dans le commencement de la maladie, pour l'ordinaire ; elles sont alors petites, et d'une figure irrégulièrement ronde. On les observe principalement sur les jambes et sur les cuisses, souvent sur les bras, la poitrine et tout le tronc ; plus rarement sur le visage et la tête.

Plusieurs ont les jambes enflées. Cette enflure se manifeste d'abord sur les malléoles, vers le soir; le lendemain matin, il n'en reste presque aucun vestige; après avoir demeuré dans cet état, pendant un court espace de temps, elle gagne de proche en proche; toute la jambe devient œdémateuse, et conserve l'impression du doigt plus long-temps que dans l'œdème ordinaire. Si un malade atteint du scorbut se fait une blessure ou a un ulcère, celui-ci prend les caractères qu'on a assignés aux ulcères scorbutiques; ils ne fournissent qu'une matière sanieuse, tenue, fétide, mêlée avec du sang: elle se colle à la surface de l'ulcère, d'où l'on ne peut la détacher qu'avec difficulté. Les parties sous-jacentes sont molles, spongieuses, très-fétides. Ce qui prouve que dans ces ulcérations il y a absence totale de la vie, c'est que l'application des digestifs, des escarotiques, ne changent rien à leur aspect; à tous les pansements, on les retrouve fétides et sanguinolents. La preuve de la mort prochaine de la peau et du tissu cellulaire qui forment l'ulcère, se trouve encore dans la compression qu'on a quelquefois exercée pour réprimer ces fongosités; le peu de vie qui y restait disparaît, et la gangrène s'en empare: cependant, ces ulcères existent un temps très-long sans affecter l'os.

Les plaies, les contusions les plus légères des scorbutiques se convertissent promptement en ces sortes d'ulcères, du fond desquels il finit par s'élever un *fungus* mollasse et sanguinolent, qui résiste à l'action du cautère actuel ou *potentiel*, en ce sens qu'il se reproduit bientôt.

On conçoit que dans un tel état d'abaissement de la chaleur *vitale*, toutes les membranes muqueuses peuvent devenir saignantes; de là des crachements sanguinolents si les bronches sont envahies, des diarrhées sanglantes, des épistaxis, etc.

Je vous ai montré, dans les gastro-entérites aiguës, dans les pleurésies, les péripneumonies, dans les hémorragies *actives* en général, la céphalalgie accompagnant constamment ces maladies essentiellement inflammatoires; les hémorragies, les douleurs scorbutiques, peuvent être considérables sans que le cerveau s'en ressente; et une autre différence entre cette affection et celle des voies digestives,

rate, du double de son volume, de couleur d'azur foncé, était gorgée d'un sang noir et séreux, qui sortait de partout en la coupant et à la moindre pression. *Fodéré* remarqua, en outre, une large et longue fusée de *pus*, s'étendant à tout le tissu cellulaire de la tête, du cou et de la poitrine, qui lui fit voir, dit l'auteur, *pour la première fois*, qu'il peut y avoir du pus sans inflammation précédente.

Les différents liquides, à cette époque du scorbut, même après la mort et pendant leur décomposition, ne pourraient-ils subir une telle transformation, qu'ils fussent facilement pris pour du pus? Cela me semble possible et très-probable.

Pronostic.

Nous reportant à ce qui précède sur les causes et les signes du scorbut, il nous sera facile d'établir un pronostic. Celui-ci variera selon les positions dans lesquelles se trouvent les malades.

Soumis, par une nécessité fatale, à l'action des causes que nous avons assignées au scorbut, ne pouvant faire cesser l'influence du froid humide, les moyens d'alimentation étant insuffisants ou de mauvaise nature, l'inquiétude, le désespoir donnent à la maladie une marche plus rapide, et bientôt se développent les accidents les plus graves, qui mettent la vie en danger, et souvent s'opposent au succès de toute médication. Nous avons vu que le découragement seul, quoique les moyens d'alimentation fussent abondants, pouvait accélérer les terminaisons funestes.

La gravité de la maladie sera d'autant plus grande qu'on se trouvera dans l'impossibilité d'avoir recours aux moyens hygiéniques convenables et à un traitement approprié. C'est pour cela que la mortalité est si considerable, lors même que les malades ne manquent pas d'aliments, quand l'espoir d'un débarquement prochain ne luit pas pour eux dans un voyage de long cours.

Si le scorbut de mer se guérit ordinairement après le débarquement, c'est qu'alors l'espérance renaît dans l'esprit des malades; ils peuvent être soustraits à l'action continue du froid humide, et recevoir, avec une meilleure alimentation, des soins hygiéniques qu'on était forcé de leur refuser à *bord*.

Aussi, quand à la tranquillité morale se joignent une température sèche et modérément chaude, des aliments récents, des végétaux frais, c'est un très-bon signe lorsque la peau devient plus souple, de sèche qu'elle était; qu'à la constipation succède la liberté du ventre, et que les taches noires commencent à jaunir.

Mais la dyspnée, l'imminence des syncopes, les hémorragies abondantes et incoërcibles, annoncent un grand danger.

On a, je pense, commis une erreur, quand on a professé que le scorbut pouvait se terminer par la phthisie pulmonaire ; on aurait dû retourner la proposition, et dire que les phthisiques n'étaient pas exempts du scorbut ; que même, affaiblis déjà par la maladie antérieure, les causes débilitantes qui le produisent avaient d'autant plus de prise sur ces sujets.

La source de cette erreur se trouve dans plusieurs ouvrages, d'ailleurs très-estimables, parmi lesquels figure celui du savant *Portal* (*Observations sur la nature et le traitement de la phthisie pulmonaire*).

En lisant sa première observation, celle et peut-être la seule où les véritables signes du scorbut soient bien dessinés, on acquiert la preuve qu'en effet l'homme qui en fait le sujet en est bien mort, mais n'était point phthisique.

Le malade (M. de Lesquirot) arrivait de Saint-Domingue; depuis deux ans, il éprouvait dans cette île un gonflement des gencives, tuméfaction de la langue, d'où suintait une humeur sanguinolente ; couleur *violette* du voile du palais, luette, amygdales très-enflées, jambes couvertes de taches, d'abord jaunâtres, ensuite d'une couleur noire qui devint très-foncée ; gonflement considérable de l'*hypocondre gauche*, dérangement des digestions, difficulté de respirer, crachement de sang. (L'auteur ne parle pas de la toux.)

Le traitement fut commencé par l'usage des antiscorbutiques les mieux éprouvés, et de beaucoup de végétaux pour nourriture. Comme les veines hémorroïdales étaient très-gonflées, on mit des sangsues à cette région; *le malade périt tout-à-coup d'une hémoptysie affreuse.*

A l'ouverture du corps, la bouche, la langue, le pharynx et la partie supérieure de l'œsophage étaient sanguinolents, tuméfiés et couverts de veines variqueuses; la face intérieure de la trachée dans le même état; les *glandes* du poumon *fort grosses*, sans être *dures;* la substance de ce viscère paraissait, dans toute son étendue, *imbibée d'une sérosité sanguinolente.* Les fibres du cœur étaient très-*flasques*, la rate aussi grosse qu'un petit melon et pleine d'un *sang dissous et fétide.*

On reconnaît, par cette description, que *Portal* a forcé l'explication en signalant cette maladie comme une variété de la *phthisie pulmonaire.* Celle-ci est toujours précédée d'inflammation ou de sub-inflammation, dont l'effet est le développement de tubercules ou de suppuration du poumon; rien de semblable ne se rencontre dans l'altération décrite par l'auteur. Une conséquence bien positive doit être tirée de ce fait et d'autres semblables, c'est que le propre du scorbut est de relâcher les tissus parce qu'il y a *ab-irritation*, d'où privation de la vie et *deliquium putride.*

J'ai dit que le scorbut, qui se développait chez des sujets épuisés ou considérablement affaiblis par des maladies antérieures, était d'autant plus grave, et son pronostic d'autant plus fâcheux, que le dépérissement était plus avancé; c'est aussi l'opinion des auteurs de monographies sur ce sujet. On a même dit que le scorbut pouvait être la suite d'une gastrite chronique, comme de toutes les affections de longue durée, d'où il suit qu'on les a mises au nombre des causes de la maladie que nous étudions. Il est vrai, et je l'ai souvent observé dans les climats chauds, que des hémorragies des membranes muqueuses, qu'a précédées une rougeur livide, foncée de celles-ci, *accompagnée d'une perte totale de l'appétit* et presque toujours de *diarrhée colliquative*, annoncent la mort prochaine de ces malades; mais alors cet état scorbutique apparent n'est pas susceptible de guérison, il n'est plus qu'un signe de mort prochaine, qu'une *terminaison irremédiable* des gastro-entérites chroniques, dont les hémorragies incoërcibles des muqueuses, quoiqu'on fasse, sont le prélude certain. C'est donc encore une confusion introduite dans l'histoire du scorbut, qui peut égarer le jeune praticien, et qu'il est important de signaler pour éclairer le pronostic.

Traitement.

Lorsque la chimie devint une science, et que le nombre de compositions augmenta, naquit la polypharmacie. Une maladie donnée, on lui opposait un spécifique déduit des théories régnantes. Le scorbut dut subir cette loi jusqu'à ce que la physiologie vînt confirmer ou rejetter des essais incertains, presque toujours malheureux. C'est ainsi qu'au rapport de *Lind*, un allemand, gouverneur de *Sumatra* pour les Hollandais, dans l'Inde, touché de compassion à la vue de tant de matelots affligés du scorbut, et persuadé que la chimie, qui alors faisait beaucoup de bruit dans le monde, pourrait inventer un remède qui guérît ou au moins soulageât tant de malheureux, fonda une chaire à Leipsick, à laquelle il assigna un revenu à perpétuité; cette chaire fut remplie par le docteur *Michel*, son compatriote, le premier qui professa la chimie en Europe. Il lui donna une somme considérable afin de subvenir aux dépenses qu'exigeraient ses expériences, et lui en promit une beaucoup plus forte, s'il parvenait à découvrir *un remède* qui prévînt cette maladie sur mer. Le docteur se livra à des travaux et employa un temps considérable pour préparer des remèdes chimiques. Il envoyait tous les ans, aux Indes orientales, des sels *volatils* et *fixes*, des esprits, des essences, des élixirs, des électuaires de toute espèce, et même la quintescence de cochléaria; mais tout fut inutile.

L'alkalil volatil, l'acide sulfurique, l'acide muriatique, d'après les conseils de *Bontekoe*, *Glauber*, *Boerhaave*; le cidre, sur l'avis de *Huxham*; les épinards séchés, furent employés. *Lind* lui-même a essayé l'eau salée, l'eau de goudron, la décoction des bois sudorifiques, les amers, l'écorce de *Winter*, l'ail, la graine de moutarde, la poudre d'arum composée, et l'esprit de *cochléaria* qui toujours autrefois faisait partie des remèdes qu'on embarquait. On prétendait par ces moyens corriger *la putridité des humeurs*. Cependant, dit *Lind*, des expériences multipliées ont prouvé qu'ils étaient insuffisants pour prévenir la maladie *et beaucoup plus encore pour la guérir*. Un fait pris dans le même ouvrage, atteste cependant que cette guérison est possible, même dans les conditions qui paraissent les plus défavorables.

Le vaisseau *le Guernsay*, après avoir croisé à la hauteur de Cadix, conduisait à Lisbonne soixante-dix personnes de son équipage attaquées du scorbut; il y en avait plusieurs dont la maladie était fort avancée et même avait atteint sa dernière période. Comme la peste régnait alors à *Messine*, les vaisseaux ne pouvaient obtenir *la libre pratique* dans aucun port qu'avec beaucoup de difficulté, de sorte qu'il fût impossible de les débarquer. Une autre circonstance très-fâcheuse se joignit à celle-là; on fut obligé, pour cacher un si grand nombre de malades à la visite des officiers de santé, de les enfermer dans un endroit étroit. Ils furent transportés en conséquence dans le magasin du capitaine, où l'air est généralement plus mauvais que dans aucun autre lieu du vaisseau. Cela ne fut pas exécuté sans que plusieurs fussent en danger de perdre la vie; malgré toutes les précautions possibles, ils tombaient en faiblesse, et ils durent leur conservation à l'habileté de leur chirurgien et à la libéralité du capitaine qui leur fournit abondamment *les vins les plus cordiaux*. Cependant, tous ces malades guérirent avant de quitter le port et sans avoir été débarqués. Ce vaisseau n'avait point de ventillateur, et il est naturel de croire que, parmi un si grand nombre de malades, il pouvait y avoir quelque négligence en ce qui a rapport à la propreté; néanmoins ils se rétablirent tous.

Cette observation offre un très-grand intérêt auquel vient ajouter encore la réflexion, *très-avancée* pour le temps, que fait le rédacteur du *Voyage de milord Anson*, sur les causes probables du scorbut : il les fait consister dans des conditions de *température* ou de *qualités sensibles de l'air*.

Nous avons vu qu'en définitive, quelles qu'aient été les modifications apportées aux traitements qui furent suivis de réussite, c'est à l'emploi d'un régime un peu tonique, aidé des soins d'hygiène qui soustraient les malades à l'influence du froid humide, que sont dues celles obtenues par les médecins navigateurs que nous avons cités. Nous avons pu remarquer aussi qu'il ne fallait jamais manquer de remonter le moral affaibli par l'ennui d'une longue traversée.

Quant à l'usage des fruits acides, des boissons même acidulées avec l'acide sulfurique, il n'est pas aussi indispensable que celui du bon vin, du cidre ou de la bierre; et, en lisant avec attention les observations rapportées par *Lind* surtout, on acquiert la conviction que les fruits acides, ou les acides végétaux et minéraux vantés, n'ont produit qu'un effet très-secondaire.

Il résulte donc, de l'examen que nous venons de faire du scorbut et des traitements qui lui ont été opposés, que cette maladie, étant une *ab-irritation*, comme nous l'avons surabondamment prouvé, devait être combattue par les toniques, pris surtout dans les moyens d'alimentation unis à des soins d'hygiène qui fissent cesser l'action débilitante du froid humide long-temps continuée. Que l'on ajoute à cette conduite toutes les ressources de la gymnastique possibles à bord des vaisseaux, les amusements, les distractions agréables, en un mot tous les moyens qui ont si bien réussi au capitaine *Cook*, en faisant, sous toutes les latitudes, un très-long voyage sans provisions fraîches plus considérables que n'en prennent ordinairement les autres navires, et pourtant ayant ramené ses équipages sans qu'aucun fût atteint du scorbut. Indépendamment des moyens que nous avons déjà signalés, il veillait à l'entretien de la propreté et de la sécheresse des navires; le tour de service des malelots était rendu plus court; le nombre des hamacs et la quantité de vêtements étaient assez grands pour pouvoir être changés quand ils étaient *mouillés*. Il renouvelait son eau, s'approvisionnait de fruits toutes les fois qu'il rencontrait un lieu où il pût relâcher. Chaque jour, de la musique, des danses, des conteurs, entretenaient la gaieté des équipages, beaucoup plus efficace contre le scorbut que tous les antiscorbutiques possibles.

Lind eût laissé après lui un ouvrage parfait sur le scorbut, si, partant d'un principe évidemment faux sur la nature du scorbut, les moyens de le prévenir et de le guérir, il n'avait conseillé des purgatifs, les diurétiques, les sudorifiques, afin, dit-il, de procurer une douce évacuation de l'*acrimonie scorbutique*.

Le mal qu'a dû produire une semblable médication, a diminué considérablement les avantages qu'il eût obtenus s'il eût mieux compris le mode d'action des causes qui donnent naissance au scorbut, si plus de physiologie l'eût éclairé sur leur nature intime.

La *contagion* du scorbut qu'admettaient *Sennert, Hoffman Charleton* et que quelques auteurs plus modernes, au nombre desquels il faut citer *Fodéré,* ont crue réelle, n'est pas possible dans le sens rigoureux qu'on attache à ce mot.

Les sujets prédisposés, soumis aux causes que j'ai assignées au scorbut, le contracteront; et, s'ils sont en grand nombre, comme cela s'est vu dans les exemples que j'ai cités, on accusera la contagion : mais, appliquant au scorbut les motifs que j'ai invoqués en traitant de la peste, vous serez convaincus que l'observation des contagionistes est fautive. C'est aussi l'opinion de *Vanswietten :* « Lorsque le « scorbut règne dans des villes assiégées ou sur des vais« seaux, il est plus raisonnable d'attribuer ce mal épidé« mique à des causes communes qui agissent également sur « tous ceux qui se trouvent dans le même lieu, que de l'as« signer à la contagion ». On sait que les Hollandais, qui allaient aux Indes, n'étaient pas plus tôt arrivés au Cap-de-Bonne-Espérance, qu'ils portaient à l'hôpital ceux des équipages qui avaient le scorbut, sans rien appréhender de la contagion; et ordinairement la bonne nourriture, le nouvel air qu'ils respiraient, les rétablissaient presque tous en très-peu de temps.

DE LA CHLOROSE (PÂLES COULEURS).

La *Chlorose* est une maladie spéciale de la jeune fille non encore ou insuffisamment menstruée, état facile à reconnaître aux signes qui le caractérisent. Ainsi, nous savons déjà que la pâleur observée chez des individus atteints de *fièvre hectique*, effet nécessaire d'une affection organique, d'une dégénérescence dont l'origine est une phlegmasie ou une sub-inflammation, et devant avoir une issue funeste, n'est point la maladie à l'étude de laquelle nous allons nous livrer. « Chez la jeune fille jouissant d'une bonne santé et qui va « devenir pubère, dit le savant *Roussel*, trop tôt enlevé à « science, la nature travaille à mettre la femme en état de « se reproduire, et donner, aux organes qui doivent servir « à cette œuvre importante, le degré de perfection qu'elle « exige ; son corps éprouve une secousse générale qui va « frapper, avec une force particulière, ces deux parties « opposées par leur siége et différentes par leurs fonctions, « dont l'une est l'instrument immédiat de l'ouvrage de la gé- « nération, et l'autre le nourrit, l'augmente et le fortifie. « Alors toute la masse cellulaire s'ébranle aussi et se mo- « difie ; elle s'arrange autour de ces deux parties qu'elle « rend plus saillantes, comme autour de deux centres su- « périeurs, qui, après avoir arrondi le col et lié les traits du « visage, vont se perdre agréablement vers les épaules et « se prolonger vers les bras, pour leur donner ces contours « fins, déliés et moelleux qui se continuent jusqu'aux ex- « trémités des mains.

« Les productions qui partent de l'autre centre vont mo- « difier, à peu près de la même manière, toutes les parties « inférieures. *Le principe actif*, ou la force intérieure qui « opère ce développement, imprime en même temps aux « humeurs un mouvement de raréfaction qui donne à « toutes les parties de la consistance, de la chaleur et du « coloris. Tout s'anime alors dans la femme, ses yeux au- « paravant muets acquièrent de l'éclat et de l'expression, « tout ce que la jeunesse a de fraîcheur brille dans sa per- « sonne. De ce nouvel état, il résulte en elle une abondance « de vie qui cherche à se répandre et à se communiquer. « Elle est avertie de ce besoin par de tendres inquiétudes, « et par des élans qui ne sont que la voix tyrannique et « douce de la volupté. Pour intéresser puissamment toute

« la nature à sa situation, elle semble appeler les plaisirs à « son secours; alors tout s'empresse, tout vole au-devant « de la beauté pour la servir et briguer le bonheur de re- « cevoir ses chaînes. »

Dans la *chlorose*, il n'en est pas ainsi; *le principe de la vie* n'excite pas les organes, ils languissent, l'utérus sommeille, et n'est point apte à exercer, sur la constitution de la jeune fille, cette influence exprimée avec tant de charme et de poésie par *Roussel*.

La *chlorose* n'est point la cause qui s'oppose aux fonctions de l'utérus, elle est le résultat de l'atonie générale et de celle de l'organe en particulier. Elle ne s'observe point chez les jeunes personnes douées d'une santé parfaite. Celles dont nous venons de reproduire l'esquisse tracée par *Roussel*, arrivant à la puberté, ne sont point destinées à éprouver cette maladie. Elle est ordinairement le partage des filles chez lesquelles on voit se dessiner ce *tempérament*, qu'on est convenu d'appeler *lymphatique*, et dont le trait principal est la faiblesse, le défaut d'énergie générale.

Cette disposition peut être native, si les enfants sont issus de parents faibles, et se trouvent eux-mêmes placés dans des conditions physiques ou morales débilitantes.

Opposons, au tableau séduisant que nous a laissé *Roussel*, et qui nous montre la nature dans l'exercice de toute sa puissance; opposons, dis-je, la description de l'état déplorable de la jeune fille chlorotique.

Signes diagnostics.

Langueur générale, perte ou dépravation d'appétit qui porte les jeunes chlorotiques à désirer ou à manger des substances qui ne peuvent servir à la nutrition, telles que du plâtre, de la terre, etc. Il paraîtrait donc que, par la durée de cet état, le mode de sensibilité des organes digestifs se pervertit, ou que le penchant que manifestent les malades serait instinctif; ce qui expliquerait les bons effets du fer dans le traitement de cette affection.

On conçoit que les parties musculaires, perdant leur énergie, le cœur lui-même doit languir, et la circulation devenir plus faible et plus irrégulière, d'où les intermittences du pouls, les palpitations, l'aménorrhée ou l'insuffisance des règles si déjà elles sont établies; trouble de la respiration qui se ralentit et perd de son étendue, locomotion pénible, tristesse, mélancolie, indifférence pour toute espèce d'amusements; ennui, disposition à chercher la solitude et le repos.

La maladie faisant des progrès, on observe un état véritablement névropathique, des douleurs dans tout le trajet de la colonne vertébrale et dans les articulations; gonflement et sensibilité des hypocondres; gargouillement dans l'abdomen avec douleurs plus ou moins vives. Cet état de souffrance fait bientôt sentir son influence sur le visage, qui se fane, prend une teinte jaunâtre, verdâtre, plombée. Les yeux perdent leur vivacité, sont enfoncés, mornes, et s'entourent d'un cercle livide. La faiblesse générale augmente de plus en plus: chez certaines filles, à mesure que le moral est ébranlé, on voit se produire un état approchant de la stupidité; chez d'autres, une susceptibilité que réveille la moindre impression. Si la première ou la seconde période de la chlorose ne sont pas attaquées par des moyens convenables, les malades tombent entièrement dans l'inertie; elles sont accablées de fatigue au moindre mouvement, perdent haleine et s'évanouissent à tout moment; les pieds s'infiltrent le soir et sont dégorgés les matins, tandis qu'alors le visage, les paupières, le contour des orbites, sont bouffis. Tout le corps s'œdématie, le pouls s'accélère, et les malades meurent d'anéantissement.

Le rapprochement des deux descriptions que nous venons de faire vous démontre: 1° l'action normale du *principe de la vie* produisant tous les phénomènes physiques et moraux qui tendent au but du créateur, la *reproduction* des êtres et leur perpétuité; 2° l'autre, l'absence ou l'insuffisance de cette action conduisant à la dégradation physique et morale de l'individu, et enfin à la mort, si des moyens éprouvés, tirés de l'hygiène et de la thérapeutique, ne sont appliqués en temps opportun et avec intelligence.

Certains auteurs ont encore placé, parmi les signes appartenant à la chlorose, quelques affections organiques antérieures à la maladie, ou contemporaines de la cessation des règles; mais il est évident que, si une phlegmasie du poumon, par exemple, devenue chronique, compromet cet organe de manière à déterminer la phthisie, les règles ne s'établiront pas. Ne voit-on pas celle-ci suspendre l'évacuation menstruelle, lors même que de jeunes filles ont été bien réglées dans le temps assigné par la nature, et cette fonction ne pas se rétablir, quelque traitement qu'on emploie. Cet effet a lieu en vertu de la loi de *révulsion* que je vous ai fait connaître. On ne peut donc, sans introduire de confusion, mettre cette circonstance au nombre des signes concomitants de la chlorose.

Quant à la pâleur de femmes adultes, ou approchant du temps où la cessation des règles peut être présumée, on ne peut non plus la confondre avec la chlorose; un peu d'attention et d'habitude pratique suffisent pour faire éviter cette erreur. J'ai eu souvent à traiter de ces malades dont la pâleur obscure du teint dénotait une affection déjà chronique de la matrice ou des ovaires, quelquefois d'un autre organe important. On sait que l'hépatisation, ou l'endurcissement de l'un des poumons, indépendamment des signes obtenus par l'auscultation, cause une pâleur spéciale (couleur paille) que le praticien éclairé ne confondra jamais avec la chlorose.

Je vous ai parlé de l'ictère, ou *jaunisse*; les causes de développement de cette maladie, les symptômes qui la caractérisent, les signes commémoratifs, tout concourt à la distinguer de la chlorose.

Autopsies cadavériques.

Je n'ai point eu l'occasion d'ouvrir de chlorotiques; considérée à son état simple et exempte de complications, dont on a mal à propos fait des causes de *chlorose*, cette maladie, essentiellement *anémique*, ne doit offrir que la flaccidité des organes, trace de leur *ab-irritabilité*. Mais, pour ceux qui admettent une chlorose consécutive aux inflammations, aux sub-inflammations, aux hémorragies, l'autopsie décèlera les traces de ces affections; ce qui n'apprend rien sur la nature de la maladie que nous étudions. Ayant acquis la preuve qu'à moins de s'exposer à introduire de la confusion dans cette étude, on ne pouvait admettre la valeur de ces causes, nous sommes autorisés à exclure les résultats consignés dans les livres où cette distinction n'a pas été consacrée. En cela, nous adoptons sans restriction l'opinion du savant professeur *Gardien*; s'il en était autrement, « cette « affection ne serait plus particulière aux femmes ; on cho- « querait alors toutes les idées reçues. »

Pronostic.

D'après ce qui précède, il est naturel de conclure qu'en général la chlorose ne présente d'autre gravité que celle qui résulterait de l'impossibilité de placer la jeune malade dans les conditions d'hygiène et de traitement qui neutralisent l'influence des causes débilitantes.

Si la mort a pu être la terminaison de cette maladie, c'est que de jeunes personnes, nées faibles et pauvres, mal nourries, mal vêtues, et forcées de vivre dans des lieux sombres et humides, soustraites à l'action bienfaisante du soleil, ont dû être débilitées de plus en plus, et les organes, manquant d'énergie pour ranimer l'*étincelle*, la vie devait s'éteindre. Ce résultat fâcheux est d'autant moins évité, dans ce cas, que ces jeunes filles, tombées dans l'apathie et une immobilité quelquefois stupide, la ressource de l'exercice leur est enlevée.

Traitement.

Le fer est-il une condition indispensable de la composition du sang, et la présence de ce métal dans le liquide réparateur de nos organes, explique-t-elle la régularité ou l'énergie de leurs fonctions? L'absence du fer ou la diminution de ses proportions dans le sang, rend-elle compte de l'action moins rapide de l'électricité générale au milieu de laquelle nous vivons; d'où il résulterait langueur, vie moins active, *chlorose?*

Je ne prétends pas décider absolument cette question, ni soutenir que les liquides ne soient pas pour leur part dans ce résultat ; mais les métaux transmettant plus vivement cet effet, et se chargeant continuellement du *fluide*, cette hypothèse expliquerait les succès obtenus par *le fer* dans le traitement de la chlorose.

Quel que soit le mode d'action des préparations ferrugineuses, toujours est-il, qu'ajoutées aux soins hygiéniques et à un régime convenable, leur efficacité dans le traitement de la chlorose est reconnue par tous les praticiens.

Sans doute, c'est à l'intégrité de la santé et des organes où se passent les phénomènes physiologiques qui caractérisent l'existence de l'être animé, que sont dues la formation et la combinaison nécessaire des principes de nos humeurs ; mais les circonstances, auxquelles nous sommes soumis depuis la conception jusqu'à l'enfance et à l'âge adulte, ne peuvent-elles déranger l'harmonie préexistante? C'est ce que personne n'osera nier. D'un autre côté, les toniques, à la tête desquels on peut placer le fer, ne mériteraient-ils cette qualification spéciale que parce qu'ils favorisent, par leur présence, la transmission ou le développement du principe *électrique*? Quoi qu'il en soit, voici les moyens sur l'efficacité desquels l'expérience a prononcé, appliqués au traitement de la chlorose. Nous supposons ici la chlorose dégagée de toute complication organique, et telle qu'on l'observe chez la jeune fille non réglée pour cette cause, ou dont l'écoulement sanguin mensuel est irrégulier ou insuffisant.

A la tête des moyens thérapeutiques qui ont obtenu des succès incontestables, il faut placer les eaux minérales ferrugineuses de *Vichy*, de *Spa*, de *Plombières*, etc. ; on a aussi vanté le tan de l'écorce de chêne ou de marronier d'Inde, infusé dans le vin, ou que l'on fait bouillir dans de l'eau. Le chocolat préparé avec le fer peut être conseillé pour le déjeûner. *Gardien* dit avoir retiré de bons effets d'un mélange, à parties égales, de safran, de quinquina et de carbonate de fer. Il donnait chaque jour, sous forme de pillules, dix grains de chacune de ces substances. On a encore conseillé les pillules de *Fuller* à la dose de vingt-quatre grains, et dans lesquelles entrent le quinquina, la rhubarbe, la canelle, l'aloës et le muriate d'ammoniaque.

Les bains froids, vantés par quelques médecins, ne me paraissent pas indiqués, quand bien même ils seraient pris pendant l'été et sous l'influence des rayons solaires en plein air; ou il faudrait que l'immersion fût peu prolongée et permise seulement quand, le mieux s'établissant, il y a déjà assez de force pour qu'on puisse espérer une réaction toujours favorable.

L'usage du vomitif n'est pas plus utile, à moins que par les secousses produites il n'agisse comme moyen mécanique, car, si l'appétit manque ou est dépravé, la cause n'en réside pas dans la présence de prétendues saburres ou d'irritation de l'estomac. Cet organe, dans la chlorose, est languissant; il peut y avoir sensibilité vicieuse ou instinctive, comme nous l'avons dit, mais pas *gastrite aiguë* ni *sub-aiguë*. Si la membrane muqueuse de l'estomac était chroniquement frappée ou déjà dégénérée, la suppression des règles ou leur défaut reconnaîtrait alors une autre cause que la débilité, et réclamerait une médication différente.

L'emploi des saignées du pied, qu'on a conseillé dans ce cas, est un contre-sens physiologique, et c'est avec raison que *Gardien* les défend expressément; « la chlorose, dit-il, « consistant essentiellement dans *l'atonie du système*, toute « espèce de saignée est contr'indiquée tant qu'elle sub- « siste; » et, comme il faudrait plutôt, dans ce cas, donner du sang que d'en ôter, le régime substantiel et réparateur, pris dans les aliments que l'estomac peut supporter ou que la malade préfère, le vieux vin de Bordeaux, etc., contribuent puissamment au retour de la santé.

La chlorose, plus que toute autre maladie, réclame les secours de l'hygiène. C'est en faisant cesser l'action des causes physiques qui tendent à l'anéantissement de l'énergie vitale, que l'on peut avoir la certitude de réussir.

Les frictions sèches sur la peau, l'usage de vêtements de laine en contact avec cet organe, la chaleur solaire ou communiquée, l'exercice dans un véhicule en plein air, autant que le permettent les forces de la malade, telles sont les conditions hygiéniques qui doivent assurer le succès des moyens thérapeutiques.

En étudiant les phlegmasies aiguës, nous avons acquis la conviction que les saignées ne produisaient d'autre effet que de soustraire les parties à l'action trop intense du fluide électrique; que l'*électromoteur*, dans les cas moins graves, n'avait pas d'autre résultat, et tendait à enlever l'excédant de ce fluide ou à rétablir son équilibre. Dans la chlorose, au contraire, il faut développer ou porter ce fluide vivifiant dans les parties. C'est pourquoi l'*électricité*, accélérant les pulsations du pouls, augmentant leur énergie, convient comme moyen de remédier à la débilité générale qui caractérise la chlorose; il ne doit donc pas être négligé.

Je vous ai dit aussi que les opiacés avaient pour propriété spéciale d'activer la circulation; ils conviennent donc à une certaine époque du traitement, et lorsqu'un régime fortifiant a déjà concouru à l'amélioration de l'hématose.

Je ne dois pas terminer ce chapitre sans examiner l'opinion des auteurs qui ont écrit sur la chlorose et se sont copiés depuis Hippocrate; ils prétendent que l'usage du coït est un moyen efficace de provoquer l'éruption des règles, et mettre fin aux accidents qui accompagnent la maladie que nous étudions.

Si le rapprochement des sexes, leur union par le mariage, est impérieusement réclamé par les jeunes filles bien portantes, ou chez lesquelles prédomine l'influence de l'action utérine, et surtout les filles hystériques, il n'en est pas de même pour les chlorotiques; la débilité générale qui les accable et les doit porter à la tristesse et même à la stupidité, n'est guère propre à éveiller en elles des désirs érotiques. L'acte qui sert à la reproduction des êtres épuiserait le peu d'énergie vitale qui les soutient encore, et produirait beaucoup de mal. On conçoit cependant que l'incubation, près d'un homme jeune et vigoureux, doit agir favorablement, pourvu que la continence la plus stricte soit observée. Les émanations vivifiantes du jeune homme, communiquées à la jeune fille, doivent, suivant la loi de transmission électrique sur laquelle nous avons suffisamment insisté, communiquer à la jeune chlorotique une augmentation de vitalité. C'est seulement dans ce sens que peut être applicable l'*aphorisme* tellement répété, qu'il est devenu une sentence vulgaire. Attendre un résultat heureux de l'excitation qui n'agirait que sur les organes de la génération de la femme en proie à la débilité la plus tenace, et chez laquelle aucun désir ne peut être éveillé, me semble une absurdité qu'il serait dangereux d'introduire dans la pratique.

DE L'AFFECTION SCROFULEUSE.

Causes.

En traitant des maladies de la colonne épinière, nous avons fixé votre attention sur les causes des *gibbosités* et de la luxation spontanée du fémur, nous avons remarqué que les courbures de l'épine, *en avant*, étaient ordinairement dues à une violence extérieure occasionnant l'inflammation ou la sub-inflammation d'une ou plusieurs vertèbres, et l'usure du corps de celles-ci faisant saillir les apophyses épineuses, d'où pression de la moelle, paralysie plus ou moins complète des parties inférieures à la lésion, etc.

Nous avons vu que la luxation spontanée du fémur pouvait avoir sa cause dans une chute sur les genoux, chez un sujet jeune et fort; mais aussi que cette luxation était souvent due à une disposition particulière et constitutionnelle d'un individu jeune, encore dans la période de l'accroissement et doué de ce tempérament dit *lymphatique*.

Nous avons appris que le *rachitisme* était le résultat de cette disposition native, dite *scrofuleuse*, mais qu'alors la courbure, quand elle a lieu, se faisait *latéralement*.

La constitution primitive, qui dispose à ce dernier résultat, date ordinairement des premières années de la vie; quelquefois, et presque toujours, elle est héréditaire; et l'observation apprend que si l'influencé des lieux, du régime et des soins hygiéniques, sont pour beaucoup, comme *causes*, dans le développement de cette affection, il faut pourtant qu'il y ait prédisposition. Je connais des familles qui transmettent indéfiniment cet héritage à leurs descendants, et tous sont remarquables par les caractères généraux, mieux décrits que bien interprétés, qui appartiennent à l'affection dite *scrofuleuse* ou lymphatique.

C'est donc à la *faiblesse* primitive, *native* ou *héréditaire*, qu'est due la manifestation des signes qui distinguent la maladie *scrofuleuse*, et on a lieu d'être surpris de trouver consigné dans l'article *Scrofules* du Dictionnaire des Sciences médicales, d'ailleurs très-remarquable par l'érudition de ses auteurs, que cette maladie est une *irritation*.

Elle doit donc être rangée dans la classe des *ab-irritations*, c'est-à-dire des maladies dépendantes du défaut d'influence suffisante ou de production, par le travail de la vie, de la quantité de *fluide électrique* qui doit donner à l'individu cette vigueur que nous avons remarquée dans le sujet jeune, chez lequel se manifeste une surabondance d'excitation qui cherche à se répandre et à se communiquer.

Si on a égard aux nuances qui séparent les scrofules de la chlorose, et mieux encore du scorbut, nous eussions peut-être dû, après avoir étudié les phlegmasies et les névroses, continuer par les scrofules et finir par le scorbut; au lieu de descendre l'échelle, nous l'avons remontée, marche plus avantageuse pour établir les différences. En effet, nous avons vu le *scorbut* exprimant la cessation de la vie dans les tissus, ou passant par des gradations qui aboutissaient à une espèce de *fermentation putride;* la *chlorose* marchant plus lentement vers l'état de débilité qui la caractérise, et plongeant les jeunes filles non encore pubères dans un état de langueur générale conduisant à la stupidité, à l'*inertie nerveuse*, mais rarement à la mort, pour peu que les conditions d'hygiène et de régime soient changées.

Nous verrons les scrofules affectant les enfants nés faibles et offrant un système lymphatique sans énergie, un tissu cellulaire lâche et abondant; disposition favorisant l'engorgement des ganglions de ce système, donnant à la texture des os un aspect moins compact, et tendant à s'abreuver de liquides; mais pouvant, ainsi que les ganglions, devenir le siége d'engorgements atoniques qui, avec le temps, éprouvent une espèce de fermentation vraiment *chimique*, travail qui ne va pas jusqu'à produire l'inflammation aiguë franche;

ne requérant jamais les saignées générales, très-rarement même les locales, et cédant ou s'améliorant sous l'influence d'un traitement tonique et d'un régime substantiel; enfin, ayant pour terminaison ordinaire la formation d'un pus clair, séreux, mal élaboré, ou de tubercules quand la guérison n'est pas obtenue.

Ce coup-d'œil rapide, jeté sur les maladies *ab-irritatives*, suffit pour vous faire comprendre que l'affection dont nous abordons l'étude est, comme le scorbut et la chlorose, placée à juste titre dans cette partie de notre cadre nosologique. Vous serez mieux encore persuadés de cette vérité physiologique quand vous la verrez étayée par la pratique. En effet, moyens d'hygiène et de traitement sont tirés des ressources que nous offrent le régime fortifiant, les vêtements chauds, l'influence solaire et une thérapeutique tonique.

Il y a treize ou quatorze ans que parut, sur la maladie scrofuleuse, un ouvrage dans lequel l'auteur, *Sat-Deygallières* (mort depuis peu à Constantinople), mit en avant une idée très-avancée pour l'époque où il écrivait, et qui peut-être eût dès-lors fixé l'attention des praticiens, s'il n'avait, par des déclamations au moins déplacées, attaqué violemment les réputations les plus respectables. Il est permis de relever des erreurs, de proclamer des vérités, c'est même un devoir que tout homme courageux et sincère doit remplir; mais la décence doit présider à la discussion et faire éviter les personnalités, surtout quand les erreurs sont empreintes de bonne foi. Les intrigants, les charlatans, les ignorants audacieux, méritent seuls les flagellations de la satire.

Nous avons vu qu'il ressortait, de l'examen que nous avons fait dans nos leçons des opinions dominantes aux différentes époques de la science, qu'on n'est arrivé au point où nous sommes parvenus qu'en suivant une route incertaine et semée d'écueils. Nous avons profité des erreurs comme des succès de nos prédécesseurs; sachons-leur donc gré de leurs efforts, puisqu'ils ont servi à nous éclairer : à leur place, eussions-nous mieux fait? Voici l'opinion de cet écrivain qui, je crois, est bien de lui, mais aurait pu être provoquée par la lecture des ouvrages de *Humbolt* : il dit expressément avoir remarqué que la diminution dans la quantité de *fluide électrique* concourt pour quelque chose au développement et au progrès de la disposition scrofuleuse ; idée très-juste et qui prouve la sagacité de ce voyageur célèbre. Quoi qu'il en soit, voici comment s'exprime l'auteur dont nous discutons l'opinion : « L'économie animale, dit *Sat-Deygallières*, a ses moyens propres de faire naître au-dedans d'elle-même une *électricité* efficace et puissante. Les intermèdes connus de cette électricité, ceux dont l'action frappe le plus nos yeux, sont les nerfs et les muscles ; mais n'est-il pas naturel de penser que les actions, profondément cachées dans le centre des viscères, et dont l'intégrité est également intéressée à la *perfection de l'influence nerveuse*, sont dans des rapports semblables avec les plexus nerveux? Cette association générale des appareils nerveux et des organes actifs et contractiles, reconnue nécessaire pour l'accomplissement des fonctions animales, ne confirme-t-elle pas encore ici l'idée d'une *double électricité* toujours présente quand il y a quelque action importante à produire, et que cette électricité est un des mystères les plus admirables de la vie animale? Or, revenant à mon sujet principal, on ne doit plus s'étonner que l'absence des phénomènes électriques influe beaucoup sur le développement des scrofules, si l'on considère que les malades sont soumis pendant long-temps à l'action de tant de causes débilitantes, qui détruisent ou au moins altèrent la composition organique de tous les tissus et de tous les appareils, qui diminuent les propriétés vitales de tous les organes et pervertissent leurs fonctions ; en un mot, lorsque tout l'*organisme*, chez ces malades, se trouve dans l'état de *langueur* et d'*inertie*, caractère spécial de l'affection strumeuse ».

Broussais, et après lui divers écrivains, n'ont pas partagé l'opinion que je professe ; mais je suis persuadé que le célèbre physiologiste, s'il eût appliqué à une étude nouvelle des scrofules la puissance de son génie, aurait modifié son jugement sur les causes et le caractère de cette maladie. Il aurait, je pense, vu que la *stagnation atonique* de la lymphe, dans les ganglions et les vaisseaux de ce système, pouvait, par son séjour, provoquer un mouvement intestin, une espèce de travail de fermentation, qui, en donnant à cette humeur des caractères nouveaux et insolites, avait pour résultat définitif un dégagement d'électricité, mais *localement* et sans que l'économie en général reçût la bienfaisante impulsion de ce fluide.

Ce développement local d'*électricité* devait, par la persévérance de son action, lente à la vérité, produire tous les signes de la sub-inflammation, et la sécrétion d'un liquide d'une nature différente du pus qui succède à un travail inflammatoire aigu. Cette opération ne peut être exactement interprétée que depuis les expériences récentes sur l'*électricité animale* qui, aux *humoristes*, a fait admettre un *vice* ou *virus scrofuleux;* aux solidistes, une *irritation*, sans le secours de laquelle, en effet, on ne peut expliquer la période avancée de l'affection *strumeuse*.

Cette vérité avait pourtant été entrevue par M. *Alexandre Lepelletier* (de la Sarthe, 1818); mais il avouait ne pas comprendre comment les ulcérations scrofuleuses pouvaient être produites par l'action des vaisseaux lymphatiques : il pensait donc que les affections écrouelleuses locales diffèrent essentiellement de la constitution *strumeuse*, dont elles ne sont que la *conséquence* et le *symptôme*. Cette apparente contradiction, relevée par MM. *Fournier-Pescay* et *Bégin*, prouve seulement que ce fait ne pouvait être compris avant l'application, à la pathologie, des expériences modernes sur le rôle que joue l'*électricité animale* dans la production des maladies. La constitution scrofuleuse, suivant M. *Lepelletier*, dépend constamment d'une altération notable de la nutrition, d'où résulte nécessairement, dit-il, un défaut d'*élaboration vitale d'animalisation*, etc. Remplacez cette rédaction *par ces mots :* un défaut d'*électricité animale*, et vous serez dans le vrai. Jusqu'ici la théorie de M. *Lepelletier* est d'accord avec l'observation; mais il s'est trouvé arrêté par la conséquence, l'irritation des ganglions et même leur suppuration.

Il ne pouvait encore, à l'époque où il écrivait, connaître les faits qui viendraient éclaircir cette contradiction apparente; car il aurait ajouté : La présence du liquide lymphatique dans les ganglions et les autres tissus, sa stagnation, lui font subir la loi commune. Le *travail fermentatif*, qui s'opère localement, suffit pour occasionner de la *chaleur* et tous les phénomènes qui accompagnent ou expriment le développement du principe électrique et son action locale.

Il résulte, de cet examen de l'opinion de *Cristophe Girtanner*, adoptée et modifiée par *Broussais*, que cette thèse n'est plus soutenable et qu'elle manque de base.

Il n'est pas possible de prouver ni de croire que dans l'affection scrofuleuse il y a *irritabilité* des vaisseaux blancs, tandis que le système à sang rouge est affaibli.

Nous vous avons démontré, dans nos premières leçons, que le *principe électrique* était l'agent intime des phénomènes de l'innervation, l'*unique foyer* de la vie, dont le *système sanguin* était le *réservoir alimentaire*, l'appareil auxiliaire et conservateur (*Coudret*). Ces preuves, dont nous invoquons l'autorité, peuvent-elles se concilier avec la théorie professée par les auteurs du Dictionnaire des sciences médicales? je ne le pense pas.

Il serait possible qu'au moment où je trace ces lignes, ces hommes honorables et essentiellement progressifs, eussent apporté de notables modifications à leur opinion sur les causes des scrofules.

Signes diagnostics.

Enfance : peau fine, d'un blanc mat, parsemée de veines bleuâtres, le plus souvent froide, quelquefois sèche et aride. Membres grêles, extrémités articulaires des os plus volumineuses que dans l'état naturel; chairs flasques et molles, formes pâteuses arrondies, sans élégance; saillies des muscles disparaissant sous cette abondance de tissu cellulaire. État général de bouffissure et d'inertie; tête ordinairement volumineuse, et joues quelquefois rosées, contrastant avec la blancheur de la peau, circonstance particulière et qui pourrait induire en erreur le médecin peu attentif. Yeux assez communément grands et bien fendus, exprimant la douceur et souvent la tristesse.

Lorsque la maladie a déjà duré quelque temps, les paupières rougissent, deviennent chassieuses, perdent leurs cils, sont infiltrées et bouffies, surtout le matin. Gonflement des ailes du nez, narines rouges, luisantes, excoriées. La membrane muqueuse, irritée par le liquide qu'elle sécrète, s'épaissit, obstrue l'ouverture des fosses nasales, donne à la voix un ton nasillard, et s'oppose au libre passage de l'air, ce qui force les malades d'avoir la bouche ouverte pour respirer. Les lèvres se gonflent, surtout la supérieure qui est plus lisse, gercée et comme relevée.

Gencives molles, décolorées; dents blanches, courtes, séparées par de grands intervalles, jaunissant de bonne heure, se cariant et tombant avant l'âge; l'émail s'écaillant facilement.

Cheveux fins, blonds ou châtains cendrés; quelquefois, mais plus rarement, noirs.

Ganglions lymphatiques sous-cutanés, surtout les cervicaux, ordinairement durs et arrondis, roulant sous les doigts.

Poitrine étroite et aplatie; ventre proéminent, tendu et souvent douloureux à la pression.

Quand la débilité générale s'est étendue à toute l'économie, ramollissement des os, d'où *courbures*, *nouures*, *gibbosités*, qu'on a désignées sous les noms de *rachitis*, d'*ostéomalaxie*; tous accidents consécutifs à l'état scrofuleux.

Chez ces malades, qui quelquefois dans l'enfance et lorsque l'affaiblissement physique n'est pas porté très-loin, ont été remarquables par leur intelligence précoce, on voit survenir plus tard une paresse qui leur fait redouter l'exercice et fuir l'étude. La conscience qu'ils ont de leur faiblesse les rend timides.

Les jeunes filles douées de ce tempérament ont quelquefois une lueur passagère de beauté éclatante que fait disparaître le progrès de la maladie, et à laquelle succède la maigreur. Elles ne cessent pas cependant d'intéresser par leur douceur et leur résignation.

On conçoit qu'une semblable disposition exclut tout développement des passions de l'âme, et donne à ces infortunées le goût de la solitude et de la vie paisible.

Cette diminution de la sensibilité générale étend enfin son influence sur les facultés intellectuelles, et cela devait être; l'organe qui élabore la pensée perd, comme les autres, son activité : ce qui lui en reste n'enfante plus que des idées mélancoliques, qui font gémir ces malheureuses sur leur existence et craindre la mort.

Nous venons de voir, au milieu de ces signes de la perversion physique, survivre encore l'intelligence; c'est l'histoire des jeunes sujets auxquels leur position sociale permet de recevoir les soins affectueux des parents, des personnes qui les entourent et s'occupent d'eux incessamment. Mais, si nous portons nos regards sur les enfants nés dans la misère, habitant des lieux humides et froids, privés de l'influence vivifiante du soleil, comme dans les rues étroites et fangeuses des grandes villes (et, malgré la température en général élevée au Caire, j'ai vu certains quartiers offrir ces conditions physiques); si, dis-je, nous jetons nos regards sur les enfants malheureux placés dans des circonstances analogues, l'affaiblissement moral suit la dégradation physique.

Il faut bien alors admettre l'influence des causes que nous venons de signaler sur le développement de ces caractères particuliers des scrofules.

Autopsies cadavériques.

Réfléchissant aux causes, au mode de développement de la maladie scrofuleuse, aux parties qu'elle frappe, l'inspection cadavérique devra nous offrir des altérations plus ou moins profondes des systèmes lymphatique et osseux, et pouvant, avec le temps, envahir tous les tissus. C'est, en effet, ce qu'on observe; la mort n'arrive que par épuisement, lorsque la résorption du pus clair, imparfait, irritant, a occasionné de nouveaux désordres dans toute l'économie. Aussi trouve-t-on des engorgements lymphatiques dans tous les organes qui sont le plus pourvus de cet ordre de vaisseaux, des dégénérescences lardacées, l'altération à divers degrés des ganglions et des os, la sub-inflammation des viscères voisins, quelquefois des membranes séreuses, comme à l'abdomen, pour produire le carreau; à la poitrine, la pleurite chronique et la phthisie tuberculeuse.

Ces altérations, ces désordres généraux de l'économie, suite de l'*irritation* produite par le travail chimique du liquide stagnant dans les vaisseaux et les ganglions lymphatiques, en ont imposé aux médecins physiologistes eux-mêmes, qui alors ne pouvaient concevoir que ces altérations de toute espèce pussent s'opérer sans un travail inflammatoire préexistant.

Ce principe est vrai; l'erreur consistait dans l'explication qu'on donnait de ce phénomène. On n'avait pas réfléchi au mode de développement de toutes les irritations, dont j'ai essayé d'exposer la théorie, la seule à mon avis qui prouve la possibilité de la coïncidence de la faiblesse générale avec un travail sub-inflammatoire local. Le traitement applicable à la maladie que nous étudions viendra confirmer cette vérité pathologique.

Pronostic.

Il s'agit encore ici, plus que dans les maladies aiguës, d'une question de durée, d'absence de soins donnés en temps opportun, et de circonstances au milieu desquelles se trouvent placés les malades atteints de *scrofules*.

L'espèce d'hérédité ou de prédisposition observée dans quelques familles, et dépendant d'une cause dont il n'a pas été au pouvoir de l'art d'empêcher les conséquences, est aussi une condition qui fait varier le pronostic.

Ainsi les enfants nés au sein de la misère, nourris d'un lait peu substantiel, ou d'aliments de mauvaise qualité et peu appropriés à leur état; forcés à la privation d'une atmosphère sèche et chaude, et au contraire soumis à une température froide et humide, dans des lieux soustraits à l'influence solaire; ces enfants, dis-je, si on se trouve dans l'impossibilité d'améliorer leur position, offriront le tableau complet des changements successifs qui s'opèrent dans les tissus, depuis le simple engorgement lymphatique jusqu'aux dégénérescences, et dans ce cas le pronostic sera fâcheux. Ces petits malheureux sont destinés à traîner pendant quelques années une existence chétive, à être les sujets des altérations déjà signalées, et à périr prématurément. Si le traitement et les soins hygiéniques convenables pouvaient leur être appliqués de bonne heure et avec intelligence, on aurait l'espoir de les soustraire à cette fatalité. Il est même des cas où l'affection scrofuleuse déjà avancée peut, pour ainsi dire, rétrograder, disparaître, par des secours continus et bien entendus. Je ne manque pas d'exemples, dans ma pratique, d'hommes maintenant forts et bien portants, dont les cicatrices des ganglions cervicaux et autres attestent le passage de l'affection scrofuleuse. Je connais des hommes rachitiques dans leur enfance, et dont les articulations, gonflées et nouées, exprimaient la profondeur de l'affection, qui maintenant se portent bien, ont obtenu, par le traitement, un régime, des soins hygiéniques convenables, et l'exercice en plein air sous une température élevée, un développement de forces inespéré, et sont aujourd'hui mariés.

Le pronostic est donc bien différent, selon que le sujet est dans l'aisance et peut recevoir des soins indispensables, ou qu'il passe sa vie dans des lieux *sombres*, froids et humides, mais surtout *sombres*, où le soleil ne luit jamais ou ne fait pas sentir son influence *directe*, et j'insiste d'autant plus sur cette cause des scrofules, qu'au Caire les rues sont en général très-étroites et tortueuses, les maisons élevées, de manière que, dans certains quartiers, les rayons du soleil n'y pénètrent jamais directement. Excepté pendant l'inondation, il n'y a pas une grande humidité ; encore est-elle bientôt vaporisée par la chaleur du jour. Il est vrai que les rosées sont tellement abondantes qu'on croirait le matin qu'une légère pluie est tombée pendant la nuit ; mais cela ne peut plus être comparé au froid humide que les auteurs ont mis au nombre des causes des scrofules. Il résulterait donc de cette discussion que c'est surtout *la privation de l'influence immédiate du soleil*, de ce foyer principal *d'électricité*, réchauffant et éclairant le monde, qui serait cause du développement des scrofules chez les sujets prédisposés, déjà affaiblis par une alimentation insuffisante et grossière ; et par conséquent le pronostic sera d'autant plus fâcheux qu'on ne pourra soumettre les malades à l'action vivifiante de cet astre.

Traitement.

Les assertions qui terminent nos réflexions sur le pronostic des scrofules sont vraies et étayées sur l'expérience de tous les temps ; une des premières indications à remplir dans le traitement de cette affection est de placer les malades dans des conditions *atmosphériques* convenables : les autres moyens hygiéniques, tels que les vêtements et les aliments, seraient insuffisants si les scrofuleux ne vivaient dans un air sec et chaud et des lieux éclairés et réchauffés par les rayons du soleil.

Cette conviction étant acquise, il serait au moins inutile de passer en revue les traitements proposés par ceux qui reléguèrent cette maladie dans le domaine de la chirurgie, et l'attaquèrent par le *fer* et le *feu*. Que dirions-nous aussi de la médecine mystique appliquée aux scrofuleux ? Les moines ayant persuadé aux peuples que les rois représentaient la divinité sur la terre, ceux d'Angleterre et de France ont joui long-temps du ridicule privilége qui leur fut accordé, vers le XIe siècle, suivant les Annales de l'époque, et fut retiré à Philippe Ier à cause de certains crimes.

Étienne de Conti, dans son Histoire de France, décrit les cérémonies que Charles VI observait en touchant les écrouelles. Après que le roi avait entendu la messe, on apportait un vase plein d'eau, et sa majesté, ayant fait ses prières devant l'autel, touchait le mal de la main droite, le lavait dans cette eau, et le malade en portait appliquée sur la partie pendant neuf jours de jeûne ! ! !

Les historiens de ces temps d'ignorance et de crédulité n'ont-ils pas consacré la mémoire de cures opérées par *Charles VIII* et *Édouard* le confesseur ! et les rois de France n'ont-ils pas continué, jusqu'à Louis XV, de toucher les écrouelles à l'occasion de certaines solennités !

Je vous ferai grâce d'autres faits semblables qui naguère encore étaient observés en Belgique : les pèlerinages à *Saint-*

Marcou pour les écrouelles, à *Sainte-Adèle* pour les ophtalmies. N'avons-nous pas, en Normandie, *Saint-Main*, *Sainte-Suzanne*, etc., dont les cures miraculeuses attirent de nos jours l'affluence des pèlerins et des *pèlerines!!!*

On a bien poussé la stupidité jusqu'à appliquer sur les ulcères et les tumeurs scrofuleuses la main d'un mort, et faire boire les malades dans un crâne humain!

Les moyens conseillés, depuis qu'on a essayé d'appliquer le raisonnement à l'étude des maladies, ont varié selon les théories régnantes; mais il est remarquable que plusieurs d'entr'elles, quelle que soit en apparence la différence d'opinion des auteurs, se résument en l'usage de médicaments excitants, et un régime, toujours unis à des soins de propreté et des précautions hygiéniques.

En lisant l'article *scrofules* du Dictionnaire des sciences médicales, on a lieu d'être étonné de la théorie qui sert de base au traitement. J'insiste sur ce point, parce que les auteurs, hommes d'un grand mérite et dont les noms sont honorablement connus dans le monde médical et dans l'enseignement, doivent nécessairement exercer une influence remarquable sur les jeunes médecins. Je ne comprends pas bien la pensée de l'auteur quand il admet une *irritabilité* du système lymphatique associé à la faiblesse du système sanguin, raison pour laquelle les saignées seraient *contraires* et s'opposeraient au rétablissement de l'équilibre.

Nous connaissons, dit l'auteur, un grand nombre de moyens propres à réprimer directement l'action sanguine; nous n'en connaissons aucun qui soit susceptible de produire les mêmes effets sur les organes élaborateurs des liquides lymphatiques. L'étonnement augmente quand on lit plus bas : « C'est parce que les enfants ont été mal nourris, « mal vêtus, mal exercés; c'est parce qu'ils ont été sous- « traits à l'action vivifiante du soleil, que leur constitution « est détériorée et disposée aux scrofules. » Des causes débilitantes qui donnent de l'énergie au système lymphatique et n'affaiblissent que le système sanguin! Je ne comprends pas.

Le point de vue sous lequel je vous ai présenté les phénomènes physiologiques observés dans le développement des scrofules, vous fait éviter toutes ces contradictions, et vous n'avez pas besoin d'avoir recours à une explication inintelligible pour justifier l'emploi des toniques dans le traitement de l'affection scrofuleuse, et l'insistance sur des moyens de régime et d'hygiène, qui tous tendent à ranimer, dans l'individu malade, le foyer de la vie prêt à s'éteindre, ou du moins perdant chaque jour de sa vivacité.

L'action immédiate des remèdes, du vin, des digestions alcoholiques amères, se passe à la surface muqueuse du tube digestif où la matière nerveuse se trouve en grande quantité. Si déjà les bouches absorbantes étaient le siége d'une irritation, ces moyens porteraient dans leur fonction la plus grande perturbation, ainsi que cela s'observe dans la *peste*.

Dans les scrofules, on n'observe cette augmentation de sensibilité de la muqueuse gastrique, que dans le cas où l'usage des remèdes toniques a été trop long-temps continué; encore cette excitation n'est-elle jamais portée assez loin pour faire naître les sympathies nombreuses concomitantes des gastro-entérites aiguës de toutes les nuances.

L'irritation, toujours légère, consécutive à un traitement trop actif des scrofules, disparaît en interrompant celui-ci pendant quelques jours pour y revenir ensuite, ce qui s'opère toujours sans danger. Cela n'arriverait pas si les systèmes sanguin et nerveux participaient à cette récrudescence par l'extension de l'inflammation du *système lymphatique*. Dans la maladie scrofuleuse, nous le répétons, ce phénomène est exprimé par des symptômes locaux et sans gravité. J'ai traité un grand nombre de scrofuleux, et presque jamais je n'ai rencontré cette irritation accidentelle et passagère.

Nous avons vu, en traitant du scorbut, combien l'air froid et surtout humide, *continué*, prédisposait à cette maladie; nous avons apprécié l'influence du moral dans la production de cette maladie. Dans le développement des scrofules, les causes morales doivent avoir une action peu sensible sur des sujets dont les passions de l'âme sont d'autant moins éveillées qu'ils sont plus jeunes, que le cerveau, chez la plupart, a moins d'énergie; mais nous avons acquis la preuve que la privation de l'action solaire, pour des individus mal vêtus, mal nourris et doués d'une organisation originairement faible, et nés surtout de parents scrofuleux, étaient des signes assez caractéristiques pour montrer au médecin attentif quelles sont les indications à remplir dans le traitement des scrofules.

Quand les moyens hygiéniques que tous les praticiens ont recommandés sont mis en usage, et pendant leur emploi, on doit faire prendre au malade un *remède* sur l'efficacité duquel l'expérience a prononcé; je veux parler de l'élixir de *Peyrilhe*. Voici son mode de préparation : eau-de-vie, deux livres; carbonate de potasse, deux gros; racine de gentiane, une once; faites digérer la liqueur pendant vingt-quatre heures, filtrez, après l'avoir laissée sur la racine pendant plusieurs jours. On administre une cuillerée à bouche, matin et soir, de cette teinture. Quelquefois une cuillerée suffit, si le sujet est très-jeune. On en continue l'usage aussi longtemps que le réclame l'état du malade. Un régime substantiel, tiré des viandes bouillies ou rôties, du pain de froment bien cuit, l'eau rougie avec du vieux vin, un peu de vin pur après le repas, et l'abstinence des farineux, des légumineux en général; telle est la conduite à tenir pendant la durée de la maladie et le traitement.

Ainsi, pour résumer : exercice à l'air libre et sous l'influence solaire, usage de vêtements de laine sur la peau, régime tonique alimentaire; usage d'une décoction amère et de l'élixir de *Peyrilhe* : tels sont les principaux moyens à opposer à l'affection scrofuleuse.

Les engorgements lymphatiques, non ulcérés, seront combattus par des frictions avec la pommade d'hydriodate de potasse du Formulaire magistral ou de *Magendie*. On appliquera, sur les ulcérations, des plumaceaux de charpie imbibés d'une solution de chlorure de chaux coupée avec cinq ou six parties d'eau distillée.

On conçoit que si les ganglions lymphatiques pulmonaires étaient envahis, ulcérés, tuberculeux, toute espèce de traitement deviendrait superflu. Je ne pense pas que l'iode doive être employé à l'intérieur, surtout dans le cas dont nous venons de parler. J'ai vu des accidents graves succéder à cette médication ; j'en dirai autant du muriate de baryte.

L'application de vésicatoires, de cautères ou d'exutoires quelconques, est nécessairement contraire dans le traitement des scrofules. L'unique indication, surtout au commencement de la maladie, étant de rendre du ton à l'organisme et non de révulser, on conçoit que la perte occasionnée par la suppuration doit augmenter la faiblesse.

Les bains froids, même ceux de mer, vantés par quelques médecins, doivent avoir une action débilitante ; les bains de sable, au soleil, conviennent, et on en a retiré de bons effets : il en est de même de l'exposition des malades nus dans une étuve sèche, mais non poussée jusqu'à une chaleur trop considérable et d'une durée trop prolongée. En produisant une sueur abondante, ils diminueraient les forces et éloigneraient le but qu'on se propose.

J'ai eu, depuis quarante ans que j'exerce la médecine, des occasions multipliées de constater l'efficacité de ce traitement. Certes, il est un grand nombre de substances analogues, éprouvées par des praticiens recommandables et pouvant remplacer celles que je préfère et que j'emploie ordinairement ; mais, quant au régime et aux moyens hygiéniques, ils doivent être invariables ou ne subir que peu de modifications, dont le médecin attentif saura toujours apprécier l'utilité.

Ici se termine le Cours de pathologie clinique que j'ai entrepris de faire pour les élèves de l'École de médecine du Caire. On a pu remarquer que les principes qui y sont professés s'enchaînent très-naturellement, et je puis affirmer, sans crainte d'être démenti, que la pratique est toujours venue les confirmer. J'aurais pu en étendre l'application aux maladies chirurgicales et à quelques affections spéciales ; mais, outre que c'eût été empiéter sur le domaine de la chirurgie, le Cours dont j'étais chargé avait des limites dans lesquelles j'ai dû me renfermer. Cependant, à part les opérations que réclament les maladies dites *chirurgicales,* on verra que mes principes s'appliquent à tous les cas, preuve nouvelle que la médecine est une science dont on a inutilement essayé de diviser les parties. Le médecin, doué de quelque attention et de la sagacité qui résulte d'une organisation favorable, saura toujours prendre un parti, et apporter au traitement les modifications dont l'habitude de voir des malades lui fera facilement saisir la nécessité.

J'aurais pu grossir cet ouvrage, et même y trouver la matière de plusieurs volumes, si j'y eusse ajouté les nombreuses observations que je possède ; mais j'ai préféré éviter le reproche d'une spéculation, en encombrant mon travail d'une foule d'histoires dont le choix n'eût peut-être pas été toujours heureux. En étayant mes leçons sur les exemples nombreux que m'offrait la clinique, je parvenais bien plus sûrement à faire passer dans l'esprit de mes élèves les vérités dont ils étaient témoins. Mais il fallait aussi mettre sous leurs yeux les revers et les succès de nos prédécesseurs et de nos contemporains, et leur en donner la raison physiologique; c'est cé que j'ai essayé de faire.

Un autre avantage résultait, pour les jeunes Arabes, de ma manière d'argumenter; je suppléais à leur défaut d'érudition; je leur faisais, pour ainsi dire, l'histoire de la médecine pratique, j'arrêtais leur attention sur les phases nombreuses de la science; je les mettais à même de comparer et de fortifier leur conviction.

Quoique mon travail soit consciencieux, et le résultat d'études, d'expériences que je poursuis depuis plus de quarante ans, et qui m'ont procuré des succès incontestables, je n'échapperai pas aux attaques d'une critique malveillante; j'y étais résigné d'avance, et je me console par l'idée que j'ai été de quelque utilité aux jeunes gens dont l'instruction médicale m'était confiée.

J'ai mis, dans l'examen des opinions que j'ai adoptées ou combattues, la bonne foi et la décence que je me crois en droit de réclamer pour moi-même. S'il m'est échappé quelques traits un peu acérés, ils étaient destinés à l'ignorance présomptueuse et au dangereux et effronté charlatanisme : c'était un devoir que j'aurai toujours le courage de remplir.

On ne m'accusera pas d'avoir une *idée exclusive* en médecine ; je ne crois avoir mérité ce reproche sous aucun rapport. Si j'ai aimé et vénéré *Broussais ;* si l'étude et la méditation de ses ouvrages ont été pour moi une lumière utile pour sortir de l'inextricable labyrinthe où la médecine se trouvait encore égarée il y a moins d'un demi-siècle, je n'ai pas porté le culte à cet homme célèbre jusqu'à défendre, *quand même,* quelques opinions qui me paraissaient susceptibles de discussion. Ma franchise a été égale à ma reconnaissance pour les conseils et l'amitié dont il m'honorait, avant qu'une mort précoce l'eût enlevé à la science et à ses admirateurs.

J'ai atteint l'âge où le repos devient nécessaire, surtout quand la vie a été remplie par les travaux, les fatigues et les vicissitudes de toute sorte, attachés à la carrière d'un médecin tour-à-tour citadin, militaire ou voyageur. J'emporte dans ma retraite la conscience d'avoir toujours cherché la vérité avec zèle et bonne foi, et aussi d'avoir rendu quelques services à mes semblables, à la ville, dans l'enseignement et sur les champs de batailles.

J'adresse à mes collègues européens et arabes de l'Ecole du Caire, mes adieux, avec l'assurance que je garderai la mémoire de nos rapports intimes.

Je dois des remerciements particuliers au savant docteur *Perron,* directeur de l'École, pour les soins avec lesquels il a surveillé la traduction *arabe* de l'ouvrage que j'offre au public médical français.

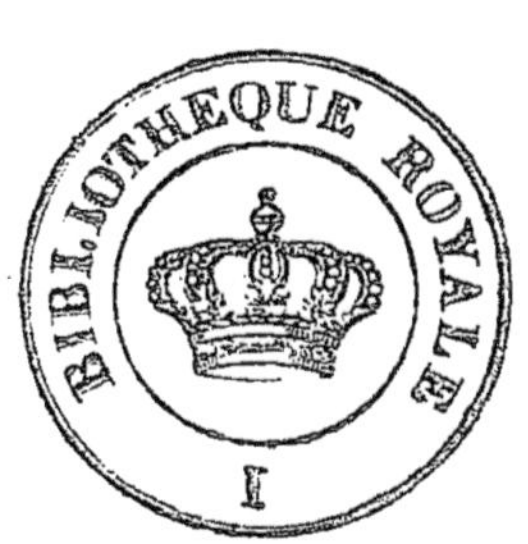
BIBLIOTHEQUE ROYALE
I

TABLE DES MATIÈRES.

FIN DE LA TABLE.

www.ingramcontent.com/pod-product-compliance
Ingram Content Group UK Ltd.
Pitfield, Milton Keynes, MK11 3LW, UK
UKHW021924210726
13857UKWH00008B/140